U0297941

实用临床检验诊断学丛书

总主编 刘贵建 刘凤奎

恶性肿瘤

主编 韩晓红 石远凯 袁慧

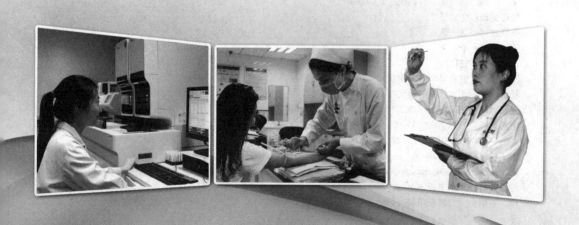

北京科学技术出版社

图书在版编目（CIP）数据

恶性肿瘤/韩晓红，石远凯，袁慧主编. —北京：北京科学技术出版社，2014.9
（实用临床检验诊断学丛书/刘贵建，刘凤奎总主编）
ISBN 978 - 7 - 5304 - 7222 - 4

Ⅰ.①恶…　Ⅱ.①韩…　②石…　③袁…　Ⅲ.①临床医学 – 医学检验②癌 – 医学检验　Ⅳ.①R446.1②R730.4

中国版本图书馆 CIP 数据核字（2014）第 114683 号

恶性肿瘤（实用临床检验诊断学丛书）

主　　编：韩晓红　石远凯　袁　慧
责任编辑：唐晓波
责任校对：贾　荣
责任印制：李　茗
出 版 人：曾庆宇
出版发行：北京科学技术出版社
社　　址：北京西直门南大街 16 号
邮政编码：100035
电话传真：0086-10-66135495（总编室）
　　　　　0086-10-66113227（发行部）　0086-10-66161952（发行部传真）
电子信箱：bjkjpress@163.com
网　　址：www.bkydw.cn
经　　销：新华书店
印　　刷：三河国新印装有限公司
开　　本：720mm×980mm　　1/16
字　　数：422 千
印　　张：24.25
版　　次：2014 年 9 月第 1 版
印　　次：2014 年 9 月第 1 次印刷
ISBN 978 - 7 - 5304 - 7222 - 4/R·1772

定　价：65.00 元

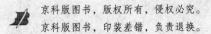
京科版图书，版权所有，侵权必究。
京科版图书，印装差错，负责退换。

《实用临床检验诊断学丛书》
编写委员会

（以姓氏笔画为序）

于　峰　北京大学第一医院
王雪梅　北京大学人民医院
石远凯　中国医学科学院肿瘤医院
冯珍如　北京大学第一医院
朱惠娟　中国医学科学院北京协和医院
刘凤奎　首都医科大学附属北京友谊医院
刘贵建　中国中医科学院广安门医院
刘锦丽　首都医科大学附属北京友谊医院
李永哲　中国医学科学院北京协和医院
杨曦明　北京中医药大学东直门医院
陈宝荣　北京航天总医院
赵秀英　北京清华长庚医院
胡云建　北京医院
袁　慧　首都医科大学附属北京安贞医院
贾　玫　北京大学人民医院
曹永彤　中日友好医院
崔　华　首都医科大学附属北京友谊医院
崔　巍　中国医学科学院北京协和医院
韩　冰　中国医学科学院北京协和医院
韩晓红　中国医学科学院肿瘤医院
谢苗荣　首都医科大学附属北京友谊医院

《恶性肿瘤》编者名单

主　编　韩晓红　石远凯　袁　慧
副主编　郑翠玲　杨　晟　安　成
编　委　(以姓氏笔画为序)

马　丽	中国医学科学院肿瘤医院
王　力	中国医学科学院肿瘤医院
王　帅	中国医学科学院肿瘤医院
王建飞	中国医学科学院肿瘤医院
石远凯	中国医学科学院肿瘤医院
安　成	中国中医科学院广安门医院
许晓娜	中国医学科学院肿瘤医院
孙世鹏	中国中医科学院广安门医院
杜　萍	中国医学科学院肿瘤医院
李　宁	中国医学科学院肿瘤医院
杨　晟	中国医学科学院肿瘤医院
沈胤晨	中国医学科学院肿瘤医院
宋媛媛	中国医学科学院肿瘤医院
张宁宁	中国医学科学院肿瘤医院
郑翠玲	中国医学科学院肿瘤医院
袁　慧	首都医科大学附属北京安贞医院
钱晓燕	中国医学科学院肿瘤医院
高　磊	中国中医科学院广安门医院
韩晓红	中国医学科学院肿瘤医院
潘宗岱	中国中医科学院广安门医院
魏葆珺	中国医学科学院肿瘤医院

总序一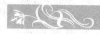

　　近年来,检验医学的发展日新月异,新技术、新设备、新方法、新项目不断涌现,极大地促进了临床诊断和治疗水平的提高。许多在过去困扰临床医生的诊断难题,如今都得到了妥善解决。

　　然而,随着检验项目的不断增加,以及检验和临床专业分工越来越细,许多临床医生感到难以合理选择和正确解释检验项目。因此,检验和临床工作者都需要不断学习,以获得更多的跨学科知识。

　　正确诊断是正确治疗的基础。为做出正确的诊断,临床医生必须通过系统全面、重点突出的病史采集、体格检查形成初步诊断思路,然后有针对性地进行有关检查。这一过程需要临床医生与检验工作者的密切配合和良性互动。从某种意义上来说,检验技术水平的高低对临床医疗水平有很大的影响,甚至可以说,一个医院的检验科水平在某种程度上反映这个医院的医疗水平。

　　几年前,刘凤奎和刘贵建两位经验丰富的临床和检验专家曾经组织撰写了《临床检验与诊断思路》一书。作为北京市重点图书,该书一出版就受到了广大检验与临床工作者的欢迎。在此基础上,这两位主编又组织有关专家编写了这套《实用临床检验诊断学丛书》。

　　该丛书的一个重要特点是每一章节均由检验与临床专家分别从检验与临床两方面撰写,使得临床诊疗知识与检验技术融为一体,以期实现临床与检验学科的无缝对接。本书的另一特点是每个章节都配有示意图,不仅形象生动,而且便于记忆。

　　该丛书有助于临床医生培养良好的思维方式,摒弃撒大网式的检查习惯,根据患者的病史、体检结果,合理选择相关检查,从而得到正确的诊断。这样,临床医生就不会被检查结果误导,甚至被牵着鼻子走进误诊的歧途。

　　同时,该丛书也有助于拓宽检验工作者的临床知识,形成从临床的角度来看待和思考检验工作的良好习惯。

　　总之,该丛书的内容有助于临床和检验工作者拓展知识面,系统了解和掌握检验项目的目的、意义及结果分析,不断提高临床诊断和治疗水平。因此,该丛书适合检验、临床工作者参考使用,也可作为综合医院医生、专科医院医生及全科医生教学用参考书。

贾继东　教授

首都医科大学附属北京友谊医院肝病中心主任

国际肝病学会(IASL)副主席

中华医学会肝病学分会前主任委员

亚太地区肝病学会(APASL)前主席

2014 年 7 月

受总编之约,欣然接受为此书作序,源于此套书针对目前检验行业中的实际问题,深入系统地结合临床实际并以分析问题和解决问题为主线,详细阐述了消化系统疾病、循环系统疾病、感染性疾病、恶性肿瘤、血液系统疾病、内分泌及代谢性疾病、免疫性疾病的临床检验与诊断思路,特别是对于目前检验界存在的疑难问题,如感染性疾病检验指标中的假阳性和假阴性、免疫类检测项目的溯源性、各种检验中的生物学因素和干扰因素、肿瘤标志物的复杂性和各种疑难检验结果的解释等问题,在各位具有丰富实际工作经验和临床经验的检验专家的笔下娓娓道来,非常值得学习。

　　检验结果在不同个体、不同状态、不同时间的分析和解释越来越引起人们的重视,尤其随着疾病的诊断和防治等循证医学的发展,人们对健康要求的提高,人类生存环境的变化等都使检验医学在疾病发病原因、发病机制及发病趋势等方面起重要作用,在此前提下,此套以临床检验与诊断思路为特色的书籍尤显具有重要意义,希望此套书籍的出版能够为提高检验医学的知识服务能力做出贡献。

张　曼

主任医师、教授、博士生导师

中国医师协会检验医师分会会长

首都医科大学附属北京世纪坛医院检验中心主任

2014 年 7 月

总序三

欣闻《实用临床检验诊断学丛书》即将出版,这是一套大型系列丛书,首次出版的包括《消化系统疾病》《血液系统疾病》《感染性疾病》《循环系统疾病》《免疫性疾病》《内分泌及代谢性疾病》《恶性肿瘤》,共7个分册,以后还将陆续出版其他器官或系统疾病的分册。《实用临床检验诊断学丛书》的问世是中国临床检验诊断学发展史上的又一个里程碑,它标志着医学检验朝检验医学的真实转化,必将成为检验与临床结合的范例。

如果到实体书店或网络书店去浏览一下,您会看到书名与之类似的书或丛书确实不少,您也可能早已买过或珍藏过。您还会再去买或收藏这套《实用临床检验诊断学丛书》吗?即使买了,您愿意花时间去阅读它吗?我们或许都有这样的体会:有些书买了以后翻了几页或浏览后就放在书架上,成了装饰品;但有那么几本书你会爱不释手。我相信《实用临床检验诊断学丛书》将会成为您经常翻阅、细读和参考的一本案头书。

虽然我只看了《实用临床检验诊断学丛书》的一部分内容,但却为其所吸引。这套书汲取了检验与临床密切结合的精髓,以检验结果的解读和检验诊断为核心,从生理到病理、基础到疾病、检验到临床,深入浅出、全面精准地阐述了临床检验诊断思维的形式、方法及路径,并将其融合于各系统疾病诊疗过程的临床实践中,特别是通过一些具有代表性的临床病例的分析与讨论,十分有助于提高检验医(技)师和临床医师的"检验与临床结合"能力,培养检验诊断的临床思维。

《实用临床检验诊断学丛书》编著的另一大特色体现在编写人员组成上,是以在临床一线担负重要医疗任务的中青年专家为主,包括总主编、各分册主编、编委,都是临床和检验专家的适当组合。检验与临床专家有效组合、密切合作的结果使得此套丛书在内容安排、要素处理、病例整理、诊疗流程等方面更切合检验与临床的实际,读者无论是检验医(技)师还是临床医师,都容易理解和应用。

刘贵建教授是我国临床检验诊断学领域中青年专家的杰出代表之一,他一直致力于检验与临床结合,特别是中西医结合的研究与实践,辛勤耕耘、勇于探索、著述颇丰,该套丛书是他与全体编者同心协力、殚精竭虑的重要成果。相信他担任总主编的《实用临床检验诊断学丛书》将给读者带来新感觉、新思路,共同促进检验医学和临床医学更加紧密地结合与发展。

王建中

北京大学第一医院主任医师、教授

2014 年 7 月

总前言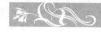

　　近几十年,特别是近十余年来,检验医学快速发展。新的分析技术、检验设备、检测方法、检验项目不断应用于临床检验和诊疗过程,使得检验服务范围不断扩大。临床工作对于检验质量要求的不断提高使得临床实验室高度重视检验过程的质量保证,通过建立质量管理体系,加强室内质量控制和室间质量评价等措施,检验过程中的质量得以保证并不断提高。

　　检验能力范围的扩大和检验过程中质量的提高是否已经有效促进了医疗质量的提高和满足了保证医疗安全的要求? 检验专家的答案应当是相当保守的,而临床专家恐怕是更加的不能肯定。因为检验过程包括了项目申请、受检者准备、标本采集、标本送检和接收、标本处理、样本检测、结果分析报告、临床应用等过程,需要接受了检验项目有关知识良好培训的临床医师、检验医(技)师,甚至是患者和家属的密切协作,才能实现检验全过程的质量保证。但目前检验与临床在诸多方面并未得到很好的融合,还未能有效实现有机联系和紧密合作。

　　检验医(技)师从学历教育阶段开始常被要求从检验目的、标本采集、检测原理和方法、参考区间、临床意义、注意事项等几个方面学习和掌握各种检验项目,这样的学习方式在工作后的继续教育中得以习惯地保持着。其结果是对检验结果改变的机制、疾病、病理生理过程没有较好的理解,难以实现密切结合临床对检验结果进行合理的解释和提出进一步的解决方案或建议。

　　同样,临床医师从医学生开始至工作后的继续教育过程中,对于检验医学知识的学习和掌握也多局限于检验项目(指标)的参考区间、临床意义和临床应用,对检验技术和方法、检验结果的影响因素、分析性能等了解有限。同时,由于目前临床科室专业分工过细,导致一些医师只对自己专业所涉及的检验项目掌握得很好,对其他专业的检验项目则了解不多,甚至很少。对检验项目的肤浅认识,造成了仅凭某一项或几项检验结果的异常就诊断某种疾病,出现检验结果与疾病之间对号入座的现象。事实上,一种检验结果的异常可由几种疾病引起;相反,一种疾病又可导致反映病理生理改变的多种检验项目的结果异常。况且,任何检验结果都不可能百分之百的准确,存在一定的假阳性和假阴性。所以,过分依赖和不加分析地应用检验结果将导致诊断的错误。

从目前存在的问题着手,加强检验与临床的有效联系、沟通,实现检验过程与临床诊疗工作的密切结合,是提高检验诊断质量、保证医疗安全的关键环节。一方面,应加强对临床医师进行持续有效的检验知识的培训。临床医师如果精通检验,了解各种检验项目的临床意义、检测结果的影响因素、检验方法的局限性、异常结果的产生机制、检验项目的分析性能和诊断性能等,那么在日常工作当中就会熟知应该检查哪些项目,如何分析结果,如何应用于临床,这样才能保证甚至提高检验项目的效率。另一方面,检验医(技)师必须要掌握一定的临床知识和经验。因为检验人员执行了具体的检验操作,更加了解检验方法的性能,如多了解和掌握一些临床知识,熟知哪些临床因素影响检验结果值,检验结果的变化在疾病诊断、治疗观察、预后判定方面的意义,那么检验医(技)师就有能力指导临床医师对检验项目进行合理的应用,对检验结果进行正确的分析和解释。

基于从提高检验医(技)师和临床医师的"检验和临床结合"能力的目的出发,编写专家委员会经过充分的研讨,确定了本套专业丛书的编写内容和形式。本套丛书目前编入了《消化系统疾病》《循环系统疾病》《感染性疾病》《恶性肿瘤》《血液系统疾病》《内分泌及代谢性疾病》《免疫性疾病》7个分册。

本套丛书融临床诊疗与检验内容于一体。从临床实用性出发,以临床系统疾病为分册,以临床检验项目或项目组合为出发点,以检验结果的解读和检验诊断思路为核心,对常用的临床检验项目的概念、参考值、结果异常的产生机制或疾病进行了一般介绍,重点结合生理、病理改变对检验结果的异常进行了分析,对结果异常的临床意义和临床应用价值进行了阐述。在内容的结构安排上符合临床检验诊断思维,在编写人员的组成和内容分工上保证了临床与检验的紧密结合。在内容的表达形式上增加了较多的诊断思路图,力求通过图示形式表达临床医生的思路。

本套丛书是检验专家与临床专家通力合作的结果,实现了知识上、思维上、应用上的有效结合。对提高检验医(技)师的检验诊断能力,对拓宽临床医师的诊断思路,提高临床诊疗水平将提供有益的帮助。可供临床各专科医师、全科医师、实习医师、临床检验医(技)师及从事医学教育的教师参考应用。

刘贵建　刘凤奎
2014 年 7 月

前　言

　　恶性肿瘤是一种全身性疾病,通过现代技术,准确、快速地检测患者循环血液和各种代谢产物中的生物标志物,用以判断患者的病情和机体状态,特别是通过监测具有患者疾病特征的生物标志物,对患者的诊断、治疗和预后判断都具有重要意义。所以,检验医学已经成为肿瘤临床诊断和治疗体系中不可缺少的重要手段,超过 70% 的临床决策依赖于检验医学。

　　美国国家卫生研究院对生物标志物做了如下定义:"能够以客观的测量和评价来反映正常的生物学过程、病理过程或对某一治疗干预的药物反应的特征。"而广义的生物标志物泛指有助于了解疾病治疗的预测、原因、诊断、进展、好转或治疗结果的工具和技术。迄今为止,除常规检测特异性抗原、疾病相关酶类、表皮生长因子受体家族成员等指标以外,循环肿瘤细胞、自身抗体、单核苷酸多肽等也已成为评价肿瘤恶性程度、复发和进展风险的监测和评价指标,是血清肿瘤生物标志物家族中的新成员。除常规免疫化学发光技术、定量聚合酶链反应技术、流式细胞术之外,高通量基因测序技术和质谱分析技术等新兴技术也在检验医学中逐渐展现其优越性。但是,日常工作中常常会遇到同一患者不同来源的标本检测肿瘤生物标志物的结果不同,同一患者同一来源的标本不同检测方法所得到的结果不同,同一患者不同生物标志物的临床意义不同,不同靶向药物具有不同的耐药分子机制等问题,这些问题已成为临床医生进行病情判断、监测治疗效果和评估预后的障碍。为解决这些实际问题,我们在已出版的《临床检验与诊断思路》一书的基础上,重新组织活跃在临床一线的检验和肿瘤内科中青年医生撰写了本书。

　　本书的第一章和第二章系统、详细地介绍了目前临床上应用的常规血液、生化和肿瘤标志物检验项目,还介绍了一些最新进展。第三章至第六章分别介绍了肿瘤细胞生物学检验、甲基化检验和 microRNA 检测的现状和临床应用,以及外周循环肿瘤细胞的研究现状等内容,这其中的有些指标已被证实具有明确的临床诊疗价值,有些前沿性的研究还有待于今后大样本的临床验证以期更快地转化为临床应用。第七章通过多个临床案例重点介绍了各类肿瘤分子标志物和常用抗肿瘤靶向药物分子靶点检测的研究进展及临床应用情况,特别是我们在这一领域的最新研究结果。这一领域已经成为检验医学界配合临床开展医疗服务的新机遇和挑战。第八章则从肿瘤内科临床医生的角度增加了常见肿瘤的临床诊疗思路的内容,以帮助检验医学界同仁认知肿瘤诊疗工作对临床检验的需求,为临床医疗服务提供有力的技术支持。

转化医学是未来医学研究的方向,通过从事基础研究的科学家和临床医生之间的有效联系,将基础研究的成果迅速"转化"为有效的临床应用,解决患者的实际问题和需求。检验医学正是连接二者最有效和最便捷的桥梁,近年来的发展充分证明了这一点。随着基于分子标志物的肿瘤个体化治疗的不断深入,临床治疗方案的选择越来越多地依赖于分子靶点的检测结果。由于患者肿瘤组织获取的限制,并不是百分之百的患者都能够获得肿瘤组织,而患者循环血液的获取却没有障碍。如果能够用血液中的标志物替代肿瘤组织,则是一个历史性的跨越,也是临床医生梦寐以求的事情,实际上这一目标正在逐步实现。

肿瘤生物标志物在临床治疗决策和疗效监测方面发挥的作用日趋重要,希望本书能够架起临床检验和肿瘤科医生之间的桥梁,达到信息的共享和对肿瘤诊断治疗的多方位了解。

韩晓红　石远凯　袁　慧

2014 年 7 月

目　录

第一章

常规检验

第一节 临床基础检验

一、血液常规检测

(一)概述

1. 血液及血细胞生理 血液是由血细胞和血浆组成的红色黏稠混悬液。血细胞包括红细胞、白细胞和血小板。正常人血量为(70±10)ml/kg,成人总量为4~5L,占体重的6%~8%,其中血浆占55%、血细胞占45%。

(1)红细胞(red blood cell,RBC;erythrocyte,ERY):红细胞是血液中数量最多的有形成分,起源于骨髓造血干细胞,在红细胞生成素作用下经红系祖细胞阶段,分化为原红细胞,经过数次有丝分裂依次发育为早幼红、中幼红和晚幼红细胞。晚幼红细胞已丧失分裂能力,它通过脱核而成为网织红细胞。这一增殖、分化、成熟的过程在骨髓中进行约需72小时。网织红细胞再经48小时即完全成熟。红细胞释放入血液后,平均寿命约120日,衰老的红细胞在脾脏被破坏,分解为铁、珠蛋白和胆红素。

红细胞具有交换和携带氧气及二氧化碳的功能。红细胞的主要生理功能是通过胞内的血红蛋白(hemoglobin,Hb)来实现的。血红蛋白分子是一种微红色的胶体物质,相对分子质量为64458,是一种呼吸载体,每克血红蛋白可携带1.34ml氧,成人约含600g血红蛋白,可携带800ml氧。研究发现,红细胞内充满小颗粒,最小直径约6.5nm,相当于1个血红蛋白分子,近红细胞膜处颗粒分布最多,细胞中央最少,与红细胞有生理性中央淡染区现象完全一致。血红蛋白分子是有核红细胞、网织红细胞内形成的一种含色素蛋白质。色素部分为亚铁血红素,蛋白部分为珠蛋白。亚铁血红素由原卟啉和铁组成。血红蛋白的合成受红细胞生成素和雄激素的调节。

(2)白细胞(white blood cell,WBC;leukocyte,LEU):白细胞是外周血常见的有核细胞,根据形态特征,其可分为粒细胞、淋巴细胞和单核细胞三类。粒细胞胞质中含有特殊颗粒,据颗粒特点分为中性粒细胞、嗜酸性粒细胞和嗜碱性粒细胞三个亚类。中性粒细胞又分为中性分叶核粒细胞与中性杆状核粒细胞两类。白细胞通过不同方式、不同机制消灭病原体、消除过敏、参加免疫反应,是机体抵抗病原微生物等异物的主要防线。

粒细胞起源于骨髓粒系祖细胞。祖细胞在集落刺激因子的调节下分化为原粒细胞,经数次有丝分裂,依次发育为早幼粒、中幼粒、晚幼粒(丧失分裂能力)、杆状核和分叶核粒细胞。一个原粒细胞经过增殖发育,最终生成8~32个分叶核粒细胞。此过程在骨髓中约需10日,成熟粒细胞进入血液后仅存留6~10小时,然后逸出血管进入组织或体腔内。粒细胞在组织中可行使防御功能1~2日。衰老的粒细胞主要在单核-巨噬细胞系统中被破坏,其余从口腔、气管、消化道、泌尿生殖道排出,同时,骨髓释放新生的粒细胞补充周围血液而保持白细胞数量的相对恒定。正常情况下,每小时进行更新的粒细胞约有10%。

目前,根据粒细胞群发育阶段,人为地将其分为分裂池、成熟池、贮备池、循环池和边缘池等。①分裂池:包括原粒细胞、早幼粒细胞和中幼粒细胞,能合成脱氧核糖核酸(deoxyribonucleic acid,DNA),具有分裂能力。②成熟池:包括晚幼粒细胞和杆状核粒细胞,失去分裂能力。③贮备池:包括杆状核粒细胞和分叶核粒细胞。成熟粒细胞储存于骨髓,在贮备池中停留3~5日,数量为外周血的5~20倍。贮备池中的细胞,在机体受到感染和其他应激反应时,可释放入循环血液。通常只有杆状核粒细胞或分叶核粒细胞能从贮备池进入血液,当病情严重时,少量晚幼粒细胞也能进入外周血。④循环池:进入外周血的成熟粒细胞有一半随血液而循环,白细胞计数值就是循环池中的粒细胞数。⑤边缘池:进入外周血的另一半成熟粒细胞黏附于微静脉血管壁,边缘池和循环池粒细胞保持动态平衡。由于多种因素的影响,边缘池和循环池中的粒细胞可一过性地从一方转向另一方,使白细胞计数显示大幅度甚至成倍波动。中性粒细胞动力学是人为划分的,它有助于分析外周血中性粒细胞增高或减低的原因。中性粒细胞具有趋化、变形、黏附作用以及吞噬、杀菌等功能。在机体防御和抵抗病原菌侵袭过程中起着重要作用,这有助于解释病理性中性粒细胞增高的原因。

嗜酸性粒细胞与红细胞、巨核细胞一样有独立的祖细胞。嗜酸性粒细胞集落形成因子主要由受抗原刺激的淋巴细胞产生。嗜酸性粒细胞的增殖和成熟过程与中性粒细胞相似。嗜酸性粒细胞内的颗粒不含溶菌酶和吞噬细胞素,而含有较多的过氧化物酶和碱性蛋白,作用是对组胺、抗原抗体复合物、肥大细胞具有趋化性,并分泌组胺酶灭活组胺,起到限制过敏反应的作用,并参与对蠕虫的免疫反应。成熟的嗜酸性粒细胞在外周血中很少,约占总量的 1%,大部分存在于骨髓和组织中。

嗜碱性粒细胞也是由骨髓干细胞所产生,其突出的作用是参与过敏反应。嗜碱性粒细胞对各种血清因子、细菌、补体和激肽释放酶等物质有趋化作用。嗜碱性粒细胞是一种少见粒细胞,在外周血中很少。

(3)单核细胞:骨髓多功能造血干细胞分化为髓系干细胞－单系祖细胞,而后发育为原单核细胞、幼单核细胞及单核细胞。释放至外周血中的单核细胞,大部分黏附于血管壁,少数随血液循环,在血中停留 3～6 日后即进入组织或体腔内,转变为幼吞噬细胞,再成熟为吞噬细胞,寿命可达 2～3 个月。单核－巨噬细胞具有吞噬病原体功能、吞噬和清理功能、吞噬抗原传递免疫信息功能,还参与杀菌、免疫和抗肿瘤作用。

(4)淋巴细胞:淋巴细胞起源于骨髓造血干细胞/祖细胞,是人体主要免疫活性细胞,约占白细胞总数的 1/4。观察淋巴细胞数量变化,有助于了解机体免疫功能状态。

(5)血小板(platelet,PLT):血小板是由骨髓中成熟的巨核细胞的细胞质脱落而成的,每个巨核细胞可产生 2000～7000 个血小板。一个健康人每天生成血小板约 1200 亿个。血小板的半衰期为 7～9 日,主要在单核吞噬系统(如脾)中被清除。正常血小板呈两面微凸的圆盘状,直径 1.5～3μm,新生血小板体积大,成熟者体积小。细胞膜含有丰富的磷脂,为凝血过程提供反应界面;细胞膜上的糖蛋白能介导血小板的黏附,并常常吸附大量的与凝血、纤溶系统有关的分子。血小板具有维持血管内皮完整性的功能和黏附、聚集、释放、促凝和血块收缩的功能。

血液通过循环系统与全身各组织器官密切联系,参与机体呼吸、运输、防御、调节体液渗透压和酸碱平衡等各项生理活动,维持机体正常新陈代谢和内外环境的平衡。在病理情况下,造血系统的各种疾患,除直接累及血液外,常会影响全身组织器官。例如,贫血患者由于血液携带氧功能降低,可使全身各脏器缺氧,导致循环、消化、神经、呼吸、泌尿等系统出现相应的临床症状和体征;反之,各组织器官的病变也可直接或间接地引起血液发生相应的变化,如全身各组织的感染性炎症可引起血液内白细胞总数和分类计数的改变。因此,血液检验不仅是诊断各种血液病的主要依据,对其他系统疾病的诊断和鉴别也可提供许多信息。血液常规检测是血液检验项目中最基础及最常用的检验项目,主要包括血细胞计数及相关参数测定、血细胞形态学检查等。随着科学技术的发展,自动化仪器的应用,使得血液常规检测在更快速检测的同时检测参数也在不断增多,血液常规检测更能及时、准确、全面地反映机体的基本功能状况。目前,血液常规检测仍然是筛检疾病、遴选其他检查项目的首要程序。

2. 血液常规检测

(1)测定方法

◈ 血细胞计数:测定方法主要分为手工显微镜法和血细胞分析仪法。

手工显微镜法:分别采用相应的稀释液(如等渗稀释液、白细胞稀释液、血小板稀释液等)将乙二胺四乙酸(ethylenediamine tetraacetic acid,EDTA)抗凝血稀释一定倍数后充入血细胞计数池,在显微镜下计数一定体积内相应种类的血细胞数,经换算求出每升血液中各种血细胞(如红细胞、白细胞及血小板等)的数量。

血细胞分析仪法:主要采用电阻抗和(或)光散射原理,也有采用流式细胞术激光检测法等,分别计数血液中各种血细胞的数量。

◈ 血红蛋白:主要采用比色法。手工法根据检测原理的不同可分为氰化高铁血红蛋白(hemiglobincyanide,HiCN)测定法和十二烷基硫酸钠血红蛋白(sodium dodecyl sulfate,SDS)测定法等,其中 HiCN 法为参考方法。血细胞分析仪检测原理同手工法,只是各型仪器使用溶血剂不同,形成 Hb 的衍生物不同。

◈ 血细胞比容(hematocrit,HCT):HCT 是指定量测定一定容积的全血中含有的红细胞的容积。测定方法主要有离心法和血液分析仪法。离心法包括温氏法和微量法,其中温氏法测定结果偏高,已属淘汰之列。血液分析仪法可在计数红细胞的同时直接导出红细胞平均体积,然后经过计算得出血细胞比容。

◈ 红细胞平均指数:主要有平均红细胞体积(mean corpuscular volume,MCV)、平均红细胞血红蛋白含量(mean corpuscular hemoglobin,MCH)、平均红细胞血红蛋白浓度(mean corpuscular hemoglobin concentration,MCHC)。手工法主要是通过 RBC、HCT 以及 Hb 计算出红细胞平均指数 MCV、MCH、MCHC;而血液分析仪法通过光散射原理可直接导出 MCV,然后再计算出 MCH 和 MCHC。计算公式如下。

$$MCV(fl) = \frac{HCT \times 10^{15}}{RBC(/L)}$$

$$MCH(pg) = \frac{Hb(g/L) \times 10^{12}}{RBC(/L)}$$

$$MCHC(g/L) = \frac{Hb(g/L)}{HCT}$$

◈ 红细胞容积分布宽度(red blood cell volume distribution width,RDW):是反映外周血红细胞大小异质性的参数,只能由血液分析仪的红细胞体积直方图导出,常用变异系数(coefficient of variation,CV)表示。

◈ 网织红细胞(reticulocyte,RET)计数:测定方法有普通光学显微镜法、网织红细胞计数仪法和血液分析仪法。普通光学显微镜法主要是取适量标本通过活体染色(新亚甲蓝、煌焦油蓝等染料)后,制备血涂片,然后在显微镜下计数1000个红细胞中网织红细胞的百分比或分数。而网织红细胞计数仪法和血液分析仪法则是采用荧光染料使网织红细胞内的核糖核酸(ribomucleic acid,RNA)着色,用流式细胞术得到网织红细胞数。

◈ 白细胞分类计数:主要有显微镜分类法和血液分析仪法。显微镜分类法是将血液制成涂片,经染色后在油镜下进行分类,求得各种类型白细胞的比值(百分率),再计算出各类白细胞的绝对值,此法是目前白细胞分类计数的参考方法,且同时可观察红细胞、白细胞及血小板形态,以及观察血细胞内出现的异常结构(如红细胞内的疟原虫、中性粒细胞内的中毒颗粒等)。血液分析仪法主要是通过光散射原理对白细胞进行分类。

(2)参考范围:正常成人参考范围见表1-1。

表1-1 正常成人血液常规检测参考范围

检测项目	参考范围
RBC	男性:$(4.0 \sim 5.5) \times 10^{12}/L$
	女性:$(3.5 \sim 5.0) \times 10^{12}/L$
Hb	男性:120 ~ 170g/L
	女性:110 ~ 150g/L
HCT	男性:0.40 ~ 0.54
	女性:0.37 ~ 0.47
MCV	80 ~ 100fl
MCH	27 ~ 34pg
MCHC	320 ~ 360g/L
RDW - CV	<14.9
RET	0.5% ~ 1.5%
WBC	$(4 \sim 10) \times 10^9/L$
中性粒细胞百分比	51% ~ 75%
中性粒细胞绝对值	$(2.04 \sim 7.50) \times 10^9/L$
嗜酸性粒细胞百分比	0.5% ~ 5%
嗜酸性粒细胞绝对值	$(0.05 \sim 0.50) \times 10^9/L$
嗜碱性粒细胞百分比	0 ~ 1%
嗜碱性粒细胞绝对值	$(0 \sim 0.10) \times 10^9/L$
淋巴细胞百分比	20% ~ 40%
淋巴细胞绝对值	$(0.80 \sim 4.00) \times 10^9/L$
单核细胞百分比	3% ~ 8%
单核细胞绝对值	$(0.12 \sim 0.80) \times 10^9/L$
PLT	$(100 \sim 300) \times 10^9/L$

（3）影响因素：干扰血液分析仪检测的因素见表 1-2。因 MCH、MCHC 受 HCT 和 Hb 的影响，所以要注意红细胞 3 个平均指数之间以及与红细胞计数、血红蛋白、血细胞比容测定 3 个检测指标之间的相互关联性。

表 1-2　血液分析仪产生假性结果的情况

参数	假性增高	假性减低
WBC	抵抗溶血红细胞、出现有核红细胞、血小板聚集、冷球蛋白血症、多量巨大血小板、异常血红蛋白、疟原虫等	因抗体或细胞膜改变或出现肿瘤细胞而引起白细胞之间或白细胞和血小板聚集、冷凝集素、微小凝块等
RBC	冷球蛋白血症、多量巨大血小板、高白细胞、高脂血症	冷凝集素、EDTA 依赖性凝集、小红细胞、微小凝块、溶血
Hb	高脂血症、内源性或胃肠外营养、高白细胞、冷球蛋白血症	
MCV	高渗状态、冷凝集素、高白细胞、EDTA 过量	低色素红细胞、低渗状态
HCT	MCV 增高（除冷凝集素外）、RBC 减低	MCV 减低、因极小细胞或体外溶血引起 RBC 增高、冷凝集素、微小凝块、高血糖
MCH	Hb 增高、溶血、RBC 减低	
MCHC	Hb 增高、溶血、等渗状态	高渗状态、因多量巨大血小板引起 RBC 增高
PLT	冷球蛋白血症、高脂血症、白细胞碎片、小红细胞或红细胞碎片、微生物	部分凝集样本、采血时血小板活化、EDTA 诱导血小板聚集、血小板卫星、巨大血小板
RET	红细胞包涵体、红细胞内寄生虫、白细胞碎片、血小板聚集、巨大血小板	样本储存在室温

（4）适应证：贫血的明确诊断、贫血程度的判定、贫血患者的疗效观察；急性大出血及溶血的判断；感染性疾病的诊断与鉴别诊断；非感染性炎症、组织损伤、急性中毒的诊断及鉴别诊断；白血病的分型及疗效观察；肿瘤性疾病的放化疗观察；原发性血小板减少性紫癜的诊断及鉴别诊断等。估计骨髓红细胞系统的增生程度以及贫血治疗的疗效观察时应进行网织红细胞检测。

（5）临床危急值：是指当这种检验结果出现时，患者可能正处于有生命危险的边缘状态，医生需要及时得到检验信息，及时给予患者有效的干预措施或治疗，就可能挽救患者生命，否则就可能出现严重后果，失去最佳抢救机会。目前危急值的制定尚没有统一的标准，各医院根据各自具体情况的不同拟定的危急值也有所不同。表 1-3 显示的是《检验医学高级教程》中所列出的血液常规检测的临床危急值。

表1-3 血液常规检测的临床危急值

检测项目	临床危急值
Hb	$<50g/L$ 或 $>200g/L$
HCT	$<0.15L$ 或 $>0.6L$
WBC	$<2.5\times10^9/L$ 或 $>30\times10^9/L$
PLT	$<50\times10^9/L$ 或 $>1000\times10^9/L$

(二)引起血液常规检测结果异常的常见原因

1.生理变化 年龄与性别的差异、精神因素、剧烈体力运动和劳动、气压降低及妊娠等均可引起红细胞计数及血红蛋白检测结果异常。新生儿白细胞较高,婴儿期以及儿童白细胞分类计数与成人不同,且白细胞存在明显的日间变化,早晨较低,下午较高,亦受运动、疼痛的影响等。正常人血小板数也随时间和生理状态变化:如一天之内可增减6%～10%,午后略高于早晨;春季较冬季低;平原居民较高原居民低;月经前减低,月经后增高;运动、饱餐后增高,休息后恢复。

2.血液常规检测结果异常的常见肿瘤相关疾病 见表1-4。

表1-4 血液常规检测结果异常的常见肿瘤相关疾病

检测项目	结果	肿瘤相关疾病
红细胞与血红蛋白	增多	肾癌
		肝细胞癌
		肾上腺肿瘤等
	减少	实体瘤骨髓转移
		肿瘤放化疗后的骨髓抑制
中性粒细胞	增多	消化道肿瘤
		造血因子治疗后
	减少	骨髓转移癌
		肿瘤放化疗后的骨髓抑制
		粒细胞分布异常
淋巴细胞	增多	肿瘤化疗或骨髓移植后
		淋巴系统恶性肿瘤
嗜酸性粒细胞	增多	淋巴系统肿瘤
单核细胞	增多	肿瘤放化疗后
嗜碱性粒细胞	增多	恶性肿瘤骨髓转移

（三）临床思路

1. 红细胞

（1）红细胞增多症（图1-1）：红细胞增多症是指血细胞比容、血红蛋白和红细胞数量超过正常值，包括原发性红细胞增多症和继发性红细胞增多症，与肿瘤相关的主要是后者，且以肾癌患者为多见，肝细胞癌、小脑血管母细胞瘤、肾上腺肿瘤、嗜铬细胞瘤等亦可能引起红细胞增多症。肿瘤性红细胞增多症通常无明显的临床表现，多在常规检查过程中偶然查出。如以红细胞增多症为首发临床表现，则应详细询问病史，认真检查，以排除肾脏、肾上腺、肝脏、中枢神经系统等的肿瘤。

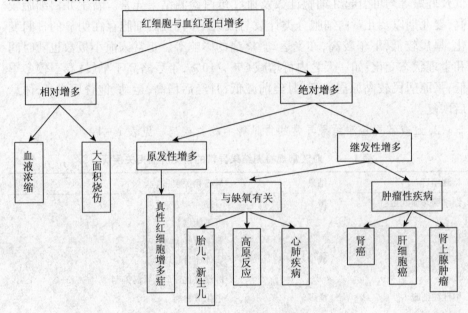

图1-1 红细胞与血红蛋白增多的临床思路

（2）贫血（图1-2）：肿瘤伴发贫血远比伴发红细胞增多症常见，绝大多数肿瘤患者均在病程的某个时期经历过某种程度的贫血，且多为正色素正细胞性贫血，小细胞低色素性贫血及大细胞性贫血也可发生。据统计，癌症初诊病例伴有贫血者占38%~88%，胃肠道癌患者尤其多见。晚期患者几乎百分之百伴有贫血。癌症患者贫血的原因可归纳如下：营养性贫血、失血性贫血、骨髓病性贫血、自身免疫性溶血性贫血、微血管病性溶血性贫血以及与肿瘤治疗相关性贫血等。

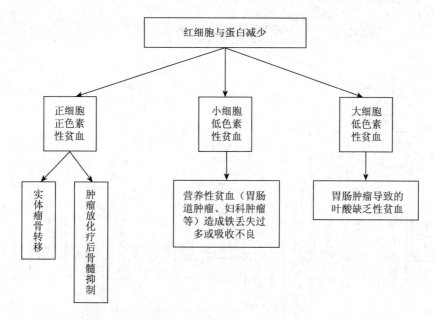

图 1-2 肿瘤患者红细胞与血红蛋白减少的临床思路

2.白细胞(图 1-3)

(1)白细胞增多症:通常为中性粒细胞增多症,有时为嗜酸性粒细胞增多症、淋巴细胞增多症、嗜碱性粒细胞增多症。肿瘤患者中性粒细胞增多,首见于白血病,其次是感染、出血、药物、代谢和内分泌紊乱等因素所致。实体肿瘤,如胃癌、乳腺癌、肾癌、肝癌、胰腺癌、子宫内膜癌、支气管肺癌、恶性淋巴瘤、恶性黑色素瘤和多发性骨髓瘤亦可引起中性粒细胞增多。放化疗骨髓抑制后使用造血生长因子治疗有效时中性粒细胞也会明显增多。嗜酸性粒细胞增多易见于霍奇金淋巴瘤、非霍奇金淋巴瘤、骨髓瘤、脑瘤等亦有伴发嗜酸性粒细胞增多的情况。血液和淋巴系统的恶性肿瘤如急慢性淋巴细胞白血病、非霍奇金淋巴瘤的白血病期、皮肤 T 细胞淋巴瘤等,淋巴细胞均有不同程度的增加。嗜碱性粒细胞增多症主要见于慢性粒细胞白血病,恶性实体肿瘤、脾切除术后等也偶有嗜碱性粒细胞增多者。

(2)中性粒细胞减少症:肿瘤患者发生粒细胞减少的原因主要有肿瘤骨髓转移、放化疗抑制骨髓造血干细胞生长以及严重感染等。

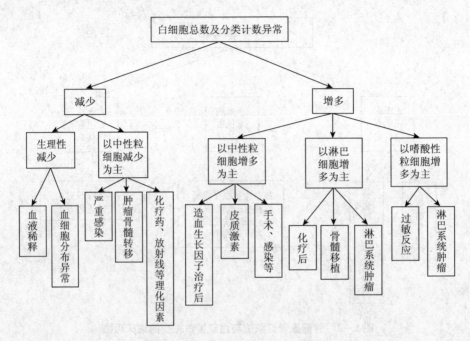

图 1 - 3　肿瘤患者白细胞总数及分类计数异常的临床思路

3.血小板

(1)血小板增多症:肿瘤患者中有 30% ~40% 的病例在病程的不同时期出现血小板增多症,尤以慢性粒细胞白血病、恶性淋巴瘤多见。脾切除术、急慢性出血、手术后、骨髓抑制恢复期等也是血小板增多的原因。

(2)血小板减少症:在肿瘤患者中最常见的原因为放化疗对骨髓的抑制,其次是肿瘤侵犯骨髓。肿瘤患者的血小板减少还见于弥散性血管内凝血(disseminated intravascular coagulation,DIC)等血小板消耗过多、脾功能亢进、药物以及反复输注血小板后引起的免疫性血小板减少等。

肿瘤患者进行血液常规检测主要是初步评估患者身体的基本情况、术后观察患者有无出血及感染;放化疗时作为骨髓抑制的常规监测,以及使用造血生长因子时的疗效观察;了解淋巴瘤患者的病情、判断机体状况和预后以及辅助对骨髓瘤患者进行临床分期、分型及判断预后等。

二、尿液常规检测

(一) 概述

1.尿液生成　尿液是血液流经肾脏时,经肾小球的滤过、肾小管和肾集合管的重吸收与分泌后生成,再流经输尿管,在膀胱内暂时储存,最终排出体外。当机体的循环血液流经肾小球时,由于肾小球滤过膜的屏障作用,血液中的细胞成分及大部分血浆蛋白无法通过,而其余成分几乎全部被滤入肾小囊腔内,形成肾小球滤过液,称为原尿。原尿除无血细胞及含量极少的蛋白质外,其他物质如葡萄糖、氯化物、无机磷酸盐、尿素、肌酐和尿酸等的浓度以及渗透压、酸碱度几乎与血浆相同。

在近曲小管,滤过液中的葡萄糖、小分子蛋白质、大部分水等重吸收,而肌酐则几乎不被重吸收而随尿排出体外。肾近曲小管是重吸收的主要场所。原尿物质,当其浓度超过肾小管重吸收能力时,则可出现于终尿中。在抗利尿激素的作用下,远曲小管、集合管是肾脏最终实现浓缩和稀释尿液功能的主要场所。尿液是一种复杂的含水混合物,由96%的水和4%的溶解物质组成,绝大多数源自食物或代谢产生的废物。溶解物质主要由盐(氯化钠和一些氯化钾)和尿素(蛋白质代谢的最终产物)组成。尿液成分变化较大,取决于如下因素:日常饮食、营养状态、代谢率、健康状况和肾脏的状况或其正常工作的能力。

2. 尿液常规检测

(1)测定方法

◈ 干化学法(化学试带法):主要检测尿液的颜色、透明度、pH、比重、蛋白(白蛋白)、隐血(血红蛋白)、亚硝酸盐、白细胞(酯酶)、葡萄糖、酮体、胆红素、尿胆原。

◈ 离心镜检法(手工法)或流式尿沉渣法(仪器法):主要检测尿液中的有形成分,包括红细胞、白细胞、上皮细胞、管型、细菌、结晶以及感染的微生物、寄生虫等。

(2)参考范围:正常尿液含有少量来自血液和泌尿道的细胞,但是几乎没有蛋白质和管型(尽管可能存在少量透明管型)。表1-5中的参考值"正常情况下"在尿液常规检查中都可能遇到。

表1-5 尿液的参考值

项目	参考值
颜色	黄色
透明度	清晰透明
pH	5~7
比重	1.001~1.035(成人随机尿)
蛋白(白蛋白)	阴性
隐血(血红蛋白)	阴性
亚硝酸盐	阴性

续表

项目	参考值
白细胞(酯酶干化学法)	阴性
葡萄糖	阴性
酮体	阴性
胆红素	阴性
尿胆原	≤1mg/dl
红细胞	0~3/HPF
白细胞(尿沉渣)	0~5/HPF
上皮细胞	少见
管型	0~偶见/LPF
结晶	少见

注:HPF—high power field,高倍镜视野;LPF—low power field,低倍镜视野。

(3)影响因素

◎ 颜色及透明度:标本放置时间过长,盐类结晶析出、尿胆原转变为尿胆素、细菌增殖和腐败、尿素分解,以及药物等均可使尿颜色加深、浑浊度增高。

◎ pH:陈旧标本可因尿 CO_2 挥发或细菌生长导致 pH 增高,但也可因细菌和酵母菌作用,使尿中葡萄糖降解为酸和乙醇而导致 pH 减低。

◎ 比重:易受尿蛋白、尿糖及细胞成分、管型等病理成分的影响。

◎ 蛋白:对清蛋白敏感,球蛋白不敏感,可漏检本周蛋白。尿液 pH 值增高也可产生假阳性。

◎ 隐血:尿液中含有对热不稳定酶、尿液被氧化剂污染或尿路感染时某些细菌产生过氧化物酶,可导致结果呈假阳性;大剂量的维生素 C 或其他还原性物质则导致假阴性;甲醛亦可使反应呈假阴性,大量亚硝酸盐则可延迟反应。

◎ 亚硝酸盐:标本放置时间过久、尿液被亚硝酸盐或偶氮剂污染可呈假阳性结果;尿液中的尿胆原、维生素 C、尿 pH 大于 6、尿量过多、尿液中的致病菌不含硝酸盐还原酶以及尿液在膀胱中未停留足够的时间,都有可能造成亚硝酸盐的假阴性结果。

◎ 白细胞(酯酶干化学法):干化学白细胞检测方法只对粒细胞敏感。尿液标本污染甲醛,或高浓度胆红素,或使用某些药物如呋喃妥因时,干化学法出现假阳性结果。尿液中含维生素 C 或尿液中含有大剂量先锋霉素Ⅳ、庆大霉素等药物,或尿蛋白大于 5g/L 时,干化学法出现假阴性结果。

◎ 葡萄糖:尿标本容器残留强氧化性物质如漂白粉、次氯酸等或低尿比重等可产生假阳性;尿液含有高浓度酮体、维生素 C、阿司匹林,使用氟化钠保存尿液,标本放置太久葡萄糖被细菌或细胞酶分解,可引起假阴性。

◇ 酮体:不同试带对丙酮和乙酰乙酸的敏感性不一,且与 β - 羟丁酸起反应。

◇ 胆红素:尿液 pH 较低时,某些药物或其代谢产物如吡啶和依托度酸可引起假阳性反应;维生素 C 浓度过高和亚硝酸盐存在时,可引起假阴性。

◇ 尿胆原:尿液中一些内源性物质如胆色素原、吲哚、胆红素,以及一些药物如磺胺药等,因颜色干扰,尿胆原检测时呈现假阳性;亚硝酸盐、重氮药物、对氨基水杨酸则在尿胆原检测时呈现假阴性。

◇ 红细胞:采用仪器法检测时易受结晶、类酵母菌等的干扰。

◇ 管型和结晶:仪器法不能区分管型和结晶的具体类型,需借助显微镜进行进一步的分型。

（二）尿液常规检测结果异常的常见肿瘤相关疾病　见表 1 - 6。

表 1 - 6　尿液常规检测结果异常的常见肿瘤相关疾病

异常结果	相关疾病
血尿	泌尿系肿瘤
蛋白尿	淋巴瘤
	放射性肾炎
	药物性肾损伤

（三）临床思路

1.血尿　肾、输尿管、膀胱、尿道口的肿瘤都可出现肉眼或镜下均一性血尿,早期往往是无痛性或缺少症状,因此需提高警惕,出现上述症状时需做相关的检查,如 B 超、肾盂造影、膀胱镜等加以排除(图 1 - 4)。

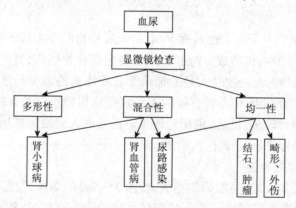

图 1 - 4　血尿的临床思路

2.蛋白尿 容易引起肾脏损伤的肿瘤有多发性骨髓瘤、淋巴瘤、白血病、淋巴肉瘤、网状细胞肉瘤、肺癌、乳腺癌、胃肠癌、卵巢癌、前列腺及膀胱癌、甲状腺及肾上腺癌、恶性间皮瘤等,恶性肿瘤造成的肾损伤因素与转移、尿路梗阻、肿瘤免疫、肿瘤代谢及肿瘤治疗用药有关,出现的蛋白尿一般为混合性(图1-5)。

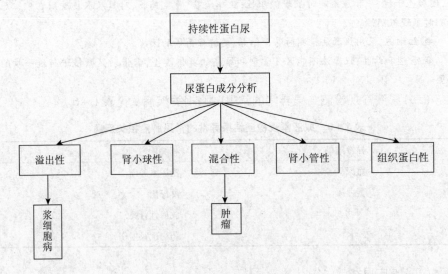

图 1-5 蛋白尿的临床思路

三、粪便常规检测

(一) 概述

1.粪便组成及性状 粪便俗称大便,是人或动物的食物残渣排泄物。正常粪便中水分约占3/4,固体成分约占1/4,后者包括食物残渣、消化道分泌物、肠道脱落的上皮细胞、无机盐及大量的细菌等。粪便量的多少与进食量、食物的种类及消化器官的功能状态有直接的关系。进食粗糙粮食及含纤维素较多的食物,粪便量相对较多,反之,则相对较少。正常成人粪便为成形的、黄褐色软便,婴儿粪便多为黄色、金黄色糊状便。

2.粪便的常规检测

(1)标本采集要求:一般采集指头大小(3~5g)的新鲜粪便,盛于清洁、干燥、无吸水性的有盖容器内。采集时应尽可能挑取含有黏液、脓血等异常成分的粪便。外观无明显异常时,应于粪便内外多点取样。隐血试验时,应嘱咐患者尽量素食3天后留取标本,禁服维生素C及铁剂等药品。

（2）一般检查：肉眼观察粪便形状、颜色及有无结石、寄生虫等。

（3）隐血试验：胃肠道少量出血时，粪便外观的颜色可无明显变化，因红细胞被溶解破坏，故显微镜也观察不到红细胞，这种肉眼及显微镜均不能证明的出血称为隐血。隐血可以通过隐血试验来证实，用化学法或免疫法等方法来证实隐血的试验称为隐血试验。检测方法主要分为化学法和免疫法两大类。

◈ 化学法：利用血红蛋白中的含铁血红素有类似过氧化物酶的作用，最终将色原物氧化而使之呈色。此方法简单易行，但缺乏特异性和准确性。动物性食品可使隐血试验出现假阳性；大量生食蔬菜也可使结果出现假阳性。服用大量维生素 C 可出现假阴性；血液在肠道中停留过久，血红蛋白被细菌降解也会导致假阴性等。

◈ 免疫法：主要包括酶联免疫吸附法、胶体金法、免疫斑点法。

（4）显微镜检查：最常用的方法是粪便生理盐水涂片检验。镜检时先用低倍镜观察全片，观察有无寄生虫卵、原虫及包囊等，再用高倍镜仔细寻找和观察病理性成分的形态结构。

（5）正常值。

◈ 隐血：阴性。

◈ 镜检白细胞：偶见。

◈ 镜检红细胞：无。

◈ 上皮细胞：无。

（二）粪便常规检测结果异常的常见肿瘤相关疾病

粪便常规检测结果异常的肿瘤相关疾病多见于消化道肿瘤。

（三）临床思路

消化道肿瘤（如胃癌、结肠癌等），粪便隐血试验常为阳性。当有大便规律改变、便血、腹痛等症状时应高度警惕胃肠道肿瘤，需行直肠指检、B 超、胃肠镜等检查予以排除。

四、其他体液部分

（一）脑脊液常规检测

1. 概述

（1）生成：脑脊液（cerebro - spinal fluid，CSF）是存在于脑室与蛛网膜下腔内的无色透明的液体，70% 来自脑室脉络丛主动分泌和超滤所形成的液体，30% 由大脑和脊髓细胞间隙所产生。脑脊液经过第三脑室和第四脑室进入小脑延髓池，再分布于蛛网膜下腔。蛛网膜绒毛能吸收脑脊液，并将其返回静脉。

（2）常量：生理情况下，人体每天分泌的脑脊液为 400～500ml，每 4～8 小时更新一次。正常成年人脑脊液总量为120～180ml（90～150ml），新生儿为10～60ml，大约为体液总量的1.5%。其主要成分与血浆类似，在维持机体内环境的平衡方面起着重要的作用。脑脊液按一定的方向流动，速度缓慢，维持着颅内的压力和血液的渗透压。

由于膜及含有CSF的邻近组织的选择性渗透作用，CSF或脊髓液，与浆液和滑膜液有所不同。这也被称为血脑屏障。所以，CSF不是血浆的超滤液，相反地，由于血液、CSF及大脑之间双向的主动运输使得任何一方的物质浓度均不相同。

血液中的许多药物并不进入CSF。电解质如钠、镁和氯化物在脊髓液中的浓度远大于其在血浆或血浆超滤液中的浓度，而重碳酸盐、葡萄糖和尿素在CSF中的浓度则较低。极少量的蛋白质进入CSF，正常的脊髓液中几乎没有细胞存在。

（3）作用：脑脊液具有重要的生理作用。

◈ 缓冲、减轻或消除外力对脑组织和脊髓的损伤。

◈ 通过调节颅内含物的体积调节颅压。

◈ 供给中枢神经系统营养物质，并运走代谢产物。

◈ 调节神经系统碱贮量，维持脑脊液pH在7.31～7.34。

◈ 转运生物胺类物质，参与神经内分泌调节。

2.检测适应证　只有在考虑病情诊断严重时，内科医生才可进行脊椎抽液或腰椎穿刺（lumbar puncture，LP）的操作，因为腰椎穿刺对患者有潜在的危害性。腰椎穿刺的适应证包括以下几方面。

（1）脑膜炎的诊断（细菌性的、真菌性的、分枝杆菌性的、阿米巴性的）。

（2）出血的诊断（蛛网膜下的、脑内的、脑梗死）。

（3）神经性疾病的诊断（如多发性硬化症、脱髓鞘障碍、Guillain – Barré 综合征）。

（4）疑似肿瘤的诊断和评估（如白血病、淋巴瘤、转移癌）。

（5）药物、放射摄影（对比）造影剂及麻醉剂的引入。

颅内压升高的患者，腰椎穿刺最大的风险就是小脑扁桃体疝所致的瘫痪或死亡。腰椎穿刺同样也有感染的风险。

3.检测项目

（1）脑脊液的外观

◈ 颜色：正常为无色，新生儿则可由于胆红素较多而呈黄色。当有影响或涉及中枢神经系统的病变，诸如炎症、损伤、肿瘤或梗阻时，由于血脑屏障受到破坏，其成分发生变化，从而导致其颜色发生变化。

a.红色:可见于穿刺损伤、蛛网膜下腔出血和脑出血。抽取三管或多管脑脊液时,三者鉴别见表1-7。

表1-7 穿刺出血、蛛网膜下腔出血和脑出血的鉴别

类别	外观	潜血
穿刺出血	最初为红色,以后几管逐渐清晰,离心后上层无色	阴性
蛛网膜下腔出血和脑出血	均匀红色,离心后上层淡红或黄色	阳性

b.黄色:可见于椎管梗阻(髓外肿瘤)、陈旧性蛛网膜下腔出血、化脓性脑膜炎、重症结核性脑膜炎、脊髓肿瘤、重症黄疸(如核黄疸、甲型肝炎、钩端螺旋体病、肠道梗阻、新生儿溶血病),脑脊液中含有黄色素,如类胡萝卜色素、胆色素或黑色素等。陈旧性蛛网膜下出血时,黄色是由红细胞溶解产生的血红蛋白形成胆红素造成的。出血后12小时开始出现,2~4天达到高峰,2~4周后逐渐消失。由于血脑屏障损伤,当脑脊液中的蛋白质浓度水平超过1.50g/L时,脑脊液可呈黄色,与正常血清或血浆颜色相似。

c.乳白色:可见于化脓性脑膜炎。

d.微绿色:可见于铜绿假单胞菌性、肺炎球菌性或甲型链球菌性脑膜炎。

e.褐色或黑色:可见于脑膜黑色素瘤或黑色素瘤。

f.无色:可见于正常病毒性脑膜炎、轻型结核性脑膜炎、脊髓灰白质炎、脑梅毒等。

◎ 透明度:肉眼观察,正常脑脊液为清晰透明。如脑脊液中所含有的白细胞数超过300×10^6/L,红细胞超过400×10^6/L时,肉眼可见浑浊。蛋白质含量增高、炎症时可出现不同程度的浑浊,可用"清亮""微浑"和"浑浊"进行描述。

如果注射了放射摄影(对比)造影剂,CSF可呈油性,混匀后显得浑浊。这种人为的浑浊不必进行报告。肉眼观察脑脊液浑浊或呈脓样,是化脓性脑膜炎的有力佐证,应及时做直接涂片、革兰染色、镜检和培养。

◎ 凝块:正常脑脊液不含有纤维蛋白原,放置24小时后,无凝块或薄膜。而"穿刺损伤"引起的纤维蛋白原增高可导致脑脊液凝固。极少数情况下,脑脊液凝固还可见于蛛网膜下腔梗阻或者脑(脊)膜炎或神经梅毒。其凝固状况可按"无凝块""有凝块""有薄膜"等报告。

◎ 黄变:脑脊液上层呈淡粉红色至浅橙色或黄色称为黄变。黄变是出血后1~4小时红细胞开始溶解释放血红蛋白的结果。淡粉红色或浅橙色黄变由氧合血红蛋白引起,24~36小时达到高峰,4~8天内逐渐消失。由于红细胞与在体内一样,在体外也会发生溶解,黄变检查必须在标本采集后1小时内进行,否则会出现假阳性结果。

(2)脑脊液细胞计数:正常情况下,脑脊液中无红细胞,白细胞极少,成人白细胞计数为$(0~5) \times 10^6$/L,主要是单个核细胞,几乎全部为淋巴细胞,偶见内皮细胞,没有中性粒细胞(多个核细胞)。细胞数增多为病理现象,脑脊液细胞数量增多及种类的变化对疾病的诊断具有重要意义。

细胞计数可用手工方法,也可用带有体液分析功能的仪器进行计数。其计数包括红细胞计数、有核细胞计数。计数细胞时,如发现较多的红细胞有皱缩或肿胀现象,应如实描述报告,以协助临床医生鉴别陈旧或新鲜出血。同时,细胞计数时,须注意红细胞或淋巴细胞与新生隐球菌的区别。

因穿刺损伤血管,引起血性脑脊液,红细胞计数失去意义,白细胞计数亦需校正。为剔除因出血而来的白细胞数,其计数可按下式予以校正:

校正后每 µl 脑脊液内白细胞数 = 每 µl 脑脊液内白细胞未校正数 – 每 µl 脑脊液红细胞数 × 每 µl 血液白细胞数/每 µl 血液红细胞数

脑脊液细胞计数应在抽取脑脊液 1~2 小时内完成,因为细胞随着放置时间的延长会发生溶解,计数结果将变得不可靠。如果细胞计数不能立即完成,应将标本管冷藏保存。室温放置时,2 小时内 40% 的白细胞将发生溶解。冷藏放置时,白细胞溶解虽不能被阻止但是可降低至 15%,红细胞则相对稳定。

细胞分类计数:准确计数 100 个白细胞并分类,以每种细胞的百分数报告结果。血液中的任何细胞都可能在脑脊液中见到,包括中性粒细胞、淋巴细胞、单核细胞、嗜酸性粒细胞和嗜碱性粒细胞。有些情况下,细胞只能被区分为"多个核"和"单个核"。多个核细胞为主时通常提示细菌感染,而出现较多单个核细胞时则提示病毒感染。

此外,还可看到起源于中枢神经考虑传染性单核细胞系统的细胞。这些细胞包括室管膜细胞、脉络膜细胞及软 – 蛛网膜间皮细胞。如果发现有肿瘤细胞或其他异常细胞,应对脑脊液标本进行细胞学检查。

通过细胞分类计数或一些制备技术发现异常细胞具有较为重要的临床意义。具体见表 1 – 8。

表 1 – 8 脑脊液中发现异常细胞种类与其临床意义

异常细胞	临床意义
异性淋巴细胞	考虑传染性单核细胞增多症
含有红细胞的吞噬细胞	提示蛛网膜下腔出血
浆细胞	见于麻痹性痴呆、脊髓痨等
白血病细胞	脑膜白血病的征象
红细胞计数达 0.1×10^9/L 以上	结合临床可能有脑实质出血
红细胞计数达 10×10^9/L 以上	考虑到蛛网膜下腔出血或脑室出血

（3）脑脊液蛋白质检测：临床常用的常规定性试验是潘迪（pandy）试验，它的原理是，球蛋白遇酚即结合成不溶性蛋白盐而出现白色浑浊。结果判读标准见表1-9。

表1-9　潘迪试验结果判读

结果	符号	判断
无浑浊，清晰，不呈雾状	-	阴性
少呈白雾状，对光不易看到，黑色背景下可见	+/-	极弱阳性
灰白色云雾状	+	弱阳性
白色薄云状浑浊	+ +	阳性
白絮状沉淀或白色浓云块状	+ + +	强阳性
立即形成白色凝块	+ + + +	最强阳性

4.临床思路　随着检查手段日益增多，临床上进行腰椎穿刺的数量明显减少，但脑脊液常规检查对一些神经系统病变或受累型疾病诊断仍有它不可替代的作用。

脑脊液检验对中枢神经系统感染性病变、脑膜癌病、影像学检查不能确定的蛛网膜下腔出血等疾病的鉴别诊断有重要意义。如脑脊液红细胞计数增多可见于脑出血、蛛网膜下腔出血、脑挫裂伤、单纯疱疹病毒性脑炎等；脑脊液白细胞计数增多见于各种感染性疾病（如脑膜炎）和一些非感染性疾病（如外伤、多发性硬化症、脑寄生虫病等）。

脑脊液检验对脑肿瘤也有辅助诊断价值。如由于脑部肿瘤或椎管内梗阻（脊髓肿瘤、蛛网膜下腔粘连等）导致脑脊液循环障碍，可导致脑脊液蛋白含量增加；当发生中枢神经系统性肿瘤性疾病时，细胞数可正常或稍高，以淋巴细胞为主，如果脑脊液中找到白血病细胞，则可诊断为脑膜白血病。

临床医生在通过脑脊液检查辅助诊断疾病的过程中应当是一个完善临床思维的过程。首先应恰当选择腰穿适应证，避免盲目检查。另外对检查结果的分析，要结合患者的临床症状、体征及其他辅助检查结果进行综合判断。

（二）浆膜腔积液常规检测

1.概述　人体的胸腔、腹腔、心包腔、滑膜囊等统称为浆膜腔。正常时浆膜腔内有少量液体，它们是血浆透过毛细血管内皮过滤形成的超滤液，并通过脏层浆膜的淋巴管和小静脉的回吸收达到平衡。在病理情况下，这种平衡被打破，浆膜腔内有数量不等的液体潴留，称之为浆膜腔积液（serous memnrane fluid）。

根据部位不同分为胸腔积液、腹腔积液等。

胸腔积液:正常情况下,胸膜腔含有少于 20ml 的胸膜液。如有炎症发生、血浆蛋白质水平降低、出现充血性心力衰竭或者淋巴引流减少,胸膜液就会异常蓄积。

腹腔积液:正常情况下,腹腔中含有的少于 50ml 的透明、淡黄色液体被称为腹膜液。多余的腹腔积液需要抽出。严重的腹痛可提示有腹腔积液的异常蓄积。腹部器官破裂、外伤引起的出血、术后并发症或其他未知的情况均可能引起腹腔积液的异常蓄积。这种腹腔积液的蓄积需结合其他症状、体征综合考虑。

根据性质不同分为渗出液、漏出液。

漏出液为非炎症性积液,其形成原因主要有以下几个方面。

(1)血浆胶体渗透压降低。

(2)毛细血管内流体静脉压升高。

(3)淋巴管阻塞。

渗出液通常是对直接影响浆膜腔的状态做出炎性反应时,其血管通透性增加产生的积液。它多为炎症性,这些炎性状态包括感染性因素和非感染性因素,如恶性肿瘤、化学性刺激等。

2.检测项目 浆膜腔积液的常规检查通常包括外观的观察、细胞计数、形态学及分类和蛋白质的定性检查。

(1)外观:正常的浆膜腔液为淡黄色,这也是看到的漏出液的颜色。随着细胞及碎片数量的增加,浑浊度亦增加。异常颜色的浆液可呈现牛奶状(乳糜或者假乳糜)、云雾状或者血性外观。云雾状浆液经常伴有细菌性或病毒性炎症反应。微带血性的浆液可见于穿刺损伤,严重的血性浆液可见于器官(如脾脏、肝脏)或血管的破裂。血性浆液也可见于心肌梗死之后、恶性疾病期、结核病、类风湿关节炎和系统性红斑狼疮等。

(2)凝固性:漏出液静置不会凝固,而渗出液则常可见凝块。为了观察浆液的凝固能力,标本应采集至一个不含抗凝剂的普通试管中。浆液的凝固性提示有炎性反应。

(3)细胞计数:细胞计数可采用手工冲池,在显微镜下计数细胞总数的方法,也可将抗凝浆液经过充分混匀在血细胞计数仪上进行细胞计数。依据细胞计数仪的提示,标本可不稀释或稀释。如果蛋白质含量明显较高,由于醋酸对蛋白质的沉淀作用,则不能使用醋酸作为白细胞计数的稀释液。这种情况下,可使用盐水作为稀释液,同时计数红细胞和白细胞。相差显微镜的使用有助于这些计数的操作。

漏出液总细胞计数常 $<100 \times 10^6/L$,以淋巴细胞、间皮细胞为主;渗出液白细胞常 $>500 \times 10^6/L$,此时通常具有重要的临床意义,而脓胸时白细胞计数可 $>10000 \times 10^6/L$,如果以中性粒细胞(多型核细胞)为主则提示有急性炎症,以淋巴细胞为主则可能为病毒感染、结核性或肿瘤性积液。红细胞计数 $>5000 \times 10^6/L$,可考虑肿瘤或结核(除外穿刺损伤),如果红细胞 $>100 \times 10^9/L$,考虑创伤、肿瘤、肺梗死。胸水血细胞比容 $>$ 外周血的血细胞比容 50% 以上,则为血胸。

(4)形态学检查和白细胞分类:浆液的形态学检查和白细胞分类计数是将涂片进行 Wright's 染色,并进行白细胞分类计数。浆液中的白细胞与外周血中所见的白细胞基本相似,此外还可见到间皮内层细胞。一般来说,计数 300 个白细胞,分类并得出每种细胞的百分比。

恶性胸水中有 40% ~90% 可查到恶性肿瘤细胞,恶性肿瘤细胞常有核增大且大小不一、核畸变、核深染、核浆比例失常及异常有丝分裂等特点,易与胸腔积液中变形间皮细胞混淆,在进行染色分类计数时,如发现任何恶性肿瘤细胞或可疑细胞,该涂片需请教病理学专家或者资深细胞学专家。

(5)浆膜黏蛋白定性试验(Rvialta Test):临床上一般用于鉴别胸水及腹水是否有炎症的一项常规检查。原理是浆液黏蛋白是多糖和蛋白质形成的复合物,当其在大量稀醋酸中时,呈白色沉淀,即为阳性。渗出液中含有大量浆液黏蛋白,多呈阳性反应;漏出液黏蛋白含量很少,多为阴性反应。Rvialta 试验是作为区别渗出液和漏出液最主要、最常用的方法之一。

3.临床思路 浆膜腔积液检验的最主要的目的是区别积液的性质,可能很难区分出积液是否为漏出液或渗出液,但从实际角度来讲正确区分两者是非常重要的。当疑为渗出液时必做穿刺,有漏出液病因时应避免做穿刺检查,不能确定是何种性质时也应做穿刺检查。表 1-10 给出了其常规检验的基本鉴别要点,但仅为相对的鉴别,鉴别时要全面考虑。

表 1-10 漏出液及渗出液的常规检验鉴别要点

项目	漏出液	渗出液
原因	非炎症	炎症、肿瘤、物理化学刺激
外观	淡黄,浆液性	不定、黄色、脓性、血性、乳糜性
透明度	透明或微浑	多浑浊
比重	<1.015	>1.018

续表

项目	漏出液	渗出液
凝固	不自凝	能自凝
黏蛋白定性	阴性(−)	阳性(＋)
细胞计数	常 $<100 \times 10^6/L$	常 $>500 \times 10^6/L$
细胞分类	以淋巴细胞为主	根据不同病因,可以中性粒细胞或淋巴细胞为主

如果怀疑有感染,指示应进行 Gram's 染色和培养;如果怀疑恶性肿瘤,则要求进行细胞学和活组织检查。

浆膜腔积液常规检验结合其葡萄糖、酶学、免疫学及肿瘤标志物等检查,还可对其良恶性进行辅助诊断,详见其他章节,在此不予赘述。

恶性胸腔积液在渗出性积液中 42% ～77% 是由恶性疾病引起,几乎所有肿瘤均可侵犯胸膜腔,肺癌最常见,约占恶性胸腔积液的 1/3,乳癌居第二位。发病原因主要是胸膜转移结节侵犯和阻塞毛细血管和淋巴管所致,均可引起胸腔内液体的重吸收障碍,导致胸腔积液,故胸腔积液中含有大量蛋白质和血液有形成分。淋巴瘤,包括霍奇金淋巴瘤和非霍奇金淋巴瘤,卵巢和胃肠道肿瘤较少引起恶性胸腔积液。肝癌时腹腔积液一般为漏出性,其血性积液多因肝癌侵犯肝包膜或向腹腔内破溃引起,少数因腹膜转移癌所致。

(三)胃液及呕吐物隐血试验

1. 概述　正常胃液清晰无色或含黏液微浑。若为黄色或绿色则提示有胆汁反流;红色表示胃内有新鲜出血(除外咽部破损所致出血);呈咖啡渣样表示陈旧性出血,多见于胃癌、胃溃疡及十二指肠溃疡等。正常胃液略带酸味,若呈恶臭味常见于胃癌,带粪臭味提示小肠低位梗阻。

2. 检测　隐血试验的原理与大便隐血的检测原理相似,临床可用化学法及免疫法检测。化学法是利用血红蛋白借过氧化物酶的作用,使过氧化物释放新生态氧,将色原物氧化而使之呈色的方法。此过程可被胃液中较多的维生素 C 所抑制,造成假阴性。免疫法常用胶体金法,该方法具有很高特异性,其可在胃生理出血时(<2ml/24h),或服用刺激胃的药物引起的出血(2～5ml/24h)时可为阳性,临床诊断需注意甄别。

3. 临床思路　当怀疑胃出血或食管出血时可采用此项检查。可见于胃溃疡、胃癌或食管溃疡等。

（四）本周蛋白检测

1. 概述　本周蛋白（Bence - Jones protein，BJP）是免疫球蛋白的轻链单体或二聚体，属于不完全抗体球蛋白，分为 κ 型和 λ 型，其相对分子质量分别为 22kD 和 44kD，能自由通过肾小球滤过膜，当浓度增高超过近曲小管重吸收的极限时，可自尿中排出，即本周蛋白尿。本周蛋白在 pH 4.9 ± 0.1 的酸性环境中加热至 40～60℃时可发生凝固，温度上升到 90～100℃时可再溶解，冷却至 40～60℃又可出现凝固现象，故又称为凝溶蛋白。

2. 检测　本周蛋白的检测采用加热凝固法。

一般需尿中本周蛋白大于 0.3g/L，有时甚至高达 2g/L 且必须在合适的 pH 下才能检出。如尿中存在其他蛋白如白蛋白、球蛋白时，加酸后可出现沉淀，煮沸时沉淀不再溶解，影响判断结果。当本周蛋白浓度过高时加热至沸腾，沉淀也可不再溶解。

3. 临床思路　多发性骨髓瘤是浆细胞恶性增殖所致的肿瘤性疾病，其异常浆细胞（骨髓瘤细胞）在产生免疫球蛋白的过程中，产生过多的轻链且在未与重链装配前即从细胞内分泌排出，经血液循环由肾脏排至尿中。有 35%～65% 的病例尿本周蛋白呈阳性反应，也有病例有时定性检查呈间歇性阳性，故一次检查为阴性不能排除本病。本周蛋白量反映了产生本周蛋白的单克隆细胞数，对观察骨髓瘤病程和判断化疗效果有意义。

本周蛋白阳性也见于良性单克隆免疫球蛋白血症、巨球蛋白血症、淀粉样变、恶性淋巴瘤、慢性肾炎、转移癌等。

4. 注意事项　摄入如氨基水杨酸、氯丙嗪、大剂量青霉素等药物可出现假阳性。碱性尿、严重尿道感染等可出现假阴性。测定本周蛋白只需按常规方法留取新鲜尿标本，且尿蛋白定性微阳性时测定此项才有意义。若尿蛋白定性为阴性时，本周蛋白也同为阴性。

（五）乳糜试验

1. 概述　肠道吸收的乳糜液未经正常的淋巴道引流入血而逆流进入尿中，导致尿液中含有混有脂肪小滴时称为脂肪尿；尿中含有淋巴液，外观呈牛奶状称乳糜尿，由胶体状的乳糜微粒和蛋白质等组成；如混有血液，则称乳糜血尿。

胸水也可因含有乳糜颗粒或脂肪滴而呈乳白色浑浊液体状，常见于胸导管破裂。

2. 检测　乳糜颗粒在镜下可见由大小不一脂肪微粒组成，较大者呈球状，可被苏丹Ⅲ染成红色，称为阳性反应。过小的脂粒不易在镜下观察到，可利用其溶解于乙醚的特性，加乙醚后使乳白色浑浊液体变清，抽取交界处萃取物染色后更易见紫红色脂肪滴,即为乳糜阳性。

3.临床思路 腹内结核、肿瘤、胸腹部创伤或手术,先天性淋巴管畸形及肾盂肾炎等均可引起乳糜尿或乳糜胸腹腔积液,妊娠、包虫病、疟疾等偶可引起乳糜尿。

（王　力　许晓娜）

参考文献

1.熊立凡,李树仁.临床检验基础.第3版.北京:人民卫生出版社,2003.

2.熊立凡,刘成玉.临床检验基础.第4版.北京:人民卫生出版社,2007.

3.孙燕,石远凯.临床肿瘤内科手册.第5版.北京:人民卫生出版社,2007.

4.殷蔚伯,李晔雄,王绿化.肿瘤放射治疗手册.北京:中国协和医科大学出版社,2010.

5.王鸿利,丛玉隆.实用检验医学.北京:人民卫生出版社,2009.

6.丛玉隆,尹一兵,陈瑜.检验医学高级教程(上册).北京:人民军医出版社,2011.

7.陆再英,钟南山.内科学.第6版.北京:人民卫生出版社,2004.

8.陈文彬,潘祥林.诊断学.第6版.北京:人民卫生出版社,2004.

9.李影林.中华医学检验全书.北京:人民卫生出版社,1997.

10.刘成玉.临床检验基础.北京:中国医药科技出版社,2004.

11.张晶晶,燕善军.恶性腹水研究进展.解剖与临床,2009,14(5):372－374.

12.朱钟鸣,孙耕耘.恶性胸腔积液治疗指南摘要.临床肺科杂志,2002,7(4):49－52.

13.包大庆.恶性腹腔积液的治疗.中国社区医师(医学专业),2008,23:16.

14.王忻妍.恶性腹腔积液形成机制及其诊断和治疗.国际肿瘤学杂志,2008,3:218－221.

15.张天泽,徐光炜.肿瘤学.第2版.天津:天津科学技术出版社,2005.

第二节　临床生物化学检验

在肿瘤疾病发展初期,监测血清中的蛋白质、酶、肝肾功能等生物化学指标在肿瘤的发展和治疗过程中起着重要的作用。血清生化指标的变化贯穿于肿瘤的整个发展过程,由于肿瘤细胞代谢极度活跃,代谢产物分泌加快,造成血液中指标的增高；同时肿瘤的占位性病变能压迫排出管道造成代谢物质排出受阻，引起血液中该物质浓度异常变化。肿瘤患者的慢性消耗和摄入不足造成蛋白质、脂类等许多营养性指标的降低。在肿瘤的治疗中使用的大部分化疗药物可造成肝、肾等重要脏器的损伤，引起肝脏、肾脏等脏器损伤标志物的异常变化。另外，肿瘤的发生常伴随凝血系统的改变，对凝血系统的监测，可以防止血栓性疾病的发生。

一、蛋白质检测

（一）血清蛋白质组成

蛋白质是血液中含量最多、成分极为复杂、功能广泛的一类化合物。近些年有许多新技术用于研究蛋白质，这些资料提供了有价值的病理生理信息，在肿瘤的诊断、发展和预后阶段都起着重要作用。

表 1-11　血清中一些蛋白质的性质

蛋白质	参考值/(mg/L)	半衰期/天	相对分子质量/万	等电点
总蛋白	60000~80000			
前白蛋白	200~400	2	5.4	4.7
白蛋白	35000~50000	15~19	6.64	4~5.8
α_1-抗胰蛋白酶	780~2000	4	5.5	4.8
α_1-酸性蛋白酶	500~1500	5	4	2.7~4
结合珠蛋白	300~2150	2	8.5~40	4.1
α_2-巨球蛋白	1250~4100	5	80	5.4
铜蓝蛋白	200~500	4.5	15.1	4.4
转铁蛋白	2000~3500	7	7.7	5.7
β_2-微球蛋白	1~2	<0.1	1.18	5.3
C-反应蛋白	<8	<1	12	6.2

（二）血清蛋白在肿瘤疾病的诊断和进展评估中的应用

1. 常规性蛋白检测

（1）总蛋白：总蛋白（total protein，TP）是血液中蛋白质的总和，是多种蛋白的混合液，按结构可分为两大类，即白蛋白（albumin，ALB）和球蛋白（globulin，GLB）。ALB 全部由肝细胞合成和分泌，而合成 GLB 的组织很多，成分复杂，它们的代谢规律和途径不同，在肿瘤疾病的诊断和发展过程中也起着不同的作用。

TP升高多见于血液浓缩,如各种原因失水,也见于多发性骨髓瘤、黑热病等因GLB显著增高造成的TP增高。减低多见于重度营养不良、吸收障碍、严重肝病、肾病综合征、大面积灼伤等。

在肿瘤疾病初期TP一般不会发生变化,只有在肿瘤的中后期才会由于慢性消耗明显降低。肿瘤患者TP的降低主要见于:①慢性消耗,肿瘤中后期蛋白质的消耗;②肝癌或肝转移造成的ALB合成减少;③丢失过多,如肾毒性的药物造成肾脏损伤。

(2)白蛋白:ALB是人体内最重要的结合和转运蛋白,为正常人体血清中的主要蛋白质组成部分,占血浆中蛋白的40%~60%。全部由肝脏合成,通过肝静脉进入血液循环。

ALB的升高常见于血液浓缩(脱水)和免疫球蛋白缺乏代偿性增高。

ALB的减低主要见于血液稀释、营养不良、合成减少、消耗增加等相关性疾病。

肿瘤性疾病ALB减低多见于:①合成降低,肝癌患者肝脏合成功能减低造成ALB合成降低;②消耗增多,肿瘤的中后期大量消耗蛋白质;③丢失过多,化疗药物对肾脏的损害造成蛋白从肾脏流失。

(3)球蛋白:GLB是一组来源、结构、氨基酸组成不同,功能各异的蛋白质混合体。

GLB的升高可见于慢性感染、风湿性疾病、骨髓瘤等疾病和慢性肝病时球蛋白代偿性增高。

许多GLB成分可作为肿瘤标志物,如本周蛋白、M蛋白、β_2-微球蛋白、铁蛋白和甲状腺球蛋白等。

(4)前白蛋白:前白蛋白(prealbumin,PA)是由肝脏合成的负性急性时相反应蛋白,在pH 8.6电泳缓冲液中电泳,条带显示在ALB前方,故名PA。血液中PA的半衰期短,仅约2天,当机体出现蛋白质能量缺乏时PA即迅速下降,而当蛋白质能量摄取增加时,3天可有明显回升,因而PA能迅速反映营养摄入处于正平衡或负平衡,可作为快速反映营养状况的指标。当肝细胞损伤或摄入蛋白质不足时血清PA水平迅速下降,因此检测PA可作为肝功能受损、营养不良、恶性肿瘤和急性炎症等疾病的早期辅助诊断指标。

恶性肿瘤患者血清PA降低,可能是因为恶性肿瘤是消耗性疾病,肿瘤细胞生长迅速,消耗机体大量的营养物质,以及由于肿瘤引起机体疼痛,影响患者进食等导致患者营养不良,营养摄入处于负平衡,合成PA的营养物质缺乏,从而肝细胞合成 PA 减少;亦可能因肿瘤坏死产生毒性物质引起机体代谢紊乱,而影响 PA 的合成。血清 PA 测定简单方便,敏感性好。研究显示,恶性肿瘤患者血清 PA 水平明显低于良性肿瘤患者和健康成人血清 PA 水平,而良性肿瘤组与健康成人组 PA 水平无显著性差异($P > 0.05$),提示测定血清 PA 水平有助于良、恶性肿瘤的鉴别诊断。

2. 肿瘤相关蛋白质检测 伴随肿瘤疾病的进展,许多小分子蛋白质(如铜蓝蛋白、α_1 - 酸性糖蛋白等)会发生分泌量变化,这些小分子蛋白质在肿瘤筛查中起重要作用。

(1)铜蓝蛋白:铜蓝蛋白(ceruloplasmin, CER)又称血蓝蛋白,是一种含铜的糖蛋白,具有氧化酶活性,又称铜氧化酶。血清中 90% 的铜与 CER 结合运输,其余 10% 与 ALB 结合。在血循环中,CER 通过结合和释放铜原子调节铜在机体多个部位的分布,参与机体的一些重要代谢过程。

正常情况下,CER 在唾液酸酶作用下脱去酶蛋白分子上的唾液酸后再进一步降解。恶性肿瘤时,增殖活跃的癌细胞表面糖脂脱落增加,使血清唾液酸含量异常增加,同时唾液酸酶活性降低,唾液酸转移酶活性增强,使脱去唾液酸处于分解状态的 CER 又被重新唾液酸化,影响了 CER 的正常降解过程,从而使 CER 含量增高;另一原因也可能是肿瘤刺激肝脏合成 CER 增加。CER 在肿瘤性疾病特别是肝癌时明显增加,说明 CER 可作为一种非特异性肿瘤标志物应用于临床。

(2)α_1 - 酸性糖蛋白:α_1 - 酸性糖蛋白(α_1 - acid glycoprotein, AAG)是人类血浆中含量最高、酸性最强的糖蛋白,它是一种急性时相蛋白。AAG 浓度范围较宽,但其血清浓度较高者并不多见,可作为一项非特异性的实验室指标,血清中较高浓度的 AAG 可能预示某种疾病或病理状态的存在。但 AAG 的合成与释放受多种激素尤其是性激素的调节,如雌激素可抑制 AAG 的产生,因此 AAG 变化时应排除激素特别是性激素等因素影响。

正常人血清中 AAG 含量较低,感染、炎症和肿瘤等病理状态下浓度显著增高,其中腹水 AAG 测定不仅能鉴别渗出液和漏出液,而且恶性腹水中 AAG 明显高于良性腹水,对良、恶性腹水的鉴别具有重要意义。

研究显示,恶性肿瘤单项 CER 的检测阳性率为 86.1%,单项 AAG 的检测阳性率为 84.8%,联合检测的阳性率为 93.6%,AAG 和 CER 的联合检测可提高恶性肿瘤的阳性检出率。

(3)金属硫蛋白:金属硫蛋白(metallothionein, MT)是一组富含半胱氨酸的小相对分子质量结合蛋白,生物学性质稳定,具有较强的耐热抗酶解作用。在抗氧化、维持必需金属自稳态和对抗重金属毒性等方面具有重要的作用。

在新生儿肝脏、肿瘤等快速增殖和高代谢状态的组织中均发现 MT 过度表达,这提示 MT 与肿瘤增殖存在某些相互作用。检测各种肿瘤组织中 MT 的 mRNA、蛋白水平及细胞增殖抗原的表达,MT 的表达与多数肿瘤组织的增殖成正相关,如黑色素瘤、乳腺癌、卵巢癌、口腔鳞状上皮癌、肺癌等肿瘤中,肿瘤组织中均存在 MT 的过表达,均提示 MT 可能参与了肿瘤的发生、发展和转移的过程。

Hengstler 等通过免疫组化在 G1~G3 期的卵巢癌组织中发现 MT 表达阳性率分别为 26%、48%、62%。Jin 等在乳腺癌中通过 MT mRNA 反转录聚合酶链反应和免疫组化均发现 G3 期较 G1、G2 期明显增高。Weinlich 等对 1270 例黑色素瘤患者进行长期随访发现 MT 在早期肿瘤中过度表达是疾病恶化信号,且存活率随之下降。Szelachowska 等对 39 例口腔上皮细胞癌患者进行研究后发现,随肿瘤进展 MT 表达逐步增加,淋巴结转移阳性者,胞质和胞核中 MT 表达上调。通过各种类型肿瘤组织和周围淋巴结组织中 MT 表达与肿瘤细胞恶性演进关系的研究,发现在卵巢癌、乳腺癌等多种肿瘤中,MT 高表达的肿瘤细胞分化程度低,恶性程度高,MT 高表达的肿瘤患者更易发生淋巴结和远处转移。慈健等研究发现 MT 阳性和阴性患者术后 5 年生存率分别为 58.1% 和 28.6%,提示 MT 的表达可能与肿瘤的预后有关。

(4)血清淀粉样蛋白 A:血清淀粉样蛋白 A(serum amyloid A,SAA)是一组主要由肝细胞合成且基因序列和诱导能力有高度保守性的多形性蛋白质。SAA 在正常情况下以痕量(1~5mg/L)存在,外伤、感染、发热和其他急性期均呈迅速上升趋势,因此 SAA 被认为是一种敏感的急性期反应蛋白。

Michaeli 等研究显示 SAA 能够促进纤溶酶原的激活,而纤溶酶原的激活在炎症和肿瘤的转移中发挥重要作用。因此,SAA 在肿瘤的发生、发展中可能占据重要地位。Weinstein 等研究发现 SAA 水平在多种恶性肿瘤患者中明显增高,并且进展期肿瘤的 SAA 水平明显高于早期肿瘤的水平。蔡利励等对 59 例胃溃疡患者与 78 例胃癌患者进行 SAA 表达水平的比对,结果显示两者均高于健康对照组($P < 0.05$),胃癌患者 SAA 表达水平显著高于胃溃疡患者($P < 0.05$)。这提示 SAA 的过表达与胃癌的发生和发展存在着一定相关性。陈维真等通过测定 48 例前列腺癌患者和 32 例前列腺增生患者的 SAA 水平,并将前列腺癌患者的 SAA 水平与肿瘤病理分化和临床分期结果进行对比分析发现,前列腺癌和良性前列腺增生患者的 SAA 水平的差异有统计学意义($P < 0.01$),随着肿瘤分化的降低和分期的增加,SAA 水平逐渐增高。这提示 SAA 在前列腺

癌患者中的表达明显增高,可作为前列腺癌分化、分期的重要指标。

（5）骨形成蛋白:骨形成蛋白（bone morphogenetic proteins, BMP）是转化生长因子 – β（transforming growth factor – β, TGF – β）超家族中最大的亚家族,能诱导成年机体的间质细胞不可逆地分化为软骨和骨细胞,将 BMP 植入非骨组织,能异位诱导生成新骨。BMP 除异位诱导成骨作用外,在细胞趋化、分化和胚胎发育等过程中也发挥重要作用。BMP 及其受体参与多种发生、发育过程,包括神经管源性的背腹形成、血细胞生成、心脏发生、骨骼分化及骨骼形成。BMP 对成熟细胞及胚胎干细胞的结局及增殖也有重要作用。

BMP 在 TGF – β 基因家族中至少有 20 个成员,基于序列的同源性 BMP 分为三个群体:①BMP – 2、BMP – 4;②BMP – 5、BMP – 6、BMP – 7、BMP – 8;③BMP – 3。根据对鼠 BMP 的研究,提示每一型 BMP 均具有独立的功能。研究发现在多种类型肿瘤均存在 BMP 表达失调,其中 BMP – 4、BMP – 6 及 BMP – 7 的表达见于已发生骨转移的前列腺癌,口腔上皮组织的高度恶性肿瘤及转移性病变存在 BMP – 2、BMP – 4 及 BMP – 5 的表达,大肠癌与高侵袭性结肠上皮癌均有 BMP – 4 mRNA 过表达,BMP – 2 与乳腺癌细胞转移有关。

（6）细丝蛋白 A:细丝蛋白 A（filamin a, FLNa）是一种细胞骨架蛋白,在很多细胞中表达,可与多种具有不同功能的蛋白结合,参与细胞的增殖、黏附、迁徙等生物学行为,与细胞浸润和转移有关,在肿瘤的发生和发展中起着重要作用。

Flanagan 等研究发现 FLNa 能促进黑色素瘤细胞的迁移,在 FLNa 阴性表达的黑色素细胞瘤中则不会发生迁移。吴艳萍等发现 FLNa 高表达与乳腺癌浸润转移成正相关关系。Ai 等报道 FLNa 同时参与肝癌细胞的浸润、转移,FLNa 在 HCCLM9 细胞系 100% 的肺转移中表达明显高于 MHCC97L 细胞系 40% 发生肺转移,提示 FLNa 参与肺癌的发生、发展及浸润转移。研究表明,伴随淋巴结转移及血管神经浸润的肿瘤患者中 FLNa 高表达,提示 FLNa 的表达与肿瘤浸润转移密切相关。

（7）嗜铬粒蛋白 A:嗜铬粒蛋白 A（chromogranin A, CgA）是一种由 439 个氨基酸组成的酸性可溶性蛋白,为嗜铬蛋白家族最主要的成员。CgA 广泛存在于神经内分泌细胞中,其血浆水平升高提示存在神经内分泌来源的肿瘤。几乎所有类型的神经内分泌肿瘤都会出现血浆 CgA 水平升高。

杨晓鸥等研究发现胃肠胰腺内分泌肿瘤、嗜铬细胞瘤和非内分泌肿瘤消化疾病组的血浆 CgA 水平均显著高于正常对照组,且胃肠胰腺内分泌肿瘤 CgA 的诊断临界点为 30U/L 时敏感性为 80.0%,特异性为 96.7%;嗜铬细胞瘤 CgA

的诊断临界点为 30.5U/L 时敏感性为 89.2%，特异性为 96.7%。研究提示血浆 CgA 水平对神经内分泌肿瘤，尤其是胃肠胰腺内分泌肿瘤具有较高诊断价值，可作为可靠的肿瘤标志物应用于临床。

（8）血清唾液酸：血清唾液酸位于糖蛋白、糖脂结构的末端，作为细胞膜上的重要成分之一，对于维护细胞结构、功能均有重要的生理作用，同时亦是肿瘤抗原的重要成分。有研究表明，由于肿瘤细胞表面糖蛋白、糖脂结构和含量明显改变，导致唾液酸在多种恶性肿瘤患者中升高，而良性肿瘤患者含量不增高，可作为区分良性与恶性肿瘤的指标之一。但要注意，血清唾液酸在炎症中也常有增高的现象，当组织发生炎症反应、损伤或细胞代谢异常时，唾液酸可以从受损细胞脱落或分泌增加进入组织液或血清中，引起血清含量升高，当炎症消失后可恢复正常，所以在实验前应适当地抗感染治疗，避免假阳性。

（9）β_2 - 微球蛋白、铁蛋白（参看本书第三章肿瘤标志物）。

二、血清酶学检测

正常细胞向恶性细胞转移的过程中常造成酶合成和释放的异常，实践中也发现，血清酶类常伴随肿瘤的发生而变化。血清酶类的检测在肿瘤的辅助诊断中具有积极意义。

（一）常规酶学检测

血清酶的联合检测可提高恶性肿瘤早期诊断的阳性率，且不同血清酶的检测对不同恶性肿瘤具有特定的临床应用价值。

1. 谷酰转肽酶　谷酰转肽酶（γ - glutamyl transferase，GGT）是一种膜结合糖蛋白并作用于肽链的酶，在人体中分布很广，在肝、肠、肺、胃等器官都有不同的含量。正常血清中的 GGT 被认为来自肝脏。主要用于肝胆占位性、阻塞性和淤胆性疾病的筛查，酒精和药物性肝损害的诊断和治疗监测。其增高主要见于胆汁淤积性和肝占位性病变、急性肝炎、慢性肝炎活动期、肝硬化和酒精、药物性肝损伤。减低多见于甲状腺功能减退症、进展性肝功能不全和终末期肝病，也见于应用 5 - 氟尿嘧啶及其衍生物等药物治疗的患者血液中。

GGT 在多种肿瘤患者血清中也都有较大幅度的升高，是原发性肝癌、乳腺癌、直肠癌和胰腺癌 4 种恶性肿瘤酶类实验诊断的第一主要成分。在聚丙烯凝胶电泳中，GGT 同工酶在肝癌诊断中特异性为 30% ~60%，与 AFP、ALP 联合检测可提高检出率。

2. 乳酸脱氢酶　乳酸脱氢酶（lactate dehydrogenase，LDH）是一种糖酵解酶，存在于机体所有组织细胞的胞质内，其中以肾脏含量最高，其次是心、肝和肺等器官。LDH 有 5 种同工酶,在正常组织中同工酶谱表现为 LDH2 > LDH1 > LDH3 > LDH4 > LDH5。

患恶性肿瘤时血清 LDH 总酶活力可明显升高,最高可达正常值的 10 倍,且 LDH 同工酶谱异常,表现为 LDH3、LDH4、LDH5 升高,而 LDH1、LDH2 下降。研究发现胰腺癌时 LDH 活性在胰腺正常组织、癌旁组织和胰腺癌组织中依次升高,且胰腺癌组织中 LDH1 和 LDH2 显著低于癌旁组织和正常胰腺组织,LDH4 和 LDH5 显著高于正常胰腺组织和癌旁组织。越来越多的研究显示 LDH 的升高与多发性骨髓瘤和白血病等血液系统疾病进展呈现相关性。总酶、LDH5 升高而不伴 AST、ALT 升高者,多见于子宫颈癌、黑色素细胞瘤。

3. 碱性磷酸酶　碱性磷酸酶(alkaline phosphatase,ALP)广泛分布于人体各脏器中,其中以肝脏最多,其次为肾脏、骨骼、肠和胎盘等组织。这种酶能催化核酸分子脱掉 5′磷酸基团,从而使 DNA 或 RNA 片段的 5′ - P 末端转换成 5′ - OH 末端。目前已发现 ALP 有 6 种同工酶,能辅助诊断肝胆梗阻性疾病、占位性病变和成骨性疾病。其增高多见于胆汁淤积、肝病、骨病、感染和胰腺炎。酒精和一些药物(红霉素、头孢菌素类、大剂量雌激素和甲睾酮等)也可引起碱性磷酸酶增高。

研究发现,恶性肿瘤组血清 ALP 活性高于健康对照组,肿瘤骨转移组血清 ALP 活性高于前两者,提示血清 ALP 活性与肿瘤骨转移有一定的相关性。定期检测恶性肿瘤患者的血清 ALP 活性,可以作为判断肿瘤骨转移的一个重要参考指标。很多文献报道,碱性磷酸酶同工酶在肿瘤的诊断中起重要作用,可作为肿瘤诊断的标志物。α_1 - ALP(fast liver alkaline phosphatase isoenzyme)在肝转移癌病例中出现频率很高,较 GGT 的敏感性更高,有时总 ALP 仍在正常范围而 α_1 - ALP 却明显增高,如不做同工酶分析,常常被忽视;胎盘型 ALP 与恶性肿瘤关系密切,胎盘型 ALP 主要存在于胎盘脉络膜绒毛上皮细胞内,它主要见于妊娠末期的妇女血清中,而正常非妊娠人群不应存在胎盘型 ALP;恶性肿瘤患者血清可出现耐热性 ALP,其主要特点是耐热性很强,与胎盘型 ALP 很相似,称为变异性胎盘型 ALP,此种热稳定性强的 ALP 常出现于肺癌、卵巢癌、子宫癌、膀胱癌及结肠癌等患者中;骨碱性磷酸酶(bone alkaline phosphatase,BAP)可作为骨转移癌、成骨细胞瘤、骨髓瘤的标志物。

ALP 的检测在肝占位性病变中优于转氨酶,在胰头癌、胆总管癌、胆管癌、肝内外系梗阻、骨髓细胞瘤、骨转移、胰腺肿瘤、嗜铬细胞瘤中显著增高。

4. 氨基转移酶　氨基转移酶简称转氨酶,主要用于肝细胞、心肌和骨骼肌损伤的诊断及对肝毒性药物的监测。转氨酶几乎存在于所有组织,其中谷草转氨酶(aspartate aminotransferase，AST)在心肌、肝细胞、骨骼肌中含量最高;而谷丙转氨酶(alanine aminotransferase，ALT)主要存在于肝脏细胞，其次是肾、心肌细胞，骨骼肌中含量较少。转氨酶升高主要见于肝脏疾病，如病毒性肝炎、肝硬化活动期、肝癌、中毒性肝炎等。重症肝炎及肝硬化有肝细胞再生者，可有 ALT 下降。转氨酶减低也可见于心肌梗死、骨骼肌疾病、肝毒性药物的损伤和尿毒症。

5.肌酸激酶同工酶　肌酸激酶(creatine kinase，CK)通常存在于动物的心脏、肌肉以及脑等组织的细胞质和线粒体中，是一个与细胞内能量运转、肌肉收缩、ATP 再生有直接关系的激酶，它可逆地催化肌酸与腺嘌呤核苷三磷酸(adenosine triphosphate，ATP)之间的转磷酰基反应。肌酸激酶有 4 种同工酶形式:肌肉型(MM)、脑型(BB)、杂合型(MB)和线粒体型(MiMi)。MM 型主要存在于各种肌肉细胞中，BB 型主要存在于脑细胞中，MB 型主要存在于心肌细胞中，MiMi 型主要存在于心肌和骨骼肌线粒体中。CK－MB 升高多见于心肌损伤性疾病，而 CK－MM 升高多见于肌肉损伤，CK－BB 除在脑损伤和心肌、骨骼肌损伤中升高外，还在许多肿瘤中可见升高，如食管癌、结肠癌、乳腺癌、肝癌、骨肉瘤、膀胱癌、前列腺癌、黑色素瘤、周围神经和平滑肌的恶性肿瘤。

(二)肿瘤相关酶学检测

1.前列腺酸性磷酸酶　前列腺酸性磷酸酶(prostate acid phosphatase，PAP)是一种酸性条件下水解磷酸单酯的酶，是由成熟的前列腺上皮细胞合成，具有组织特异性。正常情况下 PAP 很少进入血液循环，前列腺癌局部浸润或远处转移时，分泌的 PAP 可进入血液，有时也因癌肿阻塞前列腺管，形成向血液内的反弥散导致 PAP 的增高。

据文献报道，PAP 与前列腺特异抗原(prostate specific antigen，PSA)是临床最有用的肿瘤标志物，PSA 的敏感性明显高于 PAP，阳性率分别为 82.4% 和 57.1%。PSA 的特异性只有 63%，而 PAP 的特异性为 80.5%，所以 PSA 的特异性比 PAP差。因此我们认为同时测定 PAP、PSA 更能提高对前列腺癌的诊断率，并对前列腺增生和前列腺炎有鉴别诊断意义。

2.α－岩藻糖苷酶　α－岩藻糖苷酶(α－L－fucosidase，AFU)是一种存在于所有哺乳动物细胞溶酶体内的酸性水解酶，分类名为 α－L－岩藻糖苷岩藻糖水解酶。它广泛分布于人体各种组织、细胞和体液中，肝、肾等组织活性较高，其基本的生理功能是参与含岩藻糖的各种糖脂和糖蛋白等生物大分子的分解代谢。血清 AFU 活性在原发性肝癌中有较高的阳性率，对诊断原发性肝癌有一定价值，且随着原发性肝癌病情变化及治疗措施的实施也呈相应的动态变化。

AFU 对肝细胞癌诊断的敏感性和特异性分别为 75% ~ 81% 和 91%,且与 AFP 无明显相关性。AFP 阴性的肝癌和小肝癌患者血清中 AFU 阳性率分别为 76.1% 和 70.8%,AFU 阳性率高于 AFP 阳性率,转移性肝癌和良性肝脏占位性病变 AFU 阳性率为 17.6%,其敏感性与 AFP 相当,可作为 AFP 阴性肝癌的补充标志物。

AFU 与肾脏病的发生发展有密切关系,在肾脏疾病中,尿液 AFU 活性有不同程度的增高,增高的原因可能与细胞免疫、体液免疫、蛋白及脂质代谢紊乱有关。检测尿液 AFU 可作为反映肾脏病肾小管损伤的一个参考指标。

3. 基质金属蛋白酶 基质金属蛋白酶(matrix metalloproteinase,MMP)是一个大家族,目前发现至少有 16 种 MMP,它们构成 MMP 超家族,因其需要 Ca^{2+}、Zn^{2+} 等金属离子作为辅助因子而得名。其家族成员具有相似的结构,一般由 5 个功能不同的结构域组成,在细胞外基质(extracellular matrix,ECM)和血管基膜(basement membrane,BM)的降解和破坏中起重要作用,可破坏肿瘤细胞侵袭的组织学屏障,在肿瘤侵袭转移中起关键性作用,MMP 与肿瘤细胞上皮间质转化(epithelial - mesenchymal transition,EMT)的关系密切,在肿瘤浸润转移中的作用日益受到重视,被认为是该过程中主要的蛋白水解酶。

近年来许多研究表明,MMP - 2 在结直肠肿瘤、脑胶质细胞瘤、肝癌中高表达;MMP - 7 的高表达与胃癌、肺小细胞肺癌、子宫内膜样腺癌明显相关;MMP - 9 在软骨肉瘤中高表达,对软骨肉瘤组织学分级、恶性进展和预后判断具有重要的价值,在胆管癌和肾细胞癌组织中也发现 MMP - 9 的高表达。

4. 亮氨酸氨基肽酶 亮氨酸氨基肽酶(leucine aminopeptidase,LAP)是一种能水解肽链 N 端以及由亮氨酸与其他氨基酸所形成肽键的酶,也能水解亮氨酸与氨形成的酰胺键(即亮氨酰胺)或亮氨酸与胺形成的肽键,但对亮氨酸与苯或萘的胺类所形成的肽键无作用。LAP 广泛分布于人体各种组织和器官中,在肝、胆、胰、肾、小肠及子宫的活性高。血清 LAP 可作为系统性红斑狼疮活动性指标,也可作为胆汁淤积、肝胆性疾病和血管生长的标志。

研究发现,LAP 的免疫反应表达率在良性、临界性及恶性卵巢肿瘤病理标本中存在显著的差异,恶性及转移性肿瘤病理组织标本中的 LAP 免疫反应表达率明显高于良性及临界性肿瘤组织,提示 LAP 的高表达与妇科肿瘤的转移、浸润及病情的分级、分期密切相关。在肝脏疾病中,LAP 在血清中升高的次序为原发性肝癌 > 急性肝炎 > 肝硬化 > 继发性肝癌 > 慢性乙型肝炎,提示血清 LAP 的活性在原发性肝癌中显著升高可作为原发性肝癌的诊断和鉴别诊断的一个指标。

5.脂肪酸合酶　脂肪酸合酶(fatty acid synthase,FAS)位于细胞胞质内,是一种大分子蛋白质复合物,是将小分子碳单位聚合成长链脂肪酸的关键酶,具有包括缩合、转酰、还原、脱水在内的7种酶活性。正常情况下FAS表达于肝脏、脂肪组织和泌乳期乳腺等组织中。饮食脂质可抑制酶活性,胰岛素、胰高血糖素、糖皮质激素、甲状腺激素等激素亦参与调节FAS活性。近年来的研究表明,脂质合成增加是肿瘤发生、发展的重要特征之一,而通过抑制脂质合成达到抑制瘤细胞生长已成为肿瘤治疗的新理念。FAS是脂质合成最后一步的限速酶,被公认为脂质合成过程中的关键酶,FAS高表达及酶活性提高,能满足肿瘤组织生存、增殖、侵袭时对能量代谢和结构脂肪酸的需要,是联系脂质合成与肿瘤发生的重要纽带,可以作为"代谢性致癌基因"。

Chandrika发现从未受累及的支气管上皮到上皮的高度增生,化生到肺鳞癌细胞,FAS的表达逐步提高,提示FAS参与肺鳞癌的演变。Rossi等发现FAS蛋白及FAS mRNA在前列腺癌中远远大于周围正常组织,且前列腺从正常细胞、上皮增生、高度增生、雄激素依赖再到非雄激素依赖的细胞中FAS表达逐步上升,提示FAS与前列腺癌的启动和演变阶段有较强的联系。许多研究进一步发现,在癌前病变肿瘤组织中FAS高表达及酶活性的提高,如口腔癌、肾母细胞瘤、视网膜母细胞瘤、卵巢癌、胃癌、甲状腺癌、乳腺癌、结肠癌中均有较高表达,提示FAS在肿瘤的诊断中起重要作用。

三、血清胆红素检测

胆红素是胆汁的重要成分之一,是各种血红素蛋白的分解产物,其中大部分来自于衰老红细胞的血红蛋白,占胆红素总量的70%~80%。游离胆红素通过与血浆白蛋白结合,运载至肝脏后经一系列酶促反应形成结合胆红素,结合胆红素从肝细胞排泄入胆道,其中任何一个过程发生障碍都可使胆红素积聚于血液内,引起血清胆红素升高。胆红素常用于肝胆疾病诊断、病程评估、黄疸鉴别、胆红素代谢和肝功能评价。

病毒性肝炎、肝脓肿、酒精性肝病等肝损伤时常伴随胆红素的摄取、结合和排泄障碍,血清结合胆红素和未结合胆红素表现为升高。在肿瘤发生肝转移或者在肿瘤治疗过程中使用化疗药物造成肝损伤时,可使胆红素升高。

肝内外胆管结石、胆结石、胆管狭窄等梗阻性疾病造成从毛细胆管到胆总管不同水平的胆汁流动的障碍,使胆汁分泌受阻,胆汁反流入血造成总胆红素和结合胆红素水平增高。肿瘤的占位性病变也可造成梗阻性黄疸,一般见于肝门区肿瘤、胰头癌、Vater壶腹乳头癌等。

胆红素不仅可作为肝脏疾病、肝癌等疾病的指标,也可作为肿瘤化疗过程中肝毒性药物的监测。

四、肾功能检测

(一) 血尿素氮

血尿素氮(blood urea nitrogen,BUN)是人体蛋白质代谢的主要终末产物。氨基酸脱氨基产生 NH_3 和 CO_2,两者在肝脏中合成尿素。尿素中氮含量为46.7%,几乎达一半。肾脏为排泄尿素的主要器官,尿素从肾小球滤过后在各段小管均可重吸收,但肾小管内尿流速越快,重吸收越少,也即达到了最大清除率。和血肌酐一样,在肾功能损害早期,血尿素氮可在正常范围。当肾小球滤过率下降到正常的50%以下时,血尿素氮的浓度才迅速升高。

血尿素氮减少较为少见,常见于严重的肝病,如肝炎合并广泛的肝坏死。血尿素氮增高见于以下情况:①肾前性因素。各种疾病引起的血液循环障碍,如消化道肿瘤伴发后腹膜淋巴结肿大、肝癌并发腹水、肠占位等造成肾血流量减少。蛋白代谢异常,如甲状腺肿瘤造成的蛋白分解亢进。②肾性因素。肾功能减退,如肾毒性化疗药物造成的肾脏的损伤、急性或慢性肾小球肾炎、肾病晚期、肾结核、肾肿瘤、肾盂肾炎等。③肾后性因素。尿道阻塞,如前列腺癌、尿路结石、膀胱肿瘤致使尿道受压等。

(二) 肌酐和肌酐清除率

肌酐(creatinine,Cr)是肌肉在人体内代谢的产物,肌酐主要由肾小球滤过排出体外。血中肌酐来自外源性和内源性两种,外源性肌酐是肉类食物在体内代谢后的产物;内源性肌酐是体内肌肉组织代谢的产物。肌酐是小分子物质,可通过肾小球滤过,在肾小管内很少吸收,每日体内产生的肌酐,几乎全部随尿排出,一般不受尿量影响。

肾单位时间内,把若干毫升血浆中的内生肌酐全部清除出去,称为内生肌酐清除率(creatinine clearance,Ccr)。内生肌酐清除率试验,可反映肾小球滤过功能和粗略估计有效肾单位的数量,故为测定肾损害的定量试验。

肌酐清除率降低造成血肌酐的增高:肾病初期肌酐值常不高,直至肾实质性损害,血肌酐值才升高。其值升高3~5倍提示有尿毒症的可能,升高10倍常见于尿毒症。如果肌酐和尿素氮同时升高,提示肾严重损害,如果尿素氮升高而肌酐不高常为肾外因素所致。肌酐降低:多见于肾衰晚期、肌萎缩、贫血、白血病、尿崩症等。

（三）尿酸

尿酸（uric acid，UA）是嘌呤代谢的最终产物，血中尿酸全部从肾小球滤过，其中98%在近曲小管中段被分泌到肾小球腔内，然后50%重吸收的尿酸在近曲小管中段被分泌到肾小管腔内，在近曲小管直段有40%～44%被重吸收，只有6%～10%尿酸排出。正常人体内尿酸的生成与排泄速度较恒定，肾病患者肾脏排泄尿酸减少可引起高尿酸血症，如急慢性肾炎、其他肾脏疾病（肾结核、肾盂肾炎、肾盂积水等）的晚期。嘌呤代谢紊乱也可引起高尿酸血症，在细胞增殖旺盛、核酸分解代谢增加时，常见血清尿酸增高，如白血病及其他恶性肿瘤、多发性骨髓瘤、真性红细胞增多症等。

肿瘤化疗或放疗过程中，特别是一些对治疗特别敏感的肿瘤，瘤组织被迅速破坏，核酸分解剧增，以致并发高尿酸血症及肾功能减退。尿酸在 pH 7.4 时，为可溶性尿酸盐，在 pH 5 时为不溶性尿酸盐，因而高尿酸血症会由于尿酸盐结晶沉积于远端肾小管而导致急性高尿酸血症肾病，这种在肿瘤患者中的急性代谢紊乱称为急性"肿瘤溶解综合征"。实践表明，肾血流量减低者立即化疗易发生肾衰竭。

在肿瘤发展过程中，肾功能检测不仅作为肾脏肿瘤和肾脏损伤的评价指标，也可作为肿瘤化疗过程中肾毒性药物监测的指标。

五、胰腺功能检测

（一）核糖核酸酶（RNase）及其同工酶

RNase 是广泛分布于人体各组织中的核酸内切酶，有胰型同工酶（RNase C）和肝－脾型同工酶（RNase U）两种。血清中 RNase 主要来自胰腺（RNase C），由胰腺分泌入小肠，再吸收入血，然后由肾小球滤过，随尿排出。

Reddi 等首先以 Poly C 为底物测定 52 例正常人、30 例胰腺癌患者和 152 例其他良恶性疾病患者 RNase 活性，结果 90% PC 患者高于 250kU/L，而 90% 其他肿瘤和几乎所有胰腺炎患者则低于此值。Warshaw 等进一步研究发现，RNase C 对胰腺癌诊断的特异性达 90%，故排除肾衰时 RNase C 对胰腺癌的诊断，尤其胰腺癌与胆道梗阻和慢性胰腺炎的鉴别诊断有较大的实用价值。景在平等报道 RNase C 对胰腺癌的阳性检出率明显高于其他疾病，其敏感性为 79.10%，特异性达 90.13%，并与临床分期和预后密切相关。同时还发现，RNase C 在胰腺癌早期（Ⅰ、Ⅱ期），无论其升高幅度还是阳性率均高于晚期（Ⅲ期、Ⅳ期），且随胰腺癌增大而升高，但当胰腺癌增至 3.2cm 时，RNase C 则出现停滞或下降趋势，推测当胰腺癌生长到一定程度，癌肿实质的供血不足，导致胰腺癌组织细胞对 RNase C 的合成代谢和分泌活动障碍,这是胰腺癌早期 RNase C 明显升高的依据。当胰腺癌切除后,血液及胰液中 RNase C 浓度明显降低,复发时又异常升高。

因此,RNase C 测定不仅有助于胰腺癌的早期诊断,而且动态观察可监测疗效、复发、转移及预后。计算机优选的 RNase C、胰腺癌组织抗原(pancreatic tissue carcinoma antigen,PCA)、CA19 - 9 和 CEA - 4 项肿瘤标志物谱对胰腺癌的正确判断率达 98.14% ,表明这套胰腺癌标志物组合克服了单项指标的局限性,提高了胰腺癌筛选的阳性率,是诊断胰腺癌的一套有价值的标志物组。

(二)胰蛋白酶

胰腺癌患者血清免疫反应性胰蛋白酶(trypsin,IRT)变化不一。有人认为胰蛋白酶肌酐清除率比值(Ctr/Ccr)能鉴别胰腺癌和慢性胰腺炎。Vezzadini 等报道 14 例胰腺癌患者,其中 7 例在静注胰泌素后血 IRT 升高,另外 7 例则变化不明显或无反应。故认为胰腺癌浸润局限时,注射胰泌素后胰液大量分泌,而当浸润广泛时,则胰腺对胰泌素反应迟钝。另外,胰腺癌患者血 IRT 升高还可能与癌细胞分泌异常胰蛋白酶原及胰腺局部炎症有关。

(三)磷脂酶 A2

Stommer 等以磷脂酶 A2 (phospholipase A2,PLA2)为靶点对胰腺肿瘤组织进行免疫组化检测,发现胰腺细胞癌和微小腺癌的 PLA2 阳性率为 50% ,实体性和乳头样腺癌阳性率为 60% ,而导管癌和胰岛细胞癌则为阴性。故认为PLA2 对胰腺肿瘤的诊断较淀粉酶和抗胰蛋白酶抗体等具有更少的假阳性和假阴性。

(四)半乳糖转移酶同工酶

Wood 等报道 83.13% 胰腺癌患者半乳糖转移酶同工酶(galactosyltransferase Ⅱ,GT Ⅱ)增高,是诊断胰腺癌的有价值指标。另有资料表明,血清 GT Ⅱ 诊断胰腺癌的阳性率为 83% ,胃癌、大肠癌均为 73% 。因此,GT Ⅱ 不能鉴别胰腺癌与其他肠道肿瘤,但可用于胰腺癌与胰腺良性疾病的鉴别。

(五)淀粉酶同工酶

Kameya 等发现胰腺癌患者血清淀粉酶(serum amylase, S - amy)、胰淀粉酶(pancreatic amylase, P - amy)同工酶(pancreatic amylase IA,PIA)及 P - amy/S - amy 比值均升高是胰头癌的手术指征。血清胰酶升高在胰腺癌早期远比晚期更常见,血清 PIA 较 CEA 和胰癌胚抗原 (pancreatic oncofetal antigen, POA)更具有早期诊断的价值。

（六）其他

胰腺癌患者 GGT 阳性率可达 95%，胰头癌引起阻塞性黄疸时，血清 GGT 活性可增至正常的 10～15 倍。40%～50% 胰腺癌患者血清脂肪酶（serum lipase，SLP）活性增高，累及 Vater 壶腹时阳性率可达 60%，而慢性胰腺炎仅少数增高，故 SLP 对二者的鉴别有一定价值。但肝胆良恶性疾患和其他肿瘤 GGT、SLP 也有不同程度的升高，因此在诊断胰腺癌时应排除上述情况。其中同工酶胰腺谷酰转肽酶（PGGT）/血清谷酰转肽酶（SGGT）比值对胰头癌诊断明显优于 PGGT 和 SGGT，血清 PGGT >410U/L，PGGT/SGGT >0.11 时高度提示胰头癌而排除胆道良性梗阻性黄疸。AAT 和超氧化物歧化酶（superoxide dismutase，SOD）对 PC 诊断的敏感性分别为 71.11% 和 65.18%，特异性分别为 40.11% 和 50.10%。弹力蛋白酶 I 和铁蛋白在胰腺癌中的阳性率分别为 54.18%～69.10% 和 54.14%，而良性胰腺疾患分别为 37.11% 和 34.11%，二者对胰腺癌诊断的敏感性和特异性均不满意。另外胰腺癌患者 DNase I 活性显著降低，其诊断价值尚无报道。

六、凝血功能检测

肿瘤与止血、凝血功能改变有密切的相互关系，一方面某些肿瘤通过激活血小板与凝血系统引起止血、凝血系统的改变而出现血栓形成、出血甚至 DIC 等严重的临床并发症；另一方面血小板–纤维蛋白栓子在不同程度上促进肿瘤生长、浸润与转移。肿瘤细胞的凝血活性与肿瘤周围所见纤维蛋白沉着有关。

肝脏是凝血因子合成的主要场所，参与合成 12 种凝血因子，同时合成和灭活纤维蛋白的溶解物与抗纤溶物质，在凝血、抗凝系统保持动态平衡中起调节作用，当肝细胞受损时，由于凝血因子合成减少而发生凝血功能障碍，因此，肝病患者常存在凝血功能的改变。凝血三项检测是常用的一组凝血因子的筛选试验，它包括凝血酶原时间（prothrombin time，PT）、活化部分凝血酶时间（activated partial thromboplastin time，APTT）、纤维蛋白原（fibrinogen，FIB）。PT 是反映外源性凝血因子功能的指标，APTT 对内源凝血途径因子缺乏较敏感，FIB 是肝脏合成的一种急性时相蛋白，它的含量降低是凝血功能障碍较敏感的指标，纤维蛋白原含量降低，乃是预后不良的标志。肝癌患者由于肝细胞受损，将会导致维生素 K 吸收障碍，维生素 K 严重缺乏则导致肝细胞合成羟基化酶减少或羟基化酶与其辅酶维生素 K 之间的反应减弱，引起机体内多种凝血因子合成障碍，导致多种凝血因子的缺乏，进而引起机体凝血功能障碍。肝功能损害越严重，凝血功能障碍越明显。当肝脏细胞受损或坏死时，肝脏细胞合成凝血因子和抗凝蛋白的功能发生障碍,导致凝血与抗凝机制紊乱。

FIB 的异常增高表明了恶性肿瘤患者凝血与抗凝血之间动态平衡被打破。这种平衡始终贯穿于肿瘤生长的全过程,一旦凝血活性的增强或是抗凝血活性的减弱,都会使这种平衡失调,从而导致高凝状态的产生。恶性肿瘤患者产生高凝状态的主要因素有:①发生急性相互反应,蛋白代谢异常、坏死、血流动力学的改变等有助于凝血的激活;②肿瘤细胞释放具有促凝活性的组织因子和癌促凝物;③肿瘤细胞和内皮细胞、血小板、单核巨噬细胞等血细胞的相互作用。FIB 是一种急性期反应性凝血蛋白,其增高的机制是肿瘤细胞进入血循环诱导血管内皮细胞分泌纤溶酶,然后再激活抑制剂,阻止 FIB 降解,致 FIB 增高;肿瘤细胞进入血循环后与内皮细胞、血小板作用,释放生物活性物质,激活血小板,阻止 FIB 降解;肿瘤细胞本身不断分化产生血管形成因子、血浆素原激活因子均可反馈地引起 FIB 增高;FIB 是凝血酶和类凝血酶等促凝物质的底物,最终形成纤维蛋白。FIB 增高有助于肿瘤的浸润转移,FIB 分解形成纤维蛋白为癌细胞的生长浸润和转移提供支架,也可作为不同黏附分子的配体增加 PLT 及肿瘤细胞间的黏附、结合促使肿瘤细胞的浸润、转移。FIB 的检查对于临床上及早观察肿瘤患者的高凝状态,提高对形成静脉血栓的重视度。

七、其他

透明质酸(hyaluronic acid,HA)是一种广泛分布于人和动物体内的大分子酸性黏多糖。HA 有独特的黏弹性和生理功能,是细胞外基质的主要成分,具有保水、润滑、调节渗透压等作用,可保护正常细胞免受毒性细胞、自由基等的侵袭,并可影响细胞增殖、分化等。HA 在很多肿瘤组织和肿瘤患者体液内有明显升高,如胃癌、结肠癌、肾母细胞癌和恶性间皮瘤,其表达水平还是衡量肿瘤侵袭程度的重要标志。透明质酸所致细胞运动受体(receptor for hyaluronan mediated motility, RHAMM)和 CD44 都是 HA 的重要受体,与恶性肿瘤的侵袭和转移密切相关。RHAMM 通过激活细胞内的信号级联系统调节细胞运动、引导纺锤丝、干扰有丝分裂和增进新生血管的形成等方式促进肿瘤的侵袭和转移。RHAMM 的表达水平升高与肿瘤的侵袭参数呈正相关,比 CD44 更具有相关性。由此可见,随着对各种恶性肿瘤研究的深入,HA 和 RHAMM 可作为临床检测和疗效的候选指标,为肿瘤诊断和治疗提供参考。

(潘宗岱)

参考文献

1. 刘凤奎,刘贵建. 临床检验与诊断思路. 北京:北京科学技术出版社,2008.

2. 周新,府伟灵. 临床生物化学与检验. 第4版. 北京:人民卫生出版社,2007.

3. 王羽,张宗久,赵明钢,等. 全国临床检验操作规程. 第3版. 南京:东南大学出版社,2006.

4. 赵永昌. 临床医学检验技术. 北京:人民卫生出版社,2008:318.

5. 王海英,梁化岐,樊卫红. 血清前白蛋白检测对良、恶性肿瘤的鉴别诊断探讨. 中国误诊学杂志,2007,7(15):3480.

6. 曹学民. 血清前白蛋白测定对良、恶性肿瘤的鉴别诊断意义. 吉林医学, 2010,31(34):6214.

7. 何向东,魏晴霞,雷道鑫. 血清中铜蓝蛋白及脂结合唾液酸的检测对恶性肿瘤的诊断意义. 兰州医学院学报,1997,23(3):12 – 13.

8. 肖亮生,陈小晶,郑燕玲,等. 血清铜蓝蛋白及 α_1 – 酸性糖蛋白检测在恶性肿瘤诊断中的意义. 实用医技杂志,2004,11(03):303 – 304.

9. 欧阳钦,邓明明. 腹水中 α_1 – 酸性糖蛋白测定的临床意义. 泸州医学院学报,2003,26(1):42 – 43.

10. 武文娟,李兴武,姚荣英. 恶性肿瘤患者血清中 α_1 – 酸性糖蛋白检测的临床价值. 淮海医药,2001,19(5):367 – 368.

11. 田晓丽,郭军华. 金属硫蛋白的研究进展. 国外医学药学杂志,2005,32(2):119 – 124.

12. Hengstler JG, Pilch H, Schmidt M, et al. Metallothionein expression in ovarian cancer in relation to histopathological parameters and molecular markers of prognosis. Int J Cancer, 2001, 95(2):121 – 127.

13. Moussa M, Kloth D, Peers G, et al. Metallothionein expression in prostatic carcinoma correlation with Gleason grade, pathologicstage, DNA content and serum level of prostates pecific antigen. Clin Invest Med, 1997, 20(6):371 – 380.

14. Jin R, Bay BH, Chow VT, et al. Metallothionein 1F mRNA expression correlates with histological grade in breast carcinoma. Breast Cancer Res Treat,2001,66(3):265 – 272.

15. Szelachowska J, Dziegiel P, Jelen – Krzeszewska J, et al. Correlation of metallothionein expression with clinical progression of cancer in the oral cavity. Anticancer Res,2009,29(2):589 – 595.

16. Yamada T. Serum amyloid A (SAA):A concise review of biology, assay methods and clinical usefulness. Clin Chem Lab Med,1999,37(4):381 – 388.

17. Michaeli A, Finci – Yeheskel Z,Dishon X, et al. Serum amyloid A enhances plasminogen

activation：Implication for a role in colon cancer. Biochem Biophys Res Commun,2008,368(2)：368 – 373.

18. Weinstein PS, Skinner M, Sipe JD, et al. Acute – phase proteins or tumour markers：The role of SAA, SAP, CRP and CEA as indicators of metastasis in a broad spectrum of neoplastic disease. Scand J Immunol,1984,19(3):193 – 198.

19. 季语祝,王芳,黄慧.骨形成蛋白与肿瘤转移.肿瘤学杂志,2009,15(4):350 – 351.

20. Wang H, Noulet F, Edom – Vovard F, et al. Bmp signaling at the tips of skeletal muscles regulates the number of fetal muscle progenitors and satellite cells during development. Dev Cell, 2010,18(4):643 – 654.

21. Roberson SP, Twigg SR, Sutherland – Smith AJ, et al. Localized mutations in the gene encoding the cytoskeletal protein filamin A cause diverse malformations in humans. Nat Genet, 2003,33(4):487 – 491.

22. 吴艳萍,李京彬,赵瑞景,等.细丝蛋白 A 在浸润性乳腺癌中的表达及意义.肿瘤, 2009,29(7):659 – 662.

23. Ai JZ, Huang HZ, Lv XY, et al. FLNA and PGK1 are two potential markers for progression in hepatocellular carcinoma. Cell Physiol Biochem, 2011,27(3):207 – 216.

24. 杨晓鸥,钱家鸣,李景南.血浆嗜铬粒蛋白 A 对胃肠胰腺内分泌肿瘤的诊断价值.胃肠病学,2008,13(4):205 – 208.

25. Campana D, Nori F, Piscitelli L, et al. Chromogranin A：Is it a useful marker of neuroendocrine tumors. Clin Oncol, 2007, 25(15)：1967 – 1973.

26. Eriksson B, Oberg K, Stridsberg M. Tumor markers in neuroendocrine tumors. Digestion, 2000, 62 (Suppl 1)：33 – 38.

27. 唐步坚.测定 42 例卵巢恶性肿瘤和 25 例肿瘤患者的腹水唾液酸含量分析.肿瘤防治研究,1992,19(4):161.

28. 张树华、熊炯炘、杨智勇,等. 胰腺正常组织、癌组织及癌旁组织 LDH 活性及其同工酶谱分析. 中国普外基础与临床杂志, 2009,16(2):129 – 131.

29. Viot M, Thyss A, Schneider M, et al. Alpha 1 isoenzyme of alkaline phosphatases. Clinical importance and value for the detection of liver metastases. Cancer, 1983, 52(1):140 – 145.

30. Viot M, Thyss A, Vict G, et al. Comparative study of gamma glutamyl transferase, alkaline phosphatase and its alpha 1 isoenzyme as biological indicators of liver metastases. Clin Chim Acta, 1981, 115(3):349 – 358.

31. Hoylaerts MF, Mames T, Millan JL. Molecular mechanism of uncompetitive inhibition of human placental and germ – cell alkaline phosphatase. Biochem J, 1992,286 (Pt 1):23 – 30.

32. Biochem. Hummer C, Millán JL. Gly429 is the major determinant of uncompetitive inhibition of human germ cell alkaline phosphatase by L – leucine. Biochem J, 1991, 274 (Pt 1): 91 – 95.

33. 伍建蓉,郑玲,杨红,等. 血清骨型碱性磷酸酶对于恶性肿瘤骨转移的诊断价值. 临床肿瘤学杂志,2010,15(11):1007-1010.

34. 潘中允. 临床核医学. 北京:原子能出版社,1994:520.

35. 王燕,张维东. 基质金属蛋白酶与前列腺癌侵袭及转移的关系. 实用癌症杂志,2007,22(5):528-539.

36. 周竞奇,李维山. 基质金属蛋白酶-2 在结肠腺癌组织中的表达. 肿瘤基础与临床,2012,25(1):9-11.

37. 程先硕,杨之斌,殷正丰. 基质金属蛋白酶与肿瘤上皮间质转化的研究进展. 中国肿瘤生物治疗杂志,2011,18(4):437-440.

38. 胡望平,胡盈莹,黄艳芳,等. 血清亮氨酸氨肽酶在肝胆疾病与肿瘤诊断中意义. 实用肝脏病杂志,2004,7(1):35-36.

39. 纪晓霞,陈林. 亮氨酸氨基肽酶的基础研究及临床应用. 海峡药学,2011,23(12):175-177.

40. Smith S. The animal fatty acid synthase:One gene, one polypeptide, seven enzymes. FASEB J,2004,8(15):1248-1259.

41. Chandrika J, Piyathilake CJ, Frost AR, et al. The expression of fatty acid synthase (FASE) is an early event in the development and progression of squamous cell carcinoma of the lung. Hum Pathol, 2000, 31 (9):1068-1073.

42. Rossi S, Graner E, Febbo P, et al. Fatty acid synthase expression defines distinct molecular signatures in prostate cancer. Mol Cancer Res, 2003, 1(10):707-715.

43. 侯振江,张宗英,郭金英. 胰腺癌酶学诊断价值. 华人消化杂志,1998,6(2):130.

第三节　临床免疫学检验

一、传染病的免疫学检测

传染病的免疫学检测包括细菌、病毒、支原体、衣原体及其代谢产物刺激机体产生相应的抗体,利用免疫学方法如酶联免疫吸附测定(enzyme linked immunosorbent assay, ELISA)、化学发光法、放射免疫法等对抗原或抗体的检测。本节主要简述常见的几种病毒的免疫学检测。

(一)流感病毒感染检测

1. 概述　流行性感冒病毒(influenza virus)简称为流感病毒,为单股负链RNA病毒。流感病毒根据核蛋白抗原性不同可分为甲、乙、丙三型,同型病毒又可分为若干亚型。甲型和乙型流感病毒经常发生变异。流感病毒具有较强的传染性,以呼吸道飞沫传播为途径,极易引起流行。流感病毒感染呼吸道黏膜柱状上皮细胞,最终导致细胞变性、脱落、黏膜充血、水肿。

2. 检测方法

(1)病毒抗原检测:常采用免疫荧光或酶标记技术,以标记的特异性抗体检测鼻咽分泌物中的流感病毒抗原。该方法阳性结果具有诊断意义,但阴性不能完全排除。

(2)病毒抗体检测:同时检测患者急性期和恢复期血清中相应抗体的效价,当恢复期抗体效价比急性期升高4倍或4倍以上即可确诊。

(3)病毒核酸检测:选择已知病毒核酸特定区域的核苷酸序列并制备探针(互补型),经标记后与待检标本中未知病毒核酸进行杂交进行检测。也可通过RT-PCR技术来检测。

3. 临床思路

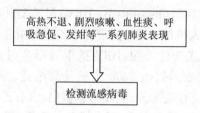

图1-6 流感病毒的临床思路

(二)甲型肝炎病毒

1. 概述 甲型肝炎病毒(hepatitis A virus,HAV)是甲型肝炎的病原体,主要通过粪-口途径传播感染。HAV基因组为单股正链RNA,由7478个核苷酸组成。HAV在肠黏膜和局部淋巴结中大量增殖,然后经血流侵入肝脏,病毒在肝细胞内大量增殖后随胆汁排出体外。极少数病例会出现急性重型病毒性肝炎而死亡,大多数病例经积极治疗预后良好。孕妇HAV感染也不会传播给胎儿。

2. 检测方法 主要针对血清中特异性抗体的检测。采用ELISA和化学发光技术对HAV IgG及IgM进行检测。HAV IgM是特异性标志物,有助于区分现症感染和既往感染。

3. 临床思路 甲型肝炎是由甲肝病毒引起的急性肠道传染病,感染对象以青少年及儿童为主,成年人发病率也呈上升趋势,它是各种病毒性肝炎中发病率最高的一种。一般潜伏期为2~6周,本病在临床上分为急性黄疸型、急性无黄疸型、淤胆型与重症型四个类型,病程为2~4个月。甲肝一年四季均可发病,但以秋冬及早春季节发病率高。临床上表现为急性起病,有畏寒、发热、腹痛、腹泻、消化不良、食欲减退、恶心、疲乏、肝大及肝功能异常等。发病初期容易被误诊为感冒。83%左右的甲肝患者有发热(大多在 38～39℃ 之间),平均发热 3 天,但也有 15% 的患者发热超过 5 天。90% 的患者有黄疸,消化道症状较重,ALT 升高的幅度大,800～2000U/L 可占 55%。在幼儿中,甲型肝炎常表现出无症状或无典型特征的症状,经常无黄疸期,而在青少年和成人中,经常表现出有黄疸期症状的感染。甲型肝炎患者发病后 1～4 周血清中即可检出甲肝特异性抗体,调查是否有甲肝接触史或不洁饮食史,有典型的临床表现如全身乏力、食欲下降、恶心、呕吐、尿黄、厌油腻食物,肝功能检查谷丙转氨酶明显升高,则甲型肝炎的诊断基本可以确定。诊断甲肝的辅助检查项目还有各种分泌物中的抗 HAV IgA、粪便中的 HAV 病毒颗粒等。

(三)乙型肝炎病毒

1. 概述 乙型肝炎病毒(hepatitis B,HBV)是乙型肝炎的病原体。HBV 通过破损的皮肤或黏膜侵入机体,HBV 携带者和乙型肝炎患者的血液、唾沫、精液和阴道分泌物等都可以成为传染源,HBV 携带者母亲可直接感染胎儿或新生儿。HBV 为嗜肝 DNA 病毒科,由 3200 个核苷酸组成,完整的 HBV 颗粒称为 Dane 颗粒,分为胞膜和核心两部分,胞膜为脂蛋白,含有乙型肝炎病毒表面抗原(HBsAg),HBsAg 在肝细胞质内合成,可大量释放入血,形成小球形颗粒或杆状颗粒。核心部分直径 27nm,内含有环状双股 DNA、核心抗原(HBcAg)和 e 抗原(HBeAg)等,是病毒复制的主体。

一般机体感染 HBV 后产生相应的免疫反应,形成三种不同的抗原抗体系统,即表面抗原(HBsAg)和表面抗体(Anti - HBs)、e 抗原(HBeAg)和 e 抗体(Anti - HBe)、核心抗原(HBcAg)和核心抗体(Anti - HBc)。

HBV 的免疫学诊断主要包括以上三对抗原和抗体,以及前 S1 抗原(PreS1 Ag)、前 S1 抗体(抗 - PreS1 Ab)、前 S2 抗原(PreS2 Ag)、前 S2 抗体(抗 - PreS2 Ab)等的检测。

2. 检测方法

(1)乙型肝炎病毒表面抗原:血清 HBsAg 于 1963 年由 Blumberg 首先发现,目前认为 HBsAg 存在于 HBV 颗粒的外壳,是一种脂蛋白,含有 5 种不同的抗原表位,根据 HBsAg 的血清学分析,目前已有 10 种亚型,主要亚型有 4 种,分别为 adr、adw、ayw、ayr。各个亚型的分布呈现出明显的地域性,我国主要为 adr,新疆、西藏等少数民族地区则基本为 ayw。因此,HBsAg 亚型的调查对乙型肝炎病毒的流行病学观察和预防有一定意义。

HBsAg 的检测主要采用放射免疫法和 ELISA 等方法,是乙型肝炎患者早期诊断的主要指标。现在可采用电化学发光法对 HBsAg 进行定量检测。

HBsAg 主要在感染 HBV 后 1~2 个月后在血清中出现,可持续数周、数月至数年。HBsAg 阳性表示 HBV 感染但 HBsAg 阴性不能完全排除 HBV 感染。在血清中同时出现 HBsAg 和 Anti-HBs 提示可能不同亚型重复感染,即原先存在的 Anti-HBs 不能对另一型 HBsAg 起中和作用。

(2)乙肝病毒表面抗体:Anti-HBs 是机体针对 HBsAg 产生的中和性抗体,它是一种保护性抗体,是机体感染或接种乙肝疫苗的标志。Anti-HBs 一般在 HBsAg 转阴后出现,是疾病开始恢复的标志,这种抗体可持续多年,其滴度与特异性保护作用相平行。目前常用的检测方法是 ELISA 法和化学发光法。

(3)乙肝病毒 e 抗原:HBeAg 是一种可溶性抗原,由感染的肝细胞分泌入血,在血液中可游离存在。HBeAg 阳性是乙肝病毒在体内复制(繁殖)的指标,提示传染性较强。目前常用的检测方法是 ELISA 法和化学发光法。

(4)乙肝病毒 e 抗体:HBeAb 是 HBeAg 对应的抗体,多出现于急性肝炎恢复期,持续时间较长。HBeAb 阳性多见于 HBeAg 转阴的患者,意味着 HBV 部分被清除或抑制,复制减少,传染性降低。另外,部分慢乙肝、肝硬化、肝癌患者血清中可检测到 HBeAb。目前常用的检测方法是 ELISA 法和化学发光法。

(5)乙肝病毒核心抗体:HBcAg 是 HBV 存在的直接标志,但主要存在于受感染的肝细胞核内,不游离于血清中,因此临床上不作为常规检查。抗-HBc 是 HBcAg 对应的抗体,不属于中和性抗体,主要包括 IgM、IgG 和 IgA。抗-HBc IgM 是机体感染 HBV 后最早出现的血清学标志物。感染后无论 HBsAg 消失与否,抗-HBc IgM 总是稳定表达,这对于诊断急性乙肝和判断病毒复制是否活跃很有意义。抗-HBc IgM 还可见于慢性活动性肝炎。抗-HBc IgG 在机体感染 HBV 后 1 个月左右开始升高。临床上测定总抗-HBc 主要反映的是抗-HBc IgG,其阳性高滴度,表面患有乙型肝炎,是指正在感染;抗-HBc IgG 滴度低,则是既往感染的指标。目前常用的检测方法是 ELISA 法和化学发光法,可以检测到总抗-HBc。

(6)乙肝病毒前 S1 抗原及抗体:HBV PreS1 蛋白是 HBV 外膜蛋白的组成部分,存在于完整的病毒颗粒即 Dane 颗粒以及管状颗粒表面,由 HBV 基因组的前 S1 基因区所编码,由 108~110 个氨基酸组成,PreS1 蛋白第 21~47 位氨基酸为肝细胞膜的受体,HBV 可通过这一受体黏附至肝细胞膜,从而侵入肝细胞,因此,PreS1 蛋白与 HBV 的存在和复制关系密切。HBV PreS1 抗原阳性提示病毒复制活跃,传染性较强。并且 HBV PreS1 抗原提示急性乙型肝炎向慢性转变。HBV PreS1 抗原可诱导机体产生抗－前 S1 抗体,抗－前 S1 抗体是中和性抗体,较早出现提示预后良好。

(7) 乙肝病毒前 S2 抗原及抗体:HBV PreS2 抗原是 HBV 外膜蛋白的组成部分,其含有一个高免疫性抗原决定簇和多聚蛋白受体(PHSA－Re),它与 HBV 感染和复制有密切关系。PreS2 抗原相对应的是抗－PreS2 抗体,此抗体为中和性抗体,患者体内出现此种抗体,表示病情好转,预后良好。检测患者血清中的抗－PreS2 抗体对观察乙肝的预后,特别是急性乙肝的预后有重要意义。表 1－12 列举了 9 种常见的乙肝五项检测结果模式。

表 1－12　常见的乙肝五项检测结果

序号	HBsAg	HBsAb	HBeAg	HBeAb	HBcAb	常见结果分析
1	－	－	－	－	－	过去和现在未感染过 HBV
2	－	－	－	－	＋	既往感染未能测出 HBsAb;恢复期 HBsAg 已消失,HBsAb 尚未出现;无症状 HBsAg 携带者
3	－	－	－	＋	＋	既往感染过 HBV;急性 HBV 感染恢复期;少数标本仍有传染性
4	－	＋	－	－	－	注射过乙肝疫苗有免疫;既往感染
5	－	＋	－	＋	＋	急性 HBV 感染后康复
6	＋	－	－	－	＋	急性 HBV 感染;慢性 HBsAg 携带者;传染性弱
7	－	＋	－	－	＋	既往感染,仍有免疫力;HBV 感染,恢复期
8	＋	－	－	＋	＋	俗称"小三阳"。急性 HBV 感染趋向恢复;慢性 HBsAg 携带者;传染性相对较弱
9	＋	－	＋	－	＋	俗称"大三阳"。急性或慢性乙肝感染。提示 HBV 复制,传染性强

3.临床思路　乙型肝炎由乙型肝炎病毒引起,病毒侵入人体后通过机体的免疫应答等机制使患者出现肝炎的临床表现。根据病程和临床特点,可以把乙型肝炎分为急性乙型肝炎、慢性乙型肝炎、重症乙型肝炎、淤胆型乙型肝炎、乙型肝炎、肝硬化等。

急性乙型肝炎是指既往没有乙肝病史,感染乙肝病毒后出现的急性肝脏炎症或肝细胞坏死。一般病程较短,经过合理的休息与治疗易于恢复。但也有一部分病例病情迁延,转为慢性。

慢性乙型肝炎是指由乙肝病毒引起的肝脏炎症或肝细胞坏死超过 6 个月。可以由首次感染乙肝病毒引起,也可由急性乙肝转变而来。常常病情反复,不易治愈,后期易发展成为肝炎、肝硬化。

重症肝炎以发病急骤、病势凶险为特征。乙肝病毒可以导致此种肝炎的发生。乙肝病毒也可引起淤胆型肝炎。

乙型肝炎肝硬化常是慢性乙肝发展到终末阶段的情况。肝脏出现不可逆的病理变化。可以出现危及生命的肝功能衰竭。

总的来说,乙型肝炎的临床表现有食欲缺乏、厌油腻、乏力、肝区痛、皮肤黏膜黄染伴尿色加深、便秘或腹泻等,部分病例出现脾大。慢性肝炎可以出现特殊的肝病面容,手掌大小鱼际处发红(肝掌),躯干部皮肤出现蜘蛛痣等,并可以出现凝血功能障碍,也可以出现关节炎、肾炎等肝外表现。重症肝炎常出现肝性脑病,表现为中枢神经系统受累的各种表现,如性格改变、定向力障碍、扑翼样震颤等。淤胆型肝炎会出现黄疸、粪便颜色变浅、皮肤瘙痒等阻塞性黄疸的表现。肝炎肝硬化发展到失代偿期,会有肝功能的明显异常以及脾大、侧支循环开放、腹水等门静脉高压的表现,由于门静脉高压造成的食管胃底静脉曲张,容易并发上消化道出血。

乙型肝炎的患者会出现多种转氨酶的增高及胆红素的增高。慢性以致发展为肝硬化的患者常有白蛋白和其他在肝脏合成的物质的降低,白蛋白/球蛋白比例倒置,各种凝血功能指标的异常等。

(四)丙型肝炎病毒

1. 概述　丙型肝炎病毒(hepatitis C virus,HCV)是属于黄病毒属,直径为 30～60nm,有包膜的球形病毒颗粒,包膜上有糖蛋白及脂质。HCV 是一类重组的 RNA 病毒,迄今尚未有纯病毒形态的描述,HCV 的基因结构是长约 9500 个核苷酸组成的正链、单股 RNA,包含结构蛋白区(包括核衣壳蛋白和包膜蛋白)及非结构蛋白区(NS1～NS5),结构蛋白质高度保守,在病毒复制中有重要作用,而非结构蛋白区各有其功能,但易发生变异。根据核苷酸顺序不同,将 HCV 分为 6 个基因型及 50 多个亚型,我国以 1b、2a 为主。

HCV 为丙型肝炎的病原体,主要通过血液传播,是引起输血后肝炎的病原体之一,感染 HCV 后主要在肝细胞中进行复制。HCV 感染的重要特点是慢性化的概率很高,感染过程长。

2. 检测方法　HCV 感染的免疫学检测主要是针对抗－HCV 的检测。HCV 感染机体后可诱导机体产生抗－HCV,包括抗－HCV IgM 和抗－HCV IgG。抗－

HCV 为非保护性抗体,测定阳性是诊断 HCV 感染的重要依据。抗 – HCV IgM 阳性可作为 HCV 活动复制的血清学指标,抗 – HCV IgG 在感染后晚期出现,阳性表明 HCV 感染。

3. 临床思路   丙肝起病隐匿,多数患者症状不明显,很容易被忽视,疾病发展越后期,越难治愈,对患者的健康和生命危害很大,往往被称为"隐匿的杀手"。

少数丙肝患者症状为程度不同的乏力、食欲减退、恶心和右上腹部不适或疼痛等,有些患者伴有低热、轻度肝大或出现黄疸。也有一些丙肝患者症状的有无或其严重程度与肝脏病变的发展不成正比。

由于丙肝症状不明显,容易被忽视,所以要做到早检测、早诊断、早治疗,才能最大限度地提高治愈率,降低复发率。

(五)丁型肝炎病毒

1. 概述   丁型肝炎病毒(hepatitis D virus,HDV)是一种小核糖核酸病毒,它又是一种缺陷病毒,只有和 HBV 共存的条件下才能感染人。HDV 呈球形颗粒状,直径 35～37nm,外壳为乙肝病毒表面抗原,内部由丁肝病毒抗原(HDAg)和 HDV RNA 组成。其基因组内含 1680 个核苷酸,为单链环状 RNA。HDV 的基因组比较稳定,即使在动物体内连续传代,核苷酸改变也极少,HDV 只有一个血清型。

2. 检测方法   HDV 利用 HBsAg 外壳穿入肝细胞进行复制,再与 HBsAg 进行外部包装,释放和再感染其他肝细胞。目前对 HDV 的免疫学检测主要包括 HDAg、抗 – HD 抗体。HDV 急性感染早期可出现 HDAg 阳性,但 3 周后就很难检测到,只能检测抗 – HD 抗体来获得感染的证据。抗 – HD 抗体包括 IgM 和 IgG 两类,抗 – HD IgM 阳性见于急性感染,可用于早期诊断;在慢性感染的患者血清中,抗 – HD IgG 保持高滴度,即使 HDV 感染终止后仍可存在数年。

3. 临床思路

(1) HDV 与 HBV 同时感染:见于既往无 HDV 感染,同时感染 HDV 与 HBV,表现为急性丁型肝炎。潜伏期一般 4～20 周。临床表现及生化特征与单纯急性乙型肝炎相似,可有乏力、食欲缺乏、黄疸及肝脏肿痛等。部分患者有 ALT 和 AST 高峰。在病程中可见两次胆红素和 ALT 升高。血清中 HBsAg 先出现,然后肝内 HDAg 阳性。急性期患者血清中 HDAg 阳性持续数日即转阴,继而抗 – HD IgM 阳性,持续时间短,滴度低。抗 – HD IgG 则为阴性。HDV/HBV 同时感染多数预后良好,发展为慢性肝炎的危险性不比单纯 HBV 感染更高,少数患者亦可发展为重型肝炎。

（2）HDV 与 HBV 重叠感染：指在原有慢性 HBV 感染的基础上又重叠 HDV 感染，其临床经过主要取决于 HDV 感染时 HBV 感染的状态及肝脏损害程度。多见于慢性 HBV 感染者，其症状主要决定于 HDV 感染前是慢性 HBsAg 携带者，抑或是 HBV 慢性肝病者。如为 HBsAg 携带者，感染 HDV 后则表现似急性 HBsAg 阳性肝炎，但抗－HBV IgM 阴性，较单纯 HBV 感染重。如为 HBV 慢性肝病，由于 HBV 持续感染，HDV 不断复制，使已有肝组织病变加重，可表现为肝炎急性发作，或加速向慢性活动性肝炎和肝硬化发展。因此，凡遇慢性乙型肝炎，原病情稳定，突然症状恶化，甚至发生肝功能衰竭，颇似重型肝炎，应考虑为重叠感染 HDV 的可能。可有如下表现：①自限性丁型肝炎。病程较短，一般临床症状并不严重，有自限性恢复的倾向，也可表现如典型的急性 HBsAg 阳性肝炎。HBsAg 携带者感染 HDV 后，首先肝内出现 HDAg，紧接着是 HDAg 血症，血清抗－HD IgM 及 IgG 相继转为阳性。一旦 HDV 被清除，抗－HD IgM 即随之下降，而抗－HD IgG 则可维持高水平数年。重叠感染的患者多数易发展为慢性肝炎，只有少数重叠感染的患者是这种自限性经过痊愈的。②慢性进行性丁型肝炎。慢性乙型肝炎或 HBsAg 携带者又感染 HDV 时，临床多表现为恶化，或在慢性过程中类似急性肝炎发作。肝细胞核内 HDAg 持续阳性，但血清 HDAg 仅一过性出现，抗－HD IgM 及抗－HD IgG 呈高滴度并持续不降。最常见的组织学改变为慢性肝炎或肝硬化。③HDV 与重型肝炎。有研究报道，71 例急性重型肝炎中，24 例（33.8%）患者血清有 HDV 标记，而对照组 118 例普通急性黄疸型乙型肝炎病例，只有 5 例（4.2%）患者有 HDV 标记。因此，应当重视重型肝炎中重叠 HDV 感染状况。对 HBsAg 携带者、乙型肝炎患者、重型肝炎患者病情明显波动或进行性恶化时，应考虑 HDV 同时或重叠感染的可能性，通过实验室检查予以确诊。

（六）戊型肝炎病毒

1. 概述　戊型肝炎病毒（hepatitis E virus，HEV）是一种 RNA 病毒，直径 27～34nm，主要经胃肠道传播。HEV 感染后引起戊型肝炎绝大多数是因为水源污染所致。HEV 感染为自限性，一般无慢性化。感染后可产生抗－HEV IgM 和抗－HEV IgG。HEV 感染的实验室免疫学检测是针对 HEV Ag、抗－HEV IgM 和抗－HEV IgG。急性早期患者血清中可检出抗－HEV IgM 抗体，抗－HEV IgG 抗体常与抗－HEV IgM 抗体同时出现，可作为 HEV 急性感染的辅助指标。

2. 临床思路　根据国内 3 次戊型肝炎流行调查，戊型肝炎潜伏期为 15～75 日，平均 36 日。成人感染多表现为临床型，儿童为亚临床型。临床症状及肝功能损害较重。一般起病急，黄疸多见。半数有发热，伴有乏力、恶心、呕吐、肝区痛。约 1/3 有关节痛。常见胆汁淤积状,如皮肤瘙痒、大便色变浅较甲型肝炎明显。多数肝大,脾大较少见。大多数患者黄疸于 2 周左右消退,病程 6~8 周,一般不发展为慢性。孕妇感染 HEV 病情重,易发生肝功能衰竭,尤其妊娠晚期病死率高(10%~39%),可见流产与死胎,其原因可能与血清免疫球蛋白水平低下有关。HBsAg 阳性者重叠感染 HEV,病情加重,易发展为急性重型肝炎。

(七)人类免疫缺陷病毒

1. 概述　人类免疫缺陷病毒(human immunodeficiency virus,HIV)是一种感染人类免疫系统细胞的慢病毒(lentivirus),属反转录病毒的一种。HIV 直径约 120nm,大致呈球形,由病毒外膜和核心组成。外膜嵌有 gp120 与 gp41 蛋白与 HIV 入侵宿主有关。HIV 感染机体后,可产生不同的抗体,主要有中和抗体、抗 P24 壳蛋白抗体、抗 gp120 与抗 gp41 抗体。

2. 检测方法　目前对 HIV 感染的实验室免疫学检测主要包括抗 HIV 病毒抗体检测,常用的筛查方法是 ELISA。目前国内外主要使用第三代(双抗原夹心法)试剂,少数使用第二代试剂。血源筛查仍以第三代 ELISA 为主,国际上有些国家和地区已将线性免疫酶测定(第四代 ELISA 试剂)用于血源筛查。第四代 ELISA 试剂是最近发展起来的 HIV 抗原抗体联合测定试剂,可同时检测 P24 抗原和抗 HIV-1/2 抗体。与第三代抗 HIV-1/2 试剂相比,检出时间提前了 4~9.1 天。其优点在于能同时检测抗原抗体,降低血源筛查的残余危险度。初筛试验呈阳性反应样品需送上级实验室进行复测或确认。

3. 临床思路　HIV 感染后潜伏期较长,一般认为 2~10 年,有的可长达 10~20 年,HIV 侵入人体后可分为四期。

(1)期:急性感染期,原发 HIV 感染后小部分患者可以出现发热、全身不适、头痛、厌食、恶心、肌痛、关节痛和淋巴结肿大等症状。此时血液中可检出病毒和抗原。一般症状持续 3~14 天后自然消失。

(2)Ⅱ期:无症状感染期,此期可由原发 HIV 感染或急性感染症状消失后延伸而来。临床上没有任何症状,但血清中能检测到病毒,具有传染性。此阶段可持续 2~10 年或更长。

(3)Ⅲ期:持续性全身淋巴结病(persistent generalized lymphadenopathy,PGL),主要表现为除腹股沟淋巴结以外,全身其他部位两处或两处以上淋巴结肿大。其特点是淋巴结肿大直径在 1cm 以上,质地柔韧,无压痛,无粘连,能自由活动。活检为淋巴结反应性增生。一般持续肿大 3 个月以上,部分患者淋巴结肿大 1 年后逐步消散,亦有再次肿大者。

（4）Ⅳ期：艾滋病，本期可以出现5种表现：①体质性疾病，即发热、乏力、不适、盗汗、厌食、体重下降、慢性腹泻和易感冒等症状。除全身淋巴结肿大外，可有肝、脾大。曾称为艾滋病相关综合征。②神经系统症状，出现头痛、癫痫、进行性痴呆、下肢瘫痪等。③严重的临床免疫缺陷，出现各种机会性病原体感染。包括卡氏肺孢子虫、弓形虫、隐孢子虫、念珠菌、结核杆菌、鸟分枝杆菌、巨细胞病毒、疱疹病毒、EB病毒感染等。④因免疫缺陷而激发肿瘤，如卡氏肉瘤、非霍奇金淋巴瘤等。⑤免疫缺陷并发的其他疾病，如慢性淋巴性间质性肺炎等。

二、内分泌激素检测

内分泌系统是机体重要的调节系统，内分泌腺不但受到神经系统、免疫系统以及机体代谢产物的调节，其内部也存在复杂的反馈调节，主要的反馈环路包括下丘脑－垂体－靶腺（甲状腺、肾上腺皮质、性腺）轴，对单一激素检测结果的分析必须与其反馈调节环路上相关激素的变化相结合。目前使用的测定激素的方法除传统的放射免疫测定法（radioimmunoassay，RIA）以外，ELISA、免疫放射分析法（immunoradiometric analysis，IRMA）、化学发光免疫分析法（chemiluminescent immunoassay，CLIA）等均开始应用，其敏感性不断提高，为临床诊断提供了有力的支持。

（一）甲状腺激素测定

1. 概述 甲状腺分泌的激素包括四碘甲状腺原氨酸（tetraiodothyronine，T_4）、游离四碘甲状腺原氨酸（free tetraiodothyronine，fT_4）、三碘甲状腺原氨酸（triiodothyronine，T_3）和游离三碘甲状腺原氨酸（free triiodothyronine，fT_3）。对甲状腺激素测定结果的分析必须结合促甲状腺素（thyrotropic－stimulating hormone，TSH）的水平加以判断，必要时还要进行有关功能试验，才能正确判断垂体－甲状腺轴的功能状态。

2. 甲状腺素测定 甲状腺素（thyroxine）是甲状腺分泌的主要产物，反映了甲状腺的分泌功能。甲状腺素的合成、分泌和释放受垂体TSH的调节。外周血中绝大部分T_4以与血清蛋白结合的形式存在。T_4在外周血中的半衰期为7天，肝脏、肾脏、垂体和骨骼肌是T_4降解的主要部位。

（1）测定方法：电化学发光法。

（2）参考范围：66～181nmol/L（51～141μg/L）。

（3）临床思路

T_4升高：见于各种原因导致的甲亢；甲状腺激素抵抗综合征；家族性白蛋白异常性高甲状腺素血症；甲状腺结合球蛋白（thyroid binding globulin，TBG）水平

升高可以导致 T_4 升高,但对 fT_4 无影响。

T_4 降低:见于各种原因导致的甲减;伴随严重全身性疾病;TBG 降低导致 T_4 降低,但对 fT_4 无影响。

3. 游离甲状腺素测定　游离甲状腺素(free thyroxine,fT_4)是 T_4 的生理活性形式,由于 fT_4 不受其结合蛋白浓度和结合特性的影响,fT_4 能更准确地反映甲状腺素的活性。

(1)测定方法:电化学发光法。

(2)参考范围:12.0~22.0pmol/L。

(3)临床思路:fT_4 常结合 TSH 分析,TSH 增高而 fT_4 常降低有助于甲状腺功能减退的诊断;TSH 降低而 fT_4 常增高则表明甲状腺功能亢进。

4. 三碘甲状腺原氨酸测定　T_3 是甲状腺激素对各种靶器官作用的主要激素。T_3 在外周血的半衰期约 1.5 天,肝脏、肾脏、垂体和骨骼肌是 T_4 降解的主要部位。

(1)测定方法:电化学发光法。

(2)参考范围:1.3~3.1nmol/L。

(3)临床思路

T_3 升高:见于各种原因导致的甲亢(常与 T_4 升高相伴,但部分患者仅有 T_3 升高,为 T_3 型甲亢);甲状腺激素抵抗综合征;TBG 水平升高可以导致 T_3 升高,但对 fT_3 无影响。

T_3 降低:见于各种原因导致的甲减;慢性疾病如心功能不全、肾功能不全等导致低 T_3 综合征;TBG 降低导致 T_3 降低,但对 fT_3 无影响。

5. 游离三碘甲状腺原氨酸(fT_3)测定　游离三碘甲状腺原氨酸(free triiodothyromine,fT_3)是 T_3 的活性形式,fT_3 的测定不受其结合蛋白浓度和结合特性的影响,是诊断甲状腺功能亢进最灵敏的一项指标。

(1)测定方法:电化学发光法。

(2)参考范围:2.8~7.1pmol/L。

(3)临床思路:对伴有 TBG 变化者以及疑似甲亢患者,fT_3 可以早期诊断。血清 fT_3 是诊断 T_3 型甲亢的重要指标。

6. 反三碘甲状腺原氨酸(reverse triiodothyromine,rT_3)测定

(1)测定方法:放射免疫法。

(2)参考范围:0.54~1.46nmol/L。

(3)临床思路

rT_3 升高:见于各种原因导致的甲亢;TBG 水平升高;低 T_3 综合征。

rT_3 降低:见于各种原因导致的甲减;TBG 降低。

7. 甲状腺球蛋白测定

甲状腺球蛋白(thyroglobulin,TG)大多数由甲状腺细胞合成并释放入甲状腺滤泡中,在合成及运输的过程中少量可进入血液。

(1)测定方法:电化学发光。

(2)参考范围: <85μg/L。

(3)临床思路

TG 升高:见于各种原因导致的甲亢、甲状腺结节、甲状腺癌。

8. 甲状腺结合球蛋白测定

(1)测定方法:放射免疫法。

(2)参考范围:文献报道的测定范围差别较大,应根据具体实验室采用的方法而定。

(3)临床思路

TBG 升高:见于各种原因导致的甲减;肝病;多发性骨髓瘤;风湿性疾病;各种原因导致雌激素水平升高、急性间歇性血卟啉病以及遗传性高 TBG 血症。

TBG 降低:见于各种原因导致的甲亢;重度营养不良;严重肝肾功能不全;失蛋白性肠病;遗传性低 TBG 血症。

(二)甲状旁腺激素检查

1. 甲状旁腺素测定 甲状旁腺素(parathyroid hormone,PTH)由甲状旁腺主细胞分泌,可与降钙素互相拮抗,对维持机体内钙、磷浓度有重要作用。PTH 水平有昼夜节律,因此应在清晨采集标本。

(1)测定方法:电化学发光法。

(2)参考范围:0.5 ~ 1.9pmol/L。

(3)临床思路

PTH 升高:见于原发性甲状旁腺功能亢进;维生素 D 缺乏症;慢性肾功能不全;肾小管性酸中毒等。

PTH 降低:见于原发性甲状旁腺功能减退;甲减;非甲状旁腺因素导致的高钙血症;高尿钙症等。

2. 降钙素测定 降钙素(calcitonin)是由甲状腺滤泡旁 C 细胞分泌的多肽,半衰期 15 分钟。降钙素的分泌受血钙浓度的调节,主要作用于骨骼和肾脏,可增加肾脏对钙、磷的排泌,抑制骨骼对钙、磷的吸收,降低血中钙、磷的浓度。

(1)测定方法:免疫化学发光法。

(2)参考范围

　　　　男性:0.56~13.4pmol/L;

　　　　女性:0.56~2.8pmol/L。

(3)临床思路

降钙素升高:见于甲状腺髓样癌;多发性内分泌腺瘤(MEN);产生降钙素的异位肿瘤;原发性甲亢;高钙血症;肢端肥大症;恶性贫血等。

降钙素降低:甲状腺发育不良或切除。

(三)肾上腺激素检查

1. 概述　肾上腺包括皮质和髓质两部分,前者又分为球状带、束状带、网状带,分别分泌盐皮质激素(主要是醛固酮)、糖皮质激素(主要是皮质醇)和部分性激素;髓质分泌儿茶酚胺。皮质醇在血循环中主要以与皮质醇结合球蛋白(CBG)相结合的形式存在,其分泌受到垂体分泌的 ACTH 的调节,具有明显的昼夜节律,一般人清晨达到分泌高峰,以后逐渐下降,午夜时最低,因此,连续测定早晨8点、下午4点和午夜时的皮质醇水平更有意义,即使皮质醇水平尚在正常范围,如果分泌节律发生变化也表明肾上腺分泌功能的改变。

2. 尿 17－羟类固醇测定　尿 17－羟类固醇(17－hydroxycorticosteriods,17－OH)包括尿液中所有 C－17 上有羟基的类固醇物质,主要是肾上腺皮质分泌的糖皮质激素及其代谢产物。由于分泌的昼夜节律性,一般检测 24 小时尿 17－OH。

(1)测定方法:分光光度法。

(2)参考范围

　　　　男性:8.3~27.6μmol/24h;

　　　　女性:5.58~22.1μmol/24h。

(3)临床思路

17－OH 升高:见于库欣综合征;伴有女性男性化;肥胖症;甲亢等。

17－OH 降低:见于原发性及继发性肾上腺皮质功能减退;垂体功能减退;甲状腺功能减退等。

3. 皮质醇测定　皮质醇(cortisol)由肾上腺质合成,呈脉冲式分泌,机体内水平有昼夜节律(早晨最高,夜间最低)。皮质醇是体内调节糖代谢的重要激素之一,并且可促进蛋白和脂肪的分解。诊断下丘脑－垂体－肾上腺系统疾病时,皮质醇是重要的检测项目。

(1)测定方法:电化学法。

(2)参考范围:早晨 8 时 171~536nmol/L。

（3）临床思路

皮质醇升高：见于各种原因导致的皮质醇增多症；应激；CBG水平升高（昼夜节律正常）；肥胖症（昼夜曲线无异常改变）；其他，如肝硬化、神经性厌食等。

皮质醇降低：见于原发性或继发性肾上腺皮质功能减退；CBG降低；严重消耗性疾病等。

4. 醛固酮测定 醛固酮（aldosterone）是由肾上腺皮质球状带细胞合成和分泌，受肾素－血管紧张素－醛固酮系统的调节。醛固酮作用于肾脏远曲小管和集合管上皮细胞，可增加Na^+和水的重吸收，同时增加K^+的排泄，并有利于Cl^-的重吸收，因此，醛固酮具有排Na^+保K^+的重要作用，对维持血K^+正常水平非常重要。

（1）测定方法：放射免疫法。

（2）参考范围：100 ~ 1000pmol/L。

（3）临床思路

醛固酮升高：伴肾素活性降低为原发性醛固酮增多症；伴肾素活性升高为继发性醛固酮增多症；雌激素水平升高也可使醛固酮水平升高。

醛固酮降低：原发性或继发性肾上腺皮质功能减退；11、17和21羟化酶缺乏等。

5. 儿茶酚胺测定 儿茶酚胺主要包括肾上腺素、去甲肾上腺素和多巴胺，是一种含有儿茶酚和胺基的神经类物质，在组织、激素神经系统等生理过程起着重要的作用。

（1）测定方法：正常情况下，血中儿茶酚胺的浓度很低，需要采用高敏感性的分析方法。常规使用的是荧光法，包括三羟基吲哚法和乙烯二胺法。近年来，放射酶学分析法和高效液相等新技术正在逐步得到应用。尿内儿茶酚胺测定（定性或定量）的方法较多，目前多用化学荧光法。送检尿标本时应用棕色瓶。尿标本应新鲜，如不能及时测定或需留24小时尿液定量检测时，应在器内加入5 ~ 10ml浓盐酸防腐。测定前3天应禁食含有荧光反应的物质，如茶、咖啡、巧克力及某些水果或蔬菜等，特别是茄子、西红柿、香蕉及柠檬汁等；并停用四环素、水杨酸、核黄素、胰岛素及某些降压药物。

（2）参考范围：荧光法，以肾上腺素为标准，一般 <273nmol/24h 尿，正常范围 0 ~ 109.2nmol/24h 尿；以去甲肾上腺素为标准，一般 <590nmol/24h 尿，正常范围59.1 ~ 413.7nmol/24h 尿。

（3）临床思路

尿儿茶酚胺升高：见于嗜铬细胞瘤或肾上腺髓质增生；甲亢时可以轻度升

高;低血糖症;交感神经兴奋;严重应激等。

尿儿茶酚胺降低:见于甲减;肾功能不全等。

6.3-甲氧-4-羟苦杏仁酸测定　3-甲氧-4-羟苦杏仁酸又称香草基杏仁酸(3-methoxy-4-hydroxymandelic acid, vanillylmandelic acid, VMA),是儿茶酚胺的最终代谢产物,当儿茶酚胺分泌增多时,尿 VMA 排泄增加。

(1)测定方法:HPLC-ECD 法。

(2)参考范围:10～35 umol/24h 尿。

(3)临床思路:VMA 升高见于嗜铬细胞瘤和肾上腺髓质增生。

(四)性腺激素检查

1. 睾酮　睾酮(testosterone)是主要的雄性激素,男性主要来自睾丸,少部分来自肾上腺;女性主要来自肾上腺,少部分来自卵巢。血循环中 60% 以上的睾酮与血浆蛋白结合。其主要功能是促进男性第二性征的发育和维持。

(1)测定方法:电化学发光法。

(2)参考范围

　　　　男性:2.8～8.0ng/ml;

　　　　女性:0.06～0.82ng/ml。

(3)临床思路:血清中睾酮的测定对某些内分泌疾病,如男性曲细精管发育不全综合征、男子性功能障碍、类无睾症、Reifenstein 综合征、女子性征异常、性早熟、性幼稚等的诊断有帮助。尤其对于完全性性早熟症和不完全性性早熟症的确诊意义最大。女性多毛症患者的血清睾酮值常常高于正常值,垂体前叶功能减退时血清睾酮水平可能降低。

睾酮升高:可见于睾丸间质细胞肿瘤;性早熟;先天性肾上腺皮质增生症(21-羟化酶和 11-羟化酶缺陷型);多囊卵巢综合征等。

睾酮降低:睾丸发育不全综合征(testicularagenesis);染色体异常(如 Klinefelter综合征)等。

2. 雌二醇　雌二醇(estradiol,E_2)是雌激素中生物活性最强的一种,在女性主要由卵巢分泌,它能促进和维持女性生殖器官、乳腺、长骨生长,并对维持女性性征起重要作用。妊娠 3 个月后的妇女也可由胎盘大量产生。在男性主要由肾上腺皮质和睾丸产生,对蛋白质、脂类、水、电解质及钙、磷代谢起着重要作用。

(1)测定方法:电化学发光法。

(2)参考范围

　　　　男性:7.63～42.6pg/ml;

女性正常月经周期:卵泡期 12.5～166pg/ml;

排卵期 85.8～498pg/ml;

黄体期 43.8～211pg/ml;

绝经期 <5.00～54.7pg/ml。

(3)临床思路

雌二醇升高:可见于各种产生雌二醇的肿瘤;肝脏疾病等。

雌二醇降低:原发性和继发性卵巢功能低下等。

3. 孕酮　孕酮(progesterone)又称为黄体酮,是由卵巢黄体、肾上腺和妊娠时的胎盘产生的主要孕激素。成年未怀孕妇女的孕酮主要作用是与雌激素配合,参与维持正常月经周期的功能活动;妊娠期间孕酮主要由胎盘产生,其含量随孕周而增加。孕酮在雌激素作用的基础上,保持受精卵在宫内着床并维持妊娠顺利进行。

(1)测定方法:电化学发光法。

(2)参考范围

男性:0.2～1.4ng/ml;

女性:卵泡期 0.2～1.5ng/ml;

排卵期 0.8～3.0ng/ml;

黄体期 1.7～27ng/ml ;

绝经期 0.1～0.8ng/ml。

(3)临床思路:孕酮的测定主要用于确定排卵、孕激素治疗监测和早期妊娠状况评价,在判断黄体功能状态方面具有特别重要的意义。

孕酮增高:表示女性排卵。病理性增高见于葡萄胎;糖尿病孕妇;卵巢脂肪样瘤;先天性肾上腺皮质增生等。

孕酮降低:黄体功能不全;胎儿发育迟缓等。

4. 人绒毛膜促性腺激素测定　人绒毛膜促性腺激素(human chorionic gonadotropin,HCG)是在妊娠 3 周左右由胎盘合体滋养层细胞合成、分泌的糖蛋白激素,由两个非共价键相连的肽链组成。其单个亚基不具有生物活性,当连接成完整化合物时始具活性,相对分子质量约为 47kD。其主要功能就是刺激黄体,有利于雌激素和黄体酮持续分泌,以促进子宫蜕膜的形成,使胎盘生长成熟。在妊娠 8～10 周时达高峰,妊娠 12 周时开始下降,到妊娠 20 周时达较低水平。

(1)测定方法:电化学发光法。

(2)参考范围

男性:≤3mIU/ml;

女性:非怀孕期 ≤10mIU/ml。

(3)临床思路

HCG 升高:受孕 1 周后开始升高。病理性升高见于绒毛膜癌、葡萄胎等。

HCG 降低:提示流产、宫外孕、死胎等。

(五)垂体激素

1. 促甲状腺激素测定　促甲状腺激素(thyroid stimulating hormone,TSH)在腺垂体的特异性嗜碱细胞内生成,由 α 和 β 亚基组成,其生理功能是刺激甲状腺的发育,合成和分泌甲状腺激素。TSH 的分泌受下丘脑促甲状腺激素(TRH)的兴奋性影响、生长抑素的抑制性影响以及外周甲状腺激素水平的负反馈调节。

(1)测定方法:电化学发光法。

(2)参考范围:0.27~4.2μIU/ml。

(3)临床思路:血中 TSH 是反映下丘脑－垂体－甲状腺轴功能的敏感试验,尤其是对亚临床型甲亢和亚临床型甲减的诊断有重要意义。

TSH 升高:见于原发性甲减;甲状腺激素抵抗综合征;异位 TSH 综合征;TSH 分泌肿瘤;应用多巴胺拮抗剂和含碘药物等时。

TSH 降低:见于甲亢;亚临床甲亢;PRL 瘤;Cushing 病;肢端肥大症;过量应用糖皮质醇和抗甲状腺药物。

2. 促肾上腺皮质激素测定　促肾上腺皮质激素(adrenocorticotrophic hormone,ACTH)是由脑垂体分泌的,其主要作用是促进肾上腺皮质激素的合成与释放。此外,还参与体内物质的代谢。血浆 ACTH 水平显示出昼夜节律,夜间水平低,清晨水平达高峰。

(1)测定方法:放射免疫法。

(2)参考范围

　　　　早晨 8~9 时:1.1~13.3pmol/L;

　　　　夜间(午夜):<2.2pmol/L。

(3)临床思路:ACTH 的测定对诊断脑垂体和肾上腺疾病有重要意义。

ACTH 升高:见于原发性肾上腺皮质功能减退;先天性肾上腺皮质增生症;异位 ACTH 综合征;垂体 ACTH 瘤等。

ACTH 降低:见于垂体前叶功能减低症;原发性肾上腺皮质功能亢进症;大量使用外源性糖皮质激素等。

3. 生长激素测定　生长激素(growth hormone,GH)是腺垂体细胞分泌的蛋白质,是一种肽类激素。正常情况下,生长激素呈脉冲式分泌,并且受下丘脑产生的生长激素释放激素(growth hormone-releasing hormone,GHRH)的调节,还受性别、年龄和昼夜节律的影响,睡眠状态下分泌明显增加。生长激素的主要生理功能是促进神经组织以外的所有其他组织生长;促进机体合成代谢和蛋白质合成;促进脂肪分解;对胰岛素有拮抗作用;抑制葡萄糖利用从而使血糖升高。

(1)测定方法:放射免疫法。

(2)参考范围

男性:$<4\mu g/L$;

女性:$<10\mu g/L$;

儿童高于成人。

(3)临床思路: 血清生长激素测定有助于巨人症、肢端肥大症、遗传性生长激素生成缺陷所致的生长激素缺乏症的诊断。

GH 升高:见于巨人症和肢端肥大症;肾衰竭;Loron 侏儒;低血糖症等。

GH 降低:垂体性侏儒;垂体前叶功能减退;Turner 综合征等。

4. 促黄体生成激素测定　促黄体生成激素(luteinizing hormone,LH)是由脑垂体前叶嗜碱性细胞分泌的,与卵泡刺激素(FSH)协同作用调节和刺激卵巢或睾丸的发育和功能。对于女性,LH 在下丘脑-垂体-卵巢调节环路中发挥作用,调控月经周期。男性 LH 通过促睾丸间质细胞产生睾酮而促进生精。

(1)测定方法:电化学发光法。

(2)参考范围

男性:1.7~8.6mIU/ml;

女性:卵泡期 2.4~12.6mIU/ml;

排卵期 14.0~95.6mIU/ml;

黄体期 1.0~11.4mIU/ml;

绝经期 7.7~58.5mIU/ml。

(3)临床思路:LH 和 FSH 是研究和判断下丘脑-垂体-性腺轴功能的常规检查项目。

LH 升高:见于卵巢功能早衰、性腺发育不全等。

LH 降低:见于继发性性腺功能低下和假性儿童性早熟。

5. 促卵泡刺激素测定　促卵泡刺激素(follicle sitmulating hormone,FSH)是由垂体前叶分泌的糖蛋白激素,由两种亚基组成(α 和 β)组成,是垂体分泌的促性腺激素之一。对于男性,FSH 有促进精子的发生功能,因此又叫作精子生成素。对于女性,它有促进卵泡生成、成熟,使颗粒细胞增生并分泌卵泡液,与促黄体生成激素(LH)协同促进排卵的功能。女性的 FSH 分泌具有明显的周期性,月经周期 FSH 呈有规律地升高和降低,绝经期和绝经后 FSH 明显升高。男性 FSH 分泌无明显周期性,但在 50 岁以后略有升高。

(1)测定方法:电化学发光法。

(2)参考范围

男性:1.5 ~ 12.4mIU/ml;

女性:卵泡期 3.5 ~ 12.56mIU/ml;

排卵期 4.7 ~ 21.5mIU/ml;

黄体期 1.7 ~ 7.7mIU/ml;

绝经期 25.8 ~ 134.8mIU/ml。

(3)临床思路

FSH 升高:见于原发性性腺功能低下;垂体促性腺激素细胞腺瘤等。

FSH 降低:见于下丘脑 - 垂体病变引起的性腺功能低下;性腺或肾上腺病变所致的假性性早熟;无精子症等。

6. 泌乳素测定　泌乳素(prolactin,PRL)又称催乳素,是由垂体前叶泌乳素细胞分泌的一种蛋白激素,对泌乳的开始和维持起着重要作用。妇女妊娠后血清中泌乳素逐渐增加,至分娩前达到最高峰。哺乳期进一步增加。

(1)测定方法:电化学发光法。

(2)参考范围

男性:4.1 ~ 18.4ng/ml;

女性:3.4 ~ 24.1ng/ml。

(3)临床思路:测定 PRL 不仅可以检查垂体分泌泌乳素的储备功能,还可用于诊断垂体疾病,如垂体瘤,尤其是泌乳素瘤和泌乳综合征有重要应用价值,还对月经异常和不孕症的诊断和鉴别诊断有较大的临床应用价值。此外,PRL 浓度的测定有助于下丘脑 - 垂体功能障碍的诊断,垂体微腺瘤会造成高泌乳素血症,当雌激素偏低时,PRL 会高,有时也与男性阳痿有关,高 PRL 水平一般与溢乳及闭经相关,经过药物治疗 PRL 下降后月经可恢复正常。

PRL 升高:见于垂体泌乳素瘤;原发性甲状腺或性腺功能减退;特发性溢乳症;异位泌乳素分泌综合征;下丘脑神经胶质瘤等;

PRL 降低:原发性不育症;全垂体功能低下;多囊卵巢综合征等。

三、人乳头瘤病毒检测

（一）概述

人乳头瘤病毒（human papillomavirus,HPV）是乳头瘤病毒科的成员。成熟的病毒颗粒直径为 45 ~ 55nm,无包膜,由 72 个壳粒组成 20 面体立体对称的蛋白质衣壳组成。蛋白衣壳至少包括两种蛋白质,主要衣壳蛋白 L1 和次要衣壳蛋白 L2。

HPV 为环状双链 DNA,由约 7900 个碱基对组成。根据功能可以把 HPV 基因组分为 3 个区:①非编码区,包括启动子、增强子、沉默子序列,在病毒 DNA 复制及开放阅读框（open reading frame, ORF）转录调控方面起重要作用;②早期基因区,包括 E1、E2、E4、E5、E6、E7 共 6 个 ORF,其中包括了病毒复制过程中需要的一些蛋白和癌基因;③晚期基因区,包括 L1、L2 ORF,编码组成病毒衣壳的结构蛋白。根据 E6、E7 和 L1 ORF 序列对 HPV 分型,到目前为止,已有 85 种 HPV 基因型和 120 多个分离株（其中部分可能是新的基因型）。

HPV 型别的区分和鉴定主要依赖 L1 基因序列的同源性。如果 L1 基因的同源性与其他型别相比小于 90%,则为一个新的型,如果同源性在 90% ~ 98% 之间,则为亚型。同源性在 98% 以上,则为型内变异株。

（二）致病性与免疫性

按照 HPV 导致感染部位发生病变的不同可分为:①诱发上皮组织恶性增生的高危型 HPV（high - risk human papillomavirus, HR - HPV）,如 - 16、- 18、- 31、- 33、- 35、- 39、- 45、- 51、- 52、- 56、- 58、- 59、- 68、- 73 和 - 82,共 15 种型别,高危型 HPV 感染与宫颈癌及癌前病变的发生密切相关,此外还与阴道、肛门、阴唇、阴茎及口咽癌及癌前病变的发生相关。高危组中最常见的是 HPV - 16 和 HPV - 18。50% 的宫颈癌的病原体为 HPV - 16。有 20% 宫颈癌由 HPV - 18 引起。大部分高危组 HPV 感染为亚临床型,仅小部分引起宫颈上皮内瘤样病变。宫颈上皮内瘤样病变（cervical intraepithelial neoplasia, CIN）是与宫颈癌密切相关的癌前病变,从宫颈癌前病变到癌的演进一般为 10 年左右。②诱发上皮组织良性增生的低危型 HPV（low - risk human papillomavirus, LR - HPV）,目前已鉴定有 12 型,如 - 6、- 11、- 40、- 42、- 43、- 44、- 54、- 61、- 70、- 72、- 81、CP8304,其中 HPV - 6 和 HPV - 11 的感染与 90% 以上的生殖器疣和宫颈低级鳞状上皮增生病变的发生密切相关。③中间型或可疑高危型有 3 型,分别是 HPV - 26、- 53 和 - 66。④另外还有些型别诱发病变的良、恶性的能力尚未确定,如 HPV - 34、- 57 和 - 83。多种型别的 HPV 混合感染及先后顺序感染其他型别的情况十分常见。

(三) HPV 传播方式

HPV 在人群中极易传播扩散,可通过直接或间接接触交叉传染,其感染部位隐蔽,发病隐匿,不易早期发现,可导致多种增生性病变,在女性生殖系统所引起的最常见的恶性肿瘤为宫颈癌。全世界每年约有 50 万妇女宫颈癌新发病例,其中亚洲约占 38 万;每年约有 23 万女性死于宫颈癌。在不同地区、不同经济状况的国家宫颈癌的发病率和死亡率有着显著的差别,其中 80% 的病例发生在发展中国家。我国每年约有 15 万宫颈癌新发病例,每年约有 8 万人死于宫颈癌,其死亡率居妇科肿瘤的第二位。近年来,宫颈癌患者数目在逐渐上升,并呈年轻化的趋势。

(四) 感染后症状

由性行为产生的 HPV 感染,可能产生 3 种结果:①新生的湿疣,即是环绕于生殖道、腔门口的湿疣(俗称菜花),通常为 HPV-6、HPV-11 型感染所引起,一般不会引发癌症,有些人于感染后 3~4 个月得到缓解,而也有不少人会增加疣的数目或发生大小、形态的改变。主要治疗的方式为冷冻剥离、电烧切除或以化学药水于患处涂抹;②一部分人感染 HPV 后,会有迟发或不明显的症状,宫颈刮片上的细胞形态仍属正常,但已经有 HPV DNA 的表现,常见为较低危型的 HPV 感染;③较活动型的感染,常见于高危型 HPV 引起,包括生殖泌尿道上皮鳞状细胞的损伤,也可能引发癌症的产生,通常以 HPV-16、-58 和 -18 型为主。

(五) 检测方法

1. 细胞学检查 利用宫颈刮片细胞学检查或液基薄层细胞学检查(目前改良的自动化细胞学检查方法),由细胞外观形态的转变来加以诊断。HPV 感染后病理改变为基底层和棘细胞层增生,表皮细胞角化不良,分散或成群存在,细胞呈橘黄色,双核或多核。在宫颈表层和中层上皮中出现挖空细胞(koilocyte)。由于该方法的局限性,细胞学诊断 HPV 感染敏感性较差。有研究者分析了因细胞学检查异常而行阴道镜下多点取材做病理切片检查的 374 例患者的临床资料,发现经细胞学筛查 HPV 感染率为 28.3%。

2. 第 2 代杂交捕获 HPV 检测 杂交捕获法(HC2)实验是由美国 Digene 公司开发的获得美国 FDA 批准用于临床检验 HPV DNA 技术。HC2 法有高危型和低危型两种探针。基本原理是对抗体捕获信号的放大和化学发光信号的检测。可同时检测 13 种高危型 HPV,工作效率高,操作简便,具有较高的敏感性和特异性,阴性预测值较高。目前欧洲某些国家已推荐用 HC2 检测 HPV 与细胞学联合进行大规模宫颈癌的筛查,为临床医师提供具有选择性和经济效益的随访计划,目前已得到世界范围的认可。但 HC2 检测的不足在于不能测定 HPV 的分型及检测成本昂贵,因此开发新的简便、价廉、敏感、特异、检测分型同时进行的 HPV 检测方法很有必要。

3. HPV 分型基因芯片技术　近年来发展的基因芯片,利用其高通量特性达到对某种基因亚型的同步检测和筛查,具有简化检测步骤、缩短检测时间、降低患者检测费用等临床应用优势,如凯普公司的导流杂交技术。其具有 HPV 检测与分型同时进行的优点,对高度宫颈上皮内瘤样病变预测虽敏感性较 HC2 法差,但特异性、准确性、阳性预测值和阴性预测值均很高,且价格低廉,一次可检测多种型别的 HPV DNA,其结果可协助临床诊断。由于其敏感性较 HC2 法差,用于筛查宫颈癌前病变尚存在一定的漏诊率,还有待于经大样本的临床实验的验证。

(六)防治原则

根据 HPV 传染方式,切断传播途径是有效的预防措施。小的皮肤疣有自行消退的可能,一般无需处理。尖锐湿疣病损范围大,可施行手术,但常规外科切除有较高复发率。一些物理疗法如电烙术、激光治疗、液氮冷冻疗法,有较好的治疗效果。用干扰素治生殖器 HPV 感染,结合上述一些辅助疗法,认为有广阔前景。此外,现有的 HPV 疫苗可在预防中发挥一定的作用。

(七)HPV 感染的转归

大多数 HPV 感染是暂时性的。据报道,HPV 感染的持续时间平均为 8～14 个月,90% 以上的病例在两年内感染可自然消退。约有 1% 的感染者出现外生殖道湿疣,5%～10% 的感染者发展为 CIN。

影响 HPV 感染转归的主要因素包括:感染 HPV 的亚型、感染持续的时间以及其他一些相关因素。高危型 HPV－16 和－18 感染与宫颈高度鳞状上皮病变(HSIL)以及浸润癌密切相关。据统计,HPV－16 和－18 在 4338 例 HSIL 中的感染率分别为 45% 和 7%;在 8550 例宫颈鳞癌中的感染率分别为 54% 和 13%。一项前瞻性研究表明,同一种致癌 HPV 亚型持续存在,发生 HSIL 的相对危险为 10%～12%。从理论上说感染病毒的数量应该与 HSIL 有关,在实践中也得到许多研究的证实。然而一项持续了 10 年的队列研究,以 HC2 检测了 20810 名妇女中 13 种高危型 HPV 病毒的感染情况,其结果没有证明 HPV 的负荷量是 CIN 的危险因素。由于绝大多数感染 HPV 的妇女不会发展为恶性肿瘤,提示单一的 HPV 感染可能不足以致癌,可能还有其他共同因素起重要作用,后者包括机体的免疫功能降低、吸烟及男性伴侣的性行为等。

（八）临床思路

HPV 的感染可以根据典型的临床表现和肉眼可见的尖锐湿疣来判断；也可以根据细胞学或病理学特征性改变，即凹空细胞，以及不同程度的上皮内瘤变。各种分子生物学技术检测病毒的基因组是应用广泛的诊断技术。

（魏葆珺）

参考文献

1. 王鸿利. 实验诊断学. 北京：人民卫生出版社，2005.

2. 叶应妩，王毓三，申子瑜. 全国临床检验操作规程. 第 3 版. 南京：东南大学出版社，2006.

3. 李萍，张志斌，朱锦英，等. 不同检测系统血清促卵泡激素和泌乳素测定的方法学对比及偏差评估. 检验医学与临床，2010，7(18)：1961－1964.

4. 杨悦. 测定女性性激素六项的临床意义. 检验与临床，2003,31(4)：50－51.

5. Sathish N，Abraham P，Peedicayil A，et al. HPV－DNA in plasma of patients with cervical carcinoma. J Clin Virol,2004,31:204.

6. Bao YP，Li N，Smith JS. Human papillomavirus type－distrlbution in women from Asia：A Meta－analysis. Int J Gynecol Cancer，2007，17:1－9.

7. Keam SJ，Harper DM. Human papillomavirus types 16 and 18 vaccine（recombinant，AS04 adjuvanted，adsorbed）. Drugs，2008，68:359－372.

8. Heymann WR. The human papillomavirus vaccine. J Am Acad Dermatol，2008，58(6)：1047－1048.

9. Zhou J，Sun XY，Stenzel DJ. Expression of vaccinia recombinant HPV－16 LI and 120RF proteins in epithelial cells is sufficient for assembly of HPV virion－like particles. Virology，1991，185：251－257.

10. Quaas J，Meisel H. Human papillomavirus E6/E7 mRNA testing has higher specificity than liquid－based DNA testing in the evaluation of cervical intraepithelial neoplasia. Anal Quant Cytol Histol,2011，33(6)：311－315.

11. Smal C，Alonso LG，Wetzler DE，et al. Ordered self－assembly mechanism of a spherical oncoprotein oligomer triggered by zinc removal and stabilized by an intrinsically disordered domain. PLoS One，2012，7(5)：e36457.

12. Chattopadhyay K. A comprehensive review on host genetic susceptibility to human papillomavirus infection and progression to cervical cancer. Indian J Hum Genet，2011，17（3）：

132 – 144.

13. Wentzensen N, Gravitt PE, Long R, et al. Human papillomavirus load measured by linear array correlates with quantitative PCR in cervical cytology specimens. J Clin Microbiol, 2012, 50 (5): 1564 – 1570.

14. Benevolo M, Vocaturo A, Caraceni D. Sensitivity, specificity, and clinical value of human papillomavirus (HPV) E6/E7 mRNA assay as a triage test for cervical cytology and HPV DNA test. J Clin Microbiol, 2011, 49(7):2643 – 2650.

第二章

血清(体液)肿瘤标志物检测

第一节　甲胎蛋白

一、概述

(一)生化及生理

甲胎蛋白(AFP)是胚胎血浆中的一种主要蛋白,相对分子质量为68kD,由一条含有591个氨基酸残基的单肽链组成,基因位于4q11~21。在胚胎期AFP由卵黄囊、肝脏实质细胞以及内胚层分化的胃肠道产生,妊娠12周左右卵黄囊退化,胎肝则成为合成AFP的主要场所。AFP通过胎儿尿液排入羊水,并通过胎盘与羊膜弥散进入母体血液循环。胎血、羊水与母体AFP含量差异悬殊,胎儿血AFP含量为羊水的100~200倍,而羊水浓度为妊妇血清的100~200倍。胎儿血清AFP可在妊娠第4周测到,随妊龄而升高,妊13周达高峰,然后逐渐下降,出生后AFP浓度以半衰期约4天的速度下降,6个月至2岁降至正常成人水平。羊水AFP浓度在妊12~14周达最高值,而后逐渐下降。母体血清AFP在妊10周测出并逐渐升高,32~36周达最高水平,一般在400~500μg/L,分娩3周恢复正常。妊娠期AFP含量变化可作为唐氏综合征、神经管畸形的产前筛查。成人的肝脏也可产生极微量的AFP,当肝细胞发生恶变时细胞中合成AFP的基因又重新被激活,以致血中含量明显增高。AFP已广泛用于肝癌、生殖细胞瘤高危人群的普查、诊断、临床随访、疗效观察以及预测复发和转移。

20世纪70年代Purves发现了甲胎蛋白异质体。近年来,许多中外学者对AFP异质体进行了广泛而深入的研究,证实AFP分子糖链异质性与其组织器官来源有关。不同生理病理状况可产生不同的糖链结构,应用不同的凝集素亲和电泳可以把它们分成若干个组分。迄今已确定了一些可用于测定 AFP 糖链异质性的植物凝集素,如小扁豆凝集素(LCA)、刀豆素 A(ConA)、E 型红腰豆凝集素(PHA-E)、豌豆凝集素(PSA)。1981 年,Breborowicz 等和 Myazak 报道 LCA结合型 AFP 在肝癌诊断中的价值。研究发现,AFP 经 LCA 电泳分成三个条带,根据三个条带电泳迁移大小,依次取名为 AFP-L1、AFP-L2 和 AFP-L3,分别代表 LCA 非结合型、LCA 弱结合型和 LCA 结合型。目前认为,AFP 异质体实际是指与 LCA 或 PSA 结合的 AFP-L3。1999 年第四届全国肝癌学术会议上确定AFP-L3 为原发性肝癌临床诊断标准的标志物之一。AFP 诊断肝细胞癌的敏感性较低,目前已发现其他标志物可用于肝细胞癌早期诊断、改善患者预后。

(二)AFP 的检测

1. 测定方法　AFP 的测定方法包括放射免疫测定法(RIA 法)、酶联免疫吸附试验法(ELISA 法)、荧光偏振(光)免疫测定法(FPIA 法)、化学发光酶免疫测法定(CLEIA 法)、化学发光免疫分析法(CLIA 法)、电化学发光免疫分析法(ECLIA 法)。AFP-L3 可用 LCA 亲和双向放射免疫电泳方法检测。

2. 参考范围　AFP<25μg/L(ELISA 法),AFP-L3<25%。

3. 影响因素　①血液采集必须用标准的样品管或带有分离胶的管,如采集血浆标本需用肝素或 EDTA-K$_3$ 等抗凝管。②分离出的血清或血浆标本,在 2~8℃保存可稳定 5 天,在 -20℃保存可稳定半年。③保存期间标本只能冻融一次,否则影响检测结果。④标本溶血,Hb>22g/L 时;黄疸,胆红素>111.15μmol/L 时;血脂 TG>16.95μmol/L 时;类风湿因子(RF)都会干扰检测结果的准确性。

二、引起 AFP 升高的常见疾病

(一)生理性升高

正常妊娠。

(二)非恶性肿瘤性疾病

1. 异常妊娠　胎儿脊柱裂、无脑儿、脑积水、十二指肠闭锁、肾发育不全,先天肾病、先兆流产、胎儿宫内窒息。

2. 肝脏疾病　急慢性病毒性肝炎、酒精性肝炎、肝硬化。

3. 其他　高酪氨酸血症、共济失调-毛细管扩张症。

(三)恶性肿瘤性疾病

1. 消化系统肿瘤　肝癌、胃癌、结肠癌、直肠癌、胆管癌、胰腺癌。

2. 呼吸系统肿瘤　肺癌、支气管癌。

3. 血液恶性肿瘤　恶性淋巴瘤。

4.乳腺肿瘤　乳腺癌。

5.头颈部恶性肿瘤　喉咽癌、鼻窦癌、鼻咽癌、口咽癌、中耳癌、舌鳞癌。

6.生殖系统肿瘤　睾丸癌、卵巢癌、畸胎瘤。

三、临床思路(图2-1)

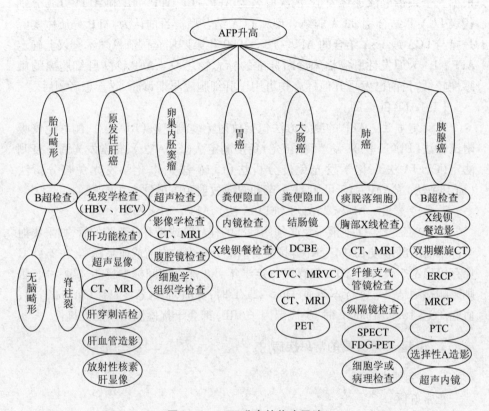

图2-1　AFP升高的临床思路

AFP升高除见于原发性肝癌和生殖细胞癌外,在其他的恶性肿瘤以及良性疾病中也能出现。临床上可根据 AFP升高这条线索,通过详细询问病史和全面的体格检查,寻找诊断方向,结合影像学、血清学、细胞学、组织病理学检查进行综合分析,最后做出明确诊断。

(一)原发性肝癌

血清 AFP升高可见于原发性肝癌患者。凡有肝病史的中年人,尤其是男性,如有不明原因的肝区疼痛、消瘦、进行性肝大者,应高度怀疑原发性肝癌。

可通过免疫学、肝功、超声、CT、MRI、肝血管造影、放射性核素肝显像、肝穿刺活检等确诊。

2001年中国抗癌协会肝癌专业委员会修订的肝癌临床诊断标准如下：①AFP>400μg/L，能排除活动性肝病、妊娠、生殖系胚胎源性肿瘤及转移性肝癌等，并能触及明显肿大、坚硬及有结节状肿块的肝脏或影像学检查有肝癌特征的占位性病变者；②AFP≤400μg/L，能排除活动性肝病、妊娠、生殖系胚胎源性肿瘤及转移性肝癌等，并有两种影像学检查具有肝癌特征的占位性病变，或有两种肝癌标志物(AP、GGT$_2$、AFP、AFU等)阳性及一种影像学检查有肝癌特征的占位性病变者；③有肝癌的临床表现，并有肯定的远处转移灶(包括肉眼可见的血性腹水或在其中发现癌细胞)，并能排除继发性肝癌者。

1. 诊断 日本报道的16636例原发性肝癌追踪调查统计结果，AFP浓度超过21μg/L的阳性病例是10392例，占62.5%。AFP受肿瘤大小及其基因表达缺失的影响，有将近1/3的肝癌患者呈阴性反应，不能依据AFP做出正确诊断。如对HBV、HCV长期阳性的高危人群每6个月做一次AFP和B超联合检查，可使肝癌检出率达95%以上；若发现AFP轻度升高而B超未见占位者，应定期追踪复查，必要时加做CT、MRI、肝血管造影以提高早期诊断水平。

当发生原发性肝癌时，约80%的患者血清AFP含量增高(>300μg/L)，并且比临床症状出现早3~8个月。在肿瘤小于5cm的肝癌患者中，AFP超过1000μg/L者不足15%；30%~50%的患者低于200μg/L，低于20μg/L者可达40%。肿瘤大小在4~10cm的中分化癌中，血清AFP水平可能与肿瘤大小有一定的相关性。文献报道，一部分慢性肝病或肝炎患者AFP在50~200μg/L，持续时间达2个月或更长而不伴有ALT升高，对3000例患者随访1年，有10.46%发生肝癌。这说明AFP持续低水平升高，为肝癌高发人群，甚至其中一部分就是亚临床期的肝癌患者。应注意鉴别的疾病有以下几种。

(1)与慢性肝病的鉴别：据PIVKA-Ⅱ研究会报道，3942例病毒性肝硬化的AFP阳性率为32%，2040例慢性肝炎的阳性率为18%(临界值定为20μg/L)。有报道慢性肝炎患者中，AFP>1000μg/L者发病率<10%，仅有1%~3%的患者超过400μg/L。进一步分析发现在良性肝病中，AFP浓度升高的病例90%以上均在1000μg/L以下，21~200μg/L范围者占55%。而AFP阳性的肝癌有49%的病例在21~200μg/L范围内，从AFP浓度的高低很难鉴别良性肝脏疾病和肝细胞癌。其鉴别方法：①活动性慢性肝炎和慢性肝硬化病例AFP呈低浓度阳性多不超过200μg/L，常先有血清ALT明显升高，与AFP量呈同步关系，一般在1~2个月内，AFP随病情好转及ALT下降而下降。如AFP呈低浓度阳性持

续达 2 个月或更久,ALT 正常,应特别警惕亚临床肝癌的存在。②测定 AFP 异质体对良、恶性肝病进行鉴别。血清 AFP 可分为 LCA 结合型和 LCA 非结合型两种 AFP 异质体,两者同时存在,但各占总量的比值因病而异。在肝癌血清中结合型的比值 > 25% ;而在良性肝病中结合型的比值 < 25%。根据结合型的 AFP 异质体可鉴别良、恶性肝病。据资料统计对肝癌的诊断率为 89.2% ,假阳性仅为 2.5% ,且诊断不受 AFP 浓度、肿瘤大小以及病期早晚的影响。

(2)与继发性肝癌的鉴别:大肠癌、胃癌、胰腺癌、肺癌、乳腺癌等转移到肝脏,可有 AFP 升高。其升高的幅度很少超过 $100\mu g/L$,极少数超过 $500\mu g/L$,但 CEA 检测值明显升高,以此较易鉴别。另外,从临床上常有原发癌的病史和无肝病的背景,体检时癌结节多较硬,而肝质地较软,影像学检查常示肝内有大小相仿、散在的多发占位者,提示继发性肝癌。

当血清 AFP 升高的胃癌伴肝转移较难与原发性肝癌区别时,测定 AFP 的异质体,有助于鉴别肿瘤的来源。AFP 升高的胃癌其 AFP 以扁豆凝集素非结合型为主,其与胚胎细胞合成相似。而原发性肝癌血清 AFP 升高,其 AFP 异质体以结合型为主。

2. 预后评估   AFP $> 500\mu g/L$,胆红素 $> 855\mu mol/L$ 患者存活期短。如经两个化疗周期后血浆 AFP 半衰期 > 7 日比半衰期正常的生存率显著降低。有作者对 443 例肝癌患者血清 AFP – L3 及维生素 K 缺乏诱导蛋白 II(PIVKA – II)检测分析其与预后的相关性,结果发现 AFP(临界值 $20\mu g/L$)、AFP – L3(临界值 10%)和 PIVKA – II(临界值 40AU/L)3 项检查均呈阴性的病例,较之阳性病例预后明显为佳。其中 AFP – L3 的结果更有价值。

3. 疗效判定   手术后 AFP 以小于 5 日的生理半衰期速度较快降低,表明肿瘤被完全切除。若速度较慢降低,应考虑代谢障碍、伴有肝脏疾病或残留。应查出原因,严密监测。放疗或化疗的患者,如 AFP 迅速降至正常范围示治疗效果好。有的患者在术后、放疗、化疗初期可出现血清 AFP 水平暂短升高,这是由于手术创伤、药物及放射线的作用,使肿瘤细胞急骤坏死和肿瘤溶解引起 AFP 释放所致。这种情况在第 5 日后(半衰期)如迅速下降至正常,或较治疗前水平低表明治疗是有效的。在术后、放疗、化疗期间和治疗后,AFP 浓度持续不降甚至升高表明有残存肿瘤或有转移。治疗期间 AFP 继续升高,提示治疗方案无效,应重新调整治疗方案。

4. 复发和转移判断   在 AFP 监测过程中急剧增高表明肝癌转移,术后 AFP 仍 $> 200\mu g/L$,表明肝癌组织未完全切除或有转移。肝癌根治术后,每 2 ~ 3 个月随访 AFP 与超声检查,每 6 个月做胸部 X 线检查,持续 5 ~ 10 年。这样的监测可查出在临床期复发的小肝癌,至少可提前半年查出复发。对 AFP 阳性的肝癌根治后 1~2 月内 AFP 应降至正常。如在随访中 AFP 又逐渐上升,做肝功检查又无肝病活动的证据,提示复发。如影像学检查有占位病变,则复发诊断可以确立。手术后及放疗、化疗期间,测得 AFP 持续不降甚至升高,应疑有肿瘤复发或转移。AFP 升高比临床症状出现提前 8~11 个月。

综上所述,血清 AFP 及 AFP-L3 的测定对原发性肝癌的诊断、鉴别诊断、判断疗效及预测复发有重要意义。

(二)卵巢内胚窦瘤(卵黄囊瘤)

血清 AFP 增高可见于卵巢内胚窦瘤患者。如儿童、青少年及年轻妇女出现腹部胀痛、腹部包块、腹水,应警惕卵巢内胚窦瘤。进行妇科盆腔检查、经腹超声(TAS)、经阴道超声(TVS)、彩色多普勒血流显像(CDFD)、CT、MRI、腹腔镜和细胞学检查(包括阴道、直肠子宫陷凹吸液和腹水),最后要依赖病理诊断。

1. AFP 对卵巢内胚窦瘤的诊断　AFP 是卵巢内胚窦瘤的特异性肿瘤标志物,陈红林对 22 例均为病理诊断卵巢内胚窦瘤的患者血清 AFP 进行了测定,结果 AFP 值明显升高。其中初治组 10 例,AFP 400~1000μg/L 者 2 例,1000~10000μg/L 者 3 例,≥10000μg/L 者 1 例;复发组 12 例,AFP 400~1000μg/L 者 4 例,1000~10000μg/L 者 7 例,>10000μg/L 者 1 例。夏淑君等报道 26 例各类良性畸胎瘤患者术前血清 AFP 检测结果均<10μg/L,而在检测的 31 例内胚窦瘤(包括睾丸、卵巢和荐前)中,除 1 例荐前内胚窦瘤病儿术前 AFP<10μg/L 外,其余 30 例患儿术前 AFP 值在 174~4069.5μg/L。

Sasaki 报道早期内胚窦瘤 AFP 值的高低,可能与病理组织的亚型有关。Bose 报道少数晚期上皮性卵巢癌无肝转移者可查出微量 AFP,但远不如内胚窦瘤的血清 AFP 值。

2. 预后评估　内胚窦瘤患者预后差,5 年生存率为 13%。有的学者建议将 AFP 半衰期的测定作为一种监测指标,如测得的生物半衰期<5 日,这是预后良好的标志。如经两个化疗周期后,血浆 AFP 半衰期>7 日的患者生存期显著降低,应给予更积极的化疗。

3. 疗效判定　AFP 值的变化与治疗效果相关,它的上升与下降反映了内胚窦瘤在体内的生长与减灭,反映病情的进展与缓解。AFP 一般在术后 5~7 周降至正常,说明手术全部切除。术后 AFP 值略降,或仍维持原来的水平应考虑术中探查是否全面,手术是否彻底,或是有残瘤灶存在。在治疗期间 AFP 继续升高,提示治疗方案无效,应重新调整治疗方案。

4. 预测肿瘤的复发和转移　术后及放疗、化疗期间 AFP 重新升高,提示有复发和转移。其 AFP 升高比临床症状出现提前 8~11 个月,目前国内特别重视 AFP 的动态检测和影像学检查结合。

(三)胃癌

在胃癌患者中亦可见血清 AFP 升高。早期胃癌多无症状,如患者出现上腹部不适、疼痛、食欲减退、消瘦、恶心、呕吐、黑便等症状,又有胃癌家族史、胃癌的癌前疾病和胃癌的癌前病变者,应高度怀疑胃癌。目前,胃癌的诊断方法有粪便隐血、X 线钡餐检查、CT 检查、胃镜检查、活检、肿瘤标志物的检查及癌组织的病理检查。

胃癌患者 AFP 升高与否和胃癌的原发部位是否属于内胚层组织衍生有关。如由内胚层衍生组织发生的胃癌可合成一定量的 AFP,故又称产甲胎蛋白胃癌(AFPGC)。产甲胎蛋白的胃癌发病率很低,占全部胃癌的 1%~6%,约占早期胃癌的 2.1%。

AFPGC 可分为三个组织学亚型:肝样型、胎儿胃肠型和卵黄囊瘤样型。胃癌均有较高的侵袭性,而且容易快速出现区域淋巴结、左锁骨上淋巴结、肝脏、腹腔和肺的转移。与一般胃癌相比 AFPGC 更具有侵袭性,更具有临床生物学特性。AFPGC 行胃癌根治术后的生存率比普通胃癌低,未经手术的 AFPGC 5 年生存率和中位生存期分别为 22% 和 14 个月;可行胃癌根治术的患者分别为 42% 和 29 个月。术后血清 AFP 检测有助于了解复发和转移,术后 AFP 下降后再度升高,提示胃癌复发。患者血清 AFP 水平的高低与预后无关。由于多数患者确诊时已属晚期,且多伴周围组织及肝转移,仅小部分可行根治术,因而预后差。佐藤等报道 11 例 AFPGC,平均术后存活率仅有 7.4 个月,存活时间最长 1 例为 18 个月。

(四)大肠癌

结肠癌患者偶有血清 AFP 升高。如患者既往有结肠腺瘤、溃疡性结肠炎及家族性结肠息肉或大肠癌癌前病变,近期出现黏液便、便血或痢疾样脓血便、腹痛等症状者提示结直肠癌的可能。要进行粪便隐血、直肠指诊、内镜检查、气钡双重对比灌肠(DCBE)、CT 仿真结肠镜(CTVC)、磁共振仿真结肠镜(MRVC)、CT、MRI、电子发射断层摄影(PET)、经腹超声以及血清肿瘤标志物的检测,最后确诊须依赖病理诊断。

Mclntire 等对 191 例胃肠道肿瘤患者进行了血清 AFP 检测,发现 5 例结直肠癌患者血清呈阳性,占 2.6%。病理诊断为结直肠肝样腺癌者能产生大量 AFP,其癌细胞生长快,侵犯脉管形成癌栓,导致淋巴和血行转移,此癌属高度恶性肿瘤,预后极差。

综上所述,AFP 阳性的结直肠癌是具有特殊的病理形态和临床生物学行为的肿瘤。临床医师对此病应有所了解,并在 AFP 升高的疾病诊断、鉴别诊断中考虑该病的可能。

(五)肺癌

血清 AFP 升高亦可发生在少数肺癌患者。如患者自述胸部不适,咳嗽、胸痛、血痰,应考虑肺癌可能。可选择下列检查进行诊断,如痰脱落细胞检查、胸部 X 线、CT、纤维支气管镜、胸腔镜、单光子发射计算机体层摄影术(SPECT)、正电子发射计算机断层摄影术(PET)、纵隔镜和病理组织学诊断。

一般认为血清 AFP 升高多见于原发性肝细胞癌、生殖细胞瘤,而肺癌实属少见,约占肺癌的 0.8%。在肺腺癌中,有的病例癌细胞具有肝细胞样分化,类似肝细胞癌的形态特征。在免疫组化检测中,癌细胞 AFP 呈阳性表达,Ishidura 称之为肺肝样腺癌。在临床工作中,一旦发现患者血清 AFP 增高时,若排除了原发性肝癌和其他相关肿瘤或疾病,不应忘掉有 AFP 阳性的肺癌——肺肝样腺癌。

(六)胰腺癌

约有 3% 的胰腺癌患者可引起血清 AFP 升高,长期大量吸烟、饮酒、饮咖啡者,糖尿病患者,慢性胰腺炎,以及有胰腺癌家族史者出现上腹部不适、食欲减退、乏力、腹痛、体重减轻、黄疸等症状,应高度怀疑胰腺癌。患者一般消瘦,上腹压痛伴黄疸,常因胆汁淤积而有肝大、Courvoisi 征和腹水等。根据病情选择以下检查:B 超、X 线钡餐造影、双期螺旋 CT、CT 血管造影(CTA)、CT 胆管造影(CTC)、CT 胰胆管造影(CTCP)、MRI 血管造影(MRA)、MRI 胰胆管成像(MRCP)、经皮肝穿刺胆管造影(PTC)、超声内镜检查、组织病理学和细胞学检查并做 AFP 免疫组化染色以及肿瘤标志物的检测。

近 20 年来,随着放射免疫双抗法广泛应用,发现一些肝细胞癌及卵黄囊瘤以外的恶性肿瘤病血清 AFP 亦明显升高。在胚胎发育过程胰腺同属于原始前肠衍生物。由于分化失常,胰腺癌可能向肝细胞方向分化从而有产生 AFP 的倾向。有文献报道血清中升高的 AFP 是由癌细胞合成和分泌所致。AFP 是此类肿瘤的重要标志物,临床上检测 AFP 对这类胰腺癌的早发现、早诊断、早治疗有重要意义。

AFP 检测亦可作为胰腺癌患者术后监测、化疗效果评价和预测肿瘤复发或转移的重要指标之一。对早期或进展中的病例,术后 1 周血清 AFP 开始下降,1 个月后恢复正常,说明手术切除彻底。反之,AFP 仍居高不下,说明肿瘤未彻底切除或有转移灶。手术后或化疗后患者血清 AFP 如已转阴,随后病程中又复升高,表明肿瘤复发和(或)转移,尤其注意肝转移。

（七）胎儿畸形

母体血清 AFP 含量升高程度与孕周有关,孕 10 周起升高,第 32 ~ 36 周峰值达 400 ~ 500μg/L,随后逐渐降低,分娩时降至 250μg/L。产后以半衰期约 4 天的生理速度降低。与孕周不相称的升高,见于胎儿神经管缺陷、胎儿窘迫综合征和胎儿宫内死亡。

对孕中期(15 ~ 20 周)妇女血清 AFP 检测,其结果用中位数倍数(MOM)表示。AFP MOM 正常范围为 0.5 ~ 2.5。AFP MOM≥2.5 时判断为开放性神经管畸形高危者,建议进一步检查包括羊水、B 超等,以做出正确的诊断。AFP 检测与 B 超的联合检查可明确判定无脑儿和脊柱裂,并能确定胎儿窘迫综合征和胎儿宫内死亡。

第二节　癌胚抗原

一、概述

（一）生化及生理

癌胚抗原(CEA)是 1965 年由 Gold 和 Freedman 首先从胎儿及结肠癌组织中发现的。CEA 是一种多糖蛋白复合物,其编码基因位于 19 号染色体。CEA 含有 45% ~ 55% 碳水化合物,相对分子质量 150 ~ 300 kD,是一条由 641 个氨基酸组成的蛋白质。电镜免疫组化技术证实这种蛋白存在于正常结肠柱状细胞和杯状细胞。1989 年又发现 CEA 有 5 种互相不重叠的抗原决定簇,分别命名为 Gold 1 ~ 5,其中 1 ~ 3 有很高的特异性,而 4 和 5 有交叉反应。胎儿早期的消化道及某些组织细胞(包括支气管、唾液腺、小肠、胆管、胰管、尿道、前列腺)均有产生 CEA 的能力,但胎儿 6 个月以后生成量逐渐减少,出生后 CEA 的产生受抑制。血清中 CEA 的半衰期为 1 ~ 7 日,但依赖肝脏的功能。CEA 主要通过库普弗细胞和肝细胞清除,如胆汁阻塞及肝细胞疾病 CEA 半衰期延长。健康成人肠、胰腺和肝脏组织中有少量的 CEA。健康人血清与体液中有极微量的CEA。但许多恶性肿瘤患者,血清中 CEA 水平可明显升高,在结肠腺癌中可检测到高浓度 CEA。CEA 的检测主要用于结肠癌疾病进程及治疗效果监测。Polberg 等研究表明,CEA 水平与喉癌患者肿瘤大小、淋巴结转移、临床分期之间存在显著相关性,但平均浓度低于目前采用的 cutoff 值,因此认为 CEA 并无作为喉癌诊断标志物的可能性。

（二）CEA 的检测

1. 测定方法　CEA 的测定方法有 RIA 法、ELISA 法、FPIA 法、CLIA 法、CLEIA 法、ECLIA 法等。

2. 参考范围　< 5.0μg/L（FPIA 法），健康吸烟者参考值上限为 7 ~ 10μg/L。

3. 注意事项　许多因素可影响 CEA 的测定结果，这些因素包括：①在不同的分析方法中，血清与血浆的 CEA 浓度是不同的，应依试剂要求选择样本的种类并适当处理。②血清或血浆浓度的中位数与年龄和吸烟有关。③血液标本采集后应及时保存于 4℃ 冰箱中，并在 24 小时内测定，要按试剂厂商的要求条件储存样本。不能在 24 小时内测定的血清，应储存在 -30℃ 冰箱内，要长期储存的标本应置于 -70℃ 保存，且不能反复冻融。④呼吸道分泌物、唾液、汗液等污染可使 CEA 升高。⑤一些细胞毒药物如 5 - 氟尿嘧啶治疗肿瘤时，可使 CEA 暂时升高。⑥肝肾功能异常和胆汁淤滞的患者均能引起 CEA 浓度升高。

二、引起 CEA 升高的常见疾病

（一）非恶性疾病

1. 消化系统疾病　肠炎、消化性溃疡、克隆病、胃肠道息肉、胃炎、胰腺炎、胰腺纤维性囊肿、慢性肝炎、肝硬化、阻塞性黄疸、胆石症。

2. 呼吸系统疾病　肺炎、肺结核、肺气肿、慢性支气管炎。

3. 泌尿生殖系统疾病　肾功能不全、肾脏疾病。

4. 乳腺疾病。

5. 其他　糖尿病、自身免疫性疾病。

（二）恶性肿瘤性疾病

1. 消化系统恶性肿瘤　大肠癌、胃癌、食管癌、胆管癌、胰腺癌、肝癌。

2. 呼吸系统恶性肿瘤　肺癌。

3. 泌尿生殖系统恶性肿瘤　尿道癌、前列腺癌、子宫癌、卵巢癌。

4. 血液系统肿瘤　恶性淋巴瘤、白血病、多发性骨髓瘤。

5. 乳腺肿瘤　乳腺癌。

6. 其他　甲状腺髓样癌、脑肿瘤。

三、临床思路(图 2 - 2)

1969 年 Thomsom 认为 CEA 是大肠癌的特异性抗原。进一步研究发现来自

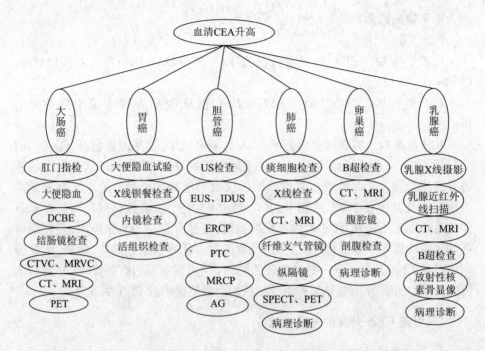

图2-2　CEA升高的临床思路

内胚层组织发生的肿瘤其血清 CEA 也可增高,如消化道、呼吸道、泌尿道恶性肿瘤。有些非肿瘤性疾病血清 CEA 也可升高。CEA 为非器官特异性抗原。一旦发现血清 CEA 升高,先从详细的病史和仔细的体检入手有可能藉以发现恶性肿病的"蛛丝马迹",找出疾病器官的线索,并借助影像学、病理学检查确定诊断。

(一)大肠癌

血清 CEA 升高可见于结直肠癌患者。早期大肠癌多无症状,随着癌肿的增大和继发疾病的发生才出现症状。若患者既往有大肠息肉、溃疡性结肠炎和胆囊切除的病史,近期出现排便习惯及粪便性状改变、腹痛、腹部肿块,应高度怀疑结肠癌。诊断方法有粪便隐血、直肠指诊、脱落细胞、CTVC、MRVC、纤维结肠镜、X 线钡剂灌肠、CT、PET 以及肿瘤标志物检查,以确定诊断与术前分期。

目前,CEA 是公认的最可信的与结直肠癌相关的肿瘤标志物,临床上常用的结直肠癌的标志物还有 CA19 - 9、CA72 - 4、CA242 及组织多肽特异性抗原(TPS)。

1.诊断　当特异性为95%时,它在结直肠癌各期的敏感性虽有不同,但总体来说可达 40% ~67%。陈虞梅等对 94 例大肠癌患者血清 CEA 的检测结果表明,CEA 对大肠癌的敏感性为 57.4%,特异性为 85.9%,阳性预测值为 87.0%,阴性预测值为 55.1%。CEA 不具特异诊断价值,既有假阴性又有假阳性。局限性或早期可手术根治的结直肠癌 CEA 高表达者低于 10%,而存在远处转移的患者中,CEA 升高者可达 90%,某些吸烟或非肿瘤性疾病 CEA 亦可升高。因此,血清 CEA 的检测对结直肠癌的早期诊断意义不大,并不适于结直肠癌的筛查。

CEA 浓度与 Duke 分期有关。文献报道,Duke A 期异常率 <20%;Duke B 期为 40% ~60%;Duke C 期为 60% ~80%;Duke D 期为 80% ~85%。表明 CEA 表达水平随着结直肠癌疾病的进展呈现上升趋势。目前,关于肿瘤标志物水平与肿瘤大小、浸润程度、病变部位及范围等肿瘤生物学行为之间的关系仍存争议。但一般认为,在结直肠癌 CEA 的表达水平与肿瘤大小和病程呈正相关。

2. 预后评估 CEA 浓度与结直肠癌的预后有关,原发性大肠癌手术前血清 CEA 浓度可作为一项独立判断预后的指标。一般而言,CEA 浓度高的肿瘤预后较差。高水平的 CEA(>80μg/L)是肿瘤已有转移的标志。因为 CEA 是一种细胞黏附分子,可促进肿瘤的浸润和转移,因此预后差。卫洪波提出外周血 CEA 的升高,表明癌肿的静脉侵犯已发生,预后不良。

3. 疗效监测 结直肠癌患者血清 CEA 水平的高低与病情发展密切相关,可用于监测疗效。结直肠癌术后血清 CEA 随之下降,术后 5~10 天下降明显,3 周后基本降至正常水平。术后下降缓慢或持续不降,或有上升趋势提示有残留灶。术后 CEA 下降后又上升是大肠癌复发的标志。如用 CEA 监测复发,在术后 2 年,每 1~2 个月复查 CEA,术后 3~5 年,每 3 个月复查 1 次,以后每年复查 1 次。Moerte 对 1017 例大肠癌患者,以 CEA 作术后监测,结果在 417 例复发患者中 59% CEA 升高,41% 为假阴性。

4. 复发和转移的判断 CEA 对结直肠癌复发和转移的判断有很大的临床价值。有报道 114 例淋巴结转移的大肠癌患者术前血清 CEA <5μg/L,根治性切除术后 32 例复发,有 44% 的患者在复发时 CEA 升高,且远处转移者较局部转移者升高更明显。其升高有时可在临床症状发生前 5~7 个月就出现。有人主张随访中如 CEA 升高,即应开腹探查,以提高复发灶的切除率与治疗率。但也有持不同意见者,认为 CEA 增高的假阳性病例较多,故不推荐仅以 CEA 增高做第二次手术探查。有报道用斜率分析有助区分局部复发或远处转移。若斜率分析显示,CEA 浓度的中位数每 10 天上升 0.24μg/L 预示原位复发,每 10 天上升 1.7μg/L 预示肝转移。通常每 10 天上升 >1μg/L 预示远处转移。

5.肿瘤标志物联合检测 由于肿瘤标志物各有其生物学特性和病理学基础,其血清水平能从不同角度反映肿瘤的变化。因此联合检测可能弥补单项检测的不足,有助提高诊断的敏感性和特异性。有研究发现,CEA、CA72 - 4 联合检测结直肠癌敏感性为 66.1%,特异性为 86.7%,有效诊断率为 73.3%。用CEA、CA50、CA19 - 9 三项联合检测可提高大肠癌诊断的敏感性(62.7%)和特异性(96.5%)。通过联合检测,结合患者病情、影像学、肠镜等检查技术,以提高大肠癌的早期发现率,减少漏诊率。

(二)肺癌

部分肺癌患者可引起血清 CEA 水平升高。45 岁以上,尤其是男性,有长期大量吸烟史,肿瘤家族史者,出现咳嗽、痰中带血、气促、胸痛、哮鸣、发热等症状者应高度警惕肺癌。肺癌的诊断包括痰液细胞学检查、X 线、纤维支气管镜、纵隔镜、CT、MRI、SPECT、FDG - PET、肿瘤标志物的检测以及病理组织学检查等,根据患者的需要,有目的地选择。肿瘤标志物 CEA 对肺癌的诊断、疗效分析、复发监测和预后判断等都有很大帮助。

1.诊断 据文献报道,CEA 对肺癌的敏感性为 17% ~80%,特异性为 50% ~80%。CEA 升高与肺癌的病理分型有关。各型肺癌的敏感性和特异性分别为:肺鳞癌26% ~45%,57% ~77%;肺腺癌35% ~78%,62% ~81%;小细胞肺癌10% ~30%,59% ~76%。其中肺腺癌 CEA 阳性率最高,CEA 值极高的病例,肺腺癌的可能性大。Mitsuhushi 等研究发现,胰腺癌细胞直接产生 CEA,为 CEA作为诊断腺癌特异性较强的肿瘤标志物提供了理论依据。

CEA 浓度与肺癌的临床分期有关。Ⅰ、Ⅱ期肺腺癌的阳性率低,约 30%。随着临床病期进展 CEA 明显升高,故 CEA 作为早期诊断的临床意义较小。但结合支气管镜、痰细胞学检查、胸部 X 线片、胸部 CT 及肝超声检查,综合分析,提高早期诊断率。

2.预后判断 据报道Ⅰ、Ⅱ期小细胞肺癌切除病例其术前血清 CEA <30μg/L 者的预后好于 >30μg/L 的病例。CEA >50μg/L 的病例,术后 2 年内死亡率明显增加。CEA 对肺癌监测过程中,若 CEA 急剧升高提示发生肝、骨、脑、肾上腺等远处转移,且先于影像学诊断。

张真发等对 93 例非小细胞肺癌患者行手术治疗术前测定血清 CEA。术后随访 1 年以上,应用 Logistic 回归分析,比较各危险因素预测非小细胞肺癌术后早期复发的能力。结果表明,血清 CEA 水平、临床分期和肿瘤分化与非小细胞肺癌术后复发有关。其中 CEA >10μg/L 是预测非小细胞肺癌术后早期复发的较好指标,对可手术切除的非小细胞肺癌患者,术前血清 CEA >10μg/L 提示术后复发的可能性较大。CEA 判断非小细胞肺癌术后早期复发的敏感性为71%，特异性为97%，阳性预测值为88%，阴性预测值为92%。由此可见，CEA 对预测非小细胞肺癌术后早期复发有很大的临床价值，其预测作用甚至超出了一些传统的临床病理因素，例如临床分期和肿瘤分化程度的作用。

胸腔积液良、恶性性质的判定对临床治疗及预后有重要意义。临床常以胸水常规、生化、脱落细胞等检查进行诊断。由于常规和生化检查缺乏特异性，而脱落细胞在恶性胸腔积液中阳性检出率又较低，给诊断带来一定困难。CEA 在恶性胸水中明显高于良性胸水。有研究发现胸水细胞学诊断阴性的病例，如胸腔积液中 CEA > 20μg/L，则癌性胸腔积液的可能性很高，有必要进行胸水细胞学的再检和胸膜活检。

3. 疗效监测　一般认为，化疗有效病例肿瘤标志物浓度应下降50%，至少降至正常参考值上限附近。对化疗有效者 CEA 水平明显降低，尤其对肺腺癌疗效的判断更为重要。化疗后 CEA 水平降低者，其影像学也有明显好转。

CEA 血中浓度半衰期为 5~7 天，肺癌患者术后 CEA 一般在 2 周内应恢复正常，若 2 周不恢复正常水平，要考虑有肿瘤残留。

4. 肿瘤标志物联合监测　肺癌组织来源复杂，肿瘤抗原表达具有异质性，不同的病理类型有各自优势指标。如肺腺癌 CEA、CA15－3 升高明显，肺鳞癌 SCC、CYFRA21－1 升高明显，而在小细胞肺癌 NSE 是最佳的肿瘤标志物，TPA 在各类型肺癌中均升高。单一肿瘤标志物往往难以代表肿瘤的特性。多种标志物联合检测可能有助于诊断水平的提高。

(三) 卵巢癌

卵巢癌也是导致血清 CEA 升高的原因之一。卵巢癌生长迅速、易扩散，但早期患者常无症状，从而延误早期诊断。如中老年妇女出现下腹部不适、盆腔下坠感、食欲缺乏、恶心、胃部不适、腹胀、腹水及腹部肿块等，要疑有卵巢癌发生。应做细胞学检查、影像学检查、肿瘤标志物测定、腹腔镜以及剖腹探查。

1991 年 LoGerfo 首先报道妇科肿瘤血清 CEA 升高。以后许多作者相继研究证明，CEA 检测对卵巢癌的临床诊断、估计病情、判断预后以及监测肿瘤复发和转移均有一定的价值。文献报道卵巢上皮癌血清 CEA 阳性率为46%，CEA 检出率与卵巢癌组织类型有关。有报道卵巢黏液性囊腺癌高达80%，但 Van Nagell 报道卵巢黏液性囊腺癌患者有53%血 CEA 呈阳性，而浆液性囊腺癌患者仅31%阳性。

血 CEA 与卵巢癌的临床分期和分化程度有密切关系。Disaia 报道卵巢癌 I 期患者 CEA 阳性率为22%，IV期阳性率为50%。血清 CEA 水平及阳性率随着卵巢上皮性癌病期的进展而明显增高,CEA 水平及阳性率愈高者病期愈晚。

由于 CEA 在卵巢癌的早期敏感性低,又在许多良、恶性疾病中均可表达,故对早期卵巢癌的诊断帮助不大。

(四)胆管癌

血浆 CEA 水平升高可见于胆管癌患者。胆管癌早期缺乏特异性临床表现,若患者出现腹胀、上腹部隐痛、不适、乏力、食欲缺乏、消瘦、尿色加深、巩膜与皮肤黄染时要疑有胆管癌的可能,应做进一步的体检和必要的器械检查。目前,用于胆管癌诊断的检查技术甚多,包括 US、DUS、IDUS、ERCP、PTC、经皮经肝胆管镜(PTCS)、螺旋 CT、MRCP 和 AG 等,应依需要择优选用,便可取得胆管疾病的定位、定性,乃至进展度的诊断。肿瘤相关抗原检测是诊断胆管癌的另一途径。检测胆管癌的血清标志物有 CA19 – 9、CA242、CA50,胆管癌相关抗原(CCRA)及 CEA 等。

1. 对胆管癌的诊断 Ramange 等应用双抗体夹心法检测血清 CEA(正常值 < 5μg/L)及 CA19 – 9(正常值 < 200kU/L),以早期诊断原发性硬化性胆管炎发生癌变。结果表明,血清 CEA 诊断敏感性为 53.3%,特异性为 86.3%,血清 CA19 – 9 诊断敏感性为 40%,特异性为 91%,并测定两种标志物指数即(CA19 – 9 + CEAX40),以 >400 作为胆管癌诊断标准,可将胆管癌诊断敏感性提高到 66%,特异性提高到 100%,并可用于胆胰肿瘤与其他原因引起的黄疸的鉴别诊断。

2. CEA 在胆汁中的表达 Nakeeb 等研究胆疾病患者胆汁中 CEA 的表达情况,发现恶性胆管狭窄患者胆汁中 CEA 水平较良性狭窄明显升高。进展期胆管癌患者胆汁 CEA 水平随病情加重而逐渐升高。肿瘤切除后胆汁 CEA 则迅速下降至正常范围,胆汁中 CEA 水平 >30μg/L 时,鉴别胆管肿瘤与良性胆管狭窄的敏感性为 72%,特异性为 84%。

(五)乳腺癌

乳腺癌患者血清 CEA 水平亦可增高。如果患者发现乳腺腺体增厚,乳头溢液、糜烂,皮肤轻度内陷以及乳房肿块等应高度怀疑乳腺癌。

目前常用的乳腺检查方法有乳腺 X 线摄影、乳腺近红外线扫描、CT 扫描、MRI、超声检查、核素骨显像以及病理学诊断。用于诊断乳腺癌的血清肿瘤标志物有 CEA、CA15 – 3、TPS、HER – 2/neu 等。

1. 诊断 血清中 CEA 浓度升高多见于中期乳腺癌患者。文献报道 CEA 对乳腺癌的敏感性在原发性乳腺癌 I 期为 6%,Ⅱ期为 11%,Ⅲ期为 18%,Ⅳ期为 56%,复发性乳腺癌的阳性率为 49%。对乳腺癌患者,单项检测 CEA 的敏感性仅为 10% 左右,而且乳腺良性疾病及正常人也有阳性者,因此对乳腺癌的早期诊断无实际意义。98%局灶性乳腺癌患者及60%乳腺癌转移患者血清CEA正常。

2. 预后判断　在血清CEA持续升高的乳腺癌患者中,约98%出现转移,CEA升高似乎预后较差。当肿瘤标志物升高就应检查乳腺癌的复发和转移,尤其注意肺、肝、骨、脑的转移。鉴于CEA对乳腺癌的敏感性低,临床应用价值有限,据此,欧洲肿瘤标志专家组建议将CEA与任一项黏蛋白标志组合应用,临床上最常采取是1-CEA与CA15-3联合检测。

CEA与CA15-3的联合检测对乳腺癌预后的判断具有较大的临床价值。Molina将CEA检测结果分为正常、>7.5和二者之间的三个观察组,各组平均生存期随CEA增高而缩短。术前CEA、CA15-3水平在正常范围的患者,生存期长,而>5μg/L的患者,生存期短。

3. 疗效监测　CEA可作为评价复发性和进行期乳腺癌治疗效果的指标。临床一般随着患者治疗有效CEA浓度则持续下降,而当疾病在进展期时CEA浓度持续增加。由于肿瘤标志物半衰期的原因,多在治愈性切除后一个月转阴,若CEA呈持续高值或上升,常提示癌组织残留或转移。

(六)胃癌

胃癌患者可导致血清CEA浓度升高。对于有胃癌家族史,患有慢性萎缩性胃炎、胃息肉、胃溃疡等疾病,有肠型化生、异型增生的癌前病变,出现上腹饱胀或隐痛、泛酸、嗳气、恶心,偶有呕吐、食欲减退、呕血或黑粪等,要考虑胃癌的可能。胃癌诊断主要依据内镜检查以及X线钡餐。临床上用于胃癌检测的肿瘤标志物主要有CEA、CA19-9、CA72-4、CA242及TPS等。

CEA与进展期低分化腺癌相关,并与肿瘤大小、浆膜面浸润和淋巴结转移相关。可和其他指标联合应用,判断胃癌化疗疗效、复发和转移。CEA对预后的判断尚存争议,多数研究结果认为,如治疗后CEA居高不下,提示预后不良。

Chung等评价了CEA、胃蛋白酶原(PG)、hsCRP 3种标志物对胃癌的有效性。研究发现正常组、高风险组、早期胃癌组CEA和CRP无显著差异。然而,肠型晚期胃癌组CEA水平相对较高。

第三节 糖类抗原 19 - 9

一、概述

(一)生化和生理

糖类抗原 19 - 9(CA19 - 9)的特异单抗 1116NS199 是 1981 年从大肠腺癌细胞系和免疫鼠杂交瘤产物中分离而来,相对分子质量 210kD。CA19 - 9 抗原决定簇是唾液酸化 II 型乳酸岩藻糖,是肿瘤细胞神经节苷脂。它存在于胰腺、胆管、胃、肠、子宫内膜、涎腺上皮。它和 CEA 的抗原决定簇性质相近。CA19 - 9 是大相对分子质量(200~1000kD)的糖蛋白抗原。CA19 - 9 脏器特异性不强,在各种腺体中均可升高。

糖类抗原 19 - 9 是最有价值的胰腺癌和胆管癌血清标志物,但其他胃肠道肿瘤也会增加。>1000U/ml 通常预示消化系统癌症,对于胰腺癌的特异性 >99%;不过需注意,良性疾病如胰腺炎或肝硬化会导致假阳性结果。

糖类抗原 CA19 - 9 存在于多个蛋白载体上,更好地了解各种疾病状态下 CA19 - 9 抗原的蛋白载体可能有助于改进诊断。

(二)CA19 - 9 的检测

1.测定方法 有 RIA 法、ELISA 法、FPIA 法、CLIA 法、CLEIA 法、ECLIA 法等。

2.参考范围 <37 kU/L(FPIA 法)。

3.影响因素 以下因素可影响 CA19 - 9 的测定结果:①检测方法不同的商品化试剂所测得的 CA19 - 9 值之间可比性较差,甚至使用相同的抗体和检验方法也是如此。②在月经和妊娠期,15% 非妊娠妇女和 10% 妊娠妇女 CA19 - 9 可轻度升高。③有些具有罕见血型构象 Lewis - a/ - b(人群的 3%~7%)的患者不表达 CA19 - 9。④稳定性差,建议快速分离出血清或血浆,4~8℃暂时储存,长期储存至少 -30℃。⑤CA19 - 9 仅通过胆汁排泄,有时若微量胆汁淤积就可导致 CA19 - 9 水平较明显的升高。

二、引起 CA19 - 9 升高的常见疾病

(一)非恶性疾病

1.呼吸系统疾病 间质性肺病、特发性肺间质纤维化、弥漫性支气管周围

炎、肺炎、支气管扩张。

2.消化系统疾病　胃肠道疾病、胆石症、胆管炎症、慢性乙型肝炎、慢性丙型肝炎、肝硬化、肝坏死、急慢性胰腺炎、急性胆囊炎、胰腺囊肿。

3.泌尿生殖系统疾病　肾盂积水、卵巢囊肿、子宫内膜异位症。

4.代谢性疾病　糖尿病。

5.自身免疫性疾病　风湿性关节炎、系统性硬化症、系统性红斑狼疮、皮肌炎。

(二)恶性肿瘤性疾病

1.消化系统恶性肿瘤　胰腺癌、胆管癌、肝癌、胃癌、结直肠癌。

2.呼吸系统恶性肿瘤　肺癌。

3.泌尿生殖系统恶性肿瘤　泌尿道癌、卵巢癌。

4.乳腺恶性肿瘤　乳腺癌。

三、临床思路(图2-3)

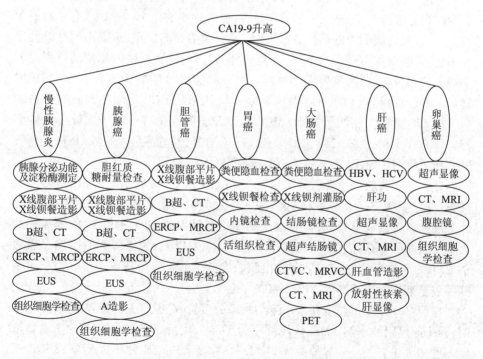

图2-3　CA19-9升高的临床思路

CA19－9为非器官特异性抗原,它可在多种腺癌中表达,良性疾病也有血清CA19－9升高者。为寻求其发病部位及器官来源,判断疾病性质,必须通过详细询问病史、细致体格检查、相应的实验室检查、影像学检查、内镜检查以及活组织检查等,全面分析,综合判断。

(一)慢性胰腺炎

慢性胰腺炎是引起血清CA19－9升高的疾病之一。如患者有胆道疾病的病史,自述有反复发作性或持续性腹痛、腹泻、脂肪泻、消瘦、腹部包块的症状和体征,要想到慢性胰腺炎的可能。应做必要的实验室及影像学检查。

在慢性胰腺炎及慢性胰腺炎急性发作时,有5%～9%的病例CA19－9可短暂升高,但通常<100kU/L,最高不超过500kU/L或持续低浓度升高。一旦临床症状改善便回降至正常。连续动态监测有助于对良、恶性疾病的鉴别。监测间隔一般为两周。

(二)胰腺癌

血清19－9异常升高常见于胰腺癌患者。胰腺癌起病隐匿,早期常无特殊表现。当患者血清CA19－9水平升高时,如患者年龄在40岁以上,有胰腺癌家族史,或有慢性胰腺炎的病史,或糖尿病患者病情突然加重,近期出现持续性上腹不适,进餐后加重伴食欲下降,不能解释的进行性消瘦,随着病情的进展患者出现无痛性黄疸,应高度警惕胰腺癌。用于胰腺癌诊断的检查有B超、超声内镜(EUS)、腔内超声(IDUS)、内镜下胰胆管造影(ERCP)、经皮经肝胆管造影(PTC)、CT、磁共振胰胆管造影(MRCP)以及血管造影等。用于胰腺癌的肿瘤标志物有:CA19－9、CA242、CA50、CA195、CA125,胰腺癌胚胎抗原(POA)、恶性肿瘤相关物质(TSGF)和胰腺癌相关抗原(PCAA)等。

1.诊断　胰腺癌患者血清CA19－9检出率最高,其敏感性多在79%左右,甚至可高达90.2%,特异性在70%～90%之间。目前临床已将CA19－9作为胰腺癌的首选血清学指标,但在发病初期敏感性仅为10%～30%,作为无症状人群胰腺癌的筛查标志物不够理想。但对45岁以上、无法解释的腹痛患者血清CA19－9浓度的测定有早期检出胰腺癌的价值。有资料显示这一做法可将胰腺癌早期切除率提高到35%～40%。

血清CA19－9的浓度和检出率与肿瘤的位置、范围有关。临界值为37kU/L时,胰头部癌阳性率约80%,体尾部癌为57%。大量研究表明CA19－9血清浓度与肿瘤大小有关。临界值为37kU/L时,肿瘤<3cm,阳性率为57%;3～6cm,阳性率为80%;>6cm,阳性率为100%。Schlieman MG研究125例均接受剖腹探查手术的胰腺癌,89例术前CA19－9升高,其中一组患者(40例)肿块较小可以手术切除,最后一组(24 例)有转移无法切除,三组 CA19 - 9 浓度分别为 63kU/L,592kU/L,1397kU/L,说明 CA19 - 9 的浓度与肿瘤的大小、分期有关。

值得注意的是,偶尔有胰腺肿块很大或伴有明显转移,但 CA19 - 9 浓度仍属正常,可能原因是 CA19 - 9 与 Lewis 血型异质有关。而这些病例 Lewis 血型抗原是阴性的。不能轻易认为 CA19 - 9 阴性或低值的肿块就小,临床上要结合影像学等其他检查结果。

2. 预后的判断 众多的研究结果表明,术前检测 CA19 - 9 水平有助于判断胰腺癌患者的预后。术前 CA19 - 9 浓度高者预后差,这部分病例复发和转移的概率高,生存期较短。有报道在 III 期胰腺癌患者中,放疗和化疗前 CA19 - 9 水平 >2000kU/L 者生存期为 8 个月;在 ≤2000kU/L 者,其平均生存期达到 12.8 个月。另有文献报道,术前 CA19 - 9 浓度如 >1000kU/L,提示可能已累及淋巴结;如 >10000kU/L 可能发生了血性转移。

Humphris 等发现,胰腺癌术后 3 个月及辅助化疗前低水平 CA19 - 9 是独立的预后因子。术后 CA19 - 9 水平 >90 kU/ml 的患者没有从辅助化疗中受益。术后 6 个月内 CA19 - 9 恢复正常是预后较好的独立因素,围手术期 CA19 - 9 水平正常的患者属于预后好的群体,5 年生存率为 42%。

3. 疗效的评价 以往主要靠影像学的结果决定手术方式及手术范围。目前已有报道,血清 CA19 - 9 的水平对部分肿瘤患者治疗方式的选择有一定的参考意义。Schliman MG 等观察 125 例胰腺癌患者,发现 CA19 - 9 浓度 >150000kU/L 的病例 88% 无法手术切除。有学者提出,血清 CA19 - 9 >50000kU/L 可作为判断胰腺癌患者肿瘤可否切除及预后的参考值。

4. 病情监测 胰腺癌患者,CA19 - 9 增高较临床症状和影像结果异常出现早。胰腺癌治疗后的复发患者,CA19 - 9 可在临床症状出现前 3 ~ 9 个月升高。动态监测 CA19 - 9 在治疗前后的变化有助于判断肿瘤的复发和转移,特别是对于治疗前有血清 CA19 - 9 增高的患者,在治疗后再次升高常提示肿瘤的复发和转移。

动态监测血清 CA19 - 9 是反映患者术后是否复发的重要指标。术后 CA19 - 9 水平未能降至正常者,表明有残留病灶。术后 CA19 - 9 浓度会大幅度下降,若 2 ~ 4 周内仍未降至正常范围,则有可能在一个月内复发。如术后 CA19 - 9 再度升高,同样提示有复发危险,这一预警比影像学诊断方法提早 3 ~ 9 个月。即使影像学方法认为处于稳定期,CA19 - 9 也可以敏感预示疗效的好坏。

文献报道,CA19 - 9、CA125 和 CEA 是最好的"三联"检测法。CA19 - 9 可用于胰腺癌和胰腺内分泌肿瘤或胰腺炎的鉴别,CA125 和 CEA 可用于评价胰腺癌的分期、可切除率及预后。临床发现,在人群中有 7%~10% 为 Lewis(a-/b)。这样,即使是晚期胰腺癌患者,其表达也很低,这是造成胰腺癌漏诊的原因。

5. 肿瘤标志物的联合应用　有研究发现 TSGF 对胰腺癌诊断具有较高的敏感性,可达 91.8%。CA19-9 对胰腺癌化疗疗效及生存期的判断起着重要作用,而 CA242 具有较高的诊断特异性,可高达 93.5%。3 项联合检测对胰腺癌进行诊断时,敏感性为 77.6%,而特异性和阳性预测值为 100%。对于胰腺癌的诊断,应采用多种肿瘤标志物联合检测,以提高其特异性和有效性。

(三)胆管癌

胆管癌是引起血清 CA19-9 异常升高的原因之一。若年龄在 50 岁以上,特别是男性患者,既往有慢性胆道结石、胆管炎病史,有进行性加重的阻塞性黄疸经治疗症状不缓解,应考虑有胆管癌的可能。胆管癌诊断手段有:US、EUS、IDUS、ERCP、MRCP、PTC 以及 AG 等。

据文献报道,在特异性为 87% 的情况下,CA19-9 对胆管癌敏感性为 55%~90%,且其血清水平增高幅度比较大,通常都在 120kU/L 以上(临界值为 37kU/L)。值得注意的是有 14%~33% 胆结石和胆管硬化患者的血清 CA19-9 水平也升高,范围在 17~120kU/L 之间。因此,CA19-9 对胆管癌的临床早期诊断和筛查意义有限,但术前的测定结果能为手术后的病情追踪和疗效观察提供相应的对照参数。Kim 等研究 482 例已明确诊断的胰、胆管疾病患者,根据病变部位、良恶性以及是否存在急性胰腺炎、急性胆管炎或胆汁淤积而分组进行研究。结果提示:①CA19-9 对胰腺疾病的诊断价值优于在胆管良、恶性疾病鉴别诊断中的价值。②胆管疾病患者若伴有急性胆管炎或胆汁淤积,以 CA19-9 升高(>37kU/L)作为鉴别良恶性的标准,特异性很低,价值有限。对疑有胆管癌的患者应根据是否合并胆管炎或胆汁淤积来解读 CA19-9 升高的意义。若炎症消退或胆汁淤积解除后,CA19-9 明显降低或恢复正常,则诊断胆管癌应慎重。

(四)胃癌

胃癌是引起血清 CA19-9 浓度升高的常见病因之一。如既往有慢性萎缩性胃炎、胃息肉、胃溃疡等疾病,以及有肠化生、异型增生的癌前病变者,近期出现消化不良、腹痛、呕血或黑便者要高度怀疑胃癌。应做粪便隐血试验、肿瘤标志物检测、X 线钡餐、胃镜、活组织检查等,以明确诊断。

CA19-9 对胃癌的诊断敏感性为 31.5%~68%。血清 CA19-9 浓度与肿瘤大小、淋巴结转移及浸润深度相关,是可独立判断胃癌患者预后的实验指标。胃癌术前高水平的 CA19-9 是预后的不利因素,这部分病例转移和复发的概率高,生存期往往缩短。MarielliD 等对 167 例接受手术治疗的原发胃癌患者进行单因素分析,发现术前高 CA19-9 水平对于胃癌术后复发是一项独立的风险因子。Kodera 等对 603 例术前患者血清 CA19-9 检测结果进行分析发现,CA19-9 或 CEA 升高者已发生淋巴结转移的可能性大于未升高者,而且倾向于发生更广泛的转移,包括肝脏和腹膜后的转移。对 CA19-9 和 CEA 升高者更易划入 Ⅲ 期或 Ⅳ 期肿瘤。只要是同一期的患者,CEA 正常与否和预后无关,但 CA19-9 Ⅰ 期阴性患者的预后较阳性者明显为佳。

CA19-9 是一项较临床症状出现早的实验指标,对胃癌患者,它可在影像学发现前的 10~13 个月时就升高,因此动态监测 CA19-9 在治疗前后的变化有利发现肿瘤复发和转移。对于治疗前血清 CA19-9 升高的病例,在治疗后再度升高常常提示肿瘤复发或转移。Caponetti R 等动态观察 25 例局部晚期接受治疗的胃癌患者血清 CA19-9、CEA、CA125,发现临床影像学的改变与血清肿瘤标志物改变相关,肿瘤缩小的同时有肿瘤标志物的降低。认为上述肿瘤标志物可以作为评价胃癌化疗效果的实验指标。

有学者推荐 CA19-9、CEA、CA72-4、β-Crosslaps 联合检测,以此提高胃癌检出率。

(五)大肠癌

大肠癌是引起血清 CA19-9 升高的又一原因。对有大肠癌家族史、大肠息肉、溃疡性结肠炎以及胆囊切除病史,粪便隐血阳性,近期出现排便习惯与粪便性状改变者,应考虑有结直肠癌的可能。根据症状、体征选择 X 线钡剂灌肠、结肠镜、超声结肠镜等检查,以明确诊断。

1. 诊断 CA19-9 对大肠癌的诊断敏感性为 18%~58%。大肠癌患者血清 CA19-9 浓度和阳性检出率与病理类型有关。在腺癌、黏液癌和印戒细胞癌较高,而在乳头状腺癌及鳞癌较低。CA19-9 浓度也与肿瘤大小、分期有关。Dukes A 期为 0~7%,Dukes B 期为 17%,Dukes C 期为 47%,Dukes D 期为 75%。

2. 预后估计 诸多报道表明术前检测 CA19-9 有助于判断肿瘤患者的预后。术前高 CA19-9 是预后的不利因素,这部分病例复发和转移的概率高,存活期往往短。化疗前 CA19-9 正常组(<37kU/ml)患者中位生存期为 30 个月,升高组则为 10.3 个月。Wang WS 等对 128 例有转移的大肠癌进行回顾分析发现血清 CA19-9 水平对预后评估比年龄、性别、肿瘤原发部位、组织分化程度和术前 CEA 水平更有价值。

3. 治疗监测 Kouri 等对大肠癌患者化疗过程中的血清 CA19-9 和 CEA

分析结果表明,在反映化疗后肿瘤体积变化上 CA19 - 9 和 CEA 的敏感性分别为 88% 和 84%,特异性为 61% 和 77%。

有资料显示 CA19 - 9 的术前水平对部分肿瘤患者治疗方式的选择有一定参考意义。如 Hashiguchi Y 等报道,对于高 CA19 - 9 伴有疼痛及肿块固定的大肠癌患者,手术结合放疗对提高生存率有一定作用。

目前认为 CEA 可能是判断化疗效果的最好肿瘤标志物,而 CA19 - 9 对晚期大肠癌患者的预后判断价值较大,CA19 - 9 升高提示预后差。

(六)卵巢肿瘤

卵巢肿瘤也是引起 CA19 - 9 升高的疾病之一。卵巢肿瘤早期常无症状,一旦出现腹部不适、腹部包块以及不能解释的腹水等,应注意卵巢肿瘤。可通过妇科检查、影像学、细胞病理学、腹腔镜检查诊断。

1. 卵巢癌诊断　CA19 - 9 对卵巢癌的敏感性为 15% ~ 30%。以往认为在卵巢疾病中,CA19 - 9 明显升高以卵巢癌为多见,特别是当血清 CA19 - 9 > 1000kU/L 时,几乎 100% 为恶性肿瘤。但在卵巢巧克力囊肿和卵巢皮样囊肿也有高水平 CA19 - 9 表达的报道。Ye 等曾收治 1 例经手术确诊为良性黏蛋白性卵巢囊腺瘤的患者,术前血清 CA19 - 9 高达 3170kU/L,术后 2 个月降至正常,未再复发。术后病理证实囊腺瘤内层主要由单层高柱状上皮组成,同时兼有未分鳞状上皮细胞,细胞膜上均有 CA19 - 9 抗原表达。该例患者说明在良性疾病和恶性卵巢癌均可引起 CA19 - 9 水平升高,有时呈高水平。在判断其临床意义时,必须结合临床、影像学检查和其他相关肿瘤标志物的检查结果综合分析判断。

2. 交界性卵巢瘤诊断　TamaKoshi 等对 101 例交界性卵巢瘤患者做了包括 CA19 - 9 在内多种肿瘤标志物的检测,并分析其在不同组织类型、不同分期病变中的应用价值。在 101 例患者中有 41 例为浆液性肿瘤,56 例为黏蛋白性肿瘤,4 例为子宫内膜样肿瘤,血清 CA19 - 9 均值分别为(326 ± 845)kU/L、(4230 ±17200)kU/L 和(1450 ±261)kU/L;阳性率分别为 51.5%、44.7% 和 75%。子宫内膜样瘤患者阳性率最高,且阳性者血清 CA19 - 9 值约 >100kU/L,但例数过少,结论有待进一步证实。

CA19 - 9 浓度与肿瘤分期有关。浆液性与黏液性肿瘤Ⅱ、Ⅲ期患者 CA19 - 9 均值明显高于Ⅰ期患者。交界性肿瘤术后均有不同程度的下降,少数患者下降后再次升高提示复发。其中 1 例患者术前血清 CA19 - 9 浓度为 9852kU/L,术后下降至 7600 U/L,但随患者肿瘤的复发和转移,血浆 CA19 - 9 水平也不断的回升,最终达 10920kU/L,最后死亡。

(七)肝癌

原发性肝癌患者血清 CA19 - 9 水平可中度升高。如患者是中年男性,有家族史又有肝硬化、HBV 或 HCV 感染的证据,有肝区疼痛、食欲缺乏、乏力、消瘦、上腹部包块和不伴肝病活动的 AFP 升高,应高度怀疑原发性肝癌。

CA19 - 9 为肝胆管细胞癌最敏感的标志物,与胆管细胞癌(cholangiocellular carcinoma, CCC)的病情变化存在明显相关性。CA19 - 9 对原发性肝癌的敏感性为 22% ~49% 。

血清 AFP 是诊断原发性肝癌最常用和最重要的肿瘤标志物。但近年来由于诊断技术的进步,发现仍有 30% ~40% 的肝癌患者血清 AFP 呈阴性或低浓度,其原因可能与肝癌的细胞类型、大小、分化程度、生长情况及变性坏死等影响有关。因此单项检测 AFP 存在一定的假阴性。为提高肝癌患者诊断的阳性率,可联合检测几种血清肿瘤标志物。有文献报道 CA19 - 9 和 CEA 在原发性肝癌患者血清中也有不同升高,其中 AFP 单项检查阳性率为 47.5%、CEA 单项检查阳性率为 45.9%、CA19 - 9 单项检查阳性率为 54.0%,三项联合检查阳性率为 91.89% 。

第四节 糖类抗原 72 - 4

一、概述

(一)生化及生理

糖类抗原 72 - 4(CA72 - 4)是 1981 年从乳腺癌肝转移灶中得到的一种肿瘤相关抗原。其相对分子质量 >1000kD,属黏蛋白类癌胚抗原,由两种单克隆抗体所识别。一种为单克隆抗体 B72 - 3,是抗人转移乳腺细胞膜的抗体,而另一种为单克隆抗体 CC49,是抗高纯度的 TAG72 抗体。

免疫组织化学研究证明,CA72 - 4 主要存在于人体腺癌组织中,如胃癌、结直肠癌、胰腺癌、非小细胞肺癌和卵巢癌等。在胎儿各种组织中均有表达,而不表现于正常成人组织中。

CA72 - 4 是诊断消化、生殖和呼吸等系统腺癌的主要标志物,对监测胃癌进程和疗效有重要价值,在黏液性卵巢癌上也有特殊意义。

(二)CA72 - 4 的检测

1.测定方法 CA72 - 4 的测定方法有 RIA 法、ELISA 法、CLIA 法、CLEIA

法、ECLIA 法。样本可为血清、血浆、脑脊液、胸膜渗出液、腹水。

2.参考范围　＜5300U/L（ECLIA 法）。使用商品化 CA72 - 4 检测试剂盒,健康人群血清 CA72 - 4 浓度在 1000 ~ 3000U/L,已报道的参考范围上限在 3000 ~ 6000U/L。

二、常见疾病

（一）良性疾病

肝硬化、肺炎、胰腺炎、风湿病、良性卵巢腺瘤、卵巢囊肿、乳腺病。

（二）恶性疾病

胃癌、结肠癌、胰腺癌、胆道癌、食管癌、乳腺癌、卵巢癌、宫颈癌、子宫内膜癌。

三、临床思路(图 2 - 4)

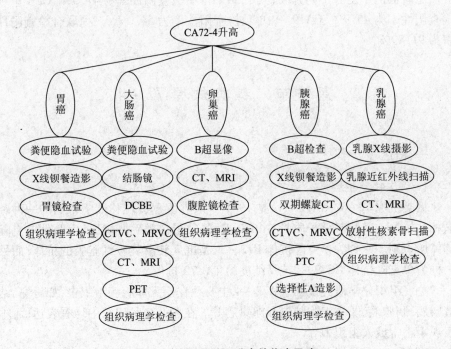

图 2 - 4　CA72 - 4 升高的临床思路

CA72 - 4 升高多发生于各器官腺癌,无器官特异性。如对肿瘤做器官定位应从患者的病史、症状、体征并结合影像学、腔镜、细胞及组织学、血清学检查等综合分析,确定发病部位及器官。

（一）胃癌

胃癌是引起血清 CA72 −4 升高的重要原因之一。如患者在 40 岁以上,特别是男性,近期出现消化不良、呕血或黑便,既往有慢性萎缩性胃炎伴有胃酸缺乏、有肠化生或不典型增生,胃溃疡患者经正规治疗两个月未见好转,均提示胃癌的可能。胃癌血清标志物除 CA72 −4 外,还有 CEA、CA19 −9、CA242、TPS 等。

1. 诊断　CA72 −4 对胃癌的敏感性为 40% ～50%。CA72 −4 水平与临床分期有关。大量研究证明,血清 CA72 −4 水平与胃癌阳性率随着临床期别的进展而显著升高。当 CA72 −4 以 4000U/L 为临界值,各期胃癌的敏感性为：Ⅰ 期为 0.25% ～11.5%,Ⅱ 期为 22.2% ～25%,Ⅲ 期 37.5% ～50%,Ⅳ 期为 53% ～57.1%。CA72 −4 含量与肿瘤分化程度有关。胃癌组织分化程度低者 CA72 −4 水平高,反之则低。低分化胃癌约 72%,中高分化者 63%。对早期（Ⅰ、Ⅱ期）胃癌检出率不足 20%,作为早期诊断的标志物意义不大。研究表明,血清 CA72 −4 能较好的鉴别胃良、恶性肿瘤及术前预测胃癌的分期。

2. 预后判定　胃癌患者 CA72 −4 升高与肿瘤的分化程度、临床分期、肿瘤浸润程度、淋巴结转移以及肿块大小呈正相关,故可根据 CA72 −4 的含量推断胃癌患者的预后。

北京大学沈琳教授的研究小组探讨了 CEA、CA19 −9 和 CA72 −4 对根治胃切除术后复发的预测价值。在 3 个标志物中,CA72 −4 敏感性最高 35.2%,而 CEA 敏感性最低。3 个标志物联合敏感性是 62.0%。在影像检查发现 2 ～4 个月之前 CEA、CA19 −9 和 CA72 −4 已升高。如果 CEA 和 CA19 −9 的临界值设为正常上限的两倍,特异性分别增加到 98.6% 和 94.4%。单个标志物 CEA 或 CA72 −4 预测腹膜转移的敏感性是 33.3%,3 个标志物联合敏感性最高 66.7%。总之,3 个标志物水平持续升高的患者应高度怀疑复发。

3. 疗效监测　临床可根据 CA72 −4 水平的变化监测手术的效果。有报道行胃癌根治术一周后,血清 CA72 −4 转阴率为 66.7%,其中未转阴的 7 例中有 5 例血清 CA72 −4 水平降低 50% 以上。在行胃癌姑息性切除术后,血清 CA72 −4 的转阴率为 50%,但癌灶未能切除的患者,术后阳性率无显著的改变。动态监测血清 CA72 −4 可以发现胃癌的转移和复发。70% 复发肿瘤,CA72 −4 浓度会在临床发现前或同时升高。

4. 联合检测　研究发现单独运用 CA72 −4 对胃癌进行诊断敏感性低,与其他肿瘤标志物联合检测可提高胃癌诊断率。盛卫忠等采用免疫放射量度分析（IRMA）法测定 136 例胃癌患者血清 CA72 −4、CA19 −9 及 CEA 水平,CA72 −

4、CA19 - 9 及 CEA 在胃癌诊断中的敏感性分别为 39.7%、30.9% 及 14.7%;特异性分别为 98.6%、82.2% 和 98.6%;CA72 - 4 及 CA19 - 9 联合检测的敏感性为 54.4%,特异性为 80.8%。CA72 - 4 与 CA19 - 9 联合检测有助于胃癌的术前期的预测以及术后的随访与监测。

(二)大肠癌

大肠癌是导致血清 CA72 - 4 升高的又一原因。对大肠癌的高危人群,近期出现排便习惯与大便性状的改变,提示大肠癌。应做粪便隐血、肿瘤标志物检测、结肠镜或 X 线钡剂灌肠及组织病理学检查以明确诊断。

1. CA72 - 4 对大肠癌的检出率 CA72 - 4 对大肠癌的临床敏感性为 20% ~41%。CA72 - 4 水平与肿瘤的临床分期有关。有报道 Dukes A 期敏感性为 22.2%,Dukes B 期敏感性为 31.2%,Dukes C 期敏感性为 42.1%,Dukes D 期敏感性为 50%。

2. CA72 - 4 与其他肿瘤标志物的比较 目前临床上常用于大肠癌的肿瘤标志物还有 CEA、CA19 - 9、CA242 及 TPS。血清 CEA 水平随临床分期而升高。早期或局限的大肠癌患者 CEA 升高不足 10%,对晚期有远处转移的病例,CEA 的阳性检出率可高达 90%。CEA 对大肠癌早期诊断意义不大。

TPS 是较新的一种大肠癌肿瘤标志物。存在于正常组织中,但正常组织细胞转化为恶性细胞时表达增高,并为肿瘤细胞所释放。TPS 在血清中的浓度能反映肿瘤细胞的增殖活性。TPS 与大肠癌的临床分期、转移与浸润程度相关,对大肠癌的诊断、判断预后、监测疗效和复发均有一定临床意义。

CA242 与大肠癌的临床分期有关,对大肠癌判断预后、监测疗效和复发有临床实用价值。

诸多报道肿瘤标志物的联合检测可提高大肠癌诊断的敏感性和特异性。

(三)卵巢癌

血清 CA72 - 4 水平升高亦常见于卵巢癌患者。

卵巢癌患者血清 CA72 - 4 的临床敏感性为 63% ~78.9%。CA72 - 4 的敏感性与病期有关,Ⅰ、Ⅱ期为 45.3%,Ⅲ、Ⅳ期为 85.7%,Ⅲ、Ⅳ期的检出率明显高于Ⅰ、Ⅱ期患者。血清 CA72 - 4 阳性率与病理组织分类有关,CA72 - 4 在黏液性囊腺癌、内膜样腺癌、浆液性囊腺癌的敏感性和特异性分别为 89.5%、46.7%、81.8%、77.5%、50%、66.7%。

CA72 - 4 单项检测对卵巢上皮性癌有肯定诊断价值。CA72 - 4 与 CA125 对卵巢癌进行联合测定可使诊断的敏感性提高到 92%,但特异性下降(44.0%),阳性预测值为 48.7%,阴性预测值为 90.5%,准确性为 61.8%。当 CA125 和

CA72－4 决定水平分别提高到 85000U/L 和 4800U/L 时,两者联合检测可使诊断的敏感性和特异性均提高,分别达到 88% 和 86%。血清 CA125、CA72－4 可提前 3～4 个月预测复发,两者联合检测敏感性达 100%。

(四)胰腺癌

血清 CA72－4 升高也可以出现在胰腺癌患者中。如为胰腺癌高危人群,近期出现持续性上腹部不适伴食欲下降,不能解释的进行性消瘦以及无痛性黄疸等,要考虑胰腺癌。

国内外报道 CA72－4 对胰腺癌的检出率相差较大,在 0～52.1%,且明显低于 CA19－9 对胰腺癌的检出率(91.7%)。CA72－4 在临床上很少应用。

(五)乳腺癌

乳腺癌患者血清中 CA72－4 水平可升高。CA72－4 对乳腺癌的临床敏感性为 41%,CA72－4 对乳腺癌的诊断,尤其是早期诊断作用十分有限,临床使用价值不如 CEA、CA15－3、TPS、HER－2/neu 和血管内皮生长因子(VEGF)等肿瘤标志物。

第五节 糖类抗原 242

一、概述

(一)生化及生理

糖类抗原 242(CA242)是 1985 年 Lind Holm 等从人结直肠腺癌细胞株 CO-LO205 的接种鼠中分离出来的一种唾液酸化的黏糖蛋白类消化道肿瘤相关抗原,属广谱肿瘤标志物。其确切结构尚不清楚,一般认为其与 CA19－9、CA50 等糖链抗原的表型有关而不完全相同。CA242 与肿瘤局部的宿主抗免疫反应有关,机体免疫抑制越明显,血清水平越高。正常人胆管细胞、胰管细胞中存在少量 CA242。在恶性肿瘤患者血清中 CA242 都有较高的阳性检出率,但在良性疾病或正常对照组中几乎不产生或含量甚微。

研究表明,CA242 与腺癌的关系较密切,是腺癌新的肿瘤标志物。恶性肿瘤患者血清中 CA242 的水平明显高于良性疾病组和正常对照组,尤其在胰腺癌、结直肠癌、肝癌和胃癌中升高明显,其中胰腺癌、结直肠癌最高,平均高达(56.32±39.07)U/ml、(26.06±17.34)U/ml。从敏感性、特异性及准确性方面来讲,CA242 对胰腺癌和结直肠癌是一种有价值的标志物,其敏感性与

CA19 - 9 相仿,但特异性、诊断效率优于 CA19 - 9;CA242 对肝癌、胃癌诊断率较低,如同其他肿瘤标志物 AFP、单抗 MG7 相关抗原(monoclonalgastric cancer 7antigen, MG7Ag) 联合应用,有利于提高阳性诊断率,减少临床的漏诊率。

(二)CA242 的检测

1. 测定方法　CA242 的测定方法有免疫放射分析法(IRMA 法)、化学发光法等。样本可为血清、血浆、脑脊液、胸膜渗出液、腹水。

2. 参考范围

免疫放射分析法:> 12kU/L;

化学发光法:0 ~ 20kU/L。

3. 影响因素　研究表明,血清 CA242 升高与 2 型糖尿病存在相关性,糖化血红蛋白和低密度脂蛋白胆固醇是影响 CA242 的重要危险因素。

二、常见疾病

(一)非恶性肿瘤性疾病

良性阻塞性黄疸、肝炎、肝实质性损害、肝硬化、胰腺炎、溃疡性结肠炎、腺瘤、肺炎、类风湿关节炎。

(二)恶性肿瘤性疾病

胰腺癌、结直肠癌、胃癌、肝癌和胆管细胞癌等恶性肿瘤,其浓度显著升高,常用于这些肿瘤的诊断和病情监测,尤其是胰腺癌和结肠癌,其阳性率可达60% ~ 79%。对肺癌、乳腺癌也有一定的阳性检出率。

三、临床思路(图 2 - 5)

CA242 是一种新的肿瘤相关抗原,当消化道发生肿瘤时,其含量升高。对胰腺癌、结肠癌、直肠癌有较高的敏感性与特异性,对肺癌、乳腺癌也有一定的阳性检出率。用于胰腺癌和良性肝胆疾病的鉴别诊断及预后,也用于结肠癌、直肠癌患者术前预后及复发的鉴别。CA242 属于特异性强但敏感性不太高的肿瘤标志物,所以联合检测也是它的发展方向之一。

(一)胰腺癌

有研究表明 CA242 在胰腺癌患者中的敏感性与 CA19 - 9 相似,但是其特异性高于 CA19 - 9,因此 CA242 可作为胰腺癌的诊断指标,用于胰腺癌的临床诊断。CA242 水平与肿瘤分期有关,Ⅳ期患者的 CA242 水平明显高于 Ⅰ 或 Ⅱ/Ⅲ期者;血清 CA242 水平在胰头癌和胰体尾部癌患者间无显著性差异。

术前 CA242 高于正常值的胰腺癌患者,中位生存期为 6 个月,而 CA242

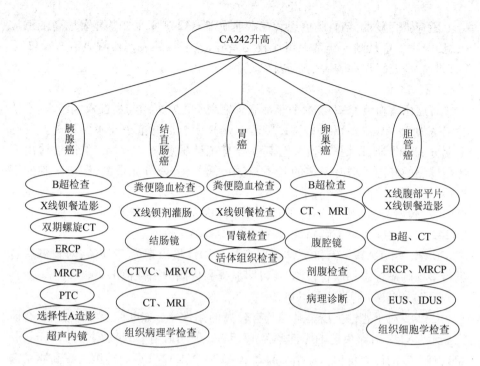

图 2 - 5　CA242 升高的临床思路

正常的患者，中位生存期为 11 个月，其差异具有统计学意义。所以 CA242 被认为是一个影响预后的独立因素，其机制有待进一步研究。

　　有关 CA242 与其他肿瘤标志物联合检测的研究较多。研究显示，联合检测 CA19 - 9 + CA242 + CEA 可以提高胰腺癌诊断的特异性，CA19 - 9 和 CA242 对胰腺癌的治疗效果及预后判断更具有价值。比较胰腺癌转移组与未转移组血清 CEA、CA19 - 9 及 CA242，对胰腺转移癌的联合诊断敏感性达到 74.5%，特异性达到 71.2%，优于 CEA、CA19 - 9 及 CA242 单项检测。可见 CEA、CA19 - 9 及 CA242 联合检测可以提高胰腺癌转移的敏感性和准确性。胰腺癌根治性切除术后未复发组 TSGF、CA19 - 9、CA242 恢复正常者分别占 94.3%、97.1%、94.3%，而复发组 TSGF、CA19 - 9、CA242 增高者分别占 77.6%、83.7%、81.6%，表明 TSGF、CA19 - 9、CA242 可较好地用于监测胰腺癌术后复发。

　　（二）结直肠癌

　　结直肠癌患者 TPA、CA242 和 CEA 水平及检测阳性率均高于健康对照组，差异有统计学意义，3 种肿瘤标志物联合检测对直肠癌的阳性检出率明显升高；直肠癌患者经有效治疗后其血清 3 种肿瘤标志物水平显著降低，其差异具有统计学意义。

还有研究显示,结直肠癌患者在术前血清 CA242 水平非常显著地高于正常人组,术后 3 个月则与正常人组比较无差异,这一结果表明检测血清 CA242 可以判断病情的轻重和肿瘤是否转移。

（三）胃癌

胃癌患者血清 CA242 水平非常显著地高于正常人组与良性疾病组,其阳性检出率为 55.6%。CA242 的浓度随着胃癌临床分期的推进而不断增高。胃癌Ⅰ期分别与Ⅲ期、Ⅳ期进行比较,其差异有统计学意义。CA242 的阳性检出率还与胃癌的病理类型有一定的联系,其中,低分化、未分化最高,印戒细胞的阳性检出率相对较低。此外,术后 CA242 浓度可明显降低,若手术效果不理想或者失败,病情复发,则其不降低反而升高,提示检测胃癌患者手术前后血清 CA242 水平的变化对了解病情、观察预后均有临床价值。

CA72 - 4、CA19 - 9 和 CA242 联合检测阳性检出率为 77.8%,对胃癌患者进行多项肿瘤标志物联合检测,可以明显提高胃癌的阳性检出率。

（四）卵巢癌/卵巢交界性肿瘤

CA242 对于恶性上皮类肿瘤具有较高的阳性率,如胰腺癌和胆囊癌,有研究显示 CA242 对卵巢癌的阳性率为 17.7%,说明血清 CA242 对于恶性卵巢肿瘤具有一定的诊断价值。血清 CA125、CA19 - 9、CA242 联合检测可提高卵巢癌的诊断阳性率(89.6%),可降低误诊率,尽管联合检测特异性有所降低;联合检测的准确性亦比单项检测有一定的提高,并且有助于鉴别诊断。

CA19 - 9 与 CA242 联合检测对卵巢黏液性癌和交界性黏液性瘤有较好的鉴别诊断价值,并可作为动态观察治疗效果的指标。特别是 CA125 水平正常或升高不明显而高度怀疑恶性肿瘤时,联合检测血清 CA19 - 9、CA242 是目前术前区分浆液性癌和黏液性癌最有效的指标。

（五）胆管癌/胆囊癌

胆管癌患者血清 CA242 阳性率为 58.82%。CA19 - 9 对胆管癌诊断具有较好应用价值,联合检测肿瘤标志物 CA19 - 9、CA242、CA125 及 CEA 在一定程度上可以提高胆管癌诊断敏感性。

CA242 在诊断胆管癌时敏感性较高,但特异性不强,特别是难于与原发性硬化性胆管炎相鉴别。但因其敏感性较高,且不易受胆汁淤积的影响,仍具有较好的应用前景。

（六）其他肿瘤

研究表明,在乳腺癌患者血清中,CA242 的阳性率为 28.77%,与 CA125 及 CA15 - 3 相比阳性率较低,单独检测对乳腺癌诊断价值不大,但与 CA125、CA15 -

3 联合检测却能明显提高乳腺癌的检出率。

早期(Ⅰ~Ⅱ期)肺癌患者的血清 CA242 含量较低,中晚期(Ⅲ~Ⅳ期)患者则明显升高,提示血清 CA242 含量与病变程度有关。文献报道,其在腺癌中的阳性率明显高于鳞癌。有资料显示,血清 CA242 异常升高的肺癌患者在根治性手术后或者化疗后病情缓解者,其血清 CA242 含量会明显下降,甚至恢复到正常范围,这表明对无法测量病灶的肺癌患者,血清 CA242 含量可以作为评价化疗疗效的指标。从联合检测的结果分析,两种肿瘤标志物联合检测肺癌阳性率明显高于各单项检测的阳性率,其中 CEA + CA242 组合达到 61.5%,CA242 + VEGF 组合也达到了 56.3%,提示了包含 CA242 的联合检测明显提高肺癌诊断的阳性率。

第六节 糖类抗原 15 – 3

一、概述

(一)生化及生理

糖类抗原 15 – 3(CA15 – 3)是第 3 个由杂交瘤技术所证实的肿瘤血清标志物。其生化本质为黏蛋白,相对分子质量 400kD,属多形上皮黏蛋白(PEM)。妊娠 3 个月的妇女可见中等程度升高,主要存在于多种腺癌内。CA15 – 3 为乳腺癌的标志,主要用于监测乳腺癌的进程及对治疗的反应。

(二)CA15 – 3 的检测

1. 测定方法　有 RIA 法、ELISA 法、FPIA 法、CLIA 法、CLEIA 法、ECLIA 法等。

2. 参考范围　<28kU/L(FPIA 法)。

3. 影响因素

(1)检测方法:尽管使用的抗体相同,检测方法也类似,但使用不同厂商试剂盒的结果有差异。因此,监测时应使用相同的试剂和样本类型,报告时要注明。

(2)口服避孕药者 CA15 – 3 水平明显降低。

(3)稳定性:样本在 4~8℃时可储存 1 周,长期储存应置于 –25℃冷冻。

二、引起 CA15 –3 升高的常见疾病

(一)良性病变

1. 呼吸系统疾病　肺炎、肺结核。

2. 消化系统疾病　肝炎、肝硬化、胆囊炎。

3.泌尿、生殖系统疾病　卵巢囊肿、肾功能不全。

4.乳腺良性疾病　乳腺纤维瘤。

(二)恶性肿瘤

1.呼吸系统恶性肿瘤　肺癌、支气管癌。

2.消化系统恶性肿瘤　肝癌、胃癌、胰腺癌、胆管癌、结肠癌。

3.生殖系统恶性肿瘤　卵巢癌、子宫内膜癌。

4.乳腺癌。

5.神经系统肿瘤　神经胶质瘤。

三、临床思路(图2-6)

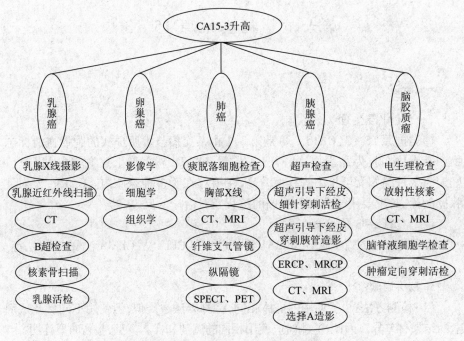

图2-6　CA15-3升高的临床思路

CA15-3可在多种腺癌进展期表达,无器官特异性,要明确病变的部位及性质,必须通过病史、症状、体征、实验室检查以及影像学检查结果来确定。

(一)乳腺癌

乳腺癌患者血清CA15-3浓度常有升高。如是乳腺癌易发人群(乳腺癌家族史、月经初潮早、绝经迟、绝经后肥胖者)或发现乳房肿块、乳头溢液、同侧腋窝淋巴结肿大者要想到乳腺癌的可能。选择做乳腺X线摄影、乳腺近红外线扫描、CT、MRI、乳腺活检,最后以组织病理学诊断为依据。

CA15-3主要应用是监测转移患者的治疗。监测治疗时,检测CA15-3的同时应结合诊断性影像学、临床史和身体检查。CA15-3对于病情无法用放射学评估的患者的治疗监测特别有价值。CA15-3也许还可以用于无症状浸润性乳腺癌女性的术后监测,连续监测可提前5~6个月发现复发/转移。然而,提前给予系统治疗是否能改善患者的预后尚不明了。因此,专家小组就无症状乳腺癌患者术后定期检测CA15-3未达成一致。CA15-3作为乳腺癌标志物的主要缺陷是早期患者或局限患者的血清水平很少增高。

1. 诊断 早期乳腺癌患者血清CA15-3水平很少异常,乳腺癌Ⅰ期和Ⅱ期仅有10%~20%的病例CA15-3升高,故CA15-3对乳腺癌的早期诊断无临床价值。乳腺癌在进展期,当肿瘤大到一定程度或伴有淋巴结转移时CA15-3较明显增高。文献报道CA15-3对乳腺癌的临床敏感性不尽一致,设定的CA15-3临界值与阳性检出率有直接关系。有报道术前CA15-3的阳性率为27.5%~65.9%,良性乳腺疾病CA15-3的阳性率为5%~15%。

CA15-3血清水平与乳腺癌分期有关,其阳性率随病情的进展而显著增高。Ⅰ期为4%~16%,Ⅱ期为13%~54%,Ⅲ期为65%,Ⅳ期54%~91%。T1/2期为14%~23%,T3/4期为27%~86%;淋巴结阴性病例为22%,淋巴结阳性病例为38%。

CA15-3水平在反映乳腺癌转移方面有相当高的敏感性与特异性,且转移灶越多,范围越广,CA15-3水平越高。CA15-3的血清浓度取决于转移的组织与器官。皮肤转移临床敏感性低(平均水平25kU/L),36.5%>50kU/L;结缔组织转移时敏感性为47%~83%;骨转移时CA15-3水平较高,32%~75%的病例>27kU/L,61%病例>35kU/L;肝转移时有45.5%的病例>50kU/L,有64%病例>35kU/L,多发性转移的病例CA15-3的浓度最高。

2. 预后判断 Seker等研究发现,术前血清CA15-3水平与Ⅰ、Ⅱ期淋巴结转移明显相关。而腋窝淋巴结转移数是分期和决定预后的金标准,腋窝淋巴结的阳性率也是确定局部复发和第一次复发后生存率的有效参数。

乳腺癌术前CA15-3水平在正常范围的患者生存期长;而超逾正常水平的患者生存期短。有报道当CA15-3较原水平升高>25%时,预示病情进展或恶化。在70%以上复发性乳腺癌患者中可见到CA15-3的异常升高,血清CA15-3水平高于40kU/L以上者的生存期明显低于血清CA15-3正常的患者,前者为18.3个月,后者为25个月。CA15-3水平降至正常说明治疗有效,如果再次升高则是乳腺癌复发和转移的重要信号,CA15-3升高较临床复发症状和影像学异常要早出现 1~18 个月。血清 CA15-3 降低 25% 者或持续阴性者预后较好。

Al-azawi 等研究发现,基本化疗前 CA15-3 浓度较高的局部晚期乳腺癌患者临床及病理应答较差,基本化疗后 CA15-3 持续升高是局部晚期乳腺癌治疗后复发的独立预测因素,预示无病生存期缩短,与 HER-2/neu 表达、肿瘤淋巴血管区域侵袭无关。

Bensouda 等对转移乳腺癌进行了回顾性研究,发现 62% 患者转移时 CA15-3 升高,ER/PgR 阳性与升高强烈相关。69% HR(+)、HER-2(-)病例转移时 CA15-3 升高,56% HR(+)、HER-2(+++)病例转移时 CA15-3 升高,46% HR(-)、HER-2(+++)病例转移时 CA15-3 升高,但是仅 41% 三阴病例转移时 CA15-3 升高。因此认为转移时 CA15-3 升高取决于 HR 状态,且变异很大。

3. 肿瘤标志物联合检测　①与组织多肽特异性抗原(TPS)联合检测。Giai 等研究证明,TPS 和 CA15-3 均不能有效鉴别乳腺癌与乳腺良性疾病,但是 TPS 有助于远处转移的诊断,TPS 和 CA15-3 联合应用可使敏感性提高到 96%。国内有研究表明,TPS 对转移性乳腺癌敏感性为 81.3%,高于 CEA 和 CA15-3,但 CA15-3 的特异性却高于 TPS。TPS 与 CA15-3 联合检测是诊断转移性乳腺癌的最佳组合。②CEA、CA15-3、CA125 联合检测。有报道 CEA、CA15-3、CA125 单项检测对乳腺癌的敏感性均较低,在 25%~41% 之间;但联合检测的敏感性明显增高。CEA+CA15-3 的敏感性为 60.7%,CEA+CA125 的敏感性为 57.1%,3 项联合检测可达 75%。CEA、CA15-3、CA125 联合检测可作为乳腺癌病情进展、评价疗效和预后判断的指标。

(二)卵巢癌

卵巢癌患者血清 CA15-3 水平亦可升高。如患者出现下腹部不适、胃肠道症状、盆腔部肿块和卵巢功能异常,要想到卵巢癌的可能。

CA15-3 对卵巢癌的临床敏感性为 68%。而目前监测浆液性卵巢癌病情进程和疗效的最重要的肿瘤标志物是 CA125。血清 CA15-3 与 TAG72-3 可作为辅助 CA125 的标志物。有报道 TAG72-3、CA125 和 CA15-3 联合检测较单独应用 CA125 敏感性明显提高。

(三)胰腺癌

胰腺癌是引起 CA15-3 升高的又一个原因,如果 40 岁以上的患者有下列临床表现:①持续性上腹不适,进餐后加重伴食欲下降;②不能解释的进行性消瘦;③不能解释的糖尿病或糖尿病突然加重;④多发性深静脉炎或游走性静脉炎;⑤有胰腺癌家族史、大量吸烟、慢性胰腺炎者,应考虑胰腺癌的可能性。应做肿瘤标志物检测、B超、ERCP、MRCP、PTC、选择性A造影以及组织病理学和细胞学检查。

据文献报道血清CA15-3对胰腺癌的敏感性为10%～61%,但临床的应用报道甚少。

目前,用于诊断胰腺癌的血清学肿瘤标志物有CA19-9、CA242、CA50、CA195、CA125、CA494、DU-PAN-2抗原、TPA和TPS、CEA、胰腺癌胚胎抗原(POA)以及胰腺癌相关抗原(PCAA)等。

(四)肺癌

CA15-3升高可见于部分肺癌患者,如患者血清CA15-3水平升高,在排除乳腺癌、转移性乳腺癌、卵巢癌后,可考虑肺癌。肺癌早期常无任何不适,肺癌的首发症状通常为胸痛、咳嗽、痰中带血。对患者采用的常规检查程序,包括询问病史、全面体格检查、痰细胞检查、X线、CT、MRI、纤维支气管镜、血管造影、组织活检和肿瘤标志物检测。目前常用的肺癌血清标志物有:NSE、CEA、CYFRA21-1、SCC及CA125等。

大量研究证实,人体细胞从正常向恶性转化的过程中,细胞表面糖蛋白和糖脂会发生某些变化,表现出肿瘤细胞表面糖类抗原的升高。CA15-3对肺癌的临床敏感性为36%,血清CA15-3浓度与组织类型有关,其中鳞癌为27.6%,腺癌为39.4%,小细胞肺癌为37.5%。

肺癌患者血清CA15-3升高程度与病期有关,随着病情进展而增高,提示血清CA15-3浓度水平的高低可作为肺癌诊断和预后的指标之一。但其阳性率仅为36%,故需与其他肿瘤标志物联合检测,以提高对肺癌诊断的阳性率。如采用CEA、CA19-9、CA125、CA15-3联合检测可将肺癌诊断的阳性率提高到94.2%。

(五)脑胶质瘤

神经胶质瘤简称胶质瘤,是发生于神经外胚层的肿瘤。神经胶质瘤的分类方法很多,其中有代表性的是Bailey-Cushing分类法和Kernohan分类法。Kernohan根据肿瘤细胞的分化程度分为五种类型:星形细胞瘤、少支胶质细胞瘤、神经星形细胞瘤、室管膜瘤和髓母细胞瘤。胶质瘤大多缓慢发病,自出现症状至就诊时间一般为数周至数月,少数可达数年。胶质瘤临床症状包括两方面,一是颅内压增高症状,如头痛、呕吐、视力减退、复视、精神症状等;二是肿瘤压迫、浸润、破坏脑组织所产生的局灶症状,早期可表现为刺激症状如局限性癫痫,后期表现为神经功能缺失症状如瘫痪。

胶质瘤的诊断,根据生物学特性、年龄、性别、好发部位及临床过程进行分析,在病史及体征的基础上,采用电生理、放射性核素、放射学及磁共振等辅助检查。定位正确率几乎是 100% ,定性诊断正确率可在 90% 以上。目前,检测脑胶质瘤的标志物有:透明质酸黏合蛋白(BEHAB)、中间微丝蛋白(IF)、神经卵巢蛋白、胶质纤维酸性蛋白(GFAP)、神经元特异性烯醇化酶(NSE)、S100 蛋白和血管内皮生长因子(VEGF)等。

贺红卫等首先报道血清 CA15 – 3 检测在胶质瘤诊断中的应用。结果表明,50 例胶质瘤患者血清 CA15 – 3 水平高于健康对照组,且高恶性脑胶质瘤组 CA15 – 3 水平明显高于低恶性胶质瘤组。而颅内良性肿瘤组患者血清 CA15 – 3 水平与健康组无统计学差异。血清 CA15 – 3 检测神经胶质瘤的敏感性、特异性、准确性分别为 44%、95.2%、84.2% ,其中高度恶性者为 70%、95.2%、92.5%;低度恶性胶质瘤的敏感性为 26.7% ,特异性为 95.2% ,准确性为 85.9%。血清 CA15 – 3 对胶质瘤有较高的特异性和敏感性,并对鉴别良、恶性病变有较大价值。因此可作为一种新的胶质瘤肿瘤标志物。但 CA15 – 3 作为胶质瘤的肿瘤标志物的临床应用报道甚少,它的临床应用价值还有待于进一步研究和证实。

第七节　糖类抗原 125

一、概述

(一)生化及生理

糖类抗原 125(CA125)是 Bast 等在 1981 年通过免疫方法成功发现的,并在随后研究中证实其在卵巢癌临床监测中的作用。近年来 Lloyd 等通过对 CA125 抗原的克隆及 DNA 序列的测定发现,CA125 抗原是含有 5797 个碱基对的跨膜糖蛋白。由于其氨基酸序列具有一些黏蛋白分子的特性,故将其命名为 CA125/MUC 16(基因为 MUC 16)而且通过转染技术证实了 MUC 16 就是 CA125。随着 CA125 抗原克隆及其基因测序的成功,可通过 CA125 转染来了解 CA125 在卵巢癌的发生和进展中的作用。在上皮性卵巢癌细胞中 CA125 有高度表达,并能分泌入血液。目前作为一种常规的血清标志物应用于卵巢癌患者病程进展的监测中。术前 CA125 升高可预测化疗反应,甚至可早于任何症状或临床发现预测疾病复发。

（二）CA125 的检测

1. 测定方法　有 RIA 法、ELISA 法、FPIA 法、CLIA 法、CLEIA 法、ECLIA 法。

2. 参考范围　<35kU/L(FPIA)；<65kU/L(要求高特异性时)。

3. 影响因素

（1）检测方法:尽管使用相同的单克隆抗体和相似的检测技术,不同生产商的试剂盒相关性差。

（2）肿瘤患者血清中 CA125 水平可能极高,为避免高剂量 Hook 效应,测定值 >300～400kU/L 时应使用 1:10 稀释后重新测定。已有商品化的专用稀释剂。

（3）用 CA125 放射免疫法的患者血清中常有人抗鼠 CA125 抗体,可能使 CA125 水平假性增高或降低。这可用 CA125 - Ⅱ试验(识别不同抗原决定簇的捕获抗体 M11)或类似的非均相测定和两步法(中间洗涤)排出。

（4）较高的 CA125 水平与年龄较大相关,而较低水平与激素替代疗法、吸烟习惯相关。某些个人及医疗因素会影响 CA125 水平。

（5）稳定性:4～8℃可暂时储存 3 天,长期储存需放 -80～-20℃的冰箱中。

二、引起 CA125 升高的常见疾病

（一）生理性增高
妊娠、月经。

（二）良性疾病

1. 消化系统良性疾病　急慢性胰腺炎、肝炎、肝硬化、胆结石、胆囊炎、腹膜炎、肠梗阻。

2. 生殖系统良性疾病　子宫内膜炎、盆腔炎、急性子宫附件炎、宫外子宫内膜异位、子宫肌瘤、良性卵巢瘤、遗传性乳腺卵巢综合征。

3. 其他　肾功能不全、心功能不全、自身免疫性疾病。

（三）恶性肿瘤性疾病

1. 消化系统恶性肿瘤　肝癌、胆管癌、胰腺癌、胃癌、结肠癌。

2. 呼吸系统恶性肿瘤　肺癌、支气管癌。

3. 生殖系统恶性肿瘤　卵巢癌、子宫内膜癌、宫颈癌、输卵管癌。

4. 血液系统恶性肿瘤　恶性淋巴瘤。

5. 乳腺恶性肿瘤　乳腺癌。

三、临床思路(图 2 –7)

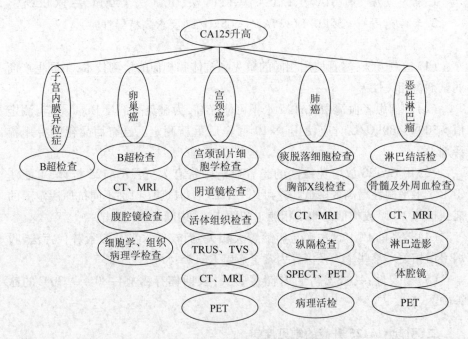

图 2 –7　CA125 升高的临床思路

CA125 对妇科恶性肿瘤的诊断有重要价值,是卵巢癌首选的标志物。CA125 异常增高还可见于其他恶性肿瘤,如43% ~52% 子宫颈癌,20% ~33% 子宫内膜癌,38%的输卵管癌。另外,在许多良性疾病患者,血清 CA125 有时也可增高。血清 CA125 水平升高的临床意义需要根据病史、症状、体征、影像学、病理学、血清学等检查综合分析和判断。

(一)卵巢癌

卵巢癌是引起血清 CA125 增高最常见、最重要的原因。据临床统计表明,在初次就诊的卵巢恶性肿瘤患者中,有70% ~80% 已是临床Ⅲ、Ⅳ期的晚期患者。如40 岁以上的妇女近期出现腹胀、腹痛、腹部包块、腹水时,应高度警惕卵巢癌。要进行妇科盆腔检查、经腹超声(TAS)、经阴道超声(TVS)、彩色多普勒血流显像(CDFD)、三维超声成像(3DUD)、CT、MRI、PET、腹腔镜、细胞病理学检查以及肿瘤标志物 CA125、CA19 – 9、CEA、AFP、HCG 的检测。连续监测CA125 可显著提高在 50 岁以上女性中的特异性。有学者认为,CA125 的临界值应该以患者亚群分层,以减少假阳性结果。这些有意义的结果还需进一步证实。

1. 诊断 有报道卵巢癌 CA125 检测的临床敏感性为 71% ~ 97%。文献报道的敏感性和特异性相差较大,其可能原因除研究对象选择上存在差异外,阳性阈值的确定也至关重要。当临床决定水平为 35kU/L 时,CA125 的临床敏感性最高达 93.5%,特异性 75.2%;当临界值为 65kU/L 时 CA125 的临床敏感性为 89.1%,特异性为 94.4%。CA125 对卵巢癌的敏感性与肿瘤的分期和病理类型有关。在临界值为 65kU/L 时,按国际妇产科联盟(FIGO)分期法,FIGO Ⅰ期为 66%、FIGO Ⅱ 期为 74%、FIGO Ⅲ 期为 94%、FIGO Ⅳ 期为 100%。CA125 临床决定水平为 65kU/L 时,综合敏感性为 89%,其中浆液性卵巢癌为 92%、黏液性卵巢癌为为 64%、子宫内膜癌为 89%,卵巢内胚窦瘤 CA125 不升高。尽管 CA125 在检测卵巢癌上较其他肿瘤标志物的敏感性和特异性高,但在无症状妇女的筛查上阳性预测值偏低,故一般健康体检不建议做该项检测。但对超声检查发现卵巢肿瘤及卵巢癌高危人群检查时,CA125 不失为一种较好的选择。CA125 连续监测配合 B 超盆腔检查,可以早期发现患者。

2. 预后评估 术前 CA125 水平与患者生存率相关。Negele 等报道,术前 CA125 水平可作为 Ⅰ期卵巢上皮癌患者的一种独立预后指标。单因素分析表明 CA125 阳性者存活率降低,多因素分析表明 CA125 术前阳性者死亡的危险性是阴性者的 6.73 倍,是比年龄、组织分级更重要的预后因素。Mokor 等报道,在单变量分析中发现术前 CA125≤150kU/L 者存活率较高。在Ⅲ、Ⅳ期卵巢癌患者,术前 CA125 水平无预后价值,但治疗后半衰期具有独立预后价值。Co-lakvic 等研究认为,CA125 半衰期小于 20 天者中位存活期为 101 个月,而半衰期大于 20 天者中位存活期为 18 个月,两者差异显著。Redman 等分析了 50 例Ⅱ ~Ⅳ期卵巢癌患者,于第三次化疗前测定血浆 CA125 值,结果 <35kU/L 与 ≥35kU/L 患者的术后一年存活率分别为 96% 和 85%。Mogensen 分析了 112 例Ⅲ、Ⅳ期卵巢癌患者,结果显示第三个疗程后血清 CA125≥35kU/L 的患者平均生存时间为 16 个月,而 CA125 <35000U/L 患者达 31 个月,两者有显著差异。如果综合治疗前用 CA125 作为基础值计算出 CA125 半衰期,亦可作为进展期卵巢癌预后判断的一项指标。Yedma 等报道了 60 例Ⅲ、Ⅳ期卵巢癌患者,以血浆 CA125 半衰期 20 天为界线分为两组,其预后有显著差异。Buller 等运用指数曲线回归模型研究后认为,CA125 半衰期延长预示患者病情进展及对化疗敏感性的缺乏。Humter 等亦发现血清 CA125 半衰期 <20 天的患者其生存期是≥20天患者的两倍。有文献报道Ⅲ、Ⅳ期卵巢癌患者在首次化疗后测定 CA125 半衰期,半衰期 <20 天的患者的两年存活率为 76%;20 ~ 40 天的两年存活率为

48%；半衰期＞40天的两年存活率为0。卵巢癌经过手术或综合治疗后,因肿瘤负荷的减少,肿瘤标志物的水平亦有明显的变化。

3.疗效评价　国内外研究证实,卵巢癌患者血清CA125水平变化能较准确反映病情消长,病情恶化血清CA125浓度升高,病情好转则下降。Hilila研究发现卵巢癌治疗后病情进展病例有88%CA125升高,而病情好转患者有87%降低,总符合率88%。CA125在治疗后下降幅度和下降后的隐定期长短是评价疗效的良好指标。肿瘤彻底切除术后7天里CA125下降到最初水平的75%～90%,随后的1～3个月内恢复到正常水平(半衰期为4.8～6.4天)。切除肿瘤的患者仅有1%～4%的病例CA125仍异常,但在第二次手术时发现50%的患者有残余肿瘤组织,通常直径＜1.0 cm。CA125在卵巢癌治疗效果判断上有较高的临床价值。

近年来研究表明,术前CA125水平对卵巢癌肿瘤细胞减灭术是否理想有一定的预测性。Saygili等对92例施肿瘤细胞减灭术Ⅲc期卵巢癌患者检测术前血清CA125含量。结果是,CA125＜500kU/L有47例,肿瘤细胞减灭术理想者有36例(占77%);而CA125＞500kU/L有45例,减灭术理想者有12例(占27%)。Chi等研究说明,随着CA125升高肿瘤细胞减灭术理想的概率降低。以500kU/L为临界值,术前血清CA125水平可预测肿瘤细胞减灭术理想或不理想的敏感性为78%,特异性为73%,阳性预测值为78%,阴性预测值为73%。

4.复发和转移的判断　在手术后1～3个月的病例,如血清CA125水平增高或继续增高提示仍然存在直径1～2cm甚至更大的肿瘤组织。Rustim等在卵巢癌患者的随访过程中发现,有70%的患者血清CA125上升预示着卵巢癌的复发,而且CA125的上升要比临床出现复发症状早4个月。还有研究发现如以高于CA125正常范围的上限值2倍作为判断值,其预示卵巢癌复发的敏感性为85.9%、特异性为91.3%、阳性预测值为94.8%。

5.肿瘤标志物联合检测　联合检测可提高敏感性和特异性,选择标志物的原则是需有互补性。区别卵巢上皮癌与内胚窦瘤时应选择CA125与AFP联合,卵巢上皮癌以CA125升高为主,内胚窦瘤以AFP高为特点。而卵巢交界瘤的诊断以CA125与CA19-9的组合效果较好。由于CA125在浆液性上皮癌比黏液性上皮癌的阳性率高,而CA19-9等在黏液性上皮癌有较高的敏感性,在早期诊断肿瘤标志物组合中,CA125+CA19-9具有较好的互补性。在晚期卵巢癌,由于CA125对黏液性上皮癌的阳性率已较高,单独测定CA125即可。

（二）宫颈癌

宫颈癌患者血浆中 CA125 亦可升高。原位癌及早期宫颈癌大多无症状,如有白带增多,性交后少量出血,或出现阴道不规则出血,自述月经紊乱或绝经后出血者,要考虑有宫颈癌的可能。诊断和分期诊断可通过妇科检查、宫颈和宫颈管活组织、阴道镜、碘试验、TRUS、TVS、CT、MRI 以及 PET 等检查。

CA125 在宫颈鳞癌阳性率很低,即使Ⅲ、Ⅳ期其阳性率也仅为 33%;而在宫颈腺癌及腺鳞癌 CA125 的阳性率明显升高,Ⅱ期即可超过 40%。因此 CA125 是筛选宫颈腺癌及宫颈腺鳞癌的首选方法。

有学者研究经病理证实的 125 例宫颈癌患者,以治疗前 CA125 > 35kU/L 作为预测值,对宫颈癌的敏感性为 35.2%,而且Ⅲ、Ⅳ期宫颈癌患者的 CA125 水平明显高于Ⅰ、Ⅱ期宫颈癌患者。

CA125 与其他标志物一样,随着其浓度的升高常表明患者病情的恶化。

（三）恶性淋巴瘤

恶性淋巴瘤分为霍奇金病(HL)与非霍奇金淋巴瘤(NHL)两大类。二者在组织学、发病过程、对治疗的反应和预后方面均不相同。

非霍奇金淋巴瘤可引起血清 CA125 升高。如患者在颊部、耳部、滑车上、枕后、泪腺内、肌肉内等出现无痛性进行性浅表淋巴结肿大,发热、出汗、体重减轻等表现,要考虑非霍奇金淋巴瘤。病变可累及骨髓、脾、肝、胃肠道、呼吸道、泌尿道、中枢神经系统及骨。诊断可通过淋巴结活检、骨髓和外周血检查、淋巴结和肝脾影像学检查(如 B 超、CT、MRI、PET)、淋巴造影、体腔镜、实验室检查,最终依组织病理学确诊。

有研究表明 β_2 - 微球蛋白主要反映肿瘤的负荷,LDH 反映肿瘤增殖活性,而 CA125 则反映 NHL 肿瘤的侵袭潜能。CA125 并非由淋巴瘤细胞直接表达,可能是淋巴瘤细胞释放的淋巴因子刺激间皮细胞,使后者表达和分泌 CA125。CA125 是反映间皮细胞对肿瘤的反应性的指标。

Ravoet 等报道 NHL 患者血清 CA125 水平增高,尤其是伴有腹部侵犯的患者。CA125 升高与患者病变的范围、程度有关。晚期患者、病变浸润腹部或纵隔、复发者的 CA125 水平与阳性率显著升高,化疗后 CA125 则下降,完全缓解时可降至正常。

（四）肺癌

血清 CA125 水平升高,也可见于肺癌患者。若近期患者出现不明原因的胸部不适、咳嗽,继而胸痛、痰中带血、体重下降、喘鸣等应高度怀疑肺癌。随着病情的进展,可做胸部 X 线平片、CT、MRI、痰脱落细胞、纤维支气管镜、纵隔镜、组

织病理学检查以及肿瘤标志物 CEA、CA50、CA125、CA19 - 9、NSE、CYFRA21 - 1
等测定。

近年来国外研究发现,肺癌组织中约51%具有 CA125 表达,CA125 水平与分化程度、组织类型密切相关。Kimura 等测定了 95 例肺癌患者的血清 CA125,阳性率为38.9%,其中鳞癌为37.8%,腺癌为30.5%,小细胞癌为60.0%。

有研究显示肺癌伴胸水者血清 CA125 明显高于无胸水者。在 55 例肺癌中,8 例伴胸水的患者血清 CA125 为(135.8 ±104.3)kU/L,而 47 例无胸水患者血清 CA125 为(83.8 ±73.8)kU/L,两者比较伴胸水的肺癌患者血清 CA125 水平明显增高($P < 0.01$)。

肺癌治疗后 CA125 增高患者的一年生存率仅为 12.5%,二年为 0;而 CA125 正常者的一年生存率为57.1%,二年为 14.3%,三年为 7.1%,明显优于 CA125 增高患者。而且血清 CA125 增高患者对放化疗的反应率低,有效率仅为 33.3%;而 CA125 正常者的有效率为 64.3%。结果表明 CA125 是判断肺癌患者预后的独立指标。

(五)子宫内膜异位症

子宫内膜异位症患者是引起血清 CA125 升高的又一可能原因。如育龄妇女有继发性痛经进行性加重和不孕史,盆腔检查扪及盆腔内有触痛性结节,或子宫旁有不活动包块,即可疑似子宫内膜异位症。

子宫内膜异位症发病率逐渐上升,且成为不孕症的常见原因,目前尚缺乏敏感的实验诊断。侯文静等报导,对 35 例子宫内膜异位症患者测定血清 CA125,其结果均值是(45.12 ±30.37)kU/L,阳性率为 57%。作者推测异位症的发生是腹腔体腔上皮的生化过程,异位囊肿表面脱落的 CA125 进入毛细血管,使外周血清 CA125 值上升。

第八节　人附睾分泌蛋白4

一、概述

(一)生化及生理

人附睾分泌蛋白 4(human epididymis secretory protein 4,HE4)是一种小分子分泌型糖蛋白,是一种新型的妇科肿瘤标志物。HE4 基因(也称 WFDC2 基因)最早在人附睾上皮细胞中被发现,它定位于染色体 20q12 ~ q13.1 上,全长约 11.78kb,由 5 个外显子和 4 个内含子组成,有多种剪切方式,其编码的小分子分泌型蛋白主要由 WAP 类型的二硫键核心(WFDC)组成,与细胞外蛋白酶抑制剂有极高的同源性,可能在自然免疫中发挥重要作用。HE4 基因编码含 124 个氨基酸的 HE4 蛋白前体,其编码的蛋白质被认为是附睾特有的、与精子成熟有关的蛋白质。国外学者采用 PCR 反应、Northern 印迹杂交、免疫组化、基因芯片和组织芯片等方法对 HE4 蛋白进行了组织定位,发现其主要分布于生殖系统上皮,如附睾、曲细精管、输精管上皮、输卵管上皮和子宫内膜上皮等。此外,在其他一些组织的导管和腺上皮也有表达,其中支气管和腮腺表达较高,乳腺导管、甲状腺、肾远曲小管、前列腺、结肠黏膜部分阳性。

1999 年 Schummer 等通过 cDNA 微阵列、反转录聚合酶链反应和 Northern 印迹杂交等方法分析了不同来源的卵巢癌及癌旁组织中的 HE4 基因表达水平,发现其 mRNA 在卵巢癌组织中有较高表达,但在癌旁组织中却未见表达。此后研究发现,HE4 在肺癌、胰腺癌、移行细胞癌、胃肠癌、乳腺癌、卵巢癌等恶性肿瘤组织中高表达,并且发现在卵巢癌中表达增高得最明显。2003 年 Hellstrom 等通过研究卵巢癌患者和健康者血清 HE4 水平,证实 HE4 可作为诊断卵巢癌的血清标志物。Galgano 等研究发现 HE4 不仅在卵巢癌患者中有明显的增高,在乳腺癌、移行细胞癌和肾癌等恶性肿瘤有不同程度的增高。2005 年 Drapkin 等用免疫组织化学方法进一步描述了 HE4 在不同组织类型卵巢癌的表达,发现 HE4 在 50% 卵巢透明细胞癌、93% 卵巢浆液性癌及 100% 卵巢子宫内膜样癌表达,而在卵巢黏液性癌及正常卵巢组织中不表达。Lu 等研究结果显示,通过 HE4 检测可筛查出正常人群中 100% 的浆液性肿瘤、89% 的子宫内膜肿瘤、43% 的透明细胞瘤、22% 的黏液性癌。这提示该基因可能是一个卵巢癌相关基因,其启动子有可能应用于卵巢癌的靶向性基因治疗。管桂峰的研究表明,OPN 通过促进 HE4 蛋白刺激基质金属蛋白酶和血管内皮生长因子的产生,能够引起细胞外基质降解和肿瘤组织血管形成,从而增强肿瘤细胞的侵袭浸润能力,导致肿瘤转移。目前,国内关于 HE4 蛋白在卵巢癌组织中表达的研究还较少,相关研究大多集中于血清学方面,并认为 HE4 对卵巢癌、宫颈癌及子宫内膜癌等妇科恶性肿瘤的早期诊断和监测具有重要价值。

(二)HE4 的检测

1. ELISA 法测定   ≥80pmol/L 为阳性。

2. 参考区间   胡晓舟等采用酶联免疫吸附试验法测定 530 例健康体检者及非肿瘤患者血清 HE4 水平,分析年龄、性别、绝经以及良性疾病对其影响,建立中国北方人群血清 HE4 水平的参考区间。结果发现血清 HE4 水平随着年龄增加而升高。男性 HE4 水平参考区间：≤50 岁者 <63.3pmol/L，>50 岁者 <101.8pmol/L；女性 HE4 水平参考区间：<40 岁者 <59.6pmol/L，>40 岁者 <62.4pmol/L。结论为年龄和疾病是影响人血清 HE4 水平的重要生理因素，应根据不同年龄分别建立血清 HE4 水平的参考区间。抽烟状态会影响血清 HE4 水平。

二、常见疾病

（一）正常分布

正常女性生殖道及乳腺的腺上皮、呼吸道上皮、肾脏远曲小管、结肠黏膜、唾液腺中均有 HE4 的表达。

（二）恶性肿瘤性疾病

1. 肾癌和甲状腺癌等疾病中未见表达。

2. 结肠癌、肝癌、胃癌、前列腺癌中多为低水平表达。

3. 肺腺癌、乳腺癌、移行细胞癌、胰腺癌有中到高水平表达。

4. 卵巢癌和子宫内膜癌中有高表达，其中卵巢浆液性癌表达水平最高。

三、临床思路（图2－8）

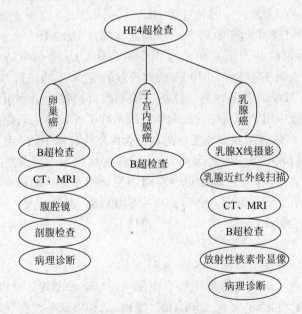

图 2－8　HE4 升高的临床思路

（一）卵巢癌

1. 诊断　因为对卵巢癌前病变没有明确的界定，尽可能多地发现早期卵巢癌成为研究热点。2008 年，Moore 等在比较了 HE4、CA125、可溶性间皮瘤相关肽、CA72－4、活化素、抑制素、骨桥蛋白、HER－2 和表皮生长因子受体 9 种肿瘤标志物在 67 例侵袭性卵巢上皮性癌和 166 例卵巢良性疾病患者血清中的水平，将它们与术后病理学结果进行比较，利用 Logistic 回归模型分析所有标志物及其组合，并用交叉验证分析法评价敏感性和特异性。结果显示良性肿瘤和卵巢癌之间，除 HER－2 外各种标志物水平均有显著差异，在特异性同为 95% 的情况下，就单一标志物而言，HE4 诊断卵巢癌的敏感性最高（72.9%）；就组合标志物而言，HE4 和 CA125 联合检测的敏感性最高（76.4%）。在此基础上联合其他标志物检测，其敏感性增加幅度很小。从区分良性肿瘤和卵巢癌来说，HE4 是最佳的单用标志物，在特异性同为 95% 时，其敏感性最高，达到 45.9%，联合检测 CA125 或其他标志物并未增加其敏感性。由此认为比较 9 种肿瘤标志物单一作用时，HE4 对于卵巢癌早期检测的敏感性最好；比较联合作用时，HE4 联合 CA125 检测卵巢癌的敏感性最好。Hellstrom 用 ELISA 法对卵巢癌患者血清中 HE4 进行检测，也发现 HE4 对卵巢癌的敏感性和特异性均高于CA125。Urban 等收集了 112 例侵袭性卵巢癌患者的标本，评价了 HE4、MMP7、IGFBP2 等 6 个标志物的筛查价值，并与经阴道超声的结果进行了比较。HE4被发现优于二线筛查手段——经阴道超声，39 例 CA125 升高患者中 27 例 HE4升高，经阴道超声仅确认 17 例。

2. 鉴别诊断　血清 HE4 在鉴别卵巢良、恶性病变中的特异性比 CA125 高。应用 HE4、CA125 联合检测，鉴别诊断卵巢癌及 EMT 的准确性最高可达到94.0%，敏感性为 78.6%。HE4 与 CA125 联合检测还可用于监测 EMT 的恶变倾向，结合超声可提高诊断的准确率。超声诊断卵巢包块同时伴有血清 HE4、CA125 水平升高提示卵巢癌的可能；若只有 CA125 升高则考虑 EMT 或其他良性疾病；若只有 HE4 升高则可能是卵巢癌或子宫内膜癌等恶性肿瘤。

有研究对 102 例浆液性囊腺癌及 32 例黏液性囊腺癌进行分析发现，浆液性癌 HE4 阳性率为 80.39%，黏液性癌阳性率为 28.13%（$P < 0.05$），表明 HE4对浆液性囊腺癌更为敏感。

3. 疗效监测　HE4 也是监测卵巢癌术后治疗效果及有无复发的重要指标。卵巢癌患者术后 1 个月复查 HE4 水平明显下降（$P < 0.05$）。

4. 预后判断　卢仁泉等应用酶联免疫吸附测定法检测 116 例 EOC 患者与对照者血清的 HE4 浓度水平，卵巢癌患者血清 HE4 水平随着肿瘤分级、分期的升高而升高,淋巴结转移患者 HE4 水平显著高于未转移者(U 值为 665.5,P 均 < 0.01)。

(二)子宫内膜癌(endometrial carcinoma,EC)

有学者对 HE4 在子宫内膜癌中的诊断价值进行了全面的研究,发现:①子宫内膜癌患者血清 HE4 含量较对照组明显升高,诊断子宫内膜癌的敏感性为43.33%,特异性为95.00%。②子宫内膜癌患者术后血清 HE4 水平较术前明显下降,差异有统计学意义,因此血清 HE4 可作为子宫内膜癌手术疗效判断的指标。③HE4 和 CA125 联合检测诊断子宫内膜癌的敏感性为53.33%,特异性为95.00%,较 CA125、HE4 单项检测敏感性增高,特异性较 CA125 略低。

研究发现子宫内膜癌患者血清 HE4 水平显著高于绝经后健康女性对照组,且血清 HE4 对子宫内膜癌Ⅰ期患者及包含各期子宫内膜癌患者的诊断阳性率均高于血清 CA125。该研究提示血清 HE4 + CA125 二者联合检测有望进一步提高对子宫内膜癌的诊断水平。

还有研究发现,作为 EC 单一标志物,HE4 不管在肿瘤哪期都是精确的。它在肿瘤Ⅰ期、Ⅱ~Ⅳ期和全期的灵敏性分别是 48.4%、71.4% 和 55.0%,将 HE4 和 CA125 联合检测可以提高敏感性。CA125 检测一直以来作为 EC 患者治疗效果监测的指标,研究显示 HE4 对于 EC 复发的早期检出更有价值。

(三)乳腺癌

HE4 对乳腺癌的诊断亦有重要价值。研究显示,乳腺癌组 HE4 水平是 49.0 pmol/L,均明显高于乳腺良性疾病组及正常对照组($P < 0.01$)。经 ROC 曲线确定 HE4 的临界值为 62.5pmol/L。不过,HE4、CA15 - 3 联合检测乳腺癌的敏感性为 63.0%,准确性为 82.4%,均高于单项检测。

(四)其他相关疾病

(1)子宫腺肌症和子宫肌瘤鉴别诊断:子宫腺肌症组的平均 HE4 水平显著高于子宫肌瘤组和健康对照组,差异均具有统计学意义($P < 0.01$);子宫肌瘤患者组与健康对照组血清 HE4 水平差异无统计学意义($P > 0.05$)。可见采用血清 HE4 检测可对子宫腺肌症和子宫肌瘤进行初步鉴别诊断,操作简便,准确率较高。

(2)子宫内膜异位症:子宫内膜异位症组血清 HE4 的浓度为(60.38 ± 10.26)pmol/L,与对照组的浓度(45.64 ± 5.23)pmol/L 相比,呈上升趋势,两组比较差异有统计学意义($P < 0.05$)。HE4 以 50pmol/L 为界,子宫内膜异位症阳性率明显高于其他盆腔良性包块。通过 HE4 不同检测值范围的比较,提示150pmol/L 作为临界值可能会成为区分卵巢上皮癌与子宫内膜异位症的重要依

据,且诊断的敏感性及特异性均较高。以 50pmol/L 作为临界值可能会成为区分子宫内膜异位症与盆腔良性包块的重要依据,不过尚需进一步探讨和观察。

(3)宫颈癌:研究结果表明,宫颈癌组患者血清 HE4 中位值明显高于宫颈良性肿瘤组和正常健康对照组,其血清 HE4 阳性率高达 80.0%,亦显著高于子宫良性肿瘤组和正常健康对照组阳性率。ROC 曲线分析结果表明,以宫颈良性肿瘤组 + 正常健康对照组为参照人群,血清 HE4 表达水平在 114.8pmol/L 时诊断宫颈癌的 Youden 指数最大为 0.657,AUC 为 0.827,其敏感性和特异性分别为 73.1% 和 83.4%。

第九节 前列腺特异抗原

一、概述

(一)生化及生理

前列腺特异抗原(prostate specific antigen, PSA)属激肽酶家族蛋白,为一种丝氨酸水解蛋白,由 240 个氨基酸组成,相对分子质量约为 33kD,与激肽释放酶有广泛的同源性。PSA 的基因位于 19 号染色体。1979 年 Wang 等从前列腺组织中分离出 PSA,它具有器官特异性,只存在于前列腺腺胞及导管上皮细胞胞质中,不表达于其他细胞。正常情况下,前列腺腺胞内容物(富含 PSA)与淋巴系统之间存在由内皮层、基底细胞层和基底膜构成的生理屏障相隔。病理情况下,如肿瘤、肥大、炎症等病变破坏这个屏障时,腺管内容物即可漏入淋巴系统,并进入血液循环导致外周血 PSA 水平升高。

PSA 在血清中主要以三种分子形式存在:①游离 PSA(fPSA),占总 PSA(tPSA)的 10% ~ 30%。②PSA 与 α_1 - 抗糜蛋白酶结合形成的复合物(PSA - ACT),占 tPSA 的 7% ~9%。③PSA 与 α_2 - 巨球蛋白酶形成的复合物(PSA - α_2M)。后两者又称为复合 PSA(cPSA)。

PSA - α_2M 含量较少,不具有免疫活性,不能被现有 PSA 检测法检出。故目前检测的总 PSA(tPSA)由 fPSA 和 PSA - ACT 组成。游离 PSA 半衰期短,仅约 110 分钟,cPSA 稳定性好,半衰期为 2 ~3 天,主要由肝脏清除,血循环中 cPSA 的清除率较 fPSA 慢,生物稳定性好。

PSA 主要生理功能是可防止精液凝固,具有极高的组织器官特异性,是目前诊断前列腺癌的首选标志物。但 PSA 作为诊断标志物尚存争议,因为低特异性(良性前列腺增生、一般炎症反应时 PSA 水平也升高)、低敏感性等局限性。而且,PSA 水平随时间变异极大,不能鉴别肿瘤的恶性程度。因此,PSA 作为诊断工具可能过度诊断癌症。而且,PSA 筛查对前列腺癌死亡率的影响说法不一,目前正在欧洲和美国进行随机对照研究。为了克服 PSA 的局限性,过去 10 年 PSA 动力学研究极大开展。

Sokoll 等收集了 123 例前列腺癌患者的血清标本,分析了 PSA、fPSA、PSA 酶原、良性 PSA、睾酮的诊断价值。结果发现 PSA 酶原是比 fPSA 百分比更好的前列腺癌检查指标,特别是在 tPSA $2 \sim 10 \mu g/L$ 的范围内。

(二)PSA 的检测

1. 测定方法　可采用 ELISA 法、FPIA 法、CLIA 法、CLEIA 法、ECLIA 法。检测标本有血清、血浆、脑脊液和胸膜腔渗出液。

2. 参考范围　tPSA $<4 \mu g/L$; fPSA $<0.8 \mu g/L$, fPSA/tPSA 比值 >0.25。

3. 影响因素

(1)由于使用单克隆抗体针对抗原的位点不同,即使用相同的抗体与类似的检测方法,不同厂商 PSA 试剂测定结果也有差异。有时即使用同一抗体也可由抗原异质性或基质的影响而得到不同的结果。

(2)避免各实验室之间 PSA 分析的差异,使测定结果基本一致。标准品由 90% 的 PSA – ACT 和 10% 的 fPSA 组成(90∶10)。这个比例最接近前列腺癌患者血清中 PSA 组比。用以校正和监测 PSA 分析过程,提高 PSA 测定的可比性。

(3)PSA 检测前患者的准备

◈ 血液样本的采集应在对前列腺未做任何诊查处理之前进行,比如应在前列腺按摩、前列腺活检、导尿或膀胱镜检查后数周采血。

◈ 若要测定 fPSA 应在射精后 48 小时采血。

◈ 前列腺炎应在症状消失后 8 周测定 PSA。

◈ 长时间骑自行车亦可导致 PSA 水平升高。

◈ 服用某些雄激素拮抗药如 $5 - \alpha$ 还原酶抑制剂可使 PSA 水平降低。

(4)标本采集和处理:血液标本应在采集 3 小时内离心并冷藏血清,冷藏不超过 24 小时,不能在 24 小时内检测的,血清应储存于 $-20 ℃$ 冰箱内,需长期储存的标本应置于 $-70 ℃$ 冰箱内。

(5)生理变化:正常人血清 PSA 在不同时期有一定的变化,称为 PSA 的生理变化,其变化可达 30%。

(6)年龄对 PSA 的影响:随年龄的增长 PSA 呈上升趋势。年龄在 $50 \sim 59$ 岁,PSA $3.0 \mu g/L$;$60 \sim 69$ 岁,PSA $4.07 \mu g/L$;$70 \sim 79$ 岁,PSA $5.5 \mu g/L$。

（7）较高的体重、体重指数、腰围、三头肌皮褶厚度、全身含水量与 PSA 水平较低有一定相关性。但尚需通过前瞻性研究证明这一相关性是否影响 PSA 在肥胖男性中应用的准确性。

二、引起 PSA 升高的常见疾病

（一）良性疾病

良性前列腺增生、急慢性前列腺炎、前列腺缺血、前列腺梗死、急性尿潴留、肾脏和泌尿系统疾病。

（二）恶性肿瘤

前列腺癌、乳腺癌、肾上腺癌、肾癌和膀胱癌。

三、临床思路(图2-9)

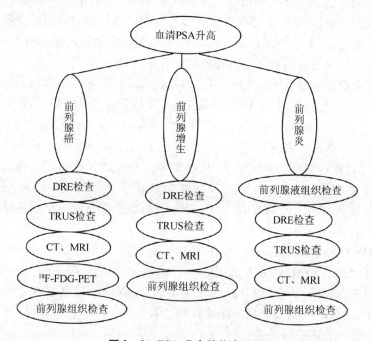

图 2-9　PSA 升高的临床思路

（一）前列腺癌

前列腺癌可引起血清 PSA 水平异常升高。若患者出现尿频、尿急、尿潴留等膀胱颈部梗阻症状时应高度怀疑前列腺癌。临床上诊断前列腺癌常用的方法有细胞学检查、经直肠超声(transrectal ultrasonography，TRUS)、CT、MRI、前列腺放射性核素显像(常用^{18}F – FDG – PET)、组织病理学检查和肿瘤标志物检测。前列腺癌的肿瘤标志物有 PSA、前列腺特异膜抗原(prostate specific membrane antigen, PSMA)、人端粒酶催化蛋白亚单位(human telomerase reverse transcriptase, hTERT)、人类腺体激肽释放酶 2(human kallikreins 2, Hk2)、前列腺癌抗原 3(prostate cancer antigen 3, PCA3)等。

PSA 是特异性高、敏感性强的肿瘤标志物,对前列腺癌有很高的诊断价值。已被用于前列腺癌的诊断、疗效判定和监测复发等。

1. 诊断和筛查 以 PSA >4μg/L 为临界值,PSA 对早期前列癌的敏感性在 60% ~70% 之间,中后期可达 69% ~92.5%。PSA 水平与前列腺癌的分期有密切关系。Myetle 等报道 A 期患者中 PSA 异常率为 63%,B 期 71%,C 期为 81%,D 期为 88%。临床研究发现,当血清 PSA <4.0μg/L 时,大部分前列腺癌是器官局限性的;当 PSA >10μg/L 时,有 50% 以上患者的前列腺膜可能已穿破;当 PSA >50μg/L 时,有 75% 患者有淋巴浸润。尽管前列腺癌的分期与 PSA 水平关系密切,但术前 PAS 值不能单独用来证实病变是否向前列腺囊外扩散,因此确切的分期还需要 PSA 与其他方法联合应用。

有较多报道显示,PSA 值为 4.0 ~10.0μg/L 时,特异性相对较低。据统计约 95% 的前列腺增生患者 PSA 均在 10μg/L 以下,其中相当一部分病例 > 4.0μg/L。另外在 4.0 ~10.0μg/L 范围之内却有 25% 为前列腺癌。有人把 PSA 值在 4.0 ~10.0μg/L 称为灰区范围。为提高 PSA 对前列腺癌的诊断特异性和鉴别良、恶性前列腺疾病的识别能力,近年来有人对 PSA 进行广泛深入研究后提出 PSA 密度(PSAD)、PSA 年龄特异性参考范围、移行带 PSA 密度(PSAD – TZ)、PSA 速率(PSAV)、fPSA 百分率、cPSA 和前列腺特异性抗原前体(ProPSA)测定等方法。

(1)PSAD:PSAD 概念是 1989 年首先由 Bemsom 提出的,是指单位体积前列腺 PSA 的浓度。PSAD 的参考范围为 $0.12\mu g/(L \cdot cm^3)$ ~ $0.15\mu g/(L \cdot cm^3)$。当 PSAD 在 $0.1 ~0.15\mu g/(L \cdot cm^3)$ 之间时,前列腺癌的检出率为 15%,当 PSAD >$0.15\mu g/(L \cdot cm^3)$ 时,检出率为 60%。如 PSAD >$0.15\mu g/(L \cdot cm^3)$ 值,要疑为前列腺癌并应进行活检。

(2)PSAD – TZ 即血清/血浆 PSA 含量与移行带体积的比值。PSAD – TZ 参考范围 <$0.35\mu g/(L \cdot cm^3)$。有报道,PSAD – TZ 诊断前列腺癌比 PSA 和 PSAD 更准确,也明显高于 fPSA 百分率。如以 $0.35\mu g/(L \cdot cm^3)$ 为临界值,PSAD – TZ 对前列腺癌抗原诊断的敏感性和特异性可高达 86% 和 89%。

(3)PSAV:是指一定时间内血清 PSA 升高的变化速率,即 PSA 水平的平均年增长速度。变化范围由数月至数年,而且与肿瘤的分级、分期有关。

$$PSAV = [(PSA_2 - PSA_1)/T_1 + (PSA_3 - PSA_2)/T_2]/2$$

PSA_1、PSA_2、PSA_3 为第 1、2、3 次血清 PSA;T_1、T_2 为第 1、2 和第 2、3 测量间时间(年),3 次间隔至少大于 2 年。PSAV 参考范围上限 $<0.75\mu g/(L \cdot 年)$。其作用有助于鉴别年龄或前列腺癌引起的升高以及决定是否再活检。Carter 报道的一组病例中发现有 72% 的前列腺癌每年 $PSAV \geqslant 0.75\mu g/(L \cdot 年)$,而只有 5% 非前列腺癌每年 $PSAV \geqslant 0.75\mu g/(L \cdot 年)$。有学者认为当 PSA 的增加速度超逾 $0.75\mu g/(L \cdot 年)$,前列腺癌的可能性较大,应进行前列腺活检。

(4)fPSA 及 cPSA:Stenman 等首先报道测定 fPSA、cPSA 可提高 PSA 的应用价值,并发现在前列腺癌患者 cPSA 高于单纯前列腺增生症患者。Joseph 等研究认为,利用 fPSA 及 cPSA 的变化可提高前列腺癌的正确诊断度。正常情况下 fPSA/tPSA >0.15,cPSA/tPSA <0.7,fPSA/cPSA >0.25,而且这些比值不受年龄影响。前列腺癌患者 fPSA 下降而 cPSA 升高,cPSA/tPSA 增加,fPSA/tPSA 下降。利用 fPSA/tPSA 诊断早期前列腺癌的敏感性由 55% 增至 73%,特异性增至 95%。王行环认为 fPSA 比值 >0.25 为正常,患前列腺癌的危险性极低;<0.15 为异常,高度怀疑前列腺癌。有研究表明 fPSA 比值与前列腺体积相关,故认为前列腺体积 $<40cm^3$ 时利用 fPSA 比值鉴别前列腺癌和良性前列腺增生更有效,前列腺体积较小时 fPSA 比值对鉴别更有意义。

Chen 等对一组总 PSA 为 $2.5 \sim 20\mu g/L$ 的患者进行了研究,发现年龄 70 岁以上,PSA $>10\mu g/L$,且 fPSA 比值 $<7\%$ 的人患癌的可能性最大;而年龄小于 60 岁,PSA $<4\mu g/L$,且 fPSA 比值 $>25\%$ 者患癌的可能性最小。

为确定前列腺癌的诊断应行前列腺穿刺进行组织学检查,通常须先根据血清 PSA 检测、直肠指诊和超声的结果来决定是否适合活检。下列情况可考虑行前列腺穿刺活检:①对所有血清 PSA $>4.0\mu g/L$ 或 PSA $<4.0\mu g/L$,但直肠指检异常的病例,应考虑接受泌尿外科医师的检查。②T_{1C} 期前列腺癌。根据国际抗癌联合会(UICC)1992 年制定的 TNM 分类,T_{1C} 前列腺癌经直肠指诊、直肠超声以及 MR I 等影像学检查未见异常只因血清 PSA 高值而实施前列腺穿刺活检诊断为癌者。③男性血清 PSA 检测值 $>4\mu g/L$,应做直肠指诊检查(DRE)。DRE 阳性,则应做前列腺穿刺活组织检查,以明确诊断。④血清 PSA 浓度处在 $4 \sim 10\mu g/L$ 的诊断区,而 DRE 阴性,可做 fPSA 百分率检测,若 $<25\%$ 则应做前列腺组织活检。⑤血清 PSA 以每年 $0.75\mu g/L$ 的增长,即使 tPSA $<2.5\mu g/L$ 也应做前列腺活组织检查。

(5)ProPSA:ProPSA 是 fPSA 的衍生物,主要有 3 种形式:[−2]ProPSA、[−4]

ProPSA 和含前导肽全长的[-7]ProPSA。ProPSA 前导肽经裂解去除后,产生具有活性的 tPSA。研究发现,ProPSA 水平与前列腺癌密切相关。Kham 等经研究分析发现当诊断前列腺癌的敏感性在 90% 时,tPSA、fPSA 百分率和总 ProPSA 3 项变量合计的特异性是 44%,而单项变量的特异性分别只有 23%、33% 和 13%。为此提出当 PSA 在 4.0~10.0μg/L 时,联合测定 tPSA、fPSA 百分率和总 ProPSA 以及前列腺酸性磷酸酶(PAP)有助于提高前列腺癌早期诊断率。

2. 疗效监测　血清 PSA 水平对前列腺癌的疗效判定很有价值,PSA 再次升高是疾病复发和转移的信号。

(1)器官局限性前列腺癌在行根治术后应检测不到 PSA,术后 5 年内 PSA 应每 6 个月检测 1 次,若 PSA 升高则提示前列腺癌复发。

(2)前列腺癌使用雄激素拮抗剂治疗后患者血清 PSA 降低,其降低的绝对值和比例与疾病的预后有关。但治疗后 PSA 水平不能真正反映肿瘤的状况,因雄激素拮抗剂治疗本身会抑制 PSA 合成。

(3)放射治疗后血清 PSA 下降的速度比较慢,降到正常水平的时间平均为 3~5 个月,PSA 水平下降到治疗前水平的 10% 表明治疗有效,PSA 水平下降不明显表示治疗失败。

(二)前列腺增生

前列腺增生时可出现血清 PSA 水平的升高。若为 50 岁以上男性有尿频,出现进行性排尿困难,如排尿迟缓、断续、尿后滴沥,随着病程的进展加重以后排尿费力,尿线细而无力,须考虑前列腺增生的可能。

前列腺良性增生,血清 PSA 浓度的高低取决于患者的年龄与增生的程度。据临床统计 21%~86% 的患者 fPSA 浓度为 4~10μg/L, >10μg/L 者不到 25%。

前列腺增生与前列腺癌的血清 PSA 在 4~10μg/L 时有交叉和重叠,须用 PSA 的校正参数等指标判断,如 PSA 年龄特异性参数范围、PSAD、PSAV、fPSA 百分率和 cPSA 等。

(三)前列腺炎

前列腺炎患者亦可见血清 PSA 浓度升高。Neal 等观察 10 例急性细菌性前列腺炎患者血清 PSA 升高达 4.0~80μg/L,治疗后 4 例恢复正常,6 例仍高。认为前列腺炎可能是临床无癌患者 PSA 升高的重要原因。前列腺炎患者血清 PSA 升高,是由于炎症使上皮细胞分泌增多,正常生理屏障破坏,血管通透性改变以及细胞凋亡导致释放增多所致。

第十节　鳞状细胞癌抗原

一、概述

（一）生化及生理

鳞状细胞癌抗原(squamous cell carcinoma，SCC)是肿瘤相关抗原TA－4的亚单位。SCC相对分子质量为48kD的糖蛋白,等电点为6.62。SCC具有TA－4抗原决定簇,能有效地表达其抗原特性,是鳞癌一种较好的标志物。Crombach的研究表明,鳞状上皮细胞和鳞癌细胞胞质中均出现高浓度的SCC,但前者血清SCC接近正常,后者血清中的SCC表现高水平,这是因为SCC由鳞癌细胞产生并源源不断分泌到体液中。SCC属基因表型标志物,是靶细胞基因表达和控制失常的结果,常出现在肿瘤进展阶段,主要受浸润生长和肿瘤分化程度的影响。临床应用于子宫颈癌、肺癌、食管癌及头颈部鳞状上皮癌的辅助诊断、病程监测、疗效观察、转移和复发的评估以及预后的判断。

最近SCC抗原的生物学作用已逐渐阐明,除作为丝氨酸蛋白酶和半胱氨酸蛋白酶的抑制剂外,对癌细胞的细胞凋亡也有抑制作用。

（二）SCC的检测

1. 测定方法　有RIA法、PCFLA法、CLIA法、CLEIA法、ECLIA法、ELISA法。

2. 参考范围　<1.5μg/L（ELISA法）。

3. 影响因素

（1）RIA法:高脂血症,甘油三酯>13.7mmol/L、胆红素>850μmol/L对SCC水平有轻度影响;游离Hb>0.8g/L有较大影响。

（2）单克隆免疫比色法　甘油三酯≤4.0mmol/L、胆红素≤46.85μmol/L、Hb≤10g/L对SCC水平影响不大。

（3）样本绝对避免受汗液与唾液污染。

（4）在4~8℃的温度下,样本可储存1周,否则必须在－25℃以下冷冻保存。

二、引起SCC升高的常见疾病

（一）良性疾病

1. 消化系统疾病　肝炎、肝硬化、胰腺炎。

2. 呼吸系统疾病 肺炎、肺结核。

3. 乳腺良性疾病。

4. 泌尿、生殖系统疾病 肾功能不全、子宫炎症。

5. 皮肤疾病 银屑病、湿疹。

(二) 恶性肿瘤性疾病

1. 消化系统恶性肿瘤 食管癌、直肠癌、胰腺癌。

2. 呼吸系统恶性肿瘤 肺癌。

3. 泌尿、生殖系统肿瘤 尿道癌、宫颈鳞状细胞癌、子宫内膜癌、卵巢癌、外阴癌、阴道癌。

4. 乳腺肿瘤 乳腺癌。

5. 头颈部鳞状细胞癌 鼻咽癌、喉癌、口腔鳞状细胞癌。

6. 皮肤癌。

三、临床思路(图2-10)

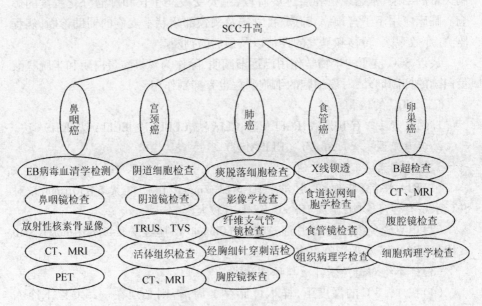

图 2-10 SCC升高的临床思路

SCC 主要用于鳞癌的诊断,无器官特异性。为取得器官的定位诊断,还需要通过详细的病史、全面体检以及相应某种疾病诊断检查结果综合分析才能确定。

（一）宫颈癌

血清 SCC 水平升高常见于宫颈癌患者。如早婚、多育,有多个性伴侣,或有人乳头瘤病毒(human papillomavirus,HPV)感染史的妇女宫颈癌发病危险性高。在年轻女性有阴道接触性流血,自述月经紊乱;年老者有绝经后不规则阴道流血,阴道排出白色或血性稀薄有腥味液体,应高度怀疑宫颈癌。

1.诊断　未经治疗的宫颈癌患者,血清 SCC 检测呈阳性者为 45% ~ 85%。血清 SCC 水平与临床分期有关。SCC 检测阳性率,Ib 期为 38%、Ⅱ期为 55.5%、Ⅲb 期为 67.1%、Ⅲ期为 82.8%、Ⅳ期为 83.3%。治疗前 SCC 增高的程度与肿瘤大小、宫颈浸润程度、有无淋巴结转移有关。野泽志明郎等报道,宫颈癌对宫旁结缔组织和阴道的浸润概率,在血清 SCC 值 >2.5μg/L 者高于 <2.5μg/L 者 3 倍多。临床进展期 Ⅰb 期鳞状上皮癌的 SCC 值 >4.0μg/L 者,伴有盆腔淋巴结转移的危险性很高。

SCC 水平与宫颈癌的病理类型及肿瘤的分化程度相关。宫颈癌从病理上分为三类:①鳞状细胞癌,占宫颈癌总数 80% ~ 85%。②腺癌,约占 15%。③鳞腺癌,占 3% ~ 5%,同时含腺癌和鳞癌两种成分。血清 SCC 水平升高在宫颈鳞状上皮癌的临床敏感性为 45% ~ 83%,宫颈鳞癌为 56%,宫颈腺癌为 0 ~ 23%。Molina 等对 159 例宫颈癌进行 SCC 检测时发现,51.3% 的宫颈鳞癌 SCC >2μg/L,而只有 7.1% 的宫颈腺癌及腺鳞癌等其他类型的宫颈癌 SCC > 2μg/L。中等分化和良好分化癌瘤比未分化和不良分化肿瘤 SCC 水平高,高、中、低分化肿瘤血清 SCC 阳性率分别为 84.0%、63.1%、50%。

据文献报道,健康女性良性生殖器损害时,SCC 临床特异性为 100%,子宫颈上皮内肿瘤(CIN)Ⅰ ~ Ⅲ级损害时,SCC 的临床敏感性为 0 ~ 25%,特异性为 93% ~ 97%。

2.预后判定　测定血清 SCC 具有重要的预后价值。治疗前患者 SCC 升高是早期宫颈癌的独立预后因素。据文献报道,SCC 值高于 4.0μg/L 的患者术后病理结果显示其淋巴结转移者为 84.62%,是 SCC 值位于 2 ~ 4μg/L 患者的 2.54 倍。Takeshima 等报道,SCC >4μg/L 者淋巴结转移的危险性较 SCC < 4μg/L 者增加了 8 倍,约有 2/3 的 SCC 升高者(>4μg/L)有淋巴转移。

3.疗效评价　研究表明,SCC 水平的升降与宫颈癌的发展及消退有关,故检测 SCC 可用来监测治疗效果。但监测的前提是血清 SCC 最初浓度须出现有意义地升高。

SCC 抗原在血中半衰期短于其他肿瘤标志物,约为 72 小时,一般在宫颈癌根治术后 2 ~ 3 天内恢复到正常值,故 SCC 半衰期有助于评价手术效果。

放疗初期血清 SCC 水平缓慢下降或稳定不变,放疗达到一半剂量时才出现明显下降,3 周后对放疗发生完全反应和部分反应者的血清 SCC 水平出现显著不同。放疗过程中 SCC 水平持续上升,预示照射野外存在肿瘤生长或转移。放疗后血清 SCC 上升说明复发的危险性上升。

化疗时 SCC 水平下降提示对化疗敏感,化疗 2 ~ 3 个疗程后,SCC 水平是判断最终临床结果一个好的预示因子。SCC 水平上升或持续不降,说明治疗失败,SCC 水平下降则表明部分或完全缓解,SCC 水平正常并不预示肿瘤完全去除。

4. 监测复发和转移　连续监测血清 SCC 可早期发现宫颈癌复发和转移。治疗后血清 SCC 恢复正常或增高的 SCC 暂时下降后再次明显升高,预示局部或弥散性进展,通常比临床发现早 1 ~ 44 个月(平均 2.2 ~ 3.3 个月)。

5. 肿瘤标志物联合检测　SCC 联合 CEA 检测可提早发现复发。

(二)食管癌

血清 SCC 水平升高亦可见于食管癌患者。如患者年龄在 50 岁以上出现进食后停滞感或咽下困难者,应想到食管癌的可能。及时做相关的检查,以明确诊断。食管癌确定后,除进行全身体检还要做有关器械检查了解肿瘤侵犯范围,为准确临床分期和治疗决策提供依据。

SCC 诊断鳞状上皮癌的特异性较高,但敏感性差。对食管癌 SCC 的临床敏感性为 30% ~ 39%,随着疾病分期的进展临床敏感性迅速增高。TNM Ⅰ 期为 0 ~ 27%、Ⅱ 期为 20% ~ 40%、Ⅲ 期为 39% ~ 61%、Ⅳ 期为 45% ~ 50%。SCC 水平与受累的淋巴结数目及分化程度没有显著相关性。

SCC 水平改变可作为观察疗效、判定转移复发和监测预后最为重要的指标。经手术、放化疗治疗后,SCC 浓度下降至正常范围内表明治疗效果好。手术后病例 SCC 水平持续升高不下,或下降后又回升,提示有残余肿瘤。放化疗后患者 SCC 水平维持正常提示肿瘤局限化,预后良好;而 SCC 水平增高则可能疾病扩散和预后不良。Ikeda 研究认为 SCC 阳性的患者(42.7%)比阴性患者生存期短。

(三)鼻咽癌

血清 SCC 浓度升高,可见于鼻咽癌患者。如患者有鼻出血,尤其是回吸性血涕、耳鸣、耳堵、听力下降、复视、面麻、舌萎缩或伸舌偏斜、头痛、颈淋巴结肿大者,应想到鼻咽癌的可能。可通过询问病史、体检、鼻咽镜、影像学、血清学和病理学检查确定诊断。目前常用的鼻咽癌血清肿瘤标志物有 SCC、EB 病毒相关生物学标志、CYFRA21 - 1、TPS 等。

血清中 SCC 水平与鼻咽癌瘤体大小、淋巴转移及临床病期有关。对鼻咽癌临床敏感性随着 TNM 分级和临床分期而升高(34% ~78%)。治疗后 SCC 水平是评估疗效和生存率的最为重要的预后标志。

CYFRA21 -1 对鼻咽癌的敏感性高于 SCC,且与鼻咽癌原发灶的大小和转移有关,能反映鼻咽癌临床状况、疾病进展,可用于监测复发及评估预后。

(四)肺癌

有些肺癌患者血清 SCC 浓度也可升高。如年龄在 40 岁以上,有长期吸烟的历史,有下列情况应作为可疑肺癌对其进行相关检查:无明显诱因的刺激性咳嗽,持续 2~3 周,治疗无效;原有慢性呼吸道疾病,咳嗽性质改变;持续或反复短期痰中带血,而无其他原因可解释;反复发作的同一部位的肺炎,特别是肺段性肺炎,原因不明的肺脓肿,无中毒症状,无大量脓痰,无异物吸入史,抗感染治疗不显著;原因不明的四肢关节疼痛及杵状指(趾);X 线胸片上有局限性肺气肿或段、叶性肺不张;孤立性圆形病灶和单侧肺门阴影增大者;原有肺结核灶已稳定而形态或性质发生改变者;无中毒症状的胸腔积液,尤其是血性、进行性增加者。需进行必要的辅助检查,最后做出诊断。

1. 诊断　日本崛口高彦报道,SCC 在肺鳞状上皮癌的阳性率约 60%,呈高特异性,而非鳞状上皮癌的阳性率多不足 30%。因此,SCC 是肺鳞癌较特异的标志物。SCC 有助于肺癌的诊断和分型,尽管其敏感性低于 CEA,但特异性高于 CEA。Ⅰ、Ⅱ期肺癌 SCC 阳性率虽低,但Ⅲ、Ⅳ期阳性率较高。在不同分化程性细胞间 SCC 显著不同。

血清 SCC 水平与疾病的程度相关。其敏感性随病期而增高,Ⅰ期为 27%~53%、Ⅱ期为 31% ~72%、Ⅲ期为 60% ~80%、Ⅳ期为 77% ~100%,在局限性疾病中为 22%,扩散性疾病中为 73%。

2. 预后判定　治疗前 SCC 值 >5.0μg/L 者,伴有淋巴转移可能性较大等预后差,存活期短。

3. 疗效监测　肺癌患者经肿瘤根除术后,血清 SCC 浓度在 2 天内下降到参考值以下,说明切除完全;若术后 SCC 浓度仅轻微下降提示有残余肿瘤;若治疗后血清 SCC 浓度下降后再度升高提示肿瘤复发,通常比临床发现早 4~5 个月。SCC 水平在分期较低的患者,术后较术前下降显著预后良好。

4. 标志物联合检测　SCC 在肺鳞癌的检出率明显高于其他型肺癌,如联合检测可提高诊断敏感性。如与 CEA 联合用于肺腺癌,与 NSE 联合用于小细胞肺癌,与 CYFRA21 -1 联合用于提高肺鳞癌的敏感性。

（五）卵巢癌

血清 SCC 水平升高,亦可出现在卵巢癌患者。SCC 对卵巢癌的临床敏感性为 19% ~42%,该标志物对卵巢癌诊断的敏感性与特异性较低,对早期诊断不理想。但检测 SCC 有助于少见的卵巢恶性畸胎瘤的诊断。

（六）口腔鳞状细胞癌

首都医科大学的研究人员检测了口腔鳞状细胞癌患者术前术后血清 SCC、CYFRA21 - 1、EGFR、Cyclin D1 浓度。口腔鳞状细胞癌患者 SCC、EGFR、Cyclin D1 浓度显著高于健康对照,但 CYFRA21 - 1 水平无差异。术后 SCC 浓度下降,但 CYFRA21 - 1、EGFR、Cyclin D1 浓度术前术后无显著差异。4 者浓度与临床分期、组织分化、淋巴结转移无关。就单个标志物而言,EGFR 敏感性和准确性最高,Cyclin D1 特异性最高;当两两组合时,EGFR 与 Cyclin D1 组合的敏感性、特异性、准确性均最高。因此,他们认为 SCC、EGFR、Cyclin D1 可能是口腔鳞状细胞癌的有用标志物。血清 SCC 可能有利于辅助监测治疗反应。

（七）阴茎鳞状细胞癌

Touloupidis 等对 16 例阴茎鳞状细胞癌患者进行了 4 年随访,检测了他们初次就诊、以后每隔 6 个月的血清 SCC 抗原浓度。发现部分患者 SCC 抗原水平升高;节点和（或）远处转移导致 SCC 抗原显著升高;淋巴结切除后,SCC 抗原水平显著降低。因此认为 SCC 抗原有望作为阴茎鳞状细胞癌的血清标志物,连续监测 SCC 可能有助于提示发生淋巴结或远处转移,或提示对治疗是否有应答。

第十一节　细胞角蛋白 19 片段

一、概述

（一）生化及生理

细胞角蛋白 19 片段(human cytokeratin fragment antigen 21 - 1, CYFRA21 - 1)是一种存在于上皮细胞中的角蛋白。角蛋白是构成细胞骨架的一种中间线状物,直径 10mm,相对分子质量为 40 ~70kD,各种上皮细胞内均有分布。人类上皮细胞中的角蛋白分为两型,即酸性角蛋白（Ⅰ 型）和中性到碱性角蛋白（Ⅱ型）。后者比前者大,约 80kD,表达时往往是酸、碱角蛋白成对存在。应用双相胶电泳可将人类上皮细胞角蛋白分离出 20 个条带,分别命名为 CK1 ~20,肿瘤细胞中含量最丰富的是 CK18 和 19 等。

细胞角蛋白 CK19 是一种酸性多肽,相对分子质量为 40kD。主要分布在单层上皮细胞,如肠上皮、胰管、胆囊、子宫内膜、输卵管及肺泡上皮细胞。上述细胞癌变时,激活的蛋白酶加速了细胞角蛋白的降解,使大量 CK19 片段进入血液循环。正常时 CK19 片段以寡聚物形式存在,含量极低。

(二)CYFRA21-1 的检测

1. 测定方法　有 CLIA 法、CLEIA 法、ECLIA 法等。

2. 参考范围　<3.3μg/L(ECLIA 法)。

3. 影响因素　①不同的检测法其 CYFRA21-1 的参考范围可不同。②CYFRA21-1 浓度不受年龄、性别、吸烟影响,但妊娠 39~40 周时 CYFRA21-1 明显升高。③细胞角蛋白丰富的组织外伤可引起 CYFRA21-1 明显升高。④唾液污染样本 CYFRA21-1 水平异常增高。⑤稳定性。全血中 CYFRA21-1 室温可稳定 1 周。在 -80~-20℃时,血清 CYFRA21-1 可储存数年。

二、引起 CYFRA21-1 升高的常见疾病

(一)良性疾病

1. 呼吸系统疾病　慢性阻塞性肺部疾病、肺炎、肉瘤样病、结核病、慢性支气管炎、支气管哮喘、肺气肿、肺部良性肿瘤。

2. 消化系统疾病　急慢性肝炎、肝硬化、胰腺炎、胆管炎、大肠息肉、溃疡性结肠炎。

3. 泌尿、生殖系统疾病　子宫内膜异位症、卵巢囊肿、附件炎、尿路感染、肾结石、输尿管结石、膀胱良性肿瘤、肾囊肿。

(二)恶性肿瘤性疾病

1. 头颈部恶性肿瘤　鼻咽癌、喉癌、口腔癌。

2. 消化系统恶性肿瘤　肝癌、胰腺癌、胃癌、结肠癌。

3. 呼吸系统恶性肿瘤　肺癌。

4. 泌尿、生殖系统恶性肿瘤　卵巢癌、宫颈癌、前列腺癌、膀胱癌。

5. 乳腺恶性肿瘤　乳腺癌。

三、临床思路(图 2-11)

CYFRA21-1 对非小细胞肺癌,特别是肺鳞状细胞癌是一个有用的肿瘤标志物。但无器官特异性。

(一)肺癌

血清 CYFRA21-1 浓度升高,常见于肺癌患者。年龄 45 岁以上,尤其男

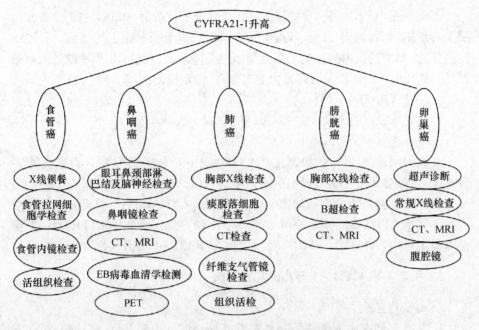

图 2 - 11　CYFRA21 - 1 升高的临床思路

性,有长期大量吸烟史,如出现咳嗽、咯血、发热、胸痛,应疑有肺癌发生。应进行体格检查、血液检查、胸部影像学、支气管镜、痰细胞学检查以及肿瘤标志物检测,如 CYFRA21 - 1、神经元特异性烯醇化酶(NSE)、组织多肽抗原(TPA)、CEA、SCC 和 CA125 等。

1. 诊断　据文献报道 CYFRA21 - 1 在肺癌中的阳性率达 60% ~85%。CYFRA21 - 1 对非小细胞肺癌的敏感性为 50% ~65%,特异性可达 96%。潘惠忠等应用免疫放射分析法检测 327 例肺癌、297 例肺部良性疾病患者 CYFRA21 - 1 的血清水平,肺癌组为(16.9 ± 8.4)μg/L、非肿瘤组为(1.9 ± 1.6)μg/L($P<$ 0.01);肺癌阳性率 62.4%,特异性为 94.5%,准确性为 77.9%;肺良性疾病的阳性率为 5%。该项研究并做了 CYFRA21 - 1 与 CEA、NSE、CA242 的比较,CYFRA21 - 1 对肺癌的敏感性、特异性明显高于后三者。CYFRA21 - 1 水平与肺癌的类型有关。Niklinski 等研究显示:CYFRA21 - 1 对鳞癌的敏感性为 76.5%,腺癌为 47.8%,小细胞肺癌为 42.1%。

CYFRA21 - 1 含量与肿瘤的浸润程度及临床分期有关。对非小细胞肺癌,T_1 为 15%,T_2 为 49%,T_3 为 68%,T_4 为 55%;Ⅰ 期为 29%,Ⅱ 期为 56%,Ⅲ 期为 63%,Ⅳ 期为 63%。有研究表明,CYFRA21 - 1 对鳞癌 Ⅰ ~Ⅳ期的敏感性分

别为 60%、88.8%、80.0% 及 100%。对鳞癌而言，CYFRA21-1 的敏感性显著高于 SCC(47.1%)。CYFRA21-1 水平与淋巴结转移数目呈正相关。CYFRA21-1 浓度及敏感性随病情进展而升高。Pujol 等的研究也证明在非小细胞肺癌中伴有转移的患者血清 CYFRA21-1 水平 3.0~21.0μg/L，平均 7.4μg/L，明显高于局限性肿瘤组(1.9~8.5μg/L，平均 3.8μg/L，$P < 0.01$)。

Korczynski 等比较了血清标志物检测与胸腔积液标志物检测的临床价值。结果显示，诊断恶性胸腔积液敏感性最高的是 NSE(胸腔积液 94.4%，血清 80.6%)。然而，NSE 的特异性相对较低(胸腔积液 36.1%，血清 47.4%)。鉴别胸腔积液良、恶性最特异的标志物是胸腔积液 CYFRA21-1 或 CEA 水平(均为 92.1%)。CA125 被发现是鉴别胸膜恶性肿瘤最特异的血清标志物(78.9%)。胸腔积液标志物组合(CA125、CEA、CYFRA21-1、NSE)的 AUC 是 0.89，血清标志物组合是 0.82。由此得出结论，在鉴别胸腔积液病因时胸腔积液标志物优于血清标志物，组合 2 个或更多个标志物可能改善诊断准确性。

2. 预后判断 在非小细胞肺癌患者，血清 CYFRA21-1、TPA、CA125 和 SCC 抗原水平与患者诊断时分期明显相关。全部患者确诊后生存期 8 天至 58 个月，中位生存期 8.5 个月。早期患者的生存期明显高于晚期患者。生存期同样与非小细胞肺癌患者组织分型有关，鳞癌的中位生存期 11.1 个月、腺癌 8.4 个月、大细胞癌 7 个月。小细胞肺癌患者就诊时已属晚期生存期为 10.1 个月(19 天至 44.1 个月)，小细胞肺癌患者的生存期与上述标志物均无关。

有报道肿瘤分期为 Ⅲb 和 CYFRA21-1 < 3.3μg/L 患者的二年存活期为 60%，肿瘤分期 Ⅲb 和 CYFRA21-1 > 3.3μg/L 患者的两年生存期低于 10%。其他研究也证实，CYFRA21-1 作为独立的预后指标具有较高的临床价值。

Kagohashi 等发现，对于转移性非小细胞肺癌患者 SCC 的敏感性仅 13.0%，CYFRA21-1 的敏感性可达 73.9%。SCC 与 CYFRA21-1 联合对总群体的敏感性增加 6.3%，对转移患者的敏感性仅增加 2.2%，因此认为血清 CYFRA21-1 是更可靠的非小细胞肺癌标志物。

3. 疗效观察 Stieker 等对 11 例鳞状细胞癌术后血清 CYFRA21-1 进行了动态监测，发现生物半衰期 < 4 日，所有患者血清 CYFRA21-1 值在术后 10 日内恢复到正常值范围内，与临床症状相吻合。

对晚期的患者或术后的早期患者，CYFRA21-1 增高提示治疗失败。此时作为独立的影响预后因素，CYFRA21-1 可能很有意义。

4. 病程监测 非小细胞肺癌治疗前 CYFRA21-1 阳性的患者，在复发时或复发前 15 个月会再次出现增高。CYFRA21-1 最初为阴性的患者有 50% 在肿瘤复发时变成阳性。

5.联合检测 为提高 CYFRA21 - 1 检测肺癌的敏感性和特异性,临床常采用多项标志物联合检测。肺癌肿瘤标志物联合应用一般原则如下。

(1)在肺癌组织类型未确定时,治疗前应联合测定 CYFRA21 - 1、NSE、CEA监测临床病程。

(2)腺癌在治疗前应检测 CYFRA21 - 1、CEA。监测病程时检测 CYFRA21 - 1或 CEA。

(3)鳞状细胞癌治疗前与病程监测均选 CYFRA21 - 1。

(4)大细胞型肺癌治疗前检测 CYFRA21 - 1、CEA,监测病程时测定 CY-FRA21 - 1 或 CEA。

(5)小细胞型肺癌治疗前检测 NSE、CYFRA21 - 1。

(二) 鼻咽癌

在鼻咽癌患者中可有 CYFRA21 - 1 升高。若患者有鼻塞、鼻涕带血、耳鸣、听力减退、耳内闭塞感、头痛、面麻、复视等,均提示鼻咽癌的发生。应做鼻咽镜检查、影像学检查(普通 X 线检查、B 超、CT、MRI)、EB 病毒衣壳抗原抗体(VCA IgA)、EB 病毒早期抗原 IgA 抗体(EA - IgA)和肿瘤标志物检测、放射性核素骨显像、细胞学检查和组织病理学检查。

CYFRA21 - 1 检测鼻咽癌的临床敏感性为 45.2% ~ 64.4%。顾琳慧等报道,CYFRA21 - 1 对鼻咽癌的敏感性为 48.8%,特异性为 98.6%,阳性预测值为95.2%,阴性预测值为 63.8%。

CYFRA21 - 1 血清水平与肿瘤的 TNM 分级正相关,即肿瘤范围愈广泛,淋巴结转移愈多,临床分期愈晚,CYFRA21 - 1 水平愈高。Ⅰ期阳性率为 20%,Ⅱ期为 35%,Ⅲ期为 61.5%,Ⅳ期为 77.8%。CYFRA21 - 1 水平与肿瘤组织学分级呈负相关。癌细胞分化程度低的患者 CYFRA21 - 1 水平较分化程度高的癌患者高。对随访患者的监测发现 CRFRA21 - 1 水平随临床不同阶段而变化。在肿瘤治疗前,标志物水平持续升高;肿瘤清除后,标志物水平下降;当肿瘤复发时,其含量又升高。对鼻咽癌患者进行 CYFRA21 - 1 监测是一种提高早期复发诊断率、改善预后、疗效评价有效的手段。

(三)食管癌

食管癌也是可引起血清 CYFRA21 - 1 升高的原因之一,凡年龄在 50 岁以上,出现进食胸骨后停滞感或咽下困难者,可疑有食管癌。食管癌诊断方法包括内镜检查、活组织检查、食管黏膜脱落细胞检查、食管 X 线检、食管 CT 扫描、超声内镜以及检测 SCC、CEA 等。

据文献报道 CYFRA21－1 检测食管癌的阳性率为 43.9%～72.6%,特异性 89.3%～100%。CYFRA21－1 水平同疾病的发展(包括肿瘤的大小、侵袭程度、PTNM 分级)、切除程度和治疗程度相关。

1. 诊断　Kawaguchi H 等报道食管鳞癌患者血清 CYFRA21－1 的敏感性(43.9%)优于 SCC(26.8%)和 CEA(17%)。CYFRA21－1 阳性率随疾病的进展而升高。组织病理学分类:PTNM 0～Ⅱa 期为 22.2%、Ⅱb/Ⅲ 期为 77.8%,而 SCC、CEA 同 PTNM 分期无相关性。

2. 评价疗效　Tsuchiya 等研究发现 CYFRA21－1 可作为食管癌术后监测指标,而 SCC、CEA 则与术后无相关性。

(四)膀胱癌

膀胱癌患者亦可出现血清 CYFRA21－1 升高。若 40 岁以上的成年人,出现不明原因的无痛性肉眼血尿时,应首先想到泌尿系肿瘤的可能,其中以膀胱肿瘤最为常见。为明确诊断还需做以下的检查,如尿常规、尿脱落细胞、B 超、静脉肾盂造影、膀胱镜、肿瘤组织学和肿瘤标志物检测,如膀胱肿瘤抗原(bladder tumor antigen, BTA)、CEA 和 CYFRA21－1 等。

膀胱癌患者血清 CYFRA21－1 的临床敏感性为 16%～52%,其中膀胱癌浅表型为 16%,膀胱浸润型为 52%。CYFRA21－1 的临床敏感性与肿瘤的分期有关,随病期的进展,其敏感性逐渐增加。0 期为 4%～16%、Ⅳ期为 71%～73%。为此,在监测膀胱癌肌肉浸润时,CYFRA21－1 可能是所有肿瘤标志物中最有用的。

尿 CYFRA21－1 检测结果表明原发性膀胱癌、复发性膀胱癌与膀胱结石和感染患者的 CYFRA21－1 水平有显著差异。3 级肿瘤(59.6μg/L)CYFRA21－1 明显高于 2 级(22.7μg/L)和 1 级(5.2μg/L);1 级高于正常组的 12 倍,2 级高于对照组 18 倍,3 级高于对照组 37 倍。

临界值为 4.9μg/L 时,原发性膀胱癌尿 CYFRA21－1 的敏感性为 79.3%、特异性为 88.6%;决定水平为 4.04μg/L 时,复发性膀胱癌尿 CYFRA21－1 的敏感性为 76.2%、特异性为 84.2%;用 4.04μg/L 作为复发性肿瘤的界限值,1 级、2 级、3 级肿瘤的敏感性分别为 70%、71.5% 和 100%,浸润性 100%、表浅复发 72.2%。复发性肿瘤,尿 CYFRA21－1 敏感性为 76.2%,而细胞学检查为 25%。CYFRA21－1 能检测到细胞学阳性的膀胱癌患者,71% 原发性癌和 65% 复发性肿瘤其 CYFRA21－1 高浓度而细胞学检查为阴性。以上说明尿液 CYFRA21－1 检测是诊断和监测膀胱癌病程的一个有价值的手段。

(五)卵巢癌

血清 CYFRA21－1 水平升高亦可见卵巢癌患者。据王建英等研究结果显示,当血清 CYFRA21-1 诊断卵巢恶性肿瘤的临界值为 1.6μg/L,其敏感性、特异性、准确性分别为 80%、100%、88%。卵巢恶性肿瘤血清和腹腔积液中 CYFRA21-1 浓度显著高于卵巢良性肿瘤。其中腹腔积液 CYFRA21-1 升高更为明显,较卵巢良性肿瘤组高近 20 倍,并且良、恶性卵巢肿瘤 CYFRA21-1 无交叉重叠现象。

CYFRA21-1 水平与卵巢癌组织类型有关。上皮来源的肿瘤患者血清 CYFRA21-1 显著高于非上皮来源的患者。血清 CYFRA21-1 水平随临床分期进展逐渐增高。因此认为,术前检测 CYFRA21-1 有助于对卵巢癌进行正确分期。CYFRA21-1 对病程进展的监测也是一项有用的指标。术前 CYFRA21-1 升高的患者在随访中与病情的变化一致。持续异常或上升均表明病情进展,而下降或持续正常则表明病情好转或稳定。

CYFRA21-1 与 CA125 联合检测。Inaba 等研究发现,CYFRA21-1 和 CA125 诊断卵巢癌的敏感性分别为 64.0% 和 77.2%。CA125 是诊断卵巢非黏液上皮癌特异性较高的肿瘤标志物,而 CYFRA21-1 特异性相对较低,广泛存在于多种器官来源的上皮性肿瘤中。但两者联合应用,有助于判断肿瘤的来源和性质。如 CYFRA21-1 明显升高,而 CA125 正常或稍高者应考虑卵巢黏液癌或转移癌的可能。CYFRA21-1 和 CA125 联合应用在卵巢癌诊断与监测中可起到互补作用。

此外,Bidard 等人发现除 CEA 和 CA15-3,CYFRA21-1 在转移性乳腺癌中普遍升高,具有较强的预后价值。

第十二节　神经元特异性烯醇化酶

一、概述

(一)生化及生理

烯醇化酶是一种哺乳动物组织中普遍存在的糖酵解酶,是由 3 种亚基(α、β、γ)组成的二聚体同工酶。神经元特异性烯醇化酶(neuron specific enolase, NSE)为其 5 种同工酶之一,即烯醇化酶 γ 型,其相对分子质量为 80kD,理化性质相对较稳定,外界环境变化对其影响不大。NSE 是参与糖酵解的酶,催化2-磷酸甘油酸向磷酸烯醇丙酮转化。NSE 特异性存在于神经和神经元内分泌细胞质中,占脑内全部可渗性蛋白的 1.5%~3.0%,脑损伤时 NSE 水平显著升高。虽然 NSE 释放机制尚不完全清楚,但神经细胞受损坏及神经髓鞘的崩解,导致神经胞质中 NSE 释放至细胞间隙与脑脊液中,同时缺氧可使血脑屏障破坏及通透性增加,使 NSE 进入血中,而致使血中 NSE 水平升高(正常血液中 NSE 的含量为 3~8μg/L)。

NSE 主要存在于神经元、神经纤维和神经内分泌细胞及来源于神经细胞的肿瘤中,因此是神经母细胞瘤的主要肿瘤标志物。而小细胞肺癌(small cell lung cancer,SCLC)是最常表现有神经内分泌性质的肿瘤。因此,文献报道它是小细胞肺癌最敏感、最特异的肿瘤标志物,而对鳞癌和腺癌敏感性低,有助于 SCLC 的诊断及其与非小细胞肺癌(non-small cell lung cancer,NSCLC)的鉴别诊断。小细胞肺癌占所有肺癌的 10%~20%,具有增殖快、易发生远处转移的特点,对化疗、放疗敏感,但治疗后复发率较高。有研究显示,血清 NSE 和 CA125 评价广泛期 SCLC 疗效的敏感性分别达 83.8% 和 54%。且有文献报道, SCLC 患者的治疗疗效与血清 NSE 相关。

(二)NSE 的检测

1. 检测方法　包括电化学发光法、放射免疫法、酶联免疫吸附法。

2. 参考范围

电化学发光法:<16.0μg/L;

放射免疫法:<17.0μg/L。

3. 影响因素　由于红细胞和血小板中也存在 NSE,溶血和标本放置 1 小时以上后离心可使血液中 NSE 浓度增高,通常血液标本采集后应及时离心,保存于 4℃冰箱中,并在 24 小时内测定;不能在 24 小时内测定的血清应储存于 -20℃冰箱内且应防止反复冻融。当血清中 Hb 含量达 0.338g/L 时,血清 NSE 检测出现假阳性。在正常人血清中,溶血每增加 1g/L 的血红蛋白,就会使 NSE 含量平均增加 30.99μg/L;NSE 高值血清中,溶血每增加 1g/L 的血红蛋白,就会使 NSE 含量平均增加 27.10μg/L。

二、引起 NSE 升高的常见疾病

(一)非恶性肿瘤性疾病

脑血管疾病和颅脑外伤;脑血管疾病和颅脑外伤以外的颅脑损伤;中枢神经系统之外的疾病致颅脑损伤;外科手术;围生期婴儿疾病,如新生儿缺血缺氧性脑病、热性惊厥;心脏损伤、严重软组织损伤、胆道阻塞、慢性阻塞性肺疾病。

(二)恶性肿瘤性疾病

小细胞肺癌、神经母细胞瘤、Whims 瘤、甲状腺髓质癌、类癌、黑色素瘤、嗜铬细胞瘤、胺前体摄取脱羧细胞瘤、精原细胞瘤、乳腺癌、胃癌、淋巴瘤、结直肠癌。

三、临床思路(图2-12)

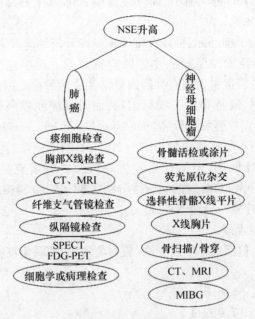

图2-12　NSE升高的临床思路

（一）肺癌

基于肺癌的生物学特性、治疗及预后特征,世界卫生组织(WHO)将其分为两大类: NSCLC 和 SCLC;按癌细胞形态特征又可分为鳞癌、腺癌、细支气管肺泡癌、大细胞癌及小细胞癌。NSCLC 占所有肺癌的85%以上,主要包括两种类型:非鳞状细胞癌(包括腺癌、大细胞癌及其他细胞类型)和鳞状细胞癌(表皮样)。NSCLC 治疗的常用手段包括手术、放疗、化疗及生物靶向治疗。NSE 是目前临床 SCLC 公认首选的肿瘤标志物,其诊断 SCLC 时的敏感性和特异性分别为60% ~80%和80% ~95% 。

1. 病理分型　由于肺癌具有不同的病理类型,而不同病理类型的肺癌其治疗方法及预后也大相径庭,因此鉴别肺癌的不同类型对指导临床治疗有着重要意义。针对某些无法进行组织学分型的肺癌,用血清肺癌标志物来检测就更加具有实际意义。某项研究表明,肺鳞癌组 CYFRA21-1 阳性率最高,肺腺癌组 CEA 阳性率最高,小细胞未分化癌组 NSE 阳性率最高,联合检测的阳性率均高于单项检测。Ⅲ、Ⅳ期肺癌三项标志物均明显高于Ⅰ、Ⅱ期,两者之间有显著性差异($P < 0.05$)。三项肿瘤标志物联合检测能优势互补,可提高肺癌诊断的敏感性和准确性,并对肺癌的分型有一定的参考价值。

2. 鉴别诊断

血清:肺结核、肺癌患者血清 Pro - GRP、NSE、CEA、ADA 水平均高于对照组($P < 0.05$);肺癌患者血清 Pro - GRP、NSE、CEA 水平均高于肺结核患者,ADA 水平低于肺结核患者($P < 0.05$)。可见血清 Pro - GRP、NSE、CEA、ADA 检测在肺癌、肺结核鉴别诊断中具有临床价值。Oremek 等评价了 4 个肿瘤标志物(NSE、CEA、Pro - GRP、CYFRA21 - 1)与炎症标志物(CRP、TNF - α)对于不同肺病的诊断有效性。肺部恶性肿瘤患者 4 个肿瘤标志物水平均显著升高。良性疾病患者 Pro - GRP 水平[(35.4 ± 6.6)pg/ml]显著高于正常组[(21.3 ± 9.2)pg/ml]。小细胞肺癌患者 Pro - GRP 水平升高[(1673.9 ± 706)pg/ml],升高水平显著高于良性参照组。小细胞肺癌患者 CRP 水平[(38.5 ± 7.6)mg/dl]显著高于良性参照组。总之,CEA、CYFRA21 - 1、NSE 和 Pro - GRP 是肺癌有用的临床标志物,尤其 NSE 和 Pro - GRP 对于小细胞肺癌有非常高的敏感性。

胸腔积液:癌性积液的 CA125、CA15 - 3、CEA、NSE 和铁蛋白含量均明显高于结核性积液($P < 0.05$)。单一 CEA 检测的敏感性低,而与 CA15 - 3、CEA、NSE、铁蛋白联合检测明显提高了敏感性。

3. 疗效监测　以 NSE 和(或)CA125 升高的 87 例初治 SCLC 患者为研究对象,所有患者均采用化疗为主的治疗手段。按 RECIST 评价标准判断疗效,并分析治疗前后肿瘤标志物的变化与近期疗效的关系。结果部分缓解(partial response, PR)31 例,稳定(stable disease, SD)29 例,进展(progression disease, PD)27 例。按肿瘤标志物的变化率分为下降组、升高组和稳定组,NSE 下降组 37 例,升高组 5 例,稳定组 31 例;CA125 下降组 26 例,升高组 5 例,稳定组 14 例。肿瘤标志物的变化率与影像学疗效评价显著相关。因此,治疗前后 NSE 和 CA125 的变化可作为 SCLC 患者影像学评价的预测指标。

SCLC 患者化疗前血清 CEA、NSE、MMP - 2 和 TIMP - 2 水平均非常显著地高于正常人组($P < 0.01$),化疗后 6 个月在未复发的 28 例中其水平明显下降或接近于正常,而 5 例复发者其水平又回升至化疗前水平($P < 0.01$)。

SCLC 化疗有效组化疗后血清 NSE 下降,无效组化疗后血清 NSE 无明显变化。NSE 的测定有助于肺癌的疗效判定,为临床医师选择和改进治疗方案提供依据。

4.复发转移判断

复发:在缓解期,80% ~96% 的患者 NSE 含量正常,如 NSE 升高,提示复发。检测血清 CEA、CA125、CA19 – 9、CYFRA21 – 1、NSE 水平有助于肺癌复发的诊断。有研究发现,单纯复发及复发并转移肺癌患者的血清 NSE 水平均高于无复发者,复发并转移者高于单纯复发者。

转移:肺癌骨转移组、未转移组、肺部良性病变组 3 组之间血清 CYFRA21 – 1、NSE、降钙素水平有明显差异。肺癌骨转移组、未转移组与肺部良性病变组比较 CYFRA21 – 1、NSE 水平明显升高($P < 0.01$),肺癌骨转移组与未转移组比较 CYFRA21 – 1、NSE 水平明显升高($P < 0.05$)。全身骨显像联合 CYFRA21 – 1、NSE、降钙素测定,对于诊断骨转移特别是肺癌术前发生的单发骨转移有重要的临床意义。

5.联合检测 某研究中,CYFRA21 – 1、CEA 及 NSE 三种标志物联合检测诊断 NSCLC 的效能,其敏感性为 51%,特异性为 97%,阳性似然比为 18.46,阴性似然比为 0.47,DOR 为 37.96。

另外,血清 NSE 诊断 NSCLC 效能的 Meta 分析结果显示,14 个研究中仅有 4 个描述了 NSE 的诊断效能。4 个研究的合并敏感性为 24%(95% CI:20% ~28%),特异性为 94%(95% CI:91% ~97%),阳性似然比为 4.37(95% CI:2.67 ~7.15),阴性似然比为 0.79(95% CI:0.68 ~0.93)。

(二)神经母细胞瘤

神经母细胞瘤(neuroblastoma,NB)是幼儿期常见的恶性实体肿瘤之一,占儿童恶性肿瘤的 8% ~10%,其年发病率为 0.3 ~5.5/10 万。据估计我国每年新发病例约 3000 例,仅低于肾胚瘤及白血病,且比白血病难诊断,主要由于该病早期难以发现,常以转移症状到临床各科就诊。患者尽管采用放疗、化疗、手术进行治疗,甚至骨髓移植等综合治疗后,仍有很高的复发率和死亡率。因此如果能做到早期诊断、早期治疗,将对改善预后起到一定作用。

研究显示,初治组患者血清 NSE 和 VEGF 水平明显高于对照组。复发组 NSE 水平亦明显高于对照组($P < 0.01$)。患者治疗有效组较治疗前 NSE 水平明显降低($P < 0.01$)。初诊时血清 NSE 与 VEGF 水平经 Spearman 等级相关分析呈正相关。总之,NSE 和 VEGF 水平是神经母细胞瘤负荷指标,提示血清 NSE 和 VEGF 水平可作为监测神经母细胞瘤的疗效、复发与预后的辅助性指标。

有学者认为,血清 NSE 水平测定对于神经母细胞瘤的疗效监测和复发预测均具有重要参考价值,比测定尿液中儿茶酚胺的代谢物更有意义。当临界值设在 25μg/L 时,敏感性可达 85%,对临床区分良、恶性肿瘤也更有意义。

第十三节 胃泌素释放肽前体

一、概述

(一)生化及生理

胃泌素释放肽(gastrin releasing peptide, GRP)最早是 1978 年从猪胃细胞分离出来的一种胃肠激素,它由 27 个氨基酸组成,具有促胃泌素分泌作用,并发现 GRP 存在于胎儿及新生儿肺组织和原发性肺癌中,尤其是 SCLC。胃泌素释放肽前体(pro‐gastrin‐releasing peptide, Pro‐GRP)是 GRP 的前体结构,普遍存在于非胃窦组织、神经纤维、脑和肺的神经内分泌细胞中。Pro‐GRP 因部分氨基酸残基的不同分为 3 种分子亚型,它们有共同片段 Pro‐GRP 31～98,是一种新的 SCLC 标志物,目前对于 Pro‐GRP 的潜在作用和生物活性还缺乏系统研究。GRP 是 SCLC 组织的重要产物,也是 SCLC 的重要标志物,72% 的 SCLC 患者血清中 GRP 呈现高值。SCLC 具有神经内分泌特征,肿瘤细胞释放 GRP,并且可刺激 SCLC 细胞生长。但由于 GRP 活性部分在血中不稳定,而且从血浆中提取可靠的 GRP 较困难,因而难以在临床上应用。根据 GRP 氨基酸的变异,将其分为 3 种在血中较稳定的 Pro‐GRP 分子。Yamaguchi 等利用基因工程技术,将这 3 种 Pro‐GRP 分子 C 端氨基酸序列中相同部分(31～98)进行重组,使得测定 Pro‐GRP 成为可能。Pro‐GRP 水平可以代表 GRP 水平和 GRP 基因表达水平,是一种新的 SCLC 标志物。

Pro‐GRP 是 SCLC 的自主生长因子,大多数 SCLC 均可产生,在 SCLC 患者中高表达。Pro‐GRP 诊断 SCLC 具有高敏感性(最高可达到 86%)和高特异性(肾功能正常情况下,Pro‐GRP 在 150pg/ml 左右对于小细胞肺癌的诊断特异性近 100%)。与 CEA、CYFRA21‐1、NSE 及嗜铬粒蛋白 A 等其他肺癌相关肿瘤标志物相比,Pro‐GRP 在释放量、肿瘤特异性及器官特异性方面都占有优势。由于在发生良性病变及其他癌症(包括非小细胞肺癌在内)时,没有 Pro‐GRP 产生或产生量很少,因此 Pro‐GRP 检测对于鉴别诊断有很大帮助。由于 Pro‐GRP 的释放不依赖于肿瘤分期,所以该标志物可用于高危人群(如吸烟者)的筛查,在局限期患者中也具有较好的诊断意义。此外,Pro‐GRP 对于复发癌症的检出敏感性高达 74%,高于 NSE(32%)及 CEA(56%)的监测表现,成为小细胞肺癌病变进展最明确的指标。由此可见,Pro-GRP是一种非常罕见的小细胞肺癌生物学标志物,有重要诊断应用价值。

(二)Pro-GRP的检测

1. 检测方法　Pro-GRP检测方法有ELISA法、电化学发光法等。

2. 参考范围

ELISA法:>50pg/ml;

电化学发光法:>49pg/ml。

3. 影响因素　研究结果显示,Pro-GRP随着年龄增长而升高,同龄女性高于男性;吸烟人群显著高于非吸烟人群;BMI是一个重要影响因素,肥胖人群Pro-GRP水平较高,肥胖者的临界值范围56.4~61.4ng/L,第97.5%位数值为58.9ng/L;而新生儿或脐血的Pro-GRP较高,1岁左右逐渐下降,5周岁后可下降至成年人水平。

Pro-GRP假阳性问题:临床应用Pro-GRP免疫检测用于SCLC的诊断、判断疗效和复发时,必须检查患者的肾功能以排除肾小球滤过率降低所出现的血清Pro-GRP升高。合并肾功能障碍者血清肌酐>141μmol/L时,可出现Pro-GRP升高。据统计,在良性肺疾病中血Pro-GRP升高,超过一半为肾功能不全所导致。结直肠癌、前列腺癌和髓样甲状腺癌患者也可能出现血清Pro-GRP升高,因此诊断时也要考虑到肺外肿瘤肺内转移的可能性。此外,试验方法学和检测分析过程中引起的误差,也可能造成Pro-GRP假阳性。

二、常见疾病

(一)生理性分布

在成人GRP仅存在于神经组织和一部分肺的神经内分泌细胞中,并且表达水平低。

(二)非恶性肿瘤性疾病

慢性肾衰竭、肾功能不全、脑出血。

(三)恶性肿瘤性疾病

小细胞肺癌、甲状腺髓样癌、前列腺小细胞神经内分泌癌。

三、临床思路(图2-13)

Pro-GRP与NSE两者在诊断和鉴别诊断SCLC中的作用相似。Pro-GRP与NSE相比较,两者对SCLC诊断的敏感性接近,但Pro-GRP对SCLC诊断的特异性更高。Pro-GRP在NSCLC中阳性率低(不超过10%),并且多见于肺癌

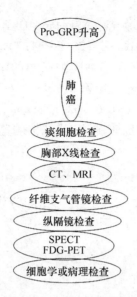

图 2 - 13　Pro - GRP 升高的临床思路

晚期患者,而在肺部良性病变及健康人群中很少表达;而 NSE 在 NSCLC 中阳性率高(超过 30%),并且溶血标本易出现假阳性结果。血清 Pro - GRP 和 NSE 联合检测提高了 SCLC 诊断的敏感性,但诊断特异性降低至 60% 。对 SCLC 患者的随访观察表明,Pro - GRP 和 NSE 在化疗后均出现不同程度下降。治疗后长期缓解患者 Pro - GRP 和 NSE 均在临界值内,复发或病变进展者 Pro - GRP 上升,在 20 例复发或病变进展患者中,Pro - GRP 阳性率(85%)明显高于 NSE (50%),提示 Pro - GRP 比 NSE 更适于 SCLC 复发或进展监测。Niho 等研究还发现 Pro - GRP 在临床确诊 SCLC 复发前 35 天就已开始升高,而 NSE 则在临床确诊 SCLC 复发 20 天后才开始升高,表明 Pro - GRP 是一个可较早预测 SCLC 复发的敏感指标。

　　有学者进行了 Meta 分析,发现 Pro - GRP 对 SCLC 平均诊断敏感性为 71.7% ,特异性为 96.3% 表明其漏诊率为 28.3% ,误诊率为 3.7% ; + LR 平均 = 16.4 ,表明 Pro - GRP 阳性者 SCLC 患病可能性很大; - LR 平均 = 0.30 ,提示 Pro - GRP 阴性疑似病例不能排除 SCLC 患病的可能;SROC 曲线下面积为 0.8394 ,表明其诊断效能较高。9 个研究对 Pro - GRP 对于局限、扩展期 SCLC 的诊断价值分别进行了研究,发现 Pro - GRP 对局限、扩展期 SCLC 的诊断特异性相同(SPE = 0.968),对扩展期(SEN = 0.766)诊断敏感性高于局限期(SEN = 0.637),对扩展期 SCLC(SROC AUC = 0.9355)诊断效能高于局限期 SCLC(AUC = 0.7243)。

某研究结果为,肺癌患者血清中 NSE、Pro - GRP、CEA 的水平分别为(29.5 ± 13.8)ng/ml、(169.2 ± 79.8)pg/ml、(28.6 ± 11.7)ng/ml,均明显高于肺结核组 ($P < 0.01$);NSE、Pro - GRP 在小细胞肺癌中的水平[(39.3 ± 13.7)ng/ml、(291.2 ± 217.5)pg/ml]明显高于腺癌[(16.9 ± 7.2)ng/ml、(79.2 ± 48.1)pg/ml]和鳞癌[(15.2 ± 5.3)ng/ml、(81.6 ± 62.1)pg/ml]。这些结果同样表明 NSE、Pro - GRP、CEA 联合检测有助于肺癌、肺结核的鉴别诊断及肺癌病理类型的识别。

第十四节 组织多肽特异性抗原

一、概述

(一)生化及生理

组织多肽特异性抗原(tissue polypeptide specific antigen,TPS)是细胞角蛋白(cytokeratin, CK)18 片段上与 M3 单克隆抗体结合的抗原表位,称为 M3 抗原决定簇。TPS 位于细胞角蛋白 18 片段上的人细胞角蛋白 18α 螺旋区,是由第 322 ~ 340 个氨基酸组成,相对分子质量为 12 ~ 43kD,由于所含有的抗原决定簇 M3 能特异地反映肿瘤的增殖活性,故将其命名为 TPS。TPS 是可溶性片段,其相对分子质量小,代谢快,半衰期短。其含量与密度相关,是反应细胞增殖活性的标志物。在上皮细胞来源的恶性肿瘤和转移癌中高表达,是一种上皮类肿瘤分子标志,在恶性肿瘤的早期诊断、预测复发和转移、评价预后等方面有独特价值。

TPS 在一些生长活跃的正常体细胞(如肝细胞、泌尿生殖道细胞)中有少量表达,而在上皮来源的恶性肿瘤和转移癌中则为高表达。在细胞周期的 S 晚期/G2 期之间,伴随着 DNA、蛋白质的合成被合成,并在减数分裂后立即释放到细胞外。因此,血清中 TPS 的含量高低成为衡量肿瘤细胞分裂和增殖活性的一个特异性指标。与传统的肿瘤标志物如 CEA、CA15 - 3、CA125 等不同的是,TPS 是肿瘤活性依赖型的,其血清含量的高低与正在分裂、增殖的细胞数目有关,即与肿瘤的活性有关;而 CEA、CA15 - 3、CA125 等则是肿瘤容量依赖型的,与肿瘤的瘤体负荷即肿瘤细胞的数目有关。因此,在肿瘤的早期,在出现肉眼可辨的复发或转移之前,由于肿瘤细胞数目较少,那些反映肿瘤容量的标志物血清水平往往是很低的,而此时肿瘤细胞分裂、增殖活跃,因而 TPS 可以很高,从而有利于肿瘤的早期诊断、及时治疗、病情监测和预后判断。

TPS 常被用于前列腺癌、乳腺癌、卵巢癌等的诊断及预后,已被国外学者广泛应用于肺癌患者中。

(二)TPS 的检测

1. 检测方法 目前临床对 TPS 检测常采用酶联免疫分析(ELISA)和免疫放射分析(IRMA)等方法。IRMA 受放射性核素半衰期的限制,标志物应用时间较短,标记者又需防护措施,相比之下酶标志物的保存期较长,且无放射性之虑,所以一般临床实验室检测 TPS 大多使用 ELISA 进行。

2. 参考范围

ELISA 法 cut-off 值:<80U/L;

EIA 法 cut-off 值:<55U/L。

3. 影响因素 根据相关报道,新生儿的 TPS 水平较高,Rebhandl 等报道,刚出生时婴儿脐血 TPS 的平均值为 105.05U/L,出生后第 1 周末上升至 164U/L,此后随年龄的增长 TPS 水平逐渐下降,直到 14 岁左右降至成人水平。成人一般小于 80U/L,老年人的 TPS 水平似乎随年龄增大而有所升高。Kassanos 等发现,妊娠早期(5~14 周)血清 TPS 水平与常人无异,从妊娠第 15 周开始,孕妇血清 TPS 水平随着孕龄的增加而进行性增高,尤其在妊娠 28~37 周和分娩前后达到最高峰,分娩 3 天后降至原有水平的 1/4。因此孕妇用 TPS 诊断恶性肿瘤时,以及在监测乳腺癌术后怀孕的患者时,均应考虑到妊娠的影响。TPS 属低相对分子质量蛋白质,主要经肾脏排泄,因此肾小球滤过率(glomerular filtration rate, GFR)直接影响其血清水平的高低。GFR 下降者其血清 TPS 水平升高,尤其当 GFR <40ml/min 时更为明显。提示在临床应用 TPS 判别良、恶性肿瘤时,应考虑到患者的肾功能状况。肿瘤血管腔的直径、周长、横截面积的大小与血清 TPS 水平成正比,原因可能是血管扩张,血管内皮间隙增大,TPS 通过血管内皮间隙进入血液增多而引起。Nagele 等发现血清 TPS 值与瘀血、心衰、心脏移植明显相关,因此认为在对心力衰竭及接受心脏移植的患者用 TPS 诊断恶性肿瘤时,应充分考虑这一影响。研究显示,患者的血清 TG、CHOL、LDL 水平较高时,其血清 TPS 水平与正常对照组 TPS 水平比较,存在显著性差异,初步显示高血脂对 TPS 检测存在一定影响。高 TG、CHOL、LDL 组的 TPS 阳性率分别为 72.5%、58.2% 和 52.0%,高 TG 组的 TPS 阳性率要明显高于高 CHOL、LDL 组,提示 TG 对 TPS 检测的影响最大。随着 TG 异常水平的升高,TPS 水平呈现明显的上升趋势。另外,由于血清 TPS 亦可通过胆汁清除,因此一切引起肝脏损害的疾病,如慢性肝病、病毒性肝炎、酒精性肝炎、肝硬化与肝

功能不全等均可使血清 TPS 升高，在诊断时应加以注意。

TPS 性质在体外相对稳定。何新斌等通过实验证实，在 3 个月的观察时间内，TPS 活性没有明显差异（$P > 0.05$），反而有所升高。各种温度条件下，TPS 的活性亦没有明显差异（$P > 0.05$）。

二、常见疾病

（一）生理性升高

TPS 在一些生长活跃的正常体细胞，如正常肝细胞、胰腺导管、多数内分泌细胞、近端肾小管、甲状腺及泌尿生殖道细胞中均有少量表达。

由于上皮组织具有较强的再生能力，在生理状态下也可由于细胞的周期性生长而使 TPS 的表达水平增高。

（二）非恶性肿瘤性疾病

上皮细胞良性增生或炎性病变，如乳腺小叶增生、良性前列腺增生及胃炎、肠炎、肝炎、胰腺炎、肺炎、肾炎、甲状腺炎、前列腺炎、乳腺炎等疾病时均可有不同程度的增高。

（三）恶性肿瘤性疾病

肺癌、乳腺癌、卵巢癌、宫颈癌等上皮细胞来源的恶性肿瘤和转移癌中高表达。

三、临床思路（图 2 - 14）

在诊断恶性肿瘤时，TPS 应与其他特异性较高的肿瘤标志物进行优化组合联合检测，并结合病史、症状、体征及影像学等检查全面分析，才能做出正确判断。

（一）肺癌

TPS 在肺癌患者的辅助诊断、疗效观察方面有较好的临床意义，对非小细胞肺癌患者的预后判断可能有一定价值。

1. 监测病情 TPS 在鳞癌、SCLC、腺癌患者的阳性率分别为 70.0% 、57.1% 、46.3% ，鳞癌患者阳性率最高，三者无差异，显示 TPS 在各种类型肺癌中的阳性率均较高。广泛期 SCLC 患者 TPS 阳性率显著高于局限期患者，有统计学差异，证实 TPS 能够反映 SCLC 患者的疾病严重程度，在判断病情方面有价值。

肺癌患者 TPS、CEA、Pro - GRP 阳性率及水平显著高于肺部良性疾病组和健康对照组。患者化疗后 TPS、CEA、Pro - GRP 阳性率及水平均显著下降。非小细胞肺癌患者 TPS 水平是预后的独立因素。

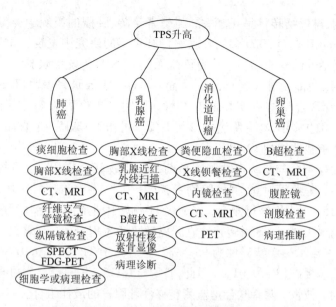

图 2 -14　TPS 升高的临床思路

　　研究显示治疗后病情好转或稳定的 NSCLC 患者 TPS、CEA、Pro - GRP 水平显著下降,表明肿瘤细胞产生明显减少,与病情好转一致。虽然 CEA 治疗前后水平有显著下降,但阳性率无差异,PD 患者数值也无升高,说明 TPS 较 CEA 更能体现 NSCLC 患者病情变化。

　　2. 鉴别诊断　有研究采用 ELISA 法对 32 例肺癌患者和 30 例结核性胸膜炎患者的血清、胸水中 TPS 水平进行了检测,结果发现肺癌患者血及胸水中的 TPS 水平均高于良性对照组的结核性胸膜炎患者,这同国内外大多数学者的研究结果一致。实验还发现非小细胞肺癌的 TPS 水平高于小细胞肺癌;血清中鳞癌 TPS 水平显著高于腺癌;而胸水中鳞癌 TPS 水平虽比腺癌高,但无统计学意义,考虑可能与病例数较少有关。总之,TPS 水平检测对良、恶性胸水的鉴别诊断具有重要价值,同时也是鉴别小细胞肺癌和非小细胞肺癌的较好指标之一。

　　3. 预后判断　某研究采用 Cox 多因素分析显示,PS 评分、TPS 是 NSCLC 的独立预后因素,而 CEA、CYFRA21 - 1 与 NSCLC 患者的预后无关,表明 TPS 在预测 NSCLC 患者生存方面优于其他标志物。

　　(二)乳腺癌

　　研究发现,乳腺癌患者的 TPS 水平显著高于良性肿瘤患者,且 TPS 水平与其临床分期、淋巴结转移呈正相关,与患者年龄、肿瘤的组织学类型和分级无关。Bjorklund B 在对 3000 多例乳腺癌持续 4 年的研究中发现,TPS 是一种反映肿瘤细胞活性的标志物,与肿瘤负荷无关,TPS 与传统反映肿瘤负荷的标志物联合应用,可能使肿瘤的诊断更全面。Zheng H 等研究表明,TPS、CA15 – 3 和 CEA 三者联合检测有明显的互补性,可明显提高乳腺癌诊断的敏感性。Roselil 的研究也显示,在乳腺癌的诊断中 TPS 可作为 CA15 – 3 的有力补充,两者联合总体敏感性增加 12.7%。

研究发现 TPS 与传统反映肿瘤负荷的标志物联合应用,也可提高检出复发的敏感性。陈燕等对 62 例乳腺癌患者(其中 32 例为治疗后转移复发)的血清 TPS、CA15 – 3 水平进行测定,并观察 11 例转移性乳腺癌治疗后肿瘤标志物的变化。结果表明,TPS 对转移性乳腺癌敏感性为 81.3%,显著高于 CA15 – 3 ($P < 0.01$);CA15 – 3 特异性为 95.5%,显著高于 TPS($P < 0.01$);两者联合则有效性显著提高($P < 0.01$)。因此,TPS 与 CA15 – 3 联合检测可提高诊断乳腺癌转移的有效性,两者联合是监测转移性乳腺癌的最佳组合。实验发现 TPS 对乳腺癌骨转移最为敏感,其次是胸壁和皮肤转移,同时还发现远处淋巴结转移的乳腺癌患者,TPS 水平最高。Kapczynski 也报道高水平的 TPS 与乳腺癌淋巴结侵犯与转移有关。因此,TPS 的价值在于早期发现乳腺癌的复发和转移。

尽管 TPS 对于乳腺癌早期诊断的敏感性较高,但器官组织特异性并不强,广泛地表达于各种上皮细胞来源的肿瘤中,因此对乳腺癌的独立诊断优势并不突出,更多的是将其与 CA125、CA15 – 3 等肿瘤标志物联合应用,为乳腺癌的诊断鉴别提供更可靠的参考依据。

(三) 消化道肿瘤

有研究着重关注了 TPS 在不同病理类型的消化道肿瘤中的诊断及疗效应用,结果显示消化道腺癌患者在治疗前后血清中 TPS 水平均明显高于鳞癌患者,而腺癌患者血清中 CEA 水平只在治疗前明显高于鳞癌患者,短期治疗后则无显著性差异,表明 TPS 对消化道肿瘤性质的鉴别要优于 CEA。同时,该研究结果显示,TPS 在消化道肿瘤患者血清中有高表达,各治疗组中 TPS 的阳性率均高于 CEA 的阳性率,治疗前 TPS 检测的总阳性率达到 88.2%(67/76),也明显高于 CEA 的 51.3%(39/76),表明 TPS 对消化道肿瘤早期诊断比 CEA 更有意义。另外,鳞癌组与腺癌组的两种肿瘤标志物的阳性表达率差异均无统计学意义,表明以 80U/L 为 TPS 的切割值对消化道肿瘤性质的鉴别意义不大。

如前所述,TPS 是一种反映肿瘤细胞增殖活性的标志物。前期临床观察表明 TPS 在初发的肿瘤患者中其血清浓度并不升高,而对于复发、转移患者则有较高的敏感性,早于影像学诊断,可作为监测治疗反应和判断预后的重要标志物,但器官特异性欠佳。研究表明不同原发灶肝转移患者的 TPS 水平和阳性率变化与 CEA 相似,但是 TPS 的阳性率显著高于 CEA,治疗有效的患者血清 TPS 下降明显,无效则显著升高,因此作者认为 TPS 与 CEA 均能有效反映肝转移患者病情的变化,可以作为肝转移癌疗效观察、预后判断的标志物。另外,原发性肝癌病例观察表明 TPS 水平和阳性率与肝转移癌无显著性差异,可能与部分病例出现肝内转移、肝腹水及远处转移有关,至于原发性肝癌本身是否会引起 TPS 的升高还有待进一步研究。综上所述,CEA、TPS 可以作为肝转移癌疗效观察、判断预后的标志物。

(四)卵巢癌

某研究结果显示,与对照组和卵巢良性肿瘤组相比较,卵巢癌组患者血清 TPS 水平显著升高($P < 0.01$),敏感性为 72.5%,特异性为 89.2%。CA125 和 TPS 诊断卵巢癌的敏感性与特异性差异无统计学意义($P > 0.05$),提示 TPS 和 CA125 一样可用于卵巢癌的诊断。

第十五节 β_2 - 微球蛋白

一、概述

(一)生化及生理

β_2 - 微球蛋白(β_2 - microglobulin, β_2 - MG)是瑞典化学家 Beggand 等于 1968 年首先从肾小管病变患者尿中分离出来的,是一种相对分子质量为 11.8kD 的蛋白质,是由 100 多个氨基酸残基构成的单链多肽。β_2 - MG 是人类组织相容性抗原(HLA)Ⅰ类分子中非主要组织相容性复合物编码的轻链部分,分子内含 1 对二硫键,不含糖,半衰期约 107 分钟,可透过肾小球,但尿中仅有滤过量的 1%,几乎完全可由肾小管重吸收。由于代谢和 HLA 的分解,β_2 - 微球蛋白分离后以游离形式存在于细胞外液。β_2 - MG 由人体淋巴细胞、单核细胞、间质细胞以及部分上皮细胞合成,广泛存在于除红细胞和胎盘滋养层细胞以外的所有有核细胞膜上,也可脱落为游离型,因此 β_2 - MG 可在血、尿、体液中出现。许多恶性细胞也可合成和分泌 β_2 - MG,其含量明显高于正常组织。β_2 - MG 在淋巴增殖性疾病,包括多发性骨髓瘤、恶性淋巴瘤、慢性淋巴细胞白血病等明显升高并反映肿瘤负荷。

β_2 - MG 因相对分子质量较小,每天生成速率较为恒定,只通过肾脏排泄且几乎被近端肾小管完全吸收,因此临床上常被用作多种血液系统及实体性肿瘤的诊断(血 β_2 - MG)、监测和评估近端肾小管功能(尿 β_2 - MG)的指标之一。血清 β_2 - MG 水平也是评价肿瘤化疗期间肾功能损伤的敏感、可靠的指标。

(二)β_2 - MG 的检测

1. 检测方法　β_2 - MG 检测方法有放射免疫分析法、化学发光免疫测定法等。标本类型包括脑脊液、血清、羊水、初乳、精液及尿液。

2. 参考范围

MEIA 法:830 ~ 1150ng/L;

RIA 法:1.0 ~ 3.0mg/L。

3. 影响因素　年龄不同,血清 β_2 - MG 的浓度差异显著,所以在比较血清 β_2 - MG 时,应考虑年龄因素的影响。

二、常见疾病

(一)非恶性肿瘤性疾病

各种自身免疫性疾病、甲亢、炎症、巨球蛋白血症、糖尿病肾病、肾功能不全、肾衰竭、传染性单核细胞增多症、病毒性肝炎、冠心病。

(二)恶性肿瘤性疾病

实质性肿瘤如原发性肝癌、肺癌、胃癌和大肠癌等。

多发性骨髓瘤、恶性淋巴瘤、慢性淋巴细胞白血病等。

三、临床思路(图 2 - 15)

(一)急性髓细胞白血病

研究证实,白血病细胞合成 β_2 - MG 增加,代谢越活跃的白血病细胞产生 β_2 - MG 尤其明显。白血病细胞抗原致敏淋巴细胞,使 β_2 - MG 合成增多,速度加快;另外,机体的免疫反应发生改变,可使免疫活性细胞分泌 β_2 - MG 增加。Peterz - Andres 等研究显示在单克隆免疫球蛋白血症患者中,β_2 - MG 是所研究的免疫因子中唯一随疾病恶性程度进展而明显升高的因子,提示 β_2 - MG 可能反映肿瘤分化程度。亦有研究显示 β_2 - MG 水平在慢性粒单核细胞白血病(chronic myelomonocytic leukemia, CMML)、费城染色体阳性的慢性期慢性粒细胞白血病(chronic myelocytic leukemia, CML)、骨髓增殖性疾病(myeloproliferative disorders, MPD)等非淋巴系恶性血液病中增高。

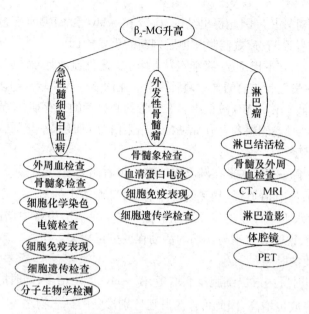

图 2 - 15 β_2 - MG 升高的临床思路

研究结果显示,血 β_2 - MG 在初治急性髓细胞白血病患者中增高,随着病情的缓解而下降,其水平与疾病的活动程度呈正相关。所以认为 β_2 - MG 持续升高,提示病情恶化,治疗后 β_2 - MG 明显下降者往往病情稳定。在白血病治疗期间密切观察病情变化,动态监测血 β_2 - MG 水平,结合细胞形态,有助于制定个体化的治疗方案。

有研究显示,血清中 LDH、β_2 - MG 及 CRP 联合检测可作为急性髓细胞白血病的特殊实验室检查之一,可准确、及时反映病情变化,尤其是对难治性复发性急性髓细胞白血病患者更有判断预后价值。若 LDH、β_2 - MG 及 CRP 均增高则提示治疗效果不佳,预后不良,LDH、β_2 - MG 及 CRP 增高程度与病情恶化成正相关,联合同步检测急性髓细胞白血病血清 LDH、β_2 - MG 及 CRP 的变化对判断其疗效、预后、复发意义更明显。

(二)多发性骨髓瘤

多发性骨髓瘤患者由于瘤细胞增生、细胞周期加速及肾功能的损害而致血、尿 β_2 - MG 增高。多变量相关分析表明,β_2 - MG 是所有参数中与肿瘤负荷最相关的参数,直接反映了多发性骨髓瘤患者体内肿瘤负荷,与患者生存期相关。

多发性骨髓瘤患者其血清 β_2 - MG 和 CRP 水平明显高于对照组;化疗显效后血清 β_2 - MG 和 CRP 水平比化疗前明显下降;低水平 β_2 - MG 和 CRP 患者

的存活时间相对较长。因此得出结论,血清 β_2-MG 和 CRP 水平检测可作为多发性骨髓瘤患者诊断、疗效监测和预后判断的重要指标。

有研究显示,在淋巴细胞、浆细胞异常增殖的恶性血液肿瘤性疾病中 β_2-MG 显著升高,是多发性骨髓瘤的独立预后因素。血清 β_2-MG 较高组多发性骨髓瘤患者的生存期低于 β_2-MG 较低组多发性骨髓瘤患者的生存期,差异有统计学意义;初诊多发性骨髓瘤患者血清 β_2-MG、白蛋白及 LDH 水平与预后密切相关。

(三)淋巴瘤

研究显示 β_2-MG 水平在淋巴瘤的初治患者组显著升高,而所有的完全缓解组与阴性对照组间的比较均无统计学意义,且血清中的 β_2-MG 水平与尿液中的 β_2-MG 水平不存在正相关关系。β_2-MG 在初治患者中增高,而随着病情的缓解下降,说明其水平与疾病的活动程度呈正相关。

(四)原发性肝癌

肝脏疾病时肝内淋巴细胞浸润增多,β_2-MG 产生增多,同时肝细胞大量坏死,β_2-MG 释放也增高,因此可作为肝癌鉴别诊断的标志物之一。某实验结果表明,原发性肝癌、肝硬化及肝血管瘤患者血清 β_2-MG 测定值明显高于正常健康人,而原发性肝癌组血清 β_2-MG 测定值又显著高于肝硬化组,提示在肝硬化的过程中,定期检测血清 β_2-MG 做动态观察,有助于发现早期肝癌,减少肝癌的漏诊。

(五)其他疾病

研究发现,卵巢癌患者血液中 β_2-MG 和尿液中 β_2-MG 明显高于卵巢良性肿瘤组及正常卵巢组血液和尿液中 β_2-MG,差异显著,有统计学意义($P <$ 0.05),而卵巢良性肿瘤组和正常卵巢组间无显著性差异,没有统计学意义($P >$ 0.05)。可见卵巢癌患者无论在血液中还是尿液中,β_2-MG 的含量均明显增加,进一步证实了卵巢癌 β_2-MG 的高水平表达。随肿瘤的分级、分期增加,血/尿 β_2-MG 比值增高,有统计学意义($P < 0.05$)。而且,β_2-MG 可能与卵巢癌预后是相关的。患者 β_2-MG 水平增高可能是因为卵巢癌细胞迅速增殖,细胞分泌和合成 β_2-MG 增多;而卵巢癌肿瘤细胞通过促进纤维蛋白因子合成增加,使细胞表面蛋白类物质 β_2-MG 分泌增多。可见血液、尿液中的 β_2-MG 对卵巢癌具有诊断意义。

相关研究结果显示,通过血液或淋巴系统等转移途径,有一部分早期胃癌患者已经在术前或术后发生了远处转移现象。胃癌患者血清 CEA 和 β_2-MG 表达水平明显高于胃溃疡组和健康对照组($P < 0.05$),两指标联合检测阳性率

明显高于单一指标检测阳性率($P < 0.05$)。血清 CEA 与 β_2 – MG 联合检测可明显提高胃癌诊断的阳性率,且应重视 β_2 – MG 对胃癌转移的预测作用。

第十六节　β – 人绒毛膜促性腺激素

一、概述

(一)生化及生理

人绒毛膜促性腺激素(human chorionic gonadotrophin,HCG)是由孕妇胚胎合成滋养层细胞所分泌的糖蛋白激素,在维持早孕妇女的黄体功能以及促使妊娠继续进行、胎儿性别的分化及防止母体排斥妊娠产物等方面具有重要的生理功能。HCG 由 α、β 两条肽链以非共价键相连所组成,相对分子质量为 37 ~ 38kD,由 237 个氨基酸组成。HCG α、β 亚基由各自独立的基因所编码。编码 HCG α 亚基的基因位于人的第 6 号染色体;而 HCG β 亚基则是由一基因串所编码,此基因位于人的第 19 号染色体。体内的 HCG α 亚基、β 亚基的表达水平并不一致。其中 α 链与促黄体生成素(luteotropic hormone,LH)、卵泡刺激素(follicule – stimulating hormone,FSH)、促甲状腺激素(thyroid – stimulating hormone,TSH)等糖蛋白激素的 α 链完全相同,而 β 链各不相同,决定着各自生物学活性的特异性。HCG 与 HLH 共用同一受体,此受体属于 G 蛋白偶联受体家族。

自 Braunstein 等和 Gailani 等先后报道滋养层癌细胞以及非滋养层肿瘤可异位表达 HCG(eHCG)以来,eHCG 与肿瘤细胞的关系一直受到人们的关注。肿瘤细胞表达的 eHCG 与滋养层细胞表达的正常 HCG 由同一编码基因转录翻译而来,具有相同的分子特征,因此 eHCG 的检测都是针对其 β 链。近年来研究发现,在胃癌、直肠癌、膀胱癌等多种非胎盘非生殖细胞肿瘤中存在有 HCG 的表达。一些学者推测,HCG 在肿瘤中的作用与其在合体滋养层和胎儿胎盘组织中的作用一样,它可以抑制体内 T 淋巴细胞的反应,使癌细胞对机体产生免疫逃逸,从而保护肿瘤免受宿主的攻击,使肿瘤得以继续生长并最终致死。因此,β – HCG 升高可能提示治疗无效及预后不佳。β – HCG 可能是一个潜在的肿瘤生物治疗的靶抗原。

恶性肿瘤表达 HCG 为一种返祖现象,与胚胎或胎儿细胞存在许多相似的生物学特征,异位 HCG 是恶性肿瘤细胞转化的产物,并不是肿瘤形成的原因。

Acevedo 等认为正常情况下成人组织细胞的胚胎基因处于静息状态,不表达或仅微量表达(血清自由 HCG – β 亚单位浓度 <100pg/ml)HCG,而恶性肿瘤细胞表达的异位 HCG 则明显增加。恶性肿瘤细胞表达异位 HCG 的机制是由于成人细胞胚胎基因的不完全抑制,当细胞发生恶性转化时,静息的胚胎基因被激活而表达。但良性肿瘤细胞一般不表达异位 HCG。

大量文献报道,人绒毛膜促性腺激素 β 亚基(HCG – β)除了在正常的妊娠滋养层细胞中分泌外,在许多肿瘤细胞也大量分泌,是多种肿瘤的特征性蛋白。多种组织的肿瘤选择性分泌单链 HCG – β 或 HCG – β 的核心片段(HCGβ – cf),如生殖系统中的绒毛膜癌、前列腺癌、乳腺癌、子宫内膜癌、宫颈癌,其他系统中如胃癌、膀胱癌、肺癌、肝癌,甚至口腔中的鳞状细胞癌也能检测到。完整的 HCG 及其他内分泌激素在癌细胞中则未检测到。HCG – β 蛋白作为一项重要的血清学指标已被广泛用于早期肿瘤的诊断。

β – HCG 作为一种上皮肿瘤标志物,其在肿瘤发病机制中的确切作用是癌细胞增生的促进因素,还是癌细胞凋亡的抑制因素,一直是引起争议的话题。Butler 等在膀胱癌体外细胞学研究中证实 β – HCG 具有抗凋亡的作用,使人们对 β – HCG 的作用有了进一步认识。

HCG 与恶性肿瘤浸润、转移的关系在滋养细胞来源和非滋养细胞来源的肿瘤中报道不一致。滋养细胞来源的绒癌细胞对组织具有浸润能力,这一行为与其表达和分泌基质金属蛋白酶(matrix metalloproteinase, MMP)以降解细胞外基质有关。在非滋养细胞来源的肿瘤中,有关的研究报道却相反。近几年国内外学者已相继发现 HCG 在膀胱、肺、胃、结肠、食管等肿瘤中表达,并与肿瘤的浸润转移有关。Trias(1991)发现食管癌中 HCG 阳性细胞主要是癌组织浸润区分化程度较差的癌细胞,提示 HCG 与食管癌的浸润有关。迟芳等(2000)在乳腺癌中的研究结果与上述结果相同。因而可见 HCG 对某些非滋养层细胞来源的恶性肿瘤的浸润转移具有促进作用,其原因及作用机制有待于进一步探讨。

(二)β – HCG 的检测

1. 检测方法　电化学发光法、ELISA 法。

2. 参考范围

电化学发光:0 ~ 5.00IU/l;

ELISA 法:尿 HCG <30μg/L,血清 HCG <10μg/L。

二、引起 β-HCG 升高的常见疾病

（一）生理性升高

妊娠。

（二）非恶性肿瘤性疾病

葡萄胎。

（三）恶性肿瘤性疾病

生殖系统肿瘤,如绒毛膜癌、非精原细胞性睾丸癌、单纯精原细胞瘤、前列腺癌、乳腺癌、子宫内膜癌、宫颈癌、卵巢癌。

其他系统肿瘤,如胆囊癌、黑色素瘤、胃癌、结直肠癌、食管癌、膀胱癌、肺癌、肝癌、口腔中的鳞状细胞癌等。

三、临床思路(图 2-16)

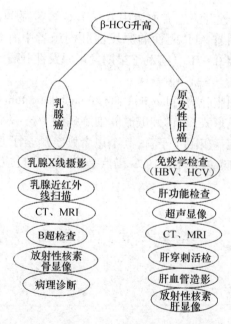

图 2-16　β-HCG 升高的临床思路

目前有关恶性肿瘤患者血清中 β-HCG 表达水平的研究还很少,多数研究是针对肿瘤组织中 β-HCG 的表达。当发现患者血清 β-HCG 水平升高时,应尽早借助其他检测手段排除恶性肿瘤的可能性;若确诊为肿瘤,则应注意良、恶

性鉴别诊断。β－HCG 可用于早期检测宫外孕、紧迫流产或有葡萄胎史的高危患者的恶性滋养细胞肿瘤。β－HCG 是诊断和监测睾丸与卵巢生殖细胞肿瘤的标志物。

（一）绒毛膜癌

β－HCG 对于绒毛膜癌的诊断和管理是非常重要的。β－HCG 的水平及其他预测指标决定化疗干预的类型。

（二）乳腺癌

赵明等人研究结果显示，乳腺良、恶性肿瘤患者血清 HCG 的阳性率分别为 5.6% 和 63.4%，二者具有明显差异（$P < 0.05$），乳腺癌的 HCG 阳性率与程绍钧的报道相近，而且 HCG、CA15－3 对乳腺癌的诊断阳性率相近。因而认为，血清 HCG 可以作为乳腺良、恶性肿瘤的鉴别指标，与 CA15－3 联合应用可以提高乳癌的诊断率。

（三）原发性肝细胞癌

研究发现，原发性肝癌患者血清中 β－HCG 含量显著高于正常人血清及肝硬化患者血清。而且 AFP 阴性的原发性肝癌患者中有 55.6% 表现为 β－HCG 阳性，提示检测 β－HCG 有利于早期发现原发性肝癌。

（四）胎盘部位滋养细胞肿瘤

胎盘部位滋养细胞肿瘤（placental site trophoblastic tumor，PSTT）是妊娠滋养细胞病的一种罕见形式，约占妊娠滋养细胞病的 1%，发病率大约为 1/10 万孕妇。一半多患者疾病仅限于子宫，其余患者则扩展至子宫外。尽管 PSTT 产生的 HCG 少于绒毛膜癌，但 β－HCG 仍然是监测治疗反应及随访期间最有价值的血清标志物。

第十七节　铁蛋白

一、概述

（一）生化及生理

1943 年 Granick 分离出铁蛋白。铁蛋白是一种相对分子质量较大的含铁蛋白质的复合物，由含铁原子核心的内核和外壳（去铁铁蛋白）形成一个立方体，相对分子质量 450～700kD（脱铁蛋白的相对分子质量约为 450kD），其中含铁 17%～20%，铁以含水的三价氧化铁磷酸盐胶态分子团的形式存在，是铁的主要储存形式之一。人铁蛋白 H 基因和 L 基因分别定位于染色体 11q23 和 19q13.3。血清中含微量铁蛋白,在正常条件下含量稳定。几乎所有真核细胞都能合成并含有铁蛋白,主要分布于体内的肝、脾和骨髓中,是检查体内铁缺乏及铁负荷过量的最敏感指标。铁蛋白在人体中有参与铁代谢、参与细胞增殖及免疫调控等生理功能。当体内铁增加时,铁蛋白可以将铁摄入并储存,这就避免了细胞内高浓度游离铁对细胞的毒性作用;当体内需铁量增加时,铁蛋白可随时释放铁,供机体需要。铁蛋白含量能反映机体铁储备的多少,对造血和免疫有调控功能。一些炎症性疾病可导致血清铁蛋白异常,有人认为铁蛋白是急性期蛋白,是体内急性期反应的产物,在炎症病变的发生、发展过程中起着重要作用。

一些研究表明,炎症或早期恶性肿瘤患者血清铁蛋白水平显著增高。铁蛋白浓度升高,原因主要有恶性肿瘤引起铁利用不良,造成游离铁蓄积;组织坏死致铁蛋白释放;癌转移或肝细胞受损使储存于肝细胞的铁蛋白泄漏于血液中;恶性肿瘤细胞合成和分泌的铁蛋白增多。故铁蛋白不仅是一个储铁指标,也是恶性肿瘤标志物之一。检测结果必须综合考虑病史和其他实验室测定并以解释。炎症、无效红细胞生成和口服铁治疗都会引起血浆铁蛋白增加。它作为"急性相蛋白",在血浆中的含量常用来评价临床上与铁储存不相关的病症,如急慢性炎症、慢性肝病和恶性疾病。因此,评估铁蛋白含量增加时应谨慎。

(二)铁蛋白的检测

1. 检测方法 检测血清铁蛋白的方法有放射免疫测定法、酶免疫测定法、免疫比浊法、化学发光免疫分析法等。目前临床主要采用免疫透射比浊法,通过全自动生化仪检测和化学发光免疫分析仪进行检测。

2. 参考范围

电化学发光免疫分析法:男性 30 ~ 400μg/L,女性 13 ~ 150μg/L。

化学发光免疫测定法:18.2 ~ 341.2μg/L。

放射免疫测定法:男性 12.5 ~ 245μg/L,女性 5.5 ~ 135μg/L。

二、常见疾病

(一)非恶性肿瘤性疾病

1. 慢性乙型肝炎、慢性丙型肝炎等肝功能受损的情况下。

2. 色素沉着情况下。

3. 糖尿病、心脑血管疾病可引起铁蛋白升高,并对机体产生一系列不利影响。

4. 急性肾衰竭。

5. 传染病。

6. 铁蛋白降低往往是因为缺铁性贫血、失血、长期腹泻、营养不良造成的铁吸收障碍。

(二)恶性肿瘤性疾病

白血病、原发性肝癌、淋巴瘤、乳腺癌、肺癌、结肠癌、直肠癌、胃癌、食管癌、胰腺癌。

三、临床思路(图 2 – 17)

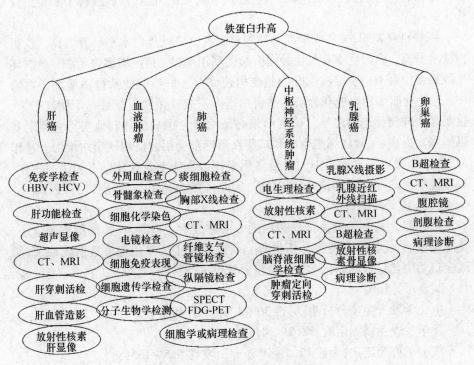

图 2 – 17　铁蛋白升高的临床思路

(一)肝癌

铁蛋白是人体内除血红蛋白以外含铁最丰富的蛋白质,近年来,发现许多实体恶性肿瘤可以合成和分泌铁蛋白,使血清铁蛋白的浓度增高。

经多项研究统计,血清铁蛋白诊断原发性肝癌的阳性率为 51% ~88% ,多数学者认为血清铁蛋白的测定是原发性肝癌的第二肝癌标志物。由于肝癌在生长过程中肝组织变性坏死,储存于肝中的铁蛋白大量流入血循环中,而且肝癌细胞本身分泌铁蛋白和异铁蛋白。因此血清铁蛋白的浓度与肝细胞损伤程度、肝硬化存在与否、肝脏铁的贮量及肝癌的大小有关。

AFP 诊断肝癌的临床价值早已得到肯定,但一般认为病理分化接近正常或分化程度极低者,AFP 常较低或检测不出,因此,铁蛋白的测定可能是诊断肝癌,尤其是早期诊断 AFP 阴性的肝癌的又一比较敏感的指标,应加以重视和利用。需注意的是,76% 的肝转移患者铁蛋白含量高于 $400\mu g/L$,所以,检测铁蛋白对肝脏转移性肿瘤也有诊断价值。

研究显示,原发性肝癌的 AFP、铁蛋白与肝外恶性肿瘤组、良性肝病组和正常对照组相比,浓度、阳性率具有显著性差异($P < 0.01$)。在 AFP 检验为阴性的患者中,CEA 和铁蛋白联检的检出率为 92.5%。

(二)血液肿瘤

近年研究发现,铁蛋白是诊断缺铁性贫血最可靠和最敏感的指标,其含量的降低,比血清铁和转铁蛋白浓度更能反映体内储存铁的情况。在白血病方面,急性白血病铁蛋白升高,并以急性淋巴细胞白血病(acute non - lymphocytic leukemia, ANLL)升高最显著,其次为急性淋巴细胞白血病(acute lymphoblastic leukemia, ALL),慢性粒细胞白血病(CML)铁蛋白亦升高,但不及 ANLL 显著。对于骨髓增生异常综合征(myelodysplastic syndrome, MDS)患者,铁蛋白含量可以反映体内红细胞破坏和铁利用障碍的程度,并对 MDS 分型及预后判断具有重要价值。尤其是急性粒细胞白血病时血清铁蛋白高达 $1871\mu g/L$,提示恶性血液病时血清铁蛋白增高,可能是病理细胞合成增加所致,而随着病情缓解,血清铁蛋白下降,因此也可作为评估血液病的一项重要指标。

某研究将血液病患者分为白系和红系两组,铁蛋白均明显高于对照组。白血病铁蛋白值升高是由于白血病细胞合成和释放铁增多,网状内皮系统释放铁蛋白过多,以及白血病细胞代谢产物干扰了血红蛋白合成,铁利用下降。铁蛋白虽不能作为诊断这类疾病的特异性指标,但其水平升高有较大的辅助诊断价值。研究者还发现铁蛋白水平是随治疗效果的好坏而变化(升高或下降)的,提示铁蛋白可作为血液病诊断和疗效观察的指标。

(三)肺癌

现在不但发现很多肺癌患者血清铁蛋白升高,而且在肺癌转移时升高更明显,可作为肺癌转移的客观指标之一。

有人研究发现,87.41% 的肺癌患者出现铁蛋白阳性,对肺癌患者采用 CA125、CYFRA21 - 1、CEA、NSE、铁蛋白联合检测,可有效提高对肺癌的检出敏感性,对不同类型的肺癌有一定的指导作用。另一研究统计肺癌患者 111 例,铁蛋白的阳性率为 69.64%,铁蛋白和 CEA 联合检测阳性率为 84.82%。所以,铁蛋白或铁蛋白和 CEA 水平升高对肺癌的诊断有较大的价值,与 Milman 等的分析一致。

铁蛋白还可用于鉴别良、恶性胸腔积液。以铁蛋白 < 400μg/L 作为诊断结核性胸膜炎的临界值,敏感性为 87.7%,特异性为 70.0%。铁蛋白在血清及胸腔积液中的含量,癌性组均比结核性组高,差异有统计学意义。CEA、铁蛋白对癌性胸腔积液诊断的敏感性分别为 87.7%、97.7%,特异性分别为 70.0%、98.3%。

（四）中枢神经系统肿瘤

研究显示,恶性脑肿瘤组与正常对照组脑脊液铁蛋白含量比较差异显著,良性脑肿瘤组铁蛋白含量增高不明显,在恶性脑肿瘤组中,原发性脑肿瘤的铁蛋白含量增高较继发性脑转移瘤明显,两组比较差异显著。上述结果表明,脑脊液中铁蛋白含量的测定对颅内肿瘤良、恶性的鉴别诊断具有重要意义,对肿瘤的脑部转移也有预示价值。脑脊液铁蛋白含量与脑肿瘤性质关系密切,动态观察其含量变化,可作为脑肿瘤定性诊断及术后患者疗效判定的一种手段,为早期判断颅内肿瘤性质、制定合适的治疗方案提供重要依据。

研究提示铁蛋白在脑脊液中的含量对于中枢神经系统白血病（central nervous system leukemia, CNSL）的诊断也有一定意义。CNSL 组脑脊液中铁蛋白水平较对照组和无 CNSL 组显著升高,其原因可能是:①白血病细胞浸润中枢神经系统,导致摄铁增加,铁蛋白合成增加;②细胞破坏增加及周围组织损伤与坏死,使储存于细胞内的铁蛋白释放入血;③白血病细胞自身合成了在质和量上均有异常的特异性异构铁蛋白。

（五）乳腺癌

铁蛋白在乳腺癌发生、转移及复发的时候均明显升高,且敏感性高。国内外研究提示它在乳腺癌中可用于:①与其他肿瘤标志物联合进行早期诊断。Uibrich 等对比研究了 100 例乳腺疾病患者及 14 例健康妇女血清的铁代谢,发现铁蛋白水平的升高提示乳腺恶性肿瘤的存在。Kokocinska 等的研究结果显示乳腺癌组血清中的 CA15 – 3 与铁蛋白均明显高于良性病变组。国内最近的研究也得出类似结论,并认为血清铁蛋白与 CEA 或铁蛋白与 CEA、CA15 – 3 联合检测是诊断早期乳腺癌较好的组合方式,铁蛋白比 CEA 敏感,其阳性检出率和 CEA 相比大于 4 倍,恶性肿瘤的确诊率达 41.3%。②判断分期。乳腺癌患者血清铁蛋白水平随着临床分期增加会不断提高。③评价疗效。定期动态检测铁蛋白是乳腺癌疗效观察的指标之一。④监测复发和转移。复发或转移的肿瘤细胞合成铁蛋白且释放入血,使铁蛋白再次增高。⑤判断预后。铁蛋白浓度升高,病情进展,预后不好;浓度下降,肿瘤负荷减小,病情好转。可见,血清铁蛋白在乳腺癌中的诊断价值,仍值得我们进一步探索。

(六)卵巢癌

卵巢癌组 CA125、CA72 - 4、铁蛋白表达水平及阳性率显著高于卵巢良性病变组和健康对照组,两组差异有统计学意义。卵巢癌不同临床分期 CA125、CA72 - 4、铁蛋白的阳性率及表达水平,随临床分期递增而增加,其表达水平与临床分期有显著相关性。

(七)其他恶性肿瘤

大多数恶性肿瘤,特别是有淋巴结、肝脏等转移时,铁蛋白水平显著增高,作为肿瘤标志物之一,联合其他肿瘤标志物检测,可提高诊断的准确性,可作为肿瘤的诊断、疗效、预后以及是否转移和多发的判断指标。

第十八节 生长激素

一、概述

生长激素(growth hormone, GH)/胰岛素样生长因子 - 1(insulin - like growth factor, IGF - 1)是调节人体生长和发育的重要内分泌激素,GH 通过 IGF - 1 的介导而起生长的调节作用。IGF 由 Salmon 和 Daughaday 于 1957 年首先发现,因其在 GH 的作用过程中起介导作用,被称为生长介素(somatomedin),1978 年被正式命名为 IGFs,并划分为 IGF - 1 和 IGF - 2 二类。IGF - 1 与 IGF - 2 之间有70% 的同源性, IGF - 2 是胚胎时期生长和发育的重要调节因子,而 IGF - 1 则在出生后的生长调节中起重要作用。IGF - 1 受生长激素、胰岛素、血糖、营养状态和性激素等因素的调节,但出生后起主要调控作用的是 GH。

(一)生化及生理

生长激素是由垂体前叶嗜酸细胞合成、储存和释放,其释放率受下丘脑的生长激素释放激素的刺激控制。GH 对机体的生长发育起重要作用,一般认为 GH 并非直接促进组织细胞生长增殖,而是通过作用于肝细胞膜上的生长激素受体(growth hormone receptor, GHR),产生生长介素(如 IGF - 1)而促进全身组织细胞的生长和增殖。Mathews 等发现机体许多组织细胞内(如骨骼系统、中枢神经系统、胃肠道、心脏、肝脏、肾脏等)均有 GHR 的存在或 GHR mRNA 的表达。细胞膜上 GHR 的密度受循环血中 GH 浓度影响，实验表明垂体功能低下的动物和人肝细胞中 GHR 亦减少，当逐渐补充 GH，则会导致肝细胞膜上 GHR 密度增加，尤其是肝细胞膜上的高亲和力的 GHR 增加更为显著。

国内外的临床治疗资料显示，GH 治疗可以导致 IGF - 1 水平显著升高，而中断 GH 治疗可以使 IGF - 1 的水平随之减低。GH 自被发现以来已有近百年的历史，1957 年 GH 被从人脑垂体前叶提取出来并投入临床使用，至今已有数十年的历史。特别是随着基因重组人生长激素(recombinant human growth hormone, rhGH)的推出，其应用的对象日益广泛，由于 IGF - 1 在调节细胞生长、抗凋亡特别是近年发现的与癌症发生发展的密切相关性，引发了临床上对应用 GH 安全性的关注。

大量的实验研究表明 GH 具有增强蛋白质合成代谢，抑制分解代谢，提高营养支持效能，增强机体免疫力，促进伤口愈合等多方面的作用，可见 GH 在外科患者围手术期间的治疗中有潜在的应用价值。但对癌症患者，GH 是否有促进恶性肿瘤细胞生长的危险是需要考虑的一个问题。一些研究者通过实验显示 GH 能促进恶性肿瘤的生长，但也有许多与此相反的报道。

许多研究认为，外源性 GH 在体内不刺激肿瘤的生长，不改变肿瘤细胞动力学周期特点。有临床研究认为，GH 能促进肿瘤的发生和发展。但越来越多的证据表明，长期的 GH 替代治疗并不增加肿瘤的复发风险，晚期肿瘤患者短期使用 GH 是安全的。外科手术后的患者使用 rhGH，可改善新陈代谢、促进机体免疫功能快速恢复，能支持机体免疫系统，消灭散发潜伏的肿瘤细胞。胃肠恶性肿瘤患者短期使用 rhGH，不会增加近期死亡率和肿瘤复发的危险，甚至延长了无瘤生存期。但对某些肿瘤细胞，GH 可能还有其他的作用机制。Alteheld 等研究发现，处于氧化应激状态下或缺氧 - 再氧合损伤时的 Caco - 2 结肠腺癌细胞，应用 GH 可使组织氢离子依赖性载体 PepT1 介导的二肽转运效能降低。当机体对结直肠癌细胞发生免疫反应时，GH 很有可能减轻过氧化物对癌细胞的损伤，减少肿瘤细胞凋亡。有研究发现，rhGH 可增强 GHR(+)结直肠癌细胞对放疗诱导的 DNA 损伤的修复能力，降低 GHR(+)患者的 HCT - 8 细胞对放疗的敏感性；可诱导 GHR(+)肝癌细胞分泌血管内皮生长因子(vascular endothelial cell growth factor, VEGF)，间接促进血管内皮细胞增殖；可增加前胃癌移植瘤对化疗的敏感性。rhGH 联合化疗可明显降低肿瘤细胞的增殖活性，抑制肿瘤生长。

已被禁用的人脑垂体 GH 的临床治疗与癌症的发生有一定的联系，但现代基因工程 GH 是否与癌症的发生有直接的联系尚待研究观察；由于 IGF－1 在细胞增殖、肿瘤的发生发展过程中起了不同程度的作用，提示我们在临床治疗中必须严格掌握指征，合理应用 GH，对有癌症家族史、肿瘤史、放射治疗史、小儿唐氏综合征、范可尼贫血综合征、布卢姆综合征、再生障碍性贫血等癌症高危因素的患儿必须慎用 GH，在 GH 的应用过程中必须定期监测 IGF－1/IGFBP3 的水平，对于 GH 治疗过程中 IGF－1 显著增高的患者要及时调整 GH 的治疗方案。

（二）生长激素的检测

参考范围：男性 0.34～1.90kU/L，女性 0.45～2.20kU/L。

二、常见疾病

除垂体腺瘤外，肾癌、肺癌、胰腺癌等器官肿瘤均可能引起人生长激素含量升高。

第十九节　甲状旁腺激素

一、概述

（一）生化及生理

甲状旁腺激素（parathyroies hormone，PTH）是一个含 84 个氨基酸的多肽激素，相对分子质量为 9.8kD。它是细胞外液中钙和磷浓度的最重要内分泌调节物。甲状旁腺激素在甲状旁腺中首先合成的形式为前甲状旁腺激素原，由 115 个氨基酸组成。在细胞内剪切掉 25 个氨基酸后，前甲状旁腺激素原转变成一个中间体，即 90 个氨基酸的多肽，称为甲状旁腺激素原。再经蛋白水解修饰后，甲状旁腺激素原转变为 84 个氨基酸多肽的甲状旁腺激素。甲状旁腺激素在肝脏和肾脏中代谢迅速，降解产物主要为 N 端和 C 端片段，半衰期大大延长。但只有整分子的 PTH 或者 N 端形式具生物活性。基因位于染色体 11p15.3～15.1。

甲状旁腺激素由甲状旁腺主细胞合成和分泌，生理功能是促进溶骨，动员骨钙入血，以促进血钙升高；抑制肾小管对磷的重吸收，促进尿磷排泄，使血磷降低。

（二）甲状旁腺激素的检测

完整 PTH：10～65ng/L；

儿童 6～10 岁及 14.1～18 岁 10～60ng/L；10.1～14 岁 10～75ng/L。

二、常见疾病

（一）非恶性肿瘤性疾病

甲状旁腺功能异常、肾衰竭。

（二）恶性肿瘤性疾病

甲状旁腺癌患者 PTH 升高。异位 PTH 可见于肝、肾、乳腺、肺、卵巢、胰腺、膀胱等癌及淋巴肉瘤。

三、临床思路

全段 PTH 的测定对于区分原发性甲状旁腺功能亢进和非甲状旁腺介导的高钙血症比较重要，如恶性肿瘤、肉状瘤病和甲状腺毒症。发生高血钙症时，PTH 水平升高可确诊。事实上，高钙血症是因为原发性甲状旁腺功能亢进或异位 PTH 的产生（假性甲状旁腺功能亢进），多数患者的 PTH 水平升高。相反，如果是恶性肿瘤或其他病因，PTH 水平可能下降或在正常范围。继发性甲状旁腺功能亢进时（通常是肾衰竭），PTH 水平也升高，由于甲状旁腺低钙水平的持续刺激造成。低 PTH 水平的低血钙症可能是术后影响或先天性甲状旁腺功能减退。

第二十节　肿瘤标志物质量控制与性能评价指标

一、肿瘤标志物的质量控制

虽然肿瘤标志物的主要临床应用是辅助诊断、预后判断、疗效观察和复发监测，但由于检测体液中的肿瘤标志物方便、创伤小、利于动态观察，肿瘤标志物的监测在肿瘤患者的管理中发挥着独特的作用。如果从留取标本开始的检验全过程中任一环节，未能按照标准化操作流程进行操作，将会对检验结果产生影响，从而不能客观、真实地反映患者情况，甚至影响临床医师的正确判断。因而加强肿瘤标志物的质量控制（即检验前质量控制、检验中质量控制和检验后质量控制）的管理是肿瘤标志物检测质量管理的重要内容。

（一）检验前质量控制

检验前质量控制是针对分析前阶段可能影响检验结果准确性的各个环节所采取的措施，是保证检验结果正确性的一个前提。分析前的各个环节主要包括检验申请、患者的准备、原始标本的采集、运输等，其中原始标本的采集是影响检验结果质量的关键因素。需要检验人员积极走出实验室向临床和患者进行宣教，告知临床如何选择标本采集时间，采集标本类型、部位以及患者如何准备等，以期得到合格的检验标本。

1. 肿瘤标志物检验项目的申请　首先，临床医生要了解所开具检验项目临床应用的有效性。目前，在临床上应用的肿瘤标志物，除少数几个[如甲胎蛋白（AFP）和前列腺特异性抗原（PSA）]之外，由于其敏感性和特异性的原因，在肿瘤筛查和诊断方面的作用不强，其主要功效是辅助诊断、预后判断、疗效观察和复发监测。虽然一些肿瘤标志物是某些肿瘤疾病的一线标志物，但并不是该肿瘤所特有的，在其他肿瘤中、甚至在良性病变中也会有升高的表现。其次，要考虑所开具检验项目的时效性。连续监测肿瘤标志物的变化是肿瘤患者实验室管理的重要内容。每个肿瘤标志物都有各自的半衰期，在进行连续监测时要考虑到肿瘤标志物各自半衰期来选择检测频率，达到监测的目的，合理支配患者的经济费用，提高肿瘤标志物的应用效率。同时也要认识到某些肿瘤标志物在特定的时间不宜检查，如 CA125 在女性月经期中，PSA 在进行前列腺物理检查、膀胱镜检查后。再次，要考虑到免疫学的特殊性，不同检测系统上的检验结果不具有可比性。大多数肿瘤标志物的检测都是基于免疫学的抗原抗体反应，不同系统之间的检验结果具有很大的差异，即使是同一公司不同方法学甚至不同仪器型号上的同一检验项目的检验结果也不具有可比性。因而在开具检验申请单时要清楚本院实验室所采用的检测系统，知道患者既往检测结果来自哪个检测系统。最后，检验申请单必须提供足够而翔实的信息，如患者的姓名、年龄、性别、病区、床号、病历号、诊断、标本唯一标志、标本类型、标本采集时间、送检时间等。

2. 患者准备　为使检验结果有效地应用于临床，在开具申请单前需要向患者了解所服用的药物、生理状态、所从事的职业、经历过的检查等。因为所有上述因素都能影响检验结果的准确性。大多数免疫学反应所应用的抗体都是动物源抗体，一些生物制剂或是长期接触动物人员会在体内存在人抗动物抗体，从而与试剂中动物源抗体反应而出现嗜异性反应造成结果的假性升高。某些肿瘤标志物（如 PSA）在炎性病变或经历物理检查后会假性升高。患者在进行直肠指检、膀胱镜检查或前列腺活检等任何对前列腺进行的操作后不可进行检测 PSA。如果不能在上述检查之前采血,应在检查一周后进行 PSA 检测,以使操作引起升高的 PSA 有充分的时间从血液循环中清除掉。此外,前列腺炎患者应在炎症消退后进行 PSA 检测。女性避免在经期检测 CA125、在孕期检测人绒毛膜促性腺激素(HCG)来评估疾病。基于上述原因,应向患者做好解释工作,说明进行该项目检测的目的及注意事项,避免检验结果受到药物、生理状态、生活环境以及一些物理检查操作的影响。

3. 标本的采集、运输和检验前处理　肿瘤标志物的检验标本主要来自患者的血液,只有按照标准的操作规程进行标本的采集和处理,才能保证检测结果的准确性。文献报道,检验结果的差错约 60% 来自不合格的检验标本。

(1) 标本采集的原则与影响因素

◈ 标本采集的原则:采集标本前,根据检验申请选择合适的标本容器,在容器外面贴上与检验申请单一致的唯一标志,仔细核对检验单,以防发生差错;并与患者说明检验项目的有关事宜,以消除顾虑,取得其配合;询问患者的准备情况,看是否适宜采集标本。采集时应严格执行无菌操作,不可混入防腐剂、消毒剂、唾液、皮肤碎屑及其他药物,以免影响检验结果。同时要做到在正确的部位采集标本,采集量要准确,注明采集时间并及时送检,不应放置过久。

◈ 集标本对检验结果影响的因素:溶血的标本可以给测定结果带来很大的影响,标本溶血后细胞内含量高的物质进入到血清,可造成结果的假性升高,如神经元特异性烯醇化酶(NSE);血液中脂蛋白成分的增加常会导致血清/血浆浑浊,我们称之为乳糜血,它可以与亲脂成分结合,干扰抗原抗体反应,影响检验结果,患者血液中出现这种现象,本身也是一种异常现象,应向临床报告。对于输注脂肪乳的患者,建议在输注完成之后的 8 ~ 12 个小时再行抽血检验。黄疸对肿瘤标志物的检测也会有影响,文献报道,黄疸会造成 CA242 假性增高。

为保证血液标本质量,应尽可能避免在输液过程中采血,因为输液不仅会使血液被稀释,同时输入的液体成分也会干扰检测。另外,临床采用的参考范围,大多以血清为主,有些试剂允许用血浆检测,但结果与血清有显著性差异,血浆结果低于血清的结果,临床应加以注意。

(2)标本的运输

在正确采集标本后,应尽量减少运输和储存的时间,及时处理,尽快检验。

标本运输人员应接受专门的业务培训,使其了解标本运送的流程,不同项目对标本的运送要求,能初步判断标本的合格与否,在第一时间内将不合格标本拒收,缩短不必要的检验周期,熟练掌握标本的生物危害及其防护知识。在遇到突发意外事件时,能够妥善处理,杜绝生物污染事件的发生。

标本在运输过程中,应按照生物安全管理的要求,使用有生物危害标志的密闭的标本运输箱进行转运。若进行较长距离的标本运输,应按照标本检验前处理程序的要求,将血细胞与血清或血浆分开,置于低温运输箱中进行标本转运。

标本从护士站运送到实验室的整个过程中,要有翔实的记录,记录标本接收的时间、日期,标本清单、运送人和双方交接人员等信息,从而保证标本无缝隙的交接,防止标本遗失。

(3)标本检验前的处理

标本到达实验室后,应立即核对标本信息,按照标本检验前处理程序的要求,将血细胞与血清或血浆分开,严格执行标本的验收制度,对不合格标本认真填写标本拒收记录并追踪确认。

标本容器不正确和(或)破裂、标本量不足、标本类型错误,患者必要信息不全,检验申请项目不明确,检验申请单唯一标志与标本容器上的标志不一致,标本溶血、乳糜血、黄疸等均为不合格标本,遇到此类标本,检验科有权拒绝接收和退回标本,但在拒绝接收和退回之前,需要与临床医生和护士联系,进行交流与沟通,如果临床坚持采用此标本检验,检验人员必须在检验结果上加以注释说明标本状况,提示结果供参考,并加以记录。

对不能及时检验的标本,必须对标本进行离心分离血清或血浆以适当方式进行保存。通常将血清或血浆管加塞密闭保存在低温条件下,4℃可保存1周,−20℃可保存2周~3个月,若长期保存需−70℃。尽量避免对标本进行热处理(如加热使人类免疫缺陷病毒失活等)。

(二)检验中质量控制

检验前质量控制是获得准确检验结果的前提,检验中质量控制是获得准确且可重复的检验结果的重要保证。实验室必须使用国家有关机构批准的仪器和试剂,并做好室内质量控制和参加实验室间比对计划,以保证正确的使用分析仪器和检测方法以获得准确的实验室数据。肿瘤标志物的室内质量控制方法与原则和临床化学的室内质量控制基本相同,可以参考,但要注意一些区别:①肿瘤标志物的检测大多是基于免疫学抗原抗体反应的原理进行的定量分析。其量值关系受多种因素的影响,其中抗体的纯度、与抗原结合位点的表达和抗体的稳定性等是重要因素,不同试剂批号之间的差异可能会较大。②尽管各公司的标准品都能够溯源,但彼此之间的差异仍较大,从卫生部临床检验中心公布的室间质量评价成绩来看,即使是同一公司使用不同型号仪器和方法学检测同一份质评样本,也会产生很大差异,肿瘤标志物的标准化还有很多工作需要去做,不同系统之间的检验结果不具有可比性。③肿瘤标志物的检测成本很高,使用即刻法计算新批号质控品的靶值和控制限更为适用。即对新批号质控品每个水平检测 5 次,以均值作为暂定靶值,根据实验室该项目的允许变异系数(CV)计算相应的标准差(SD)值,绘制质控图,逐步累积均值和 SD 值,设定最终的靶值和控制限。另外,质控所用的标本应尽可能与临床标本相近,标本浓度也应当接近医学决定值,这对肿瘤标志物用于判断疗效、预后评估和复发监测的合理性非常重要。④肿瘤标志物的检测通常为封闭系统,各厂家均有自己的配套的检测试剂、标准品和质控品,使用第三方质控品需要了解其是否适合本系统。

(三)检验后质量控制

检验前质量控制是获得准确检验结果的前提,检验中质量控制是获得准确且可重复的检验结果的重要保证,而检验后质量控制是保证检验结果有效性的重要手段。在肿瘤标志物的结果分析和审核过程中,尤应鼓励实验室与临床之间的沟通,提高临床实验室在肿瘤标志物的结果解释中的积极性,在考虑综合分析变异及生物学变异、特定肿瘤标志物的半衰期及动力学因素的基础上,达到纵向监测肿瘤标志物变化的目的。对于具有临床意义的检测值升高或降低应综合考虑分析变异和患者个体内生物学变异因素,要注意生产商提供的产品抗体特异性以及交叉反应的信息,避免相关分子检测中的交叉反应,同时要特别注意排除饮食、药物、诊疗操作、其他非肿瘤的疾病状态等对于检测结果的影响,故选择合理的采样时间非常重要。通常肝脏及肾脏疾病、炎症感染等可引起肿瘤标志物浓度的升高,良性疾病有时也会在一定程度上引起检测值的升高,化疗早期会出现肿瘤标志物水平的短暂升高。必要时可向临床医生询问患者的临床信息,包括肿瘤的分期、治疗的情况等。在连续性监测肿瘤标志物的水平时,需注意患者的基线水平,以便使肿瘤标志物检测值能给肿瘤的预后评估、监测管理、复发预测、疗效评价等提供重要的信息。尽量避免更换肿瘤标志物的检测方法,一旦方法改变,需告知临床医生。报告中应标注分析所采用的方法,以利于临床医生综合评价患者检测指标的变化。

保证检测结果的稳定性有利于依据肿瘤标志物的水平对患者进行疾病的监测。在肿瘤患者的长期监测中,患者更换就诊医院或临床实验室,可能会导致肿瘤标志物检测方法的改变,其结果可能出现差异。主要是由于目前肿瘤标志物的国际标准化尚不完善,试剂采用不同的抗体标记(抗体异质性)、不同的定标品、分析仪器特性差异等因素所导致。为此,同一例患者在治疗前后及随访中,应尽可能采用同一种方法和试剂,实验室在更换检测方法和试剂时,应做比对。在患者监测中,若更改肿瘤标志物的检测方法,应重新设定患者的基线水平。

二、肿瘤标志物性能评价指标

临床医生在疾病的诊疗过程中不但要掌握诊断性实验的临床应用,还要对其临床价值和实用性进行科学的分析和评价,避免凭经验选择实验的盲目性或者过分相信文献资料中作者推荐的片面性。对肿瘤标志物试验进行系统的科学评价时,常常应用以下指标。

(一)敏感性(sensitivity,SE)

是在金标准诊断为肿瘤的人群中,用来衡量某一肿瘤标志物检测出肿瘤疾病的能力,是将实际患有肿瘤的患者正确判定为真阳性的比例。SE = 真阳性数/(真阳性数 + 假阴性数)×100% = 真阳性数/被检患者总数×100%。真阳性例数越多,敏感性越高,漏诊病例就越少。如在 Lumachi F 研究中,CA72 - 4 在诊断结直肠癌的敏感性为31.4%,说明在201例结直肠癌患者中检测结果约63例患者为阳性,其余138例为假阴性。

(二)特异性(specificity,SP)

是指在金标准诊断的无肿瘤的人群中,用某一肿瘤标志物正确地判定无肿瘤的能力,是检查无肿瘤的人群能正确的判定为真阴性的比例。SP = 真阴性数/(真阴性数 + 假阳性数)×100% = 真阴性数/无肿瘤总数×100%。真阴性例数越多,特异性越高,误诊病例越少。如在 Lumachi F 研究中,CA72 - 4 在诊断结直肠癌的特异性为89.9%,说明在201例无结直肠癌肿瘤人群中检测结果约181例为阴性,其余20例为假阳性,被误判为结直肠癌。

由于大部分单个肿瘤标志物 SE 或 SP 偏低(一种肿瘤可产生一种或多种肿瘤标志物,而不同肿瘤或同种肿瘤的不同组织类型既可有共同的肿瘤标志物,也可有不同的肿瘤标志物),而且在不同的肿瘤患者体内,肿瘤标志物的质和量变化也较大。因此,单独检测一种肿瘤标志物,可能会因为测定方法的 SE 不够而出现假阴性,临床上常常进行多个肿瘤标志物联合检测以提高检出的 SE 和 SP。在 Lumachi F 研究中,CA72 - 4 与 CEA、CA19 - 9、CYFRA21 - 1、骨桥蛋白(osteopontin)联合检测,诊断结直肠癌的敏感性和特异性分别升高到74.1%和94.3%。

(三)准确性

指的是该项指标在全部测定人群中真阳性与真阴性之和所占全部测定人数的比率。反映该肿瘤标志物能准确区分肿瘤与非肿瘤患者的能力。准确度 = (真阳性数 + 真阴性数)/测定总人数。在 Lumachi F 研究中,应用 CEA、CA19 - 9、CYFRA21 - 1、骨桥蛋白、CA72 - 4 诊断结直肠癌的准确度,CA19 - 9 最低

（24.9%），CEA 最高（67.2%），也就是说，在 201 例测试人群中，应用 CA19 - 9 能明确 50 人的疾病性质，其他 151 人均为假阴性或假阳性，而应用 CEA 能明确 135 人的疾病性质，仅有 66 人为假阴性或假阳性。

（四）阳性预测值（positive predictive value，PPV）

是指肿瘤标志物阳性时真正患肿瘤的可能性有多大。PPV = 真阳性数/（真阳性数 + 假阳性数）× 100%。如在对 100 例患者的检测中，70 例为阳性结果，而在对 100 例对照人群检测中，5 例为阳性结果，则其 PPV 为 70/（70 + 5）× 100%，即为 93.3%。

（五）阴性预测值（negative predictive value，NPV）

是指肿瘤标志物阴性时不患肿瘤的可能性有多大。NPV = 真阴性数/（真阴性数 + 假阴性数）× 100%。如在对 100 例对照组人群中，98 例为阴性，对 100 例肿瘤患者的检测中 30 例为假阴性结果，则其 NPV 值为 98/（98 + 30）× 100%，即 76.6%。

（六）阳性似然比（positive likelihood ratio， + LR）

指肿瘤标志物真阳性率与假阳性率之比，反映其正确判断阳性的可能性是错误判断阳性可能性的倍数，比值越大则患病的概率越大。 + LR = SE/（1 - SP）。

（七）阴性似然比 （negative likelihood ratio， - LR）

指该肿瘤标志物假阳性率与真阳性率之比，反映其错判阴性的可能性是正确判断阴性可能性的倍数。 - LR = （1 - SE）/SP。

PPV 与 SE 类似，NPV 与 SP 类似，不同的是在 PPV 和 NPV 的指标中包含了各自的对照组人群中的数据，因此更客观地反映了试验的可信程度。PPV 与 NPV 不仅与 SE 和 SP 有关，还与人群的患病率有关，是不稳定的指标，SE、SP、 + LR、 - LR 是稳定的指标，而准确性是相对稳定的指标。当检测范围扩大时，被检人群患病率下降，稳定指标是稳定不变的，相对稳定指标，准确性会有轻度增高，而不稳定指标则变化较大，PPV 有中度降低，而 NPV 又有中度升高。PPV 与患病率呈正相关，当诊断试验的 SE 和 SP 在固定的情况下，PPV 随患病率的降低而下降。

似然比是诊断性试验综合评价的理想指标，它综合了敏感性与特异性的临床意义。医生在确定某一指标的阳性似然比之后，根据患者的病史、体征做出验前概率的估计，再根据检测结果，应用似然比，可计算该病例患病的验后概率。验前比数 = 验前概率/（1 - 验前概率），验后比数 = 验前比数 × 似然比，验后概率 = 验后比数/（1 + 验后比数）。如某患者近来大便不规律，腹部隐痛，便隐血阳性，CEA 18μg/L。医生根据病史估计患者患结直肠癌的概率为 60%，

CEA 18μg/L 时似然比为 2.3,则验后概率为 77.5%,该患者患有结直肠癌的可能性为 77.5%。

我们在分析文献时一定要注意作者选择的病例情况以及标志物的临界值选取情况,因为肿瘤标志物的 SE、SP、PPV、NPV 与肿瘤标志物的临界值选取和患者的疾病分期、良恶性程度有直接的关系,不是固定不变的,临界值升高,则该标志物的 SE、PPV 会降低,SP、NPV 也会升高。似然比也与临界值相关,如应用 CEA 诊断结直肠癌,当 CEA 为 5~9.9μg/L 时,似然比为 1.4;当 CEA 为 10~19μg/L 时,似然比为 2.3;当 CEA≥20μg/L 时,似然比为 3.5。

(袁 慧 安 成)

参考文献

1. 殷正丰,王翠红. 甲胎蛋白生理功能与应用潜能研究进展. 癌症,2003,22(1):108-111.

2. 殷正丰. 甲胎蛋白异质体作为肝癌标志物的临床应用. 实用肿瘤杂志,2004,19(1):1-3.

3. 叶任高,陆再英. 内科学. 第6版. 北京:人民卫生出版社,2004,453-454.

4. 青柳丰. 甲胎蛋白(AFP)L3 组分. 日本医学介绍,2005,26(2):49-50.

5. 汪永录. 肝病研究进展. 上海:上海科学技术出版社,1999,1-22.

6. 宋红林. 卵巢内胚窦瘤 22 例治疗分析. 广西医学,2004,26(10):1541-1542.

7. 夏淑群,刘中良,王东方. AFP RIA 对内胚窦瘤及恶性畸胎瘤预后估计. 放射免疫学杂志,1993,6(1):30-31.

8. Norris HJ, O'connor DM. Pathology of malignant germ cell tumors of ovary, in Monaghan JM, Morrow CP, Tattersall MHN (eds): Gynecologic Oncology (ed 2). Edinburgh, Scotland, Churchill Living-stone, 1992:917-934.

9. Kawai M, Kano T, Furuhashi Y, et al. Alpha-Fetoprotein in malignant germ cell tumors of the ovary. Gynecol oncol, 1990,39(2):160-166.

10. Inagawa S, Shimazaki J, Hori M, et al. Hepatoid adenocarcinoma of the stomach. Gastric Cancer, 2001,4(1):43-52.

11. Kubota H, Tabara H, Kotoh T, et al. Prognostic factors and rational approach in the treatment of submucosal cancer of the stomach. J Su Res, 1998,80(2):304-308.

12. Chang YC, Nagasue N, Kohno H, et al. Clinicopatyologic Features and long-term results of alpha-fetoprotein-producing gastric cancer. Am J Gastroenterol, 1990,85(11):

1480 – 1485.

13. 佐藤幹雄. α – fetoprotein 产生胃癌. 癌的临床，1982，28(7)：799.

14. Ishikura H, Kanda M, Ito M, et al. Hepatoid adenocarcinoma：A distinctive histological subtype of a – fetoprotein – producing lung carcinoma. Virchows Arch A Path Anat Histopathol, 1990，417(1)：73 – 80.

15. Sturgeon C. Practice Guidelines for Tumor Marker Use in the Clinic. Clin Chem, 2002, 48(8)：1151 – 1159.

16. 陈虞梅，黄钢. 肿瘤标志物 CEA、CA50 和 CA19 – 9 在大肠癌诊断中的意义. 放射免疫学杂志，2005，18(1)：8 – 10.

17. van Nagell JR Jr, Donaldson ES, Wood EG, et al. The clinical significance of carcinoembryonic antigen in the plasma and tumors of patients with gynecologic malignancies. Cancer, 1978, 42(3 Suppl)：1527 – 1532.

18. 卫洪波. 大肠癌患者门静脉及外周血 CEA 与组织病理变化关系. 中华实验外科杂志，1994，11(3)：150 – 151.

19. 甘晓协，张达容，刘预. CEA、CA19 – 9、TSGF 在部分肿瘤诊断中的意义. 国外医学临床生物化学与检验学分册，2005，26(6)：380 – 382.

20. 汤剑猷. 现代肿瘤学. 第 2 版. 上海：上海医科大学出版社，2002，793，1196 – 1197.

21. 何穗，李登清，李绍杰，等. CEA，CA19 – 9 和 CA72 – 4 联合检测在结直肠癌诊断中的应用. 中国现代医学杂志，2004，14(18)：79 – 80.

22. Misuhashi N, Takahashi T, Sakurai H, et al. Establish ment and characterization of a new human lung poorly differentiated adenocarcinoma cell line, G11 – 1, producing carcinoe mbryonic antigen (CEA) and CA19 – 9. Lung Cancer, 1995, 12(1 – 2)：13 – 24.

23. 崛口高彦. 肺癌肿瘤标志物. 日本医学介绍，2005，26(2)：65 – 67.

24. 张振发，马建群，孙楠，等. 血清癌胚抗原水平对于预测非小细胞肺癌术后早期复发的意义. 中华外科杂志，2004，42(13)：817 – 819.

25. Van Nagell JR, Donaldson ES, Hanson MB, et al. Biochemical markers in the plasma and tumors of patients with gynecologic malignancies. Cancer, 1981, 48 (2 Suppl)：495 – 503.

26. van Nagell JR Jr, Donaldson ES, Gay EC, et al. Carcinoembryohic antigen in ovarian epithelial cystadenocarcinoma. Cancer, 1978, 41(6)：2335 – 2340.

27. 杉山和羲. 乳腺癌的肿瘤标志物. 日本医学介绍，2005，26(2)：71 – 73.

28. Kokhanenko NIU, lgnashow AM, Varga EV, et al. Role of the tumor markers CA19 – 9 and carcinoe mbryonic antigen (CEA) in diagnosis, treatment and prognosis of pancreatic cancer. Vopr Onkol, 2001, 47(3)：294 – 297.

29. Schlieman MG, Ho HS, Bold RJ. Utility of tumor markers in determining resectability of pancreatic cancer. Arch Surg, 2003, 138(9)：951 – 955.

30. 张太平，赵玉沛. 胰腺癌的肿瘤标志物. 中国实验诊断学，1997，1(3)：11 – 14.

31. Miyamoto A, Fujiwara Y, Sakon M, et al. Development of a multiple - marker PT - PCR assay for detection of micrometastases of the patocellular carcinoma. Dig Dis Sci, 2000, 45(7): 1376 - 1382.

32. Brock mann J, Emparan C, Hernandez CA, et al. Gallbladder bile tumor marker quantification for detection of pancreato - biliary malignancies. Anticancer Res, 2000, 20(6D):4941 - 4947.

33. Uraker N, Cekik AN. The prognostic significance of properative serum CA19 - 9 in patients with resectable gastric carcinoma: Comparison with CEA. J Surg Oncol, 2001, 76(4): 266 - 271.

34. Oremek GM, Sapoutzis N, Lorenz M. Phospholipds, tumour marker and beta Cross Laps in diagnosis of gastric carcinoma. Anticancer Res, 2003, 23 (2A):859 - 863.

35. 李中琦.血清肿瘤标志物在胃癌诊治中的研究进展.实用肿瘤杂志, 2003, 18(3): 249 - 251.

36. Marrelli D, Pinto E, De Stefano A, et al. Preoperative positivity of serum tumor markers is a strong predictor of hematogenous recurrence of gastric cancer. J Surg Oncol, 2001, 78(4): 253 - 258.

37. Oremek GM, Sapoutzis N, Lorenz M. Phospholipids, tumour marker and beta - CrossLaps in diagnosis of gastric carcinoma. Anticancer Res, 2003, 23(2A):859 - 863.

38. Wang WS, Lin JK, Chiou TJ, et al. CA19 - 9 as the most significant prognostic indicator of metastatic colorectal cancer. Hepatogastroenterology, 2002, 49(43):160 - 164.

39. Buller RE, Vasilev S, Disaia PJ, et al. CA125kinetics: A cost effective clinical tool to evaluate clinlcal trial outcomes in the 1990s. Am J Obstet Gynecol, 1996, 174:1241 - 1254.

40. 王英,朱波,黄文成. 血清 CA125 联合 TSGF、CA19 - 9 检测在卵巢癌中的临床应用. 福建医药杂志,2002,24(4):32 - 34.

41. Inaba N, Negishi Y, Fukasawa I, et al. Cytokeratin fragment 21 - 1 in gynecologic malignancy: Comparison with cancer antigen 125 and squamous cell carcinoma - related antigen. Tumour Biol, 1995, 16(6):345 - 352.

42. NageleF, PetruE, Medl M, et al. Preoperation CA125: An independent prognostic factor in patients with stage I epithelial ovarian cancer. Obstet Gynecol, 1995, 86:259 - 264.

43. Venesmaa P, Lehtovirta P, Stenman UH, et al. Tumourassociated trypsin inhibitor (TATI): Comparison with CA125 as a preoperative prognostic indicator in advances ovarian cancer. Br J Cancer, 1994, 70(6):1188 - 1190.

44. Colakovic S, Lukic V, Mitrovic L, et al. Prognosis value of CA125 kinetics and half - life in advanced ovarian cancer. Int J Markers, 2000, 15(2):147 - 152.

45. Saygili U, Guclu S, Uslu T, et al. Can serum CA125 levels predict the optimal primary cytoreduction in patients with advanced ovarian carcinoma. Gynecol Oncol, 2002,86(1):57 - 61.

46. Chi DS, Venkatraman ES, Masson V, et al. The ability of preoperative serum CA125 to predict optimal primary tumor cytoreduction in stage Ⅲ epithelial ovarian carcinoma. Gynecol Oncol, 2000, 77(2):227-231.

47. Mogensen O. Prognositc value of CA125 in advanced ovarian cancer. Gynecol Oncol, 1992, 44(3): 207-212.

48. 宋现让, 刘美芹. 卵巢癌血清标志物研究进展. 国外医学临床生物化学与检验学分册, 2001, 22(5):254-255.

49. Gadducci A, Cosio S, Carpi A, et al. Serum tumor markers in the management of ovarian endometrial and cervical cancer. Biomed Pharmacother, 2004, 58(1):24-38.

50. Morra E. The biological markers of non-Hodgkin's lymphomas: Their role in diagnosis, prognostic assessment and therapeutic strategy. Int J Biol Markers, 1999, 14(3):149-153.

51. Benboubker L, Valat C, Linassierc, et al. A new serologic index for low-grade non-Hodgkin's lymphoma based on initial CA125 and LDH Serum levels. Ann Oncol, 2000, 11(11): 1488-1491.

52. Zeillemaker AM, Verbrugh HA, Hoynck AAGM, et al. CA125 Seerection by peritoneal mesothelial cells. J Clin Pathol, 1994, 47(3):263-265.

53. Rowoet C, Dargent JL, Le MoineF, et al. CA125 in primary mediastinal B-Cell lymphoma with Sclerosis. J Clin Oncol, 1995, 13(2):530-531.

54. 公益明, 吴析, 李建勇, 等. 非霍奇金淋巴瘤患者血清CA125测定的临床意义. 临床血液学杂志, 2004, 17(1): 37-38.

55. 侯文静, 尚涛, 秦英, 等. 血清CA125的测定在妇科疾病筛查中的临床意义. 中国医科大学学报, 2005, 34(2):183.

56. 符生苗. CA15-3临床应用探讨. 临床检验杂志, 2004, 22(1): 58-59.

57. 吕元, 朱汉民, 沈霞, 等译. 临床实验诊断学——实验结果的应用和评估. 第1版. 上海:上海科学技术出版社, 2004, 935-937.

58. Sutterlin M, Oehler MK, Caffier H. Clinical Value of CYFRA8/18 and TPS in the diagnosis and follow up of invasive breast cancer. Anticancer Res, 1996, 17(4B):2963-2965.

59. 周新, 涂植光. 临床生物化学和生物化学检验. 第3版. 北京:人民卫生出版社, 2003, 461.

60. Schuurman R, Bong SB, Einarsson R. Determination of serum tomor markers TPS and CA15-3 during monitoring of treatment in metastatic breast cancer patients. Anticacer Res, 1996, 16(4B):2169-2172.

61. Bremer K. Notable relationship between the level of tumor marker TPS in serum and survival in breast cancer. Anticancer Res, 1996, 16(2):905-909.

62. Giai M, Roagna R, Ponzone R, et al. TPS and CA15-3 serum values as a guide for treating and monitoring breast cancer patients. Anticancer Res, 1996, 16(2):875-881.

63. Barak V, Nisman B, Roisman I, et al. TPS in assessing response to therapy and prognosis of breast – cancer patients treated with interferons. J Tumor Marker Oncology, 1997, 12(4):17 – 25.

64. 陈燕, 杨建伟, 李建成, 等. TPS 对转移性乳腺癌的临床应用价值. 中国肿瘤临床与康复, 2001, 8(2):55 – 57.

65. 郑航, 何本夫, 罗荣城, 等. 组织特异性抗原在乳腺癌中的临床研究. 第一军医大学学报, 2003, 23(8): 823 – 825.

66. 王延春, 杨宝芝, 王太勇, 等. 乳腺癌患者外周血 CEA、CA15 – 3、CA15 – 5 联合检测的临床意义. 济宁医学院学报, 2004, 27(2): 20 – 21.

67. 贺红卫, 刘红兵, 闫志勇, 等. 血清 CA15 – 3 检测在胶质瘤诊断中的价值. 山东大学学报(医学报), 2005, 43(3):257 – 259.

68. 万文徽. 肿瘤标志临床应用与研究. 第 2 版. 北京:北京大学医学出版社, 2007.

69. 吉军, 徐怡, 段新华, 等. 消化道肿瘤相关抗原 CA72 – 4、CA19 – 9 的临床应用研究. 肿瘤防治研究, 2004, 31(9): 529 – 531.

70. 林星, 郑斌生. 肿瘤标志物测定胃癌的诊断与随访价值. 放射免疫学杂志, 1998, 11(4): 253 – 256.

71. 盛卫忠, 张延伟, 张铁斌, 等. 血清 CA72 – 4、CA19 – 9 及 CEA 免疫放射量度分析在胃癌诊治中的意义. 上海医科大学学报, 2000, 27(2): 94 – 97.

72. Xiao B, Spencer J, ClementsA, et al. Crystal structure of the retinoblastoma tumor suppressor protein bound to E2F and the molecularbasis of its regulation. Proc Natl Sci USA, 2003, 100(5):2363 – 2368.

73. Negishi Y, Iwabuchi H, Sakunaga H, et al. Serum and tissue measurements of CA72 – 4 in ovarian cancer patients. Gynecol Oncol, 1993, 48(2): 148 – 154.

74. 胡雷光, 戴湘茹, 叶宇冰, 等. 血清 CA72 – 4 和 CA125 检测在卵巢上皮性恶性肿瘤中的应用. 上海医学检验杂志, 2001, 16(6): 365 – 366.

75. 张云霞, 李应芳. 卵巢上皮性癌血清 CA125、CA72 – 4、Cu、Zn – Soo 测定的临床意义. 新疆医科大学, 2005, 28(6): 557 – 560.

76. 梁秀利, 任爱华. 血清 CA72 – 4 和 CA125 在良恶性疾病中的含量分析. 放射免疫学杂志, 2003, 16(4): 241 – 242.

77. Wang MC, Valenzuela LA, Murphy GP, et al. Purification of a human prostate specific amtigem. Invest Urol, 1979, 17(2):159 – 163.

78. Oesterling JE, Jacobsen ST, Klee GG, et al. Free, complexed and total serum prostate specific antigen: The establishment appropriate reference ranges for their concentrations and ratios. J Urol, 1995, 154(3):1090 – 1095.

79. 贺大林. 泌尿男生殖系肿瘤学. 陕西:陕西科学技术出版社, 1999, 267 – 268.

80. Brawer MK, Lange PH. Prostate – specific amtigen in management of prostatic careinoma.

Urology, 1989, 33(5 Suppl):11 - 16.

81. Collins M. Prostate cancer: Staging of prostate cancer. Contemporary issues in prostate cancer: A nursing perspective, 2002.

82. Chen YT, Luderer AA, Thiel RP, et al. Using proportions of free to total prostate - specific antigen, age, and total prostate - specific antigen to predict the probability of prostate cancer. Urology, 1996, 47(4): 518 - 524.

83. 赤仓功一郎. 对前列腺特异抗原(PSA)的见解. 日本医学介绍, 2004, 25(4): 167 - 169.

84. Khan MA, A W, Rittenhouse HG, et al. Evaluation of proprostate specific antigen for early detection of prostate cancer in men with a total prostate specific antigen range of 4. 0 to 10. 0ng/ml. J Urol, 2003, 170(3): 723 - 726.

85. De Bruijn HWA, Duk JM, van der Zee AGJ, et al. The clinical value of squamous cell carcinoma antigen in cancer of the uterine cervix. Tumor Biol, 1998, 19:505 - 516.

86. Gadducci A, Cosio S, Carpi A, et al. Serum tumor markers in the management of ovatian andometrial and cervical cancer. Biomed pharmacother, 2004, 58(1): 24 - 38.

87. 野泽志朗. 妇科肿瘤标志物. 日本医学介绍, 2005, 26(2): 68.

88. Molina R, Filella X, Lejrcegui JA, et al. Prospective evaluation of squanmous cell carcinoma and carcinoembryonic antigen as prognostic factors in patient with cervical cancer. Tumour Biol, 2003, 24(3):156 - 164.

89. 孙海燕. 血清鳞状细胞癌抗原在宫颈鳞状细胞癌中的变化及意义. 肿瘤学杂志, 2001,7(4): 228 - 230.

90. 刘冉,范振符,陈智周. 鳞状细胞癌抗原及其在肿瘤诊断中的应用. 标记免疫分析与临床, 2000,7(4): 213 - 216.

91. Takeshima - N. The value of squamous cell carcinoma antigen as a predictor of nodal metastasis in cervical cancer. Gynecol - Oncol, 1998, 68(3):263 - 266.

92. Ideka K. Clinical and fundamenetal study of a squmous cell carcinoma antigen (SCC - RA) for csophageal squamous cell carcinona. Nihon Geka Gakkai Zasshi, 1991, 93 (4): 387 - 396.

93. Kimura Y, Fujieda S, Takabayashi T, et al. Conventional tumor markers are prognostic indicators in patients with head and neck squamous cell carcinoma. Cancer Lett, 2000, 155(2): 163 - 168.

94. 张昕, 张湘茹. 肺癌肿瘤标志物的临床价值. 癌症进展杂志, 2005, 3(2): 159 - 162.

95. 潘惠忠,黄蓓琦. 肺癌肿瘤标志物 CYFRA21 - 1 的临床应用及其评价. 放射免疫学杂志, 1997, 10(6): 327 - 329.

96. Niklinski J, Furman M, Burzyowski T. Preoperative CYFRA21 - 1 level as aprognostic in

resected primary squamous cell lung cancer. Br J Cancer, 1996, 74(6):956 – 960.

97.章平年. 血清 CYFRA21 – 1 IRMA 在恶性肿瘤临床诊断中的价值. 放射免疫杂志, 1999, 12(6): 345 – 346.

98.赵惠柳, 黄文成, 黄昭东, 等. 肿瘤标志物 CYFRA21 – 1 诊断鼻咽癌的临床价值研究. 现代肿瘤医学, 2004, 12(4): 289 – 290.

99.黄玲莎, 黄文成, 陈艳华. CYFRA21 – 1、TSGF、EB – VcA – AgA 检测在鼻咽癌诊断中的价值. 广西医科大学学报, 2005, 22(2): 233 – 234.

100. Kawaguchi H, Ohno S, Miyazaki M, et al. CYFRA21 – 1 determination in patients with esophageal squamous cell carcinoma: Clinical utility for detection of recurrences. Cancer, 2000, 89(7):1413 – 1417.

101. Tsuchiya Y, Onda M, Miyashita M, et al. Serum level of cytokeration 19 fragment (CYFRA21 – 1) indicates tumour stage and prognosis of squamous cell carcinoma of the oesophagus. Med Oncol, 1999, 16(1):31 – 37.

102. Brockmann JG, St – Nottberg H, Glodny B, et al. CYFRA21 – 1 serum analysis in patients with esophageal cancer. Clin Cancer Res, 2000, 6(11): 4249 – 4252.

103.杨文锋, 王善政, 左传同. 食管癌患者 CYFRA21 – 1 水平的研究. 癌症, 2002, 21(1): 95 – 96.

104.王绮华. 尿液 CYFRA21 – 1 检测原发性和复发性膀胱癌的评价. 国外医学临床生物化学与检验分册, 2003, 24(6): 371 – 372.

105.王建英, 程建新, 王淑英, 等. 细胞角蛋白片段抗原检测对卵巢癌诊断的价值. 实用癌症杂志, 2004, 19(4): 377 – 378.

106. Inaba N, Negishi Y, Fukasawa I, et al. Cytokeration fragment 21 – 1 in gynecologic malignancy: Comparison with cancer antigen 125 and squamous cell carcinoma related antigen. Tumour Biol, 1995, 16(6):345 – 352.

107.宋金丹. 医学细胞分子生物学. 北京:人民卫生出版社, 2003.

108.张秉琪, 刘馨, 安煜致. 肿瘤标志物临床手册. 北京:人民军医出版社, 2008.

109.潘柏申, 译. 蛋白质实验室检测项目临床应用指南. 上海:上海科学技术出版社, 2008.

110. Piura B, Shaco – Levy R. Placental site trophoblastic tumor. Harefuah, 2007, 146(1): 62 – 67, 77.

111. Feng XY, Li JH, Li JZ, et al. Serum SCCA, Cyfra 21 – 1, EGFR and Cyclin D1 levels in patients with oral squamous cell carcinoma. Int J Biol Markers, 2010, 25(2): 93 – 98.

112. Enomoto S, Tamai H, Shingaki N, et al. Assessment of hepatocellular carcinomas using conventional magnetic resonance imaging correlated with histological differentiation and a serum marker of poor prognosis. Hepatol Int, 2011, 5(2): 730 – 737.

113. Chu CS, Rubin SC. Screening for ovarian cancer in the general population. Best Pract

Res Clin Obstet Gynaecol, 2006, 20(2):307 - 320.

114. Hammerer PG, Kattan MW, Mottet N, et al. Using prostate - specific antigen screening and nomograms to assess risk and predict outcomes in the management of prostate cancer. BJU Int, 2006, 98(1):11 - 19.

115. Al - azawi D, Kelly G, Myers E, et al. CA15 - 3 is predictive of response and disease recurrence following treatment in locally advanced breast cancer. BMC Cancer, 2006, 6: 220.

116. Polberg K, Stepulak A, Stryjecka - Zimmer M, et al. Lack of prognostic significance of carcinoembryonic antigen (CEA) preoperative serum levels in patients with advanced larynx cancer. Przegl Lek, 2006, 63(2):68 - 71.

117. Werny DM, Thompson T, Saraiya M, et al. Obesity is negatively associated with prostate - specific antigen in U.S. men, 2001 - 2004. Cancer Epidemiol Biomarkers Prev, 2007, 16(1):70 - 76.

118. Touloupidis S, Zisimopoulos A, Giannakopoulos S, et al. Clinical usage of the squamous cell carcinoma antigen in patients with penile cancer. Int J Urol, 2007, 14(2): 174 - 176.

119. Oremek GM, Sauer - Eppel H, Bruzdziak TH. Value of tumour and inflammatory markers in lung cancer. Anticancer Res, 2007, 27(4A): 1911 - 1915.

120. Kagohashi K, Satoh H, Ishikawa H, et al. A re - evaluation of squamous cell carcinoma antigen (SCC) as a serum marker for non - small cell lung cancer. Med Oncol, 2008, 25(2): 187 - 189.

121. Das PM, Bast RC Jr. Early detection of ovarian cancer. Biomark Med, 2008, 2(3): 291 - 303.

122. Sokoll LJ, Wang Y, Feng Z, et al. Proenzyme prostate specific antigen for prostate cancer detection: A national cancer institute early detection research network validation study. J Urol, 2008, 180(2):539 - 543, discussion 543.

123. Chung HW, Kim JW, Lee JH, et al. Comparison of the validity of three biomarkers for gastric cancer screening: Carcinoembryonic antigen, pepsinogens, and high sensitive C - reactive protein. J Clin Gastroenterol, 2009, 43(1):19 - 26.

124. Fitzpatrick JM, Banu E, Oudard S. Prostate - specific antigen kinetics in localized and advanced prostate cancer. BJU Int, 2009, 103(5):578 - 587.

125. Bensouda Y, André F, Boulet T, et al. Prevalence of elevated serum CA15 - 3 at time of metastatic relapse of breast cancer and correlation with hormone receptor status. Bull Cancer, 2009, 96(10): 923 - 928.

126. Korczynski P, Krenke R, Safianowska A, et al. Diagnostic utility of pleural fluid and serum markers in differentiation between malignant and non - malignant pleural effusions. Eur J Med Res, 2009, 14 (Suppl 4):128 - 133.

127. Wild N, Andres H, Rollinger W, et al. A combination of serum markers for the early

detection of colorectal cancer. Clin Cancer Res, 2010, 16(24): 6111 – 6121.

128. Duffy MJ, Evoy D, McDermott EW. CA15 – 3: uses and limitation as a biomarker for breast cancer. Clin Chim Acta, 2010, 411(23 – 24): 1869 – 1874.

129. Rustin GJ, Vergote I, Eisenhauer E, et al. Gynecological Cancer Intergroup. Definitions for response and progression in ovarian cancer clinical trials incorporating RECIST 1.1 and CA 125 agreed by the Gynecological Cancer Intergroup (GCIG). Int J Gynecol Cancer, 2011, 21(2): 419 – 423.

130. Yue T, Partyka K, Maupin KA, et al. Identification of blood – protein carriers of the CA19 – 9 antigen and characterization of prevalence in pancreatic diseases. Proteomics, 2011, 11 (18):3665 – 3674.

131. Dorigo O, Berek JS. Personalizing CA125 levels for ovarian cancer screening. Cancer Prev Res (Phila), 2011, 4(9):1356 – 1359.

132. Urban N, Thorpe JD, Bergan LA, et al. Potential role of HE4 in multimodal screening for epithelial ovarian cancer. J Natl Cancer Inst, 2011, 103(21): 1630 – 1634.

133. González – Sistal A, Arias JI, Ruibal A. CA15 – 3 serum levels in patients with ductal breast carcinoma: Relationship with clinicopathological parameters and tumor markers. Int J Biol Markers, 2012, 27(1):47 – 52.

134. Li Y, Yang Y, Lu M, et al. Predictive value of serum CEA, CA19 – 9 and CA72 – 4 in early diagnosis of recurrence after radical resection of gastric cancer. Hepatogastroenterology, 2011, 58 (112):2166 – 2170.

135. Humphris JL, Chang DK, Johns AL, et al. The prognostic and predictive value of serum CA19 – 9 in pancreatic cancer. Ann Oncol, 2012, 23(7):1713 – 1722.

136. Bidard FC, Hajage D, Bachelot T, et al. Assessment of circulating tumor cells and serum markers for progression – free survival prediction in metastatic breast cancer: A prospective observational study. Breast Cancer Res, 2012, 14(1): R29.

137. Malaguarnera G, Giordano M, Paladina I, et al. Serum markers of hepatocellular carcinoma. Dig Dis Sci, 2010, 55(10): 2744 – 2755.

138. Aggarwal P, Kehoe S. Serum tumour markers in gynaecological cancers. Maturitas, 2010, 67(1): 46 – 53.

139. Urban N. Designing early detection programs for ovarian cancer. Ann Oncol, 2011, 22 (Suppl 8):viii6 – viii18.

140. Korkmaz M, ünal H. Extraordinarily elevated serum levels of CA19 – 9 and rapid decrease after successful therapy: A case report and review of literature. Turk J Gastroenterol, 2010, 21(4): 461 – 463.

141. Meyer F, Samson E, Douville P, et al. Serum prognostic markers in head and neck cancer. Clin Cancer Res, 2010, 16(3): 1008 – 1015.

142. An X, Li YH, Lin XB, et al. Prognostic value of serum CA19 – 9 in patients with advanced pancreatic cancer receiving gemcitabine based chemotherapy. Ai Zheng, 2009, 28(3): 286 – 291.

143. Kataoka A, Yuasa T, Kageyama S, et al. Diagnosis of bone metastasis in men with prostate cancer by measurement of serum ICTP in combination with alkali phosphatase and prostate – specific antigen. Clin Oncol (R Coll Radiol), 2006, 18(6): 480 – 484.

144. Huerta S. Recent advances in the molecular diagnosis and prognosis of colorectal cancer. Expert Rev Mol Diagn, 2008, 8(3): 277 – 288.

145. 中华医学会检验医学分会肿瘤标志物专家委员会. 肿瘤标志物临床检测的基本原则. 中华检验医学杂志, 2004, 27: 393.

146. 中华医学会检验分会, 卫生部临床检验中心, 中华检验医学杂志编辑委员会. 肿瘤标志物的临床应用建议. 中华检验医学杂志, 2012, 35: 103 – 116.

147. 吴健民. 临床化学自动化免疫分析. 第1版. 北京: 科学出版社, 2000.

148. 丛玉隆. 临床实验室管理. 第1版. 北京: 中国医药科技出版社, 2004.

149. 刘凤奎, 刘贵建. 临床检验与诊断思路. 第1版. 北京科学技术出版社, 2008.

150. 王家良. 循证医学. 第1版. 北京: 人民卫生出版社, 2001.

151. Lumachi F, Marino F, Orlando R, et al. Simultaneous multianalyte immunoassay measurement of five serum tumor markers in the detection of colorectal cancer. Anticancer Res, 2012, 32(3): 985 – 988.

各节的索引词

各节序号	索引词
1	甲胎蛋白, 原发性肝癌
2	癌胚抗原, 大肠癌
3	CA19 – 9, 胰腺癌
4	CA72 – 4, 胃癌
5	CA242, 胰腺癌
6	CA15 – 3, 乳腺癌
7	CA125, 卵巢癌
8	HE4, 卵巢癌
9	前列腺特异抗原, 前列腺癌
10	鳞状细胞癌抗原, 宫颈癌

续表

肿瘤常用检测项目参考值

标志物	参考值
甲胎蛋白	AFP $<25\mu g/L$(ELISA法),AFP – L3 $<25\%$
癌胚抗原	$<5.0\mu g/L$(FPIA法)
CA19 – 9	$<37kU/L$(FPIA法)
CA72 – 4	$<5300U/L$(ECLIA法)
CA242	$>12kU/L$(RIA法)
CA15 – 3	$<28kU/L$(FPIA法)
CA125	$<35kU/L$(FPIA法)
HE4	$\geqslant80pmol/L$(ELISA法)
前列腺特异抗原	tPSA $<4\mu g/L$;fPSA $<0.8\mu g/L$,fPSA/tPSA比值 >0.25
鳞状细胞癌抗原	$<1.5\mu g/L$(ELISA法)
细胞角蛋白19片段	$<3.3\mu g/L$(ECLIA法)
NSE	$<16.0ng/ml$(ECLIA法)
Pro – GRP	$>50pg/ml$(ELISA法)
TPS	$<55U/L$(EIA法)
β_2 – 微球蛋白	$1.0\sim3.0mg/L$(RIA法)
β – HCG	$0\sim5.00IU/L$(电化学发光法)
铁蛋白	男性 $30\sim400\mu g/L$,女性 $13\sim150\mu g/L$(ECLIA法)
生长激素	男性 $0.34\sim1.90kU/L$,女性 $0.45\sim2.20kU/L$
完整 PTH	成人 $10\sim65ng/L$

第三章

肿瘤细胞生物学检测

第一节　细胞周期

一、细胞周期概念

细胞周期是细胞生命活动的基本过程,是指细胞从上一次有丝分裂结束到下一次有丝分裂完成所经历的整个序贯过程。人们对细胞周期的认识经历了一个长期的历史过程。1841 年 Robert Remak 首次报道了细胞分裂现象,1882 年 Flemming 在光学显微镜下观察到动物细胞有丝分裂现象。由于早期科学发展的局限,当时的科学家将细胞周期分为有丝分裂期和静止期,他们更关注有丝分裂时染色体的变化情况,而对细胞周期的分子调控机制研究甚少。1953 年 Howard 和 Pelc 用 ^{32}P 标记的磷酸盐浸泡蚕豆苗,在不同时间取根尖进行放射自显影研究,发现遗传物质 DNA 的复制只发生于细胞间期的一段时间,这段时间与有丝分裂期前后各存在一个时间间隙,从而第一次明确提出了细胞周期的概念:一个标准的细胞周期通常可以划分为四个连续的时相:即 G1 期(DNA 合成前期)、S 期(DNA 合成期)、G2 期(DNA 合成后期)和 M 期(有丝分裂期)。其中 G1 期、S 期和 G2 期合称为分裂间期。一个亲代细胞依次经历分裂间期和分裂期后,最终形成两个遗传物质完全相同的子代细胞,完成其增殖过程。从增殖的角度来看,可将高等动物的细胞分为三类:①连续分裂细胞,在细胞周期中连续运转,因而又称为周期细胞,如表皮生发层细胞、部分骨髓细胞。②休眠细胞,暂不分裂,但在适当的刺激下可重新进入细胞周期,称 G0 期细胞,如淋巴细胞、肝细胞、肾细胞等。③不分裂细胞,指不可逆地脱离细胞周期,不再分裂的细胞,又称终端细胞,如神经、肌肉、多形核细胞等。

G0 期是指分裂后相对稳定的一段时期,G0 期的持续时间变化跨度大,有的长达几十年。细胞在一定的刺激下可以从 G0 进入 G1 期,G1 期的细胞在一定条件下又可以退回到 G0 期。G1 期是指从有丝分裂到 DNA 复制前的一段时期,在这一时期,细胞开始合成各种蛋白质、糖类和脂肪等,形成大量的细胞器,使细胞不断生长变大。这一期的主要意义在于为下阶段 S 期的 DNA 复制作好物质和能量的准备。细胞顺利通过 G1 期进入 S 期之后,严格按照半保留复制的原则进行 DNA 合成,DNA 的含量在此期增加一倍。在此期,除了大量合成 DNA 外,组蛋白和非组蛋白也大量合成,最后完成染色体的复制。DNA 复制所需要的酶都在这一时期合成。经过 S 期后,DNA 携带的遗传信息增加了一倍,细胞开始进入 G2 期。在这一时期,DNA 合成终止,大量合成 RNA 及蛋白质,包括微管蛋白和促成熟因子等,为细胞分裂做准备。

M 期为细胞分裂期。细胞的有丝分裂需经前、中、后和末期,是一个连续变化过程。在 M 期,细胞一分为二,遗传物质也随之分配到两个子代细胞中,完成整个细胞周期。M 期前期染色质丝高度螺旋化,逐渐形成染色体。在光镜下可以看到染色体,核仁逐渐消失。两个中心体向相反方向移动,在细胞中形成两极;而后以中心粒随体为起始点开始合成微管,形成纺锤体。M 期中期细胞变为球形,核仁与核被膜已完全消失。染色体均移到细胞的赤道平面,从纺锤体两极发出的微管附着于每一个染色体的着丝点上。从 M 期中期细胞可分离得到完整的染色体群,共46条,其中44条为常染色体,2条为性染色体。分离的染色体呈短粗棒状或发夹状,均由两个染色单体借狭窄的着丝点连接构成。M 期后期由于纺锤体微管的活动,着丝点纵裂,每一染色体的两个染色单体分开,并向相反方向移动,接近各自的中心体,染色单体遂分为两组。与此同时,细胞被拉长,并由于赤道部细胞膜下方环行微丝束的活动,使其缩窄,细胞呈哑铃形。末期染色单体逐渐解螺旋,重新出现染色质丝与核仁;内质网囊泡组合为核被膜;细胞赤道部缩窄加深,最后完全分裂为两个2倍体的子细胞。因此,在一个细胞周期中,一个细胞要经历细胞生长、DNA 复制、分裂并将染色体平均分配到两个子细胞的全过程。后续的实验研究又进一步证明细胞周期在动植物细胞中普遍存在,从而将该研究提升到一个崭新的高度。细胞周期的揭示成为20世纪50年代生命科学领域中堪与 DNA 双螺旋结构的发现相媲美的重大成果之一。

二、细胞周期调控与肿瘤

细胞的增殖通过细胞周期来实现,而细胞周期有条不紊地依次进行依赖于细胞周期蛋白(cyclin)、细胞周期蛋白依赖性激酶(CDK)、细胞周期蛋白依赖性激酶抑制剂(CDK inhibitor,CKI)等调控蛋白的精确调控,其中 cyclin 和 CDK 是细胞周期正调控蛋白,而 CKI 是细胞周期负调控蛋白。许多原癌基因、抑癌基因直接参与细胞周期的调控或者本身就是细胞周期调控的主要因子,它们在致癌因素作用下可发生突变、缺失、异位、扩增等变化,导致细胞周期的失控,进而异常细胞无限增殖,形成肿瘤。

cyclin 的表达具有典型的周期性和时相特异性,随细胞周期进程发生周期性变化。各种 cyclin 与在整个细胞周期中表达相对恒定、相应的 CDK 结合,形成复合物并激活其活性,对细胞内特定底物进行磷酸化后,通过泛素依赖性的蛋白酶水解途径降解失活。根据作用时相不同,分为 G1 - cyclin、G1/S - cyclin、S - cyclin 和 M - cyclin。目前已在哺乳动物细胞中分离出 9 类主要的 cyclin,在细胞生长周期中发挥主要作用的有 cyclin A、cyclin B、cyclin D 和 cyclin E。

在细胞周期进程中,受到生长因子等因素的刺激,在 G1 期诱导合成 cyclin D。哺乳动物细胞中有三种 cyclin D 亚型,分别是:cyclin D1、cyclin D2 和 cyclin D3。其中作用于 G1/S 期检测点(cell cycle checkpoint)的 cyclin D1 与肿瘤关系最密切,为目前公认的癌基因。在正常细胞周期中,cyclin D1 与 CDK4/6 形成复合物 cyclin D1 - CDK4/6,使 Rb 蛋白磷酸化,磷酸化状态的 Rb 基因与转录因子 E2F 形成复合物的能力丧失,E2F 被释放,从而启动 DNA 的合成,使细胞周期从 G1 期进入 S 期,实现细胞增殖。cyclin D1 的过度表达使细胞周期 G1/S 期转换时间缩短,促进细胞周期转换速度,导致细胞增殖失控发生癌变。

cyclin A 在 G1 晚期到有丝分裂期均有表达,其含量及活化程度在细胞周期各卡点 G1/S 及 G2/M 转换中均起重要作用。cyclin A 的正常表达代表着细胞正常的增殖活性。cyclin B 在各种生物中呈高度保守,是细胞周期正相调控因子。cyclin B1 与 CDK1 结合后,便启动细胞从 G1/S 期进入 G2/M 期并促进有丝分裂。

CDK 是一类依赖 cyclin 的蛋白激酶,在细胞周期调控网络中起核心作用,发挥促进细胞周期时相转变、启动 DNA 合成、运行细胞分裂、推进细胞周期运行的重要功能。一种 CDK 可以结合一种以上的 cyclin;两种 CDK 也可以与同一种 cyclin 结合。CDK4 是在 G1 期运行的重要分子,在一些肿瘤细胞株中有 CDK4 基因的扩增、突变或表达异常升高,当肿瘤细胞被诱导分化时,CDK4 表达下调,其活性也随之降低。CDK2 是启动 DNA 复制的关键激酶,也是 G2 期运行的必要条件,这取决于与 CDK2 结合的 cyclin 的种类。研究表明细胞从 G1 期进入 S 期需要 cyclin E 及 CDK2 的共同参与,当细胞进入 S 期后,cyclin E 降解,

CDK2 转而与 cyclin A 结合,推进细胞越过限制点从 S 期进入 G2 期。

细胞中还具有细胞周期蛋白依赖性激酶抑制剂(CKI)对细胞周期起负调控作用。目前发现的 CKI 分为两大家族:① ink4(inhibitor of CDK 4),如 P16INK4α。②kip(kinase inhibition protein):包括 P21cip1(cyclin inhibition protein 1)、P27kip1(kinase inhibition protein 1)、P57kip2 等,能抑制大多数 CDK 的激酶活性,P21cip1 还能与 DNA 聚合酶 δ 的辅助因子增殖细胞核抗原(proliferating cell nuclear antigen, PCNA)结合,直接抑制 DNA 的合成。

细胞周期检测点是细胞周期调控的一种机制,主要是确保周期每一时相事件有序、全部完成并与外界环境因素相联系,是控制细胞增殖周期中的限速位点。所谓检测点,是指 DNA 一旦受到损伤,细胞周期就会暂时停滞下来,从而使细胞在顺利进入下一个时相前,可获得足够的时间来修补受到损伤的 DNA。在细胞周期的各个时期均存在检测点,它们可以识别细胞周期进程中的错误,并诱导产生特异性抑制因子,阻止细胞周期进一步运行。细胞周期阻断经常发生在 G1/S 或 G2/M 交界处。G1/S 的细胞检测点又称为细胞周期限制点(restriction point)。在 DNA 复制和有丝分裂前,负责确定 DNA 合成的完整性、监控 DNA 复制、DNA 损伤修复和阻断细胞进入有丝分裂期,精确调节细胞周期的进行,以防止增殖周期中发生错误。细胞应答 DNA 损伤,使细胞周期检测点被激活,导致细胞周期阻断,以修复损伤的 DNA,或者通过细胞凋亡或终止生长的方式诱导细胞死亡。

近年来,细胞周期异常在肿瘤发生发展中的作用越来越受到国内外研究的关注。细胞分裂周期的调控是一个复杂的生物学过程,这一过程涉及几乎所有的癌基因、抑癌基因的生物学效应。许多癌基因、抑癌基因直接参与细胞周期的调控,或者本身就是细胞周期调控复合体的主要成分。这些基因变异导致了细胞周期的失控,失去控制的细胞无限制增殖,形成的克隆群体便是肿瘤。鉴于细胞周期异常在肿瘤发生发展中的重要作用,国外有学者曾提出肿瘤是一种"细胞周期性疾病"的概念。

三、细胞周期的检测

细胞周期的主要测定方法是流式细胞术(flow cytometry,FCM)。主要分析细胞周期、DNA 倍体及定量分析细胞周期蛋白等。

(一)测定方法

细胞周期分析时需要用 DNA 染料对 DNA 进行染色分析。按其与 DNA 结合的方式可分为嵌入式(PI、EB)和非嵌入式(DAPI、Hoechst 系列、普卡霉素、

7 - AAD 等)两大类。由于 DAPI 和 Hoechst 标记 DNA 分析细胞周期的方法需要配置昂贵的紫外激光源的流式细胞仪,所以尚未成为常规检测方法。临床上应用最广、最多的染料是 PI。此外,采取 PI 与 FITC 标记的 BrdU 单克隆抗体双染的 FCM 方法就可以对细胞周期动力学进行分析,能够有效地分离 G1 期、S 期和 G2 期细胞。此方法的原理是应用溴脱氧核苷(BrdU)作为细胞 DNA 复制的原料,在细胞周期中掺入到细胞 DNA 中,用 BrdU 的单克隆抗体能够检测到 BrdU。在肿瘤学研究中通常以 S 期细胞比例判断肿瘤增殖状态,细胞周期分析与 DNA 倍体分析对于肿瘤的早期诊断、鉴别诊断、预后评估及疗效评价有重要的参考价值。详见下一节 DNA 倍体分析。

(二)细胞增殖标志物的定量分析

1. 细胞周期蛋白测定

检测方法:FCM 检测细胞周期蛋白常结合 DNA 联合染色。

临床思路:当前研究和检测较多的是 cyclin D 和 cyclin E。其中作用于 G1/S 期检测点的 cyclin D1 与肿瘤关系最密切,为目前公认的癌基因。Nagasawa S 等研究提示,在食管癌中,cyclin D1 表达增高的患者术后复发率较高、预后较差。Choschzick 等在 139 例(83.2%)外阴癌患者中检测到 cyclin D1 的表达,高水平的 cyclin D1 表达和高龄显著相关($P = 0.013$)。李尊岭等研究结果提示,cyclin D1 的表达与肺癌的浸润和转移密切相关,推测 WNT/T 细胞因子(TCF)信号通路能够促进 cyclin D1 的表达。cyclin D1 与相关基因参与细胞内作用机制目前并不十分清楚,其与肿瘤分化、分期、预后的相关性还有待进一步明确。相信随着这些问题不断解决,将会为相关肿瘤的诊断、预后判断以及基因治疗等方面提供可靠的理论依据。

2. 细胞核相关抗原 Ki - 67 测定

检测方法:FCM 检测 Ki - 67 常与 DNA 联合染色相结合。

临床思路:Gerdes 等学者于 1983 年在德国基尔(Kiel)市的一项研究中首次制备出了 Ki - 67 抗体,因为该抗体当时所用的是组织培养板的 67 号孔,所以被命名为 Ki - 67。Ki - 67 是一种存在于增殖细胞中的非组蛋白核抗原,被证实与细胞增殖及肿瘤预后密切相关。Ki - 67 由相对分子质量分别为 395kD 和 345kD 的双链多肽组成,其基因定位于人染色体 10q5。Ki - 67 抗原决定簇是由 Ki - 67 基序所编码,16 个高度保守的基序相连构成独特的 Ki - 67 重复序列。研究表明,Ki - 67 有与其他细胞周期调控蛋白(如 DUN1 和 RAD53)相似的叉头相关区域结构(fork - head - associated domain, FHA),提示其具有调节细胞周期的功能。

作为增殖性细胞核的标志物,Ki－67 可被视为反映肿瘤增殖率的指标,随着 Ki－67 表达水平的升高,肿瘤细胞增殖活性也随之增高。除 G0 期外,其他各期均有 Ki－67 表达,M 期达到高峰,参与细胞有丝分裂,其阳性表达高低与细胞增殖活性密切相关,故检测 Ki－67 表达可反映出肿瘤细胞的增殖状态,被视为评估肿瘤细胞恶性增殖的可靠标志。研究发现 Ki－67 核抗原的表达在普通型、生长活跃型及恶性多形性腺瘤中依次递增,并认为 Ki－67 核抗原高表达可能和多形性腺瘤癌变有密切联系。符良斌等的研究结果显示基底细胞腺癌的 Ki－67 核抗原在 mRNA 及蛋白水平表达活性明显高于基底细胞腺瘤,可能预示着在基底细胞腺瘤的恶变过程中,Ki－67 核抗原表达增强,肿瘤细胞的增殖活性逐渐增强,最终得以无限增殖,认为 Ki－67 核抗原与基底细胞腺癌的发生可能存在一定关系,目前在病理诊断中使用广泛。Ki－67 已被证实在乳腺癌、肾上腺皮质癌、前列腺癌等疾病中具有判断预后的价值,但对宫颈癌和淋巴瘤的预后判断无意义。此外,也有报道 Ki－67 可鉴别滤泡性淋巴瘤和反应性滤泡增生,区别基底细胞癌和毛发上皮瘤,确诊恶性黑色素瘤。测定 Ki－67 蛋白不仅可用于判断宫颈上皮细胞瘤病变的进展状况及严重程度,也可应用 Ki－67 免疫组织化学图像分析技术,进行宫颈上皮细胞瘤分级的检测和诊断。

3. 增殖细胞核抗原(PCNA)

检测方法:FCM 检测 PCNA 常与 DNA 联合染色相结合。

临床思路:PCNA 是真核细胞染色体 DNA 复制所必需的组成成分,在细胞增殖的启动上起重要作用。PCNA 又称周期素,是一个 36kD 的核蛋白,为 DNA 聚合酶 δ 的辅助蛋白。人类 PCNA 基因定位于 20 号染色体上,一个 PCNA 分子是由 3 个首尾相接的同源单体组成,每个单体含有空间结构相同的两个结构域,因此每个分子有 6 个重复的结构域,形成一个六边对称的封闭环状。

PCNA 能与 cyclin、CDK 和 CKI 相互作用,调控细胞周期各个时期的转换。在增殖细胞的细胞周期中,PCNA 的量会发生明显变化,它在 G0～G1 期几乎没有表达,G1 晚期表达大幅度增加,是 S 期广泛表达的酸性蛋白,定位于细胞核,S 期达到高峰,G2～M 期下降。因此 PCNA 的阳性程度可直接反映 DNA 复制的活跃程度。李英杰等发现肺癌组织 PCNA 阳性率明显高于正常肺组织,临床分期越晚,淋巴结转移范围越大,分化程度越低的肺癌组织 PCNA 阳性表达率越高,PCNA 阳性表达说明肿瘤增殖活跃,提示预后不佳。目前,PCNA 已被广泛应用于临床病理诊断,在包括胃癌、乳腺癌、肺癌、肝癌、鼻咽癌、卵巢癌的多种肿瘤中,证实其与肿瘤的分化、浸润、转移、复发和预后有关。PCNA 联合其他相关分子的检测对判断肿瘤性质、淋巴转移、对药物反应、预后等具有重要意义。

第二节　DNA 倍体分析

一、概述

(一)生化及生理

细胞的生长、分化、分裂等性状是由细胞核内遗传物质 DNA 所决定的。正常人静止期体细胞有 46 条(23 对)染色体,相当于 7×10^{-12} pg DNA/细胞核。测定细胞核中 DNA 含量,直接反映细胞群的增殖能力和增长速度。细胞的增殖是以 DNA 二倍体的形式出现,肿瘤细胞 DNA 非整倍体是恶性肿瘤的特征性标志之一。因此,细胞核 DNA 含量与倍体检测对恶性肿瘤的病理诊断、恶性程度的判定、疗效评估、生物学行为和预后的预测具有重要价值。需要指出的是,正常细胞在衰老过程中也可能发生多倍体化。

DNA 指数(DNA index, DI)是肿瘤细胞 G0/G1 期细胞荧光值的强度(以"channel 道数"为单位)与正常细胞二倍体 G0/G1 期细胞荧光强度的比值。在二倍体和四倍体之外的统称为异倍体。正常人体细胞 DNA 是处于 G1/G0 期,其细胞核内 DI = 1 为二倍体细胞(即 2C 细胞或 46 条染色体),少数细胞进入 DNA 合成后期及有丝分裂期(G2/M 期),这时的细胞核内 DI = 2,为四倍体细胞(即 4C 细胞)。在二倍体与四倍体之间(S 期)只有少数异倍体细胞,它们属于 DNA 合成期的正常增殖细胞,亚二倍体细胞的 DI < 1,而超二倍体细胞的 DI > 1。在恶性肿瘤,会出现多倍体(四倍体或八倍体)、超二倍体。当细胞出现凋亡时,会出现亚二倍体峰,其比例反映了细胞凋亡的程度。临床研究发现,有较高多倍体和异倍体存在的恶性肿瘤细胞对化疗敏感。

(二)细胞 DNA 倍体数的检测

1. 测定方法　　DNA 含量测量方法有显微分光光度术、显微荧光光度术、流式细胞术(FCM)和图像细胞术(ICM)。手术切除后的新鲜或冰冻标本、活检标本及石蜡包埋标本、针吸标本、脱落细胞标本等均适用于检测;血液肿瘤可直接采集血液或骨髓标本进行检测。

2. 参考范围　　恶性肿瘤细胞 DNA 倍体分类依据定量指标 DNA 指数(DI)判定。DI = 1.0 ± 0.1 为 2 倍体;DI = 1.0 ± 0.15 为近二倍体;DI = 2.0 ± 0.1 为四倍体;DI > 2.1 为多倍体;余者为非整倍体。判定结果时,将近二倍体、四倍体、多倍体和非整倍体均划归异倍体。流式细胞仪可同时测量肿瘤细胞 S 期比例(SPF)和 DI。SPF = S/[(G0 + G1) + S + (G1 + M)] ×100%。

3. FCM 测定时注意事项 ①取样时至少应包括瘤体的 3 个不同区域。选择与确定二倍体细胞群体对正确分析肿瘤 DNA 倍体至关重要。DNA 二倍体的样品应是同体、同源的正常组织细胞。最好的内参标准是肿瘤细胞相对应的正常组织细胞。②染色时应特别注意染料的特性及剂量对染色效果的影响,且必须使所有染料浓度与底物浓度保持恒定不变。若仅测 DNA 含量,使用能同时染色 DNA 和 RNA 染料(AO、RI、EB 等),则应加 RNase 来消化胞质和胞核内的 RNA。

二、引发 DNA 异倍体的常见肿瘤

消化系统恶性疾病:食管癌、胆管癌、胃癌、肝癌、结肠癌、直肠癌。

泌尿、生殖系统恶性疾病:肾癌、膀胱癌、宫颈癌、子宫内膜癌、卵巢癌、睾丸癌。

呼吸系统恶性疾病:肺癌。

血液肿瘤:淋巴瘤。

头颈部恶性疾病:鼻咽癌、腮腺癌、喉癌、口腔癌、甲状腺癌。

乳腺恶性疾病:乳腺癌。

神经系统恶性疾病:脑瘤、神经母细胞瘤。

皮肤及附件恶性疾病:黑色素瘤、基底细胞癌。

骨肿瘤:骨肉瘤。

三、临床思路(图 3-1)

(一)鼻咽癌

鼻咽癌细胞异倍体率为 16.0% ~80.5%。许多研究结果表明,鼻咽癌异倍体与患者的性别、年龄、肿瘤大小、肿瘤部位和组织学类型无关,而与临床分期关系密切。刘亚峰等采用流式细胞术检测 26 例鼻咽低分化癌、6 例鼻咽慢性炎症病变新鲜组织的 DNA 含量及细胞周期各时相细胞成分。6 例鼻咽慢性炎症病变组织均为二倍体;26 例鼻咽低分化癌中 19 例(73.08%)为异倍体;T2、T3、T4,Ⅱ、Ⅲ、Ⅳ期鼻咽癌,其异倍体检出率分别为 55.56%、77.78%、87.50%,50.00%、75.00%、77.78%。鼻咽癌细胞 DNA 倍体性可能与肿瘤的临床分期、分化程度和生长方式有着密切的联系,临床分期越晚、分化程度越差、生长方式越恶性,鼻咽癌的异倍体率越高。

1. 诊断 DNA 含量异常是恶性肿瘤的标志之一。Zhao 等分析了 240 例鼻

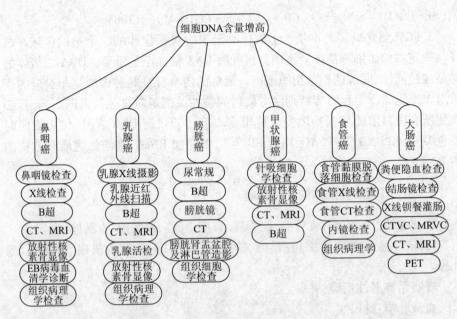

图 3-1 细胞 DNA 含量升高的临床思路

咽上皮组织标本的 DNA 含量,发现正常上皮全部为二倍体,未治的鼻咽癌上皮异倍体率为 38% ,而鼻咽癌复发者异倍体率高达 58.0% ,故认为 FCM - DNA 含量检测为鼻咽癌早期诊断和鉴别复发提供了有价值的实验依据。曹世龙研究发现早期癌症患者在其无临床症状时,DNA 含量异常可发生在肿瘤形态学明显改变之前,根据细胞的 DNA 倍体异常可做出判断。DNA 异倍体一旦出现,可作为预警信号,应密切随访。Stell 通过对头颈部鳞癌的分析表明 DNA 含量与病理分级密切相关,高分化肿瘤组异倍体率为 37% ,低分化组则为 64% ,差异显著。因此,当临床可疑,而病理不能定性时,通过测定细胞的 DNA 含量作为诊断依据有重要参考价值。

2. 预后评估 DNA 是细胞增殖的物质基础,其含量与倍体特征直接反映细胞增殖的活跃程度。异倍体肿瘤有较高的 DNA 含量,比二倍体肿瘤具有更高的增殖活性,更易发生血管浸润、组织侵犯和淋巴血道转移,容易导致远处转移和复发。韩非等在患者治疗前均活检取新鲜肿瘤组织,用流式细胞仪进行 DNA 倍体检测。单因素分析结果显示异倍体鼻咽癌 5 年总生存率和 5 年无远处转移生存率仅 42.86% 和 44.53% ,而二倍体者却达到 80.92% 和 84.26% ;多因素分析结果显示异倍体鼻咽癌发生死亡和远处转移的危险大约是二倍体鼻咽癌的3.1倍和3.7倍,提示异倍体者的总生存率和无远处转移生存率均明显低于二倍体者,异倍体鼻咽癌易发生远处转移而导致治疗失败,因此倍体性也是影响鼻咽癌预后的重要因素。

最近的研究结果表明,在鼻咽癌患者中,异倍体肿瘤患者12年生存率为28.0%,要明显低于二倍体者(59.0%)。同时远处转移者异倍体率约37.5%,局部复发者的异倍体率为27.0%,均明显高于无瘤者(5.2%)。大量研究证明DNA倍体可作为鼻咽癌的预后指标。陈辉等对58例低分化类鼻咽癌患者的DNA指数测定结果表明,1年复发组的平均DNA指数远远高于5年生存未复发组,故认为DNA含量异常改变,提示恶性程度高,容易复发和转移。

3. 监测疗效　通过比较放化疗前后DNA含量的变化来判断疗效。王瑾等观察了30例鼻咽癌患者放疗前后的DNA指数值,发现放疗能使DNA含量下降。在治疗中若DNA含量降低或倍性改变,提示肿瘤向痊愈方向发展;若无变化或反升高者,反映治疗无明显好转或继续恶化;在随访中,若DNA含量下降后又复升高,应警惕复发的可能。

(二)乳腺癌

乳腺癌中40%～70%为异倍体,30%～60%为二倍体。异倍体中60%～70%病例的S期细胞百分率较高,而二倍体肿瘤中S期细胞数高者为15%～20%。异倍体肿瘤的预后要比二倍体者差。Auer等对乳腺癌患者DNA倍体进行了回顾性研究,将患者分为4组,I组为二倍体肿瘤组,II组为四倍体肿瘤组,III组为四倍体和二倍体混合组,IV组为多倍体肿瘤组。结果I组患者10年生存率明显高于IV组,而II、III组的生存率和肿瘤的恶性行为介于I、IV组之间。有文献报道对早期乳腺癌术后随访16个月时,异倍体的死亡率为二倍体的2倍;对淋巴结阴性的病例经48个月随访,异倍体肿瘤患者生存率为79%,二倍体肿瘤患者为88%。Kallioniemi报道165例淋巴结无转移病例8年生存率,二倍体肿瘤患者为82%,异倍体肿瘤患者为63%。Olszewski研究发现乳腺癌二倍体肿瘤的雌激素受体(ER)阳性率比异倍体肿瘤高,预后将好于异倍体肿瘤。而在异倍体肿瘤中,高SPF与高复发率和高死亡率相关,且SPF与肿瘤组织学分级也有很强的相关性。故认为DNA倍体与SPF在预测复发和生存率方面有重要价值。

(三)膀胱癌

Tribukait等用流式细胞仪对膀胱癌的DNA含量进行研究,证实DNA倍体与肿瘤的组织学分级、生物学行为及预后密切相关。I级乳头状瘤多为二倍体,II级肿瘤一半为二倍体,一半为异倍体。二倍体膀胱癌如果复发,一般不发生外侵或远处转移,而异倍体膀胱癌复发易发生外侵和远处转移。

(四)宫颈癌

用倍体分析系统进行宫颈癌及癌前病变的诊断在国外已有大量报道,近年来国内一些大中城市也开始用倍体分析方法来检测宫颈癌及癌前病变。阚延静等人以 ASCUS 作为活检标准,发现 CIN Ⅱ/Ⅲ 以上病变的敏感性为 26.7%,若以可见大量 DNA 异倍体细胞作为活检标准的敏感性为 92.45%。李苗等人以 29 例患者的病理诊断为标准,发现 DNA 定量分析方法在筛查以上宫颈上皮内瘤变的敏感性为 83.33%,而常规细胞学方法的敏感性仅为 16.67%。细胞学检查和 DNA 定量分析方法结合起来,可以同时提高对宫颈癌早期诊断的敏感性和特异性,更适合于宫颈癌的早期诊断。

翟瑞芳等人将 DNA 倍体指标作为判断淋巴结中出现癌细胞的肿瘤特征性标志,在早期宫颈 SCC 阴性淋巴结中测出异倍体,且异倍体峰值与原发癌组织相同。因而高度考虑淋巴结中异倍体的出现,来源于原发癌组织的肿瘤细胞。当然仅用倍体改变作为提示淋巴结微转移的指标还有其局限性,要使其更加完善,还需结合其他指标。

(五)甲状腺癌

多数学者认为对 DNA 倍体分析有助于判断肿瘤细胞的生物学特性。有学者研究结果表明甲状腺腺瘤以 2C 和 4C 细胞为主,而甲状腺癌则以大于 5C 的多倍体细胞为主。李德祥等以 5C 细胞大于 8% 作为甲状腺良、恶性的判断标准,8 例腺瘤有 1 例(12.5%)5C 细胞大于 8%,而 17 例甲状腺癌有 14 例(82.4%)5C 细胞大于 8%,两者有显著差异。关于甲状腺肿瘤中 5C 细胞大于 8% 是否可作为良、恶性的判断界值尚有待于进一步的探讨和证实。

(六)食管癌

1. 诊断 检测食管黏膜癌前病变和食管癌细胞核内 DNA 含量,分析癌前病变 DNA 倍体及其发展趋势,对发现早期食管癌有一定价值。有研究报道,70 例食管鳞癌中异倍体占 51.4%,二倍体占 48.6%;异倍体肿瘤其 DI 和 SPF 分别为 28.49 ± 10.87 和 15.43 ± 6.47,二倍体肿瘤其 DI 和 SPF 分别为 26.86 ± 9.72 和 13.95 ± 5.48。对于形态学上诊断为癌前病变的病例,特别是不典型增生,有必要进行 DNA 含量、倍体和细胞增殖活性的多参数测定,对出现 DNA 含量异常、DNA 异倍体及细胞增殖指数升高的患者,应密切随访,以便及时发现早期癌变,有助于对食管癌的早期诊断和早期治疗。

2. 预后评估 DNA 倍体、DI 和 SPF 是重要的细胞增殖参数,在人体多种肿瘤中被认为具有预测预后的价值。近年来,DNA 倍体分析作为食管癌的预后判断的生物学指标已成为热点。Wang 等分析了 117 例食管鳞状细胞癌患者的多种预后因素,指出 DNA 含量的测定、SPF、淋巴结和血道转移程度远较一些生物标志物[如 PCNA、表皮生长因子受体(EGFR)、p53 等]更有临床意义。Sugimachi 等通过参数分析发现 DNA 倍体异常是食管癌重要的预后参数,异倍体肿瘤具有增长快、复发早的特点。但有的学者研究发现 DNA 异倍体和 SPF 与肿瘤预后无关。

(七)大肠癌

饶若等人用流式细胞术进行 DNA 倍体含量分析,在 37 例大肠癌中,有 22 例 DNA 含量出现异常,异倍体检出率为 59.5%,异倍体检出者淋巴结转移率高,分化程度低,均提示预后不良。肿瘤细胞 DNA 倍体与预后有关。大量研究结果证实肿瘤细胞为二倍体的患者预后比肿瘤细胞为异倍体的好。原发灶为异倍体细胞比二倍体细胞出现转移的概率高,患者生存率也低于二倍体细胞患者。如原发灶为异倍体肿瘤细胞可能存在微转移灶,这样的病例术后复发和转移率高。有人认为原发灶为异倍体细胞的比二倍体细胞的术后无痛生存期短。DI = 1.6 的比 DI < 1.6 的预后差。有研究发现异倍体肿瘤对放疗较敏感,这些病例经术前放疗,其术后局部复发率明显低于单纯手术治疗。肿瘤细胞 DNA 异倍体患者术后局部复发和远处转移率高于肿瘤细胞 DNA 二倍体患者,预后较差。

第三节 核型分析

多种恶性肿瘤的发生与染色体畸变有关,确定染色体畸变与肿瘤的关系必然离不开染色体畸变的检测分析。染色体核型分析技术已经成为染色体异常的常规筛选技术。人们对染色体畸变的研究最初采用 G 显带,随后核型分析技术得到了进一步完善与发展。随着技术的发展目前已出现了 G 显带、荧光原位杂交、光谱核型分析、多色荧光原位杂交、多色显带分析、比较基因组杂交和微阵列比较基因组杂交等诸多新的检测方法,这些方法为确定肿瘤染色体是否存在畸变以及发现肿瘤染色体的新突变位点,阐述肿瘤分型、诊断、治疗、预后都有重要指导意义。

一、传统核型分析

传统染色体核型分析是根据染色体的长度、着丝点位置、臂比、随体的有无等形态结构特征,并借助染色体分带技术对某一生物的染色体进行分析、比较、排序编号。染色体核型分析是细胞遗传学研究的基本方法,以体细胞分裂中期染色体为研究对象,用于父母先天疾病患者、能致畸形的情况及肿瘤等方面分析。

正常人的体细胞染色体数目为 46 条,并有一定的形态和结构。染色体在形态结构或数量上的异常被称为染色体异常,由染色体异常引起的疾病为染色体病。现已发现的染色体病有 100 余种,染色体病在临床上常可造成流产、先天愚型、先天性多发性畸形以及肿瘤等。临床上染色体检查的目的就是为了发现染色体异常和诊断由染色体异常引起的疾病。

外周血在细胞生长刺激因子——植物凝集素(phytohemagglutinin, PHA)作用下经 37℃、72 小时培养,获得大量分裂细胞,然后加入秋水仙素使进行分裂的细胞停止于分裂中期,以便观察染色体;再经低渗膨胀细胞以减少染色体间的相互缠绕和重叠,最后用甲醇和冰醋酸将细胞固定于载玻片上,在显微镜下观察染色体的结构和数量。

目前该技术本身已经可以应用到实体肿瘤组织,但要求肿瘤组织必须新鲜无菌,并能进行体外培养。由于大多数实体肿瘤细胞在体外很少分裂,即使分裂染色体质量也很差,易于混入其他非肿瘤细胞,因此体外培养可能出现选择性生长及体外突变等非体内肿瘤的特征,限制了该技术的应用。

此方法成熟,成本低廉,在血液肿瘤和淋巴瘤中具有诊断价值。在血液系统肿瘤中,如急慢性白血病、骨髓增生异常综合征、多发性骨髓瘤等,许多特异性染色体畸变和特定的恶性血液病亚型相联系,因此染色体核型分析成为恶性血液病诊断分型的重要指标;诊断时染色体核型对恶性血液病具有独立判断预后的价值,对于治疗方案的选择具有指导意义;同时染色体畸变可作为监测白血病缓解、复发及突变的重要参考指标,也为分子学研究提供了重要线索。如 t(9;22)异常的急性淋巴细胞白血病、复杂的染色体异常的白血病预后很不好,应尽早进行异基因造血干细胞移植等。世界卫生组织制定的恶性血液病分型系统中,将染色体核型作为最重要的分型及诊断指标,发现可重现的异常染色体可提前做出急性骨髓性白血病的诊断。很多染色体异常导致特异性的白血病融合基因。但是染色体分裂象的制备和分析具有一定的难度,需要时间长,因此导致临床染色体的诊断缺乏时效性,往往发报告时间需要一个月甚至更长的时间;染色体核型分析需要细胞分裂才能完成,因此需要细胞具有良好的分裂活性,部分患者的细胞不分裂就不能观察到可供分析的中期分裂象,在一定程度上影响了患者的确诊和治疗。此外染色体一般只能分析 20~30 个分裂象细胞,敏感性只有1%,当异常细胞比例较低时,也难以发现异常的染色体。异常染色体核型的判断需要经验丰富的技术人员,尤其对一些复杂染色体异常,或异常较小的染色体,往往难以正确判断。

二、荧光原位杂交技术

荧光原位杂交(fluorescence in situ hybridization, FISH)是利用荧光标记的特异核酸探针与细胞内相应的靶 DNA 分子或 RNA 分子杂交,通过在荧光显微镜或共聚焦激光扫描仪下观察荧光信号,来确定与特异探针杂交后被染色的细胞或细胞器的形态和分布,或者是结合了荧光探针的 DNA 区域或 RNA 分子在染色体或其他细胞器中的定位。

该方法具有高度的敏感性和特异性,可以对处于分裂期或分裂间期的靶细胞进行研究,因为不需要体外培养,也不必担心实体肿瘤分裂不活跃等问题。同时具有较高的分辨率,操作简单易行,可用于石蜡包埋组织,结果容易分析,能结合组织病理学特征对肿瘤组织进行综合分析。

该技术的关键在于探针的选择和质量。应用这种技术必须知道目的基因片段的碱基序列,同时需要合成与目的基因互补的探针,当染色体分型不明确时,会影响 FISH 结果的分析。虽然 FISH 存在一些缺点,但是这种技术优点突出,不失为分析基因和染色体的重要方法之一。Schaub 等应用 1、7、8、11、16 号染色体的卫星探针及 1p36 特殊探针来估计肿瘤负荷,应用 MYCN/CEP2 探针来确定 MYCN 基因位点。此外,FISH 还可以强化其他分析方法检测出来的不确定染色体畸变位点。在肿瘤染色体的异常诊断方面,FISH 也发挥着重要的作用,它可以用于确定染色体数量的异常以及染色体的缺失、扩增、移位等。很多证据表明,一些肿瘤染色体的特异性畸变可用于这些肿瘤疾病的预测和诊断。因此,一些染色体的特异畸变序列常被做成 FISH 探针,用于肿瘤疾病的预测、诊断和监控。以上 FISH 的应用只局限于细胞标本。病理石蜡标本和组织微阵列也可用于 FISH 分析。

三、多色荧光原位杂交

多色荧光原位杂交(M - FISH)是采用全染色体探针与染色体杂交,分析染色体数量和结构异常的一种分子生物学方法。探针是经过聚合酶链反应扩增、流式分选并用 5 种荧光素组合荧光标记法标记的同源染色体。这种经过标记的探针集合与制备好的间期细胞染色体杂交,可使杂交后的每条染色体表现出独有的颜色,从而能够分辨出人的22 对常染色体和 X、Y 两条性染色体,杂交后的图像通过滤光装置被计算机获得并分析得出结果。如果一条染色体的颜色不相同,则提示该条染色体有重组现象,根据每条染色体各自独有的颜色,可以知道哪几条染色体之间进行了重组。M－FISH 能够精确调整每条染色体的平面,降低荧光信号的干扰,能够定量每种荧光素的强度。

M－FISH 用于肿瘤细胞遗传学分析可以发现新的染色体异常,如白血病、淋巴瘤及难以进行常规分析的实体瘤的染色体畸变。白血病和淋巴瘤中最多见的是染色体易位,用传统核型分析和 FISH 已经进行了深入细致的研究。其中有一些相互易位的遗传物质及条带十分相似,用常规方法不能分析出。如 t (12；21) 易位发生在至少 25% 的儿童 B 系急淋患者中,但是由于相互易位染色体的带型与大小很接近,常规细胞遗传学方法的检出率还不到 0.05%。用 M－FISH能大大提高检出率。许多肿瘤有着十分复杂的染色体重排,这些重排染色体被称为标记染色体。M－FISH 在确定标记染色体的来源方面有着突出的优点,根据标记染色体上不同的颜色能很快确定其来源。Speicher 等用 M－FISH 分析了鳞状细胞肉瘤细胞系 HTB43,很快确定了其标记染色体的结构重排和各自来源。

M－FISH 对染色体间复杂易位的分析有突出优势,但是对染色体微小易位的分析则受到限制,而对染色体内部异常的分析则无能为力,这包括染色体的扩增、微小缺失和倒位。M－FISH 用于多种肿瘤染色体的易位分析,包括血液肿瘤、肉瘤、癌、脑肿瘤等,但是在实体瘤中应用较少,主要原因是实体瘤细胞的分裂中期染色体不易获得,而在血液肿瘤的应用中却不受以上因素限制,应用较广。

四、光谱核型分析

光谱核型分析(spectral karytyping，SKY) 技术是在 FISH 基础上发展而来,可对染色体结构异常进行筛选,适用于肿瘤细胞的检测。它运用了光谱干涉仪和傅立叶变换将图像中每一像素做光谱分析后再重新显示,结合干涉成像。可以使用多个荧光染料频谱重叠的探针,因而一次 SKY 实验就可以检测全部的 46 条染色体,并且能显示相当多的数目和复杂结构的改变。尤其是当基因变异发生在与 G 显带极为相似的染色体片段时,应用 SKY 技术就能做出快速而准确的诊断,更可以检测出染色体结构的微小异常,如异位、插入等导致的平衡性或失衡性染色体结构异常,但是对于染色体内微小变异,如微小缺失、复制、中心体倒置等的异常,因不能导致染色体有大的改变则不适用该方法。SKY 技术使恶性肿瘤染色体异常的诊断达到前所未有的准确度,它不同于 M－FISH 染色体核型技术,后者需由 6 个或更多的荧光滤镜组(filter cubes)来分别取各个颜色的荧光图像,然后再将所有图像层层堆叠,手续相当繁琐,信号之间互相干扰,只有 SKY 才能真正做到只用一组荧光滤镜,只做一次杂交反应便可得到全部染色体的自动核型定序,是目前精确度、灵敏度最高的染色体分析技术,为癌症的研究提供了更先进和有效的方法。

五、多色显带分析

多色显带分析(Rx - FISH)技术是应用人、猿染色体的高度相似性(约98%)及染色体的重排可能出现于生物进化过程中的原理,用猿染色体探针与人染色体杂交,检测人染色体的内部异常,包括染色体的倒位、微小缺失。猿染色体探针是经 PCR 扩增、流式分选,并用 3 种荧光素(FITC、Cy - 3 和 Cy - 5)组合法差异标记过的。标记的猿染色体探针与人染色体杂交,同样可以分辨出人的 22 对 +2 条染色体。杂交后的图像再经过图像处理系统扫描、分析得出结果。Rx - FISH 的突出优势是能够检测出染色体的内部异常。Park 等在肺癌细胞系染色体异常的研究中应用 Rx - FISH,发现 1p、3q、5p10 ~ p15、6q13 ~ q21、7q22 ~ q31、9p32、15q22 ~ qter、17p、17q21 ~ q25 和 21 号染色体存在染色体的非随机重排现象,提示复杂染色体损伤可能与肺癌的发展有关,并认为这些区域有可能作为肺癌异常基因检测的候选区。另外,这种方法还可以很好地确定 G 显带发现的可疑染色体异常,并且两者结合可以优势互补。Teixeira 等将 G 显带和 Rx - FISH 应用于 10 例患者中期细胞染色体异常的检测,在其研究中 Rx - FISH 证实了 G 显带在 7 号病例发现的 3q 缺失、3 号病例的 14q 缺失,证实了 2 号病例中 3 号染色体及 6 号病例中 16 号染色体的倒位,8 号病例中 9 号染色体倒位处的断裂点,同时解析了 9 号病例中 3q 的增加来源于染色体片段的缺失,并发现 Rx - FISH 在染色体的一些区域显带差,这意味着 Rx - FISH 在核型分析方面不如 G 显带。与此同时,Rx - FISH 的缺点也不可忽视,这主要表现在探针的设计上。同一颜色的猿染色体探针可以与人的多条染色体杂交,然后通过染色体彩色带纹的不同来区分每条染色体,并检测染色体的内部异常。而 Rx - FISH 只应用 3 种荧光素组合法标记猿染色体,这最多可以产生 7 种不同的荧光,也就是说同一条染色体最多可以被区分成 7 种不同的颜色,这就会造成同一条染色体同一颜色的片段太长,而出现以下问题:同一颜色区域内的染色体异常检测不出;当染色体内部畸变复杂时,解析困难或不易检测出。这大大影响了染色体异常的检出率及检测精度,也对 Rx - FISH 精确度的提高提出了要求。

六、比较基因组杂交和微阵列比较基因组杂交

染色体比较基因组杂交技术(comparative genomic hybridization，CGH)是一种改进的原位荧光杂交方法，提取肿瘤细胞基因组全部 DNA 分子并用 Biotin – dUTP 标记，同时把等量对照 DNA 用 digoxigenin – dUTP 标记，将两者等比例混合后，与预处理过的正常细胞的分裂象染色体进行原位抑制杂交。不同标志物在荧光显微镜下产生不同颜色的荧光，通过数字化处理进行分析。通常 Biotin – dUTP 标记的肿瘤细胞 DNA 在 Avidin – FITC 显示为绿色荧光，而对照组 DNA 显像为红色，其绿红荧光比率反映肿瘤细胞基因组相对于对照基因组的杂交信号强度变化，表示染色体复杂缺失等的变化。结果分析前要确定靶染色体上每个位点红绿荧光比率的平均值，再根据平均值设计最高和最低阈值，若该位点的荧光比率在阈值范围内则表明此段染色体正常；若该位点的荧光比率升高超过阈值，则说明此段染色体有扩增；若该位点的荧光比率降低超过阈值，则说明此段染色体有缺失。CGH 是全基因组分析技术，所需肿瘤细胞基因组 DNA 量极少，可用于穿刺活检标本，可用于所有实体肿瘤细胞检测，并能将肿瘤的表型和基因型进行关联分析。但是，CGH 对无拷贝数异常的染色体检测则无能为力，这包括平衡易位、倒置和染色体重排。染色体倍数异常也不表现出拷贝数变化，故也不能检测。

微阵列比较基因组杂交(array CGH)与 CGH 的原理一样，只是靶染色体由芯片上的微阵列(按一定规律高密度排列)探针取代，其探针是全基因组探针，由细菌人工染色体/病毒人工染色体、cDNA 克隆、PCR 扩增制备或者是在芯片上直接化学合成。array CGH 的全基因组探针同时与等量的待测染色体 DNA 探针和参照染色体 DNA 探针杂交，杂交后图像通过扫描及软件分析得出结果。array CGH 与 CGH 技术都能对全基因组进行扫描，能够清晰地检测出某个位点的基因缺失或扩增，该位点的基因缺失或扩增可能与疾病的发生有密切的关系。Schaub 等在肾母细胞瘤的研究中应用 array CGH 技术发现在 p23 ~ p24 区存在基因的不平衡扩增，其中包括 MYCN 基因的过表达，认为这种肿瘤基因中 MYCN 的过表达对肿瘤的发展起着某种作用；而在这以前约有 200 个肾母细胞瘤应用 CGH 分析并被报道，其中仅有一例报道在染色体 2p 末端 3 区有不平衡扩增，这与 CGH 本身的解析度有关(3 ~ 5Mb)。Salgado 等应用 array CGH 检测鳞状细胞癌患者的基因畸变情况，发现所有的鳞状细胞癌患者都存在染色体基因的改变，其中以基因获得为主，很少丢失；基因获得频率由高到低依次为：5p15.2、9q31.3 ~ q33.2、13q、18q22、1p21 ~ p22、1q24 ~ q25、3p13、4q33 ~ q34

（HMGB2、SAP30）、20p12.2（JAG1）、21q21.1 和 Xq21.33；9p13.1～p13.3 是唯一发现基因丢失的区域，认为 array CGH 是检测染色体基因微小扩增与缺失的有力工具。首个出现的基因阵列是"定向探针"阵列，包含有几百个经 BAC 克隆的已知序列探针，用于检测已知病变基因或其他有意义基因。很快全基因组探针阵列出现。最近单条染色体的寡核苷酸阵列也出现，这种阵列的探针是通过人工直接合成于芯片上的，长度为 25～80bp，包含或不包含单核苷酸多态性，因此后种阵列的解析度更高。随着 array CGH 解析度的增高，基因异常的检出率也不断升高，同时无致病性基因的异常也被检出，这给临床基因异常的检测带来了不少麻烦。研究表明，不同个体间基因的相似率可达 99.9%，只有 0.1% 的基因不同，但是随着 array CGH 解析度的增高，使这 0.1% 的异常也被诊断出来。然而，很多基因的异常并不会引起疾病，这就对 array CGH 基因的异常检测提出了挑战。

（高　磊　孙世鹏）

参考文献

1. Xiao B, Spencer J, ClementsA, et al. Crystal structure of the retinoblastoma tumor suppressor protein bound to E2F and the molecularbasis of its regulation. Proc Natl Sci USA, 2003, 100(5):2363-2368.

2. Shih HC, Shiozawa T, Kato K, et al. Immunohistochemical exp ression of cyclins, cyclin-Dependent kinases, tumor suppressor gene products, Ki267, and sex steroid rece tors in endometrial carcinoma: positive staining for cyclin A as a poor prognostic indicator. Hum Pathol, 2003, 34(5): 471-478.

3. John PC, Mews M, Moore R. Cyclin/CDK complexes: their involvement in cell cycle progression and mitotic division. Protoplasma, 2001, 216(3-4):119-142.

4. Peter M. The regulation of cyclin-dependent kinase inhibitors (CKIs). Prog Cell Cycle Res, 1997,3:99-108.

5. Choschzick M, Hess S, Tennstedt P, et al. Role of cyclin D1 amplification and expression in vulvar carcinomas. Hum Pathol, 2012.

6. 李尊岭，邵淑红，焦飞，等. Cyclin D 调控肺癌细胞的浸润和转移. 生理学报, 2012, 64(1):55-61.

7. 符良斌，廖天安，刘正，等. Survivin、Ki-67 核抗原在涎腺基底细胞腺瘤、癌中的意义.

中国实验诊断学, 2010,14(12):1945-1947.

8. Ahlin C, Aaltonen K, Amini RM, et al. Ki-67 and cyclin A as prognostic factors in early breast cancer. What are the op timal cut-off values. Histopathology, 2007, 51(4): 491-498.

9. Morimoto R, Satoh F, Murakami O, et al. Immunohistochemistry of a proliferation marker Ki-67/MIB1 in adrenocortical carcinomas: Ki-67/M IB1 labeling index is a p redictor for recurrence of adrenocortical carcinomas. Endocr J, 2008, 55(1): 49-55.

10. Zellweger T, Günther S, Zlobec I, et al. Tumour growth fraction measured by immunohistochemical staining of Ki-67 is an independent prognostic factor in p reoperative prostate biopsies with small-volume or low-grade prostate cancer. Int J Cancer, 2009, 124(9): 2116-2123.

11. 沈翀,劳山,陈罡. 肿瘤细胞增殖标志物蛋白功能及意义的研究进展. 微创医学, 2009, 4(3):273-275.

12. 李英杰,于长海,李捷,等. PCNA 和 Ki-67 在非小细胞肺癌组织中的表达及其临床意义. 临床军医杂志, 2011, 39(2):261-263.

13. Kayes OJ, Loddo M, Patel N, et al. DNA replication licensing factors and aneuploidy are linked to tumor cell cycle state and clinical outcome in penile carcinoma. Clin Cancer Res, 2009, 15(23):7335-7344.

14. Hedley DW, Friedlander ML, Taylor IW, et al. Method for analysis of cellular DNA content of paraffin embedded pathological material using flow cytometry. J Histochem Cytochem, 1983, 31(11): 1333-1335.

15. 刘亚峰,周光耀,刘永惠,等. 鼻咽低分化癌 DNA 含量及细胞周期分析. 四川大学学报(医学版),2004, 35(2):212-213.

16. 李朋军,夏潮涌. 肿瘤细胞 DNA 干系倍体分析及临床应用. 中国体视学与图像分析,2005,10(2):72-76.

17. 翟瑞芳,吴素慧,丛娟. 早期宫颈鳞状细胞癌淋巴结 DNA 倍体分析的临床意义. 中国药物与临床, 2011,11(5):531-532.

18. Wang LS, Chow KC, Chi KH, et al. Prognosis of esophageal squamous cell carcinoma: analysis of clinicopathological and biological factors. Am J Gastroenterol, 1999, 94(7): 1933-1940.

19. Kaushal M, Agarwal G, Mishra SK. Total thyroidectomy: the procedure of choicformultinodular goitre. Eur J Surg, 2002, 168(3): 196-197.

20. 李苗, 刘芳芳, 钟培根. DNA 定量分析在宫颈癌及高级别宫颈上皮内瘤变诊断中的价值. 广东医学院学报, 2011,29(2): 153-155.

21. 薛渊博,宋鑫. 肿瘤染色体畸变分析方法新进展. 遗传, 2008, 30(12): 1529-1535.

22. Oliveira AM, French CA. Applications of fluorescence in situ hybridization in cytopathology: a review. Acta Cytol, 2005, 49(6): 587-594.

23. Halling KC, Kipp BR. Fluorescence in situ hybridization in diagnostic cytology. Hum

Pathol, 2007, 38(8): 1137 - 1144.

24.余尚扬. 荧光原位杂交技术的研究进展和应用. 中国现代药物应用, 2011, 5(14): 129 - 131.

25.陈丽娟, 陈赛娟. 光谱核型分析及其在血液系统肿瘤中的应用. 中华血液学杂志, 2004,25(7):443 - 445.

26.李巧新,李锋. 微阵列比较基因组杂交技术在肿瘤研究中作用. 临床与实验病理学杂志,2007,23(5):612 - 614.

第四章

DNA 甲基化检测

第一节　DNA 甲基化概述

　　DNA 甲基化是表观遗传学（epigenetics）的重要组成部分，是哺乳动物遗传外修饰的重要调控形式，也是脊椎动物 DNA 唯一的自然化学修饰方式。在维持正常细胞功能、遗传印记、胚胎发育以及人类肿瘤发生中起着重要作用，是目前新的研究热点之一。

一、DNA 甲基化与 CpG 岛

　　DNA 甲基化是指在 DNA 甲基转移酶（DNA methyltransferase，MTase）的作用下，将活性甲基从 S - 腺苷甲硫氨酸（S - adenosylmethionine，SAM）转移到 DNA 链中特定碱基的过程。DNA 甲基化是一种表观遗传学修饰，常发生在细胞的癌变过程中，是研究最为深入的一种表观遗传学调控机制，是后天性基因沉默的一种重要决定性因素，与染色体结构、转录调节、外源性 DNA 侵袭时细胞的自我保护等密切相关。在哺乳动物中，甲基化主要发生在胞嘧啶鸟嘌呤二核苷酸（$5' - CpG - 3'$）的胞嘧啶（C）上，即在 MTase 的作用下，CpG 二核苷酸的胞嘧啶转变为 5 - 甲基胞嘧啶（5 - methylcytosine，5mC），胞嘧啶甲基化后产生的 5 - 甲基化胞嘧啶能够自发地脱氨基形成胸腺嘧啶。

　　在哺乳动物细胞基因组中 3% ~ 5% 的胞嘧啶被甲基化，其中 70% ~ 80% 的 5 - 甲基胞嘧啶存在于 CpG 二核苷酸序列中。CpG 常成簇存在，长度为 1 ~ 2kb，这些富含 CpG 的区域称为 CpG 岛。该区域 GC 丰富（60% ~ 70%），GpG/GpC 至少为 0.6，区域跨度为 0.5 ~ 5kb 不等，出现频率为 1/100kb。含有 CpG 岛的染色质通常被高度乙酰化，缺乏组蛋白 H1，包含一个无核的小体区域。在

人类基因组中存在着 29000 ~ 45000 个 CpG 岛,CpG 岛主要位于基因启动子区,少数位于第一外显子区。在生理情况下,除位于失活 X 染色体上的基因和印迹基因外,正常的 CpG 岛由于被保护而处在非甲基化状态。几乎所有的管家基因(housekeeping gene)及约占 40% 的组织特异性基因的 5′末端含有 CpG 岛(高度组织特异的基因如 β - 珠蛋白、胰蛋白酶、δ 晶状体蛋白及卵黄生成蛋白等基因缺少 CpG 岛)。另外大约 40% 的哺乳动物的 CpG 岛延伸到 DNA 启动子区域,导致稳定的可遗传的转录沉默,对基因表达有明显的抑制作用,且启动子甲基化程度与转录抑制程度有关。正是由于上述特点,对 DNA 甲基化的研究也多集中在启动子区域的 CpG 岛。

二、DNA 甲基化分类及甲基化酶

DNA 甲基化反应可以分成两种类型:一种是两条链均未甲基化的 DNA 被甲基化,称为从头甲基化(denovomethylation);另一种是双链 DNA 的其中一条链已存在甲基,另一条未甲基化的链被甲基化,这种类型被称为保留或维持甲基化(maintenance methylation)。只有一条链甲基化的双螺旋 DNA 也称为半甲基化 DNA,是甲基化 DNA 发生半保留复制后的新产物。原本甲基化全去甲基化后又重新甲基化也属于此类。无论是维持甲基化还是从头甲基化,在将 SAM 提供的甲基添加到 DNA 分子中的过程中,都需要 DNA 甲基转移酶(DNA methyltransferase,DNMT)的参与。DNA 甲基转移酶有 DNMT1、DNMT3a、DNMT3b 3 种。DNMT1 功能是 DNA 复制维持甲基化,相对分子质量约 193.5kD,包括具有催化作用的 C 端和具有结合与调节功能的 N 端,定位于 19p13.3 ~ p13.2,其缺失将导致胚胎发育异常及死亡。DNMT3a 和 DNMT3b 功能主要是从头甲基化,两者起协同作用。DNMT3a 定位于 2p23,DNMT3b 定位于 20q11.2,这两种酶催化在发育过程中去甲基化的 CpG 位点从头甲基化。两者的基因变异可影响正常发育。DNMT 活性增加可使 DNA 发生异常甲基化、基因活性改变和染色体不稳定。实验表明,DNMT 在增生细胞里的水平高于静默细胞,瘤细胞里的 DNMT 表达更高且有提高恶性细胞对周围组织侵袭的能力。

三、DNA 甲基化模式

DNA 甲基化在不同组织具有不同模式。脊椎动物正常组织基因的甲基化状态有 3 种:持续的低甲基化状态,如管家基因;去甲基化状态,如发育阶段中的一些基因;高度甲基化状态,如女性的一条失活的 X 染色体。在肿瘤组织中的模式是普遍的低甲基化和高甲基化并存,即基因组广泛低甲基化和局部 CpG

岛的高甲基化,这种变化可同时在同一肿瘤中发生,总体来说甲基化水平是降低的,目前尚不清楚这种现象是同一作用机制产生的共同结果还是来源于肿瘤发生过程中的不同机制。肿瘤组织的上述两种甲基化均发生于恶变的前期,提示基因组范围 DNA 低甲基化和局部 CpG 岛高甲基化是癌变过程中早期的分子异常之一,并在肿瘤发生过程中有着重要作用。

四、DNA 甲基化的作用

DNA 甲基化的功能尚不完全清楚,到目前为止比较确定的作用是调控基因表达、促进基因突变,这在机体正常发育、X 染色质失活、基因组印迹等过程中不可缺少。近期研究表明 DNA 甲基化在 DNA 修复、基因不稳定性等方面也发挥潜在作用,并且发现其可以进化为一种防御机制,抑制"寄生"DNA 序列(如逆转录病毒片段)的侵入。

(一)DNA 甲基化对基因表达的调节

目前认为 DNA 甲基化主要表现在转录水平上抑制基因的表达,在真核生物中,甲基化和非甲基化基因的转录活性相差可达 10^6 倍,许多抑癌基因启动子区 CpG 岛甲基化后造成基因转录障碍,导致细胞恶性转化。甲基化抑制基因转录的机制主要表现在以下几个方面:①甲基化 DNA 阻碍特定转录因子与其识别位点的结合,如 Myc/Myn、CREB、NF - κB、NF - Y、E2F 转录因子结合位点都含有 CpG 位点,CpG 位点甲基化能抑制其与转录因子的结合;②甲基化 DNA 直接结合特定的转录抑制蛋白,如甲基化 CpG 位点结合蛋白(methyl - CpG - binding protein, MeCP)MeCP1、MeCP2 和甲基结合蛋白(methyl - binding domain, MBD)MBD1~4 都能结合甲基化 CpG 位点,使发生该结合的基因转录失活;③甲基化的 DNA 结合转录抑制因子引起基因沉默:CpG 岛引起基因沉默的最好的例证是基因组印迹和女性 X 染色体的失活;④甲基化的 CpG 岛通过与组蛋白脱乙酰酶(histone deacetylase, HDAC)家族成员相互作用而改变染色体状态,从而影响基因转录。组蛋白 H3 和 H4 的赖氨酸脱乙酰化,使带正电荷的赖氨酸与带负电荷的 DNA 作用更为紧密,导致染色体的结构更为致密,基因转录活性明显下降。

对于 DNA 甲基化可以引起基因沉默也有不同的观点,有学者认为 DNA 甲基化可能不是基因沉默的原因,而是结果。从时间上看往往是先基因沉默,然后才出现甲基化现象,甲基化只是用来标志沉默基因的,并同时向结合蛋白给出信号,防止转录因子与启动子结合,协同抑制基因表达。

（二）DNA 甲基化与基因突变

DNA 甲基化可以促进基因突变,因为 5 - 甲基胞嘧啶可自发或在 S - 腺苷蛋氨酸的作用下引起邻位脱氨基而变为胸腺嘧啶,导致 G/T 错配,如果未修复即为 G - T 点突变。这是最常见的突变,在抑癌基因 p53 中也最常见,可以认为是肿瘤相关基因甲基化促进细胞恶变的一种机制。

五、DNA 甲基化与其他表观遗传修饰及环境的关系

DNA 甲基化与其他表观遗传修饰之间关系密切,同时与外界环境也有着不可分割的关系。

（一）DNA 甲基化与其他表观遗传修饰之间的关系

DNA 甲基化与组蛋白的修饰和染色质的重塑可以被看作是一个整体,共同对基因表达起调控作用。近来有不少学者已经将 DNA 甲基化和组蛋白去乙酰基作用这两种机制联系起来进行研究,目前已证实 DNA 甲基化与组蛋白去乙酰化成正相关,而在通常情况下含有 CpG 岛的染色质一般被高度乙酰化,缺乏组蛋白 H1,包含 1 个无核小体区域。

（二）DNA 甲基化与 DNA 损伤和修复

DNA 甲基化与细胞的损伤和修复过程有密切的关系。DNA 损伤可引起低甲基化。烷化剂可以诱发各种细胞的 DNA 发生损伤,在这种应急状态下,细胞可通过多种途径降低细胞 DNMT1 水平,从而导致全基因组的低甲基化。低甲基化有可能是细胞对 DNA 损伤的及时适应反应,同时也是细胞癌变启动阶段的早期现象。细胞癌变有可能是正常细胞在遭受非致死性 DNA 损伤等打击条件下,其原始的被抑制的 SOS 应急机制被激活,基因组低甲基化则是这种应急反应的组成部分。这种低甲基化可能有利于启动细胞潜在的容错机制,甚至是恢复细胞潜在的增殖能力。这些反应使得细胞免于凋亡而出现一种类胚胎化的过程。

有些致癌物并不是通过损伤 DNA 而导致去甲基化状态,如砷可诱发 c - myc 基因低甲基化而使其表达上调。砷在代谢过程中需要高度甲基化,其甲基供体同样是 SAM,由于竞争而使基因组整体甲基化水平低下。

另外,甲基化还参与 DNA 损伤、修复的过程,并且可以调控相关基因的表达,如 Dnmtl -/- 的胚胎往往未出生就死去了,可能就是因为甲基化程度降低引起凋亡基因的活化,以及染色体的不稳定性增加,从而使细胞对环境变化非常敏感,机体抵抗能力下降而导致,另外在错配修复中,甲基化还起着识别新链和旧链的作用,从而正确指导这一过程。

（三）DNA 甲基化与膳食因素的关系

膳食因素对 DNA 甲基化有着复杂影响,如叶酸、维生素 B_{12} 等。人体甲基化反应所需甲基基团均来自食物中的甲基供体或携带一碳单位的代谢组分,如甲硫氨酸、甲基叶酸、氯化胆碱,三者在体内的代谢相互依存。叶酸是一碳单位代谢过程中的中心角色,其经过多级还原反应,最后形成 SAM,SAM 将其甲基基团提供给细胞中 80 多个生物甲基化反应。叶酸缺乏引起的 DNA 甲基化改变相当复杂,其根据细胞类型、靶器官、细胞转化所处的不同阶段,个体遗传背景发生变异,同时还表现基因和 DNA 位点的特异性,这可能与 DNA 损伤引起 DNMT1 变化特性有一定联系。通常情况下,叶酸缺乏在引起 DNA 链损伤、异常碱基掺入、基因组整体甲基化水平下降的同时伴有 DNMT1 活性的提高和局部 CPG 岛的超甲基化。过度摄入叶酸和 SAM 的前体甲硫氨酸时有可能引起 CpG 岛的超甲基化和管家基因的沉默。维生素 B_{12} 对 DNA 甲基化也有影响,在血液中的主要形式是甲基钴胺素(Methylcobalamin,MeCb1),甲基钴胺素有可能是除 SAM 的第二途径的甲基基团提供者。

六、DNA 甲基化的临床意义及检测

基因启动子异常甲基化在许多肿瘤发生过程中是一个频发的早期事件,因此可以作为癌症预防、早期检测、疗效预测、抗癌剂筛选等分子生物标志物,其中癌变细胞可以释放 DNA 到外周血中,因此可以将外周血作为样品检测相关基因的启动子异常甲基化,为肿瘤的早期诊断提供有价值的信息。

近年来,人们越来越认识到 DNA 甲基化研究的重要性,开发出一系列检测 DNA 甲基化的方法。根据研究目的,这些方法分为:基因组整体水平的甲基化检测、特异位点甲基化的检测和新甲基化位点的寻找。根据研究所用处理方法不同可以分为:基于 PCR 的甲基化分析方法、基于限制性内切酶的甲基化分析方法、基于重亚硫酸盐的甲基化分析方法等。本章第三节将对各种方法进行更为详细的评述。

综上所述,DNA 甲基化是一种高于基因组序列水平的基因表达调控机制,是在表观基因组水平精确研究正常和疾病组织 DNA 甲基化模式的特征和差异,揭示如肿瘤等疾病的表观遗传学机制,并将 DNA 甲基化模式的改变与基因沉默、年龄相关变化和疾病特异性改变联系在一起,是一个很有前景的研究领域。经过多年的研究,对 DNA 甲基化的模式及作用等已有了相对深入的认识,但目前甲基化与去甲基化的分子机制、正常甲基化与去甲基化之间的平衡如何维持等问题尚不完全明确,这也是以后需要进一步研究的方向之一。

第二节 DNA 甲基化作用对细胞癌变的影响

DNA 甲基化始于胚胎发育早期,随着进一步的发育,基因组 DNA 经历了去甲基化、区域性的从头甲基化以及组织特异基因选择性的去甲基化过程,此后,这种 DNA 甲基化模式就相对稳定下来。与正常细胞相比,肿瘤细胞的甲基化模式发生了显著的改变,表现为全基因组的低甲基化,伴随某些基因启动子区的高甲基化。这种全基因组低甲基化和局部性高甲基化并存的现象既是肿瘤产生的重要原因,又是其发生发展的重要特征。一方面,基因组的低甲基化会导致基因组整体的不稳定性增加,另一方面,局部的高甲基化会抑制抑癌基因的表达,诱使基因突变,还可以导致基因的丢失,这些因素常常可以导致癌基因的活化和抑癌基因的失活,从而促使肿瘤的发生发展。

一、DNA 低甲基化与细胞癌变

研究已证实在肿瘤的发生过程中 DNA 低甲基化主要表现在基因组范围内以非编码重复序列为主的 DNA 整体水平的低甲基化和 DNA 特定基因(主要是原癌基因)的低甲基化。而且肿瘤基因组中广泛低甲基化程度和肿瘤的恶性程度密切相关,如在乳腺癌、卵巢癌、宫颈癌和脑肿瘤中,低甲基化随着恶性程度的增加而逐渐增加。低甲基化可能在致瘤的过程中扮演着重要角色,其主要通过激活基因组中的寄生序列(parasitic genetic elements)从而导致相关基因表达的改变,如激活反转录病毒、反转录转座子等,而这些元件的激活又可导致已存在的或新转移来的低表达基因的改变,增加核基因组的不稳定,间接影响基因的表达等。

(一)基因组范围整体甲基化的降低

基因组范围 DNA 甲基化程度可以通过甲基化敏感的 DNA 酶来检测,在多种肿瘤中都发现了基因组范围整体水平的 DNA 甲基化降低,包括许多重复序列甲基化水平的降低。正常组织细胞的甲基胞嘧啶含量约为 4%,而癌细胞为 2%～3%。DNA 低甲基化发生在肿瘤发生的早期阶段,并随着肿瘤的发展低甲基化程度加剧。体内及体外的实验表明,化学致癌物抑制 DNA 甲基化酶(包括维持甲基化酶及从头甲基化酶),引起 5-甲基胞嘧啶(5mC)含量降低及甲基化特征发生变化。在多阶段癌变过程中促癌物可使癌变细胞克隆扩大。但在肿瘤的发展过程中,甲基化的状态并非一成不变,癌细胞内的全基因组的低甲基化程度与疾病的进展、肿瘤的大小和恶性程度密切相关,肿瘤细胞的 DNA 总甲基化的程度越低,肿瘤恶性程度也就越大。

Weber 等通过大规模 DNA 微阵列技术比较了正常细胞和转化的 SW48 细胞的 DNA 甲基化水平。结果发现与正常细胞相比,肿瘤细胞在基因缺乏区域的 DNA 甲基化水平明显下降,而基因启动子区域甲基化差异则相对较小,提示这些非编码区域的甲基化水平降低可能与肿瘤发生有更密切的关系。

(二)特定基因的甲基化水平降低

在人类肿瘤中,除全基因组低甲基化外,特殊癌基因也存在着低甲基化,主要发生在原癌基因系列的微卫星系列、重复系列、中心粒区域等。CT 抗原(cancer/testis antigen genes)属于 MAGE(melanoma and germ cell expressed)基因家族,正常情况下只在生殖细胞中表达。但在多种肿瘤组织都发现了高表达的 CT 抗原,CT 抗原激活与其启动子区域的低甲基化有关。胚系基因 MAGE 在正常组织中不表达,在转移的肿瘤细胞中,MAGE 基因启动子区域的 CpG 岛异常低甲基化,促使 MAGE 基因表达。MUC3A 是一种膜结合的糖蛋白,与乳腺癌、肺癌、胰腺癌和直肠癌的预后不良有关。研究表明,MUC3A 在肿瘤中的表达上调是由启动子区域低甲基化引起的。Tiam1 基因的启动子去甲基化与结直肠癌的转移和侵袭有关,通过甲基化诱导药物可以增加 Tiam1 基因表达而减少癌细胞的侵袭和转移。近年来,已在多种肿瘤中发现了由启动子低甲基化所引起的肿瘤相关基因的过表达。

目前研究发现 DNA 低甲基化可能通过以下几种途径参与肿瘤的发生和发展过程。

(1)低甲基化导致原癌基因的去甲基化激活:原癌基因的种类很多,涉及细胞信号传递系统的各个层次,包括细胞外信号如生长因子、受体、Ras 蛋白、膜及胞质蛋白磷酸化激酶及核蛋白等。原癌基因的产物在时间和空间上互相配合,维持着细胞的正常状态。但在肿瘤细胞中原癌基因出现高表达,并发现每种肿瘤都有一种以上原癌基因表达增强,其中 c－myc、c－fos、c－H－ras 及 c－N－ras 几乎在所有肿瘤中都有高表达。究其原因是癌变细胞 DNA 呈现 CpG 岛低甲基化水平。DNA 低甲基化或去甲基化作用促进原癌基因转录增强的原因如下:①使 DNA 双螺旋的稳定性下降,有利于 DNA 的解旋和解链;②由于低甲基化使基因调节区域的局部构型发生改变,从而有利于转录因子的结合和作用;③甲基化序列能特异地与蛋白因子结合,低甲基化调节区域则不能结合,这样可避免反式因子与调控序列结合时的空间阻碍;④低甲基化使染色质处于松弛状态,进而对影响其结构稳定的因素更为敏感,同时 DNA 修复蛋白不易识别和接近 DNA,有利于转录必需成分与模板的接近和反应。目前发现在 CpG 岛低甲基化肿瘤细胞中也存在 DNA 甲基转移酶表达升高的现象,因其未能识别正常细胞 CpG 岛的甲基化位点,为代偿这种失调,DNA 甲基转移酶虽然大量表达,但最终也未能恢复正常细胞的甲基化。

(2)整体的低甲基化是细胞染色体不稳定的易感因素:低甲基化导致染色体的不稳定,肿瘤发生过程中,常见总体基因组甲基化水平的下降,造成基因组不稳定,使转座子异常表达,转座元件的再活化使本来处于沉默状态的长分散因子(long interspersed nuclear element,LINE)和 Alu 等重复序列由于去甲基化而活跃,可能转移至基因组中其他位置,破坏基因的功能。这些都会引起基因表达异常,导致细胞恶变,最终形成肿瘤。Chen 等分析了 DNMT1 基因失活的胚胎干细胞,通过检测标记基因发现其染色体丢失,和野生型细胞比较,DNMT1 基因缺陷的胚胎干细胞染色体更不稳定。Lengauer 等应用一种特殊的结肠癌细胞,它对碱基错配无修复能力,但是有甲基化能力,能使外源反转录病毒基因发生甲基化并抑制其表达。而对照细胞有修复能力,无甲基化能力,外源基因不被甲基化而可以表达。这提示甲基化缺陷细胞可接纳外源染色体,导致基因组不稳定。

(3)低甲基化使肿瘤转移增加:已有大量文献报道肿瘤细胞中原癌基因、生长因子及某些参与肿瘤增殖、浸润、转移的蛋白的基因呈低甲基化状态。

二、DNA 高甲基化与细胞癌变

(一)基因突变与细胞癌变

甲基化胞嘧啶对紫外线的物理损伤更加敏感,而且与致癌物的亲和力也会增加。甲基化的胞嘧啶是体内突变的热点,它的外源性的突变概率也高。甲基化 CpG 岛是一些致癌物诱导加成反应损伤 DNA 的热点部位。例如,在已知的被调查的人类肿瘤中,p53 基因在 50% 以上实体瘤中存在突变,而约 24% 的突变发生在 CpG 位点,为 C→T 突变,该突变在结肠癌中几乎达到 50% ,CpG 二核苷酸自发突变的频率远高于其他二核苷酸。5mCpG 二核苷酸中的 5mC 能以较高的速率脱氨基转换为胸腺嘧啶(T),非甲基化胞嘧啶(C)也可以脱氨基转换为尿嘧啶(U),但是 DNA 需要经过两次复制周期后,C 才能高突变为 T,所以 C 突变为 T 的速率低于 5mC 突变为 T 的速率。虽然 5mC 转换为 T 的纯速率较 C 只高约 2 倍,但实际情况是 5mC 自发脱氨基形成胸腺嘧啶的速率比非甲基化胞嘧啶转变为尿嘧啶的速率高 10～40 倍,因为 5mCpG 的高突变率还有其他原因:①5mC 和 C 自发脱氨基分别形成 T:G 错配对和 U:G 错配对,由于 U 不是

DNA 的正常成分, U∶G 错配对易被 U – DNA 糖基化酶识别而被切除, 再经 β – DNA 聚合酶修复, 使 U∶G 错配对恢复为 C∶G 配对。而 T∶G 错配不易被 T – DNA 糖基化酶切除, 因而发生 C→T 突变。②DNA 复制后产生少量 T∶G→T∶A 的错配修复, 使原来的 C∶G 变成 T∶A。

另外, DNMT1 具有促 5mC 或 C 转变为 T 的作用, 也增加了 C→T 突变。甲基化异常的 DNA 易受外源致癌物的影响而发生突变, 从而导致细胞的癌变。

（二）特定基因甲基化与细胞癌变

局部区域特定基因高甲基化是肿瘤细胞的一个重要特征, 这些基因包括抑癌基因、抑制肿瘤转移和侵袭的基因、细胞周期调控基因、DNA 修复基因、代谢相关基因等, 其广泛参与细胞凋亡、信号传导、细胞周期调控、血管形成以及细胞黏附、侵袭和转移等。相关基因的异常甲基化为肿瘤细胞的生长和转移奠定了表观遗传基础。

1. 逃避凋亡　一般情况下细胞在接触到抑制、辐射或凋亡等信号分子刺激时会发生凋亡, 但癌细胞却可以不受凋亡的控制, 大量分裂增殖。如 p53 基因是一个重要的抑癌基因, 可以促使损伤细胞发生凋亡。50% 的肿瘤中存在着 p53 基因的突变失活。p53 基因编码区的甲基化状态容易因为脱氨基作用发生 5mC→T 的转换。同时, INK4a／ARF 基因启动子区域甲基化可以使 p14^{ARF} 表达下降, 导致原来受 p14^{ARF} 抑制的鼠双微粒体 2（murine double minute, MDM2）表达上升, MDM2 进而结合 p53 并使后者发生蛋白水平的降解, 使细胞逃避 p53 引起的凋亡。bcl – 2 相关蛋白 BNIP3, 是一个凋亡相关因子, 它定位于线粒体, 可以诱导细胞在缺氧情况下发生凋亡。BNIP3 启动子区域包含 CpG 岛, 细胞恶变时 BNIP3 启动子区域高甲基化引起 BNIP3 表达沉默, 导致细胞逃避缺氧时的凋亡。

2. 影响细胞周期调控　细胞生长抑制因子通过多种机制控制细胞生长, 其中由 pRb 参与的 G1/S 检测点调控尤其重要。未磷酸化的 pRb 与 E2F 结合, 阻止细胞从 G1 期进入 S 期。p16 基因又称 CDKN2A 基因, 位于 9 号染色体短臂, 表达产物是细胞周期素依赖性激酶抑制蛋白。与细胞周期素竞争性结合 CDK4/6, 抑制 CDK4/6 的催化活性, 从而抑制 Rb 蛋白的磷酸化而使其保持活化状态, 抑制转录因子 E2F 解离, 使细胞分裂不能通过 G1/S 限制点而被阻滞于 G1 期。p16 基因的启动子区域甲基化后, 其表达被抑制, 使得 p16 蛋白依赖的 TGF – β 生长抑制信号失去作用, 细胞生长失去控制。在许多原发肿瘤和肿瘤细胞系中都可检测到它发生了甲基化, 甲基化的 p16 失去功能, 结果癌细胞不断地增殖并逃避正常的衰老凋亡机制。

3. 诱导新生血管生成　新生血管的生成是肿瘤发生过程中的重要步骤,新生血管的生成首先需要基质金属蛋白酶(matrix metalloproteinase, MMP)分解细胞外基质,再通过血管内皮生长因子(vascular endothelial growth factor, VEGF)诱导血管的生成。金属蛋白酶组织抑制剂 3(tissue inhibitor of metalloproteinase 3, TIMP3)可以抑制金属蛋白酶的活性,同时与 VEGFR2 结合阻止血管的生成。肿瘤细胞中 TIMP3 的下调部分是由于启动子区域的甲基化引起的。血小板反应蛋白 1(thrombospondin - 1, TSP1)是另一个抑制血管生成的蛋白,TSP1 基因启动子区域的甲基化引起基因表达的抑制,进而导致肿瘤发生过程中细胞外基质的重构和血管生成。

4. 无限增殖能力与持续增殖信号　癌细胞所具有的无限增殖潜能,与端粒酶活性升高有关。端粒酶可以利用 RNA 反转录 DNA,解决 DNA 复制时的末端缺失问题。正常情况下端粒酶只在受精卵和干细胞中有活性,但肿瘤细胞中大多端粒酶具有高活性。端粒酶活性与其重要组成部分人端粒酶反转录酶(human telomerase reverse transcriptase, hTERT)高度相关。既往认为 hTERT 的激活依赖于启动子区域的甲基化,是至今唯一发现的因甲基化而激活的基因,但最近研究表明,引起 hTERT 激活的启动子甲基化有位置的特异性,即与启动子特定部位的甲基化及相关区域整体的非甲基化相关。

大部分癌细胞不需要外界的生长刺激因子的作用就可以完成增殖,原因是细胞内的信号转导通路发生变化,导致促增殖因子作用的增强。稳定自由基聚合(stable free radical polymerization, SFRP)基因家族编码 Wnt 通路的抑制蛋白。在结直肠癌中,发现肿瘤干细胞中 SFRP 的启动子区域的高甲基化使其表达受到抑制,引起 Wnt 通路过度激活而刺激细胞分裂,导致细胞在不需要外界生长刺激因子作用下不断增殖。

5. 组织侵袭和转移　组织侵袭和转移是细胞发生恶变的重要特征之一。细胞骨架的异常调节和肿瘤转移密切相关。正常情况下,由 α - 连环蛋白(α - catenin)把 β - 连环蛋白和 E - 钙黏蛋白(E - cadherin)固定在细胞内肌动蛋白纤维上来加固细胞连接。E - 钙黏蛋白是一种细胞间的黏附分子,可保持上皮细胞的正常表型。许多分化差的癌细胞中 E - 钙黏蛋白的表达下调。在动物模型中,发现 E - 钙黏蛋白可以抑制肿瘤细胞的侵袭与转移。而在转移的癌细胞中 E - 钙黏蛋白表达普遍下降,显示 E - 钙黏蛋白基因是一个侵袭抑制基因。研究发现 E - 钙黏蛋白表达下降是通过启动子区域的甲基化来实现的,而氮胞苷(DNA 甲基化酶抑制剂)可以上调 E - 钙黏蛋白的表达。在一项针对乳腺癌的研究中发现,抑癌基因 LZTS1 的启动子甲基化所导致的表达下降和乳腺癌的淋巴结转移相关。LZTS1 启动子区甲基化引起的表达下降在前列腺癌、非小细胞型肺癌、胃癌、乳腺癌中都与预后不良相关。DFNA5 是一个新发现的乳腺癌相关基因,DFNA5 可以促进细胞凋亡,而 DFNA 基因启动子甲基化后的表达抑制导致了肿瘤细胞转移概率增大。K－RAS/BRAF 下游的 CDKN2A,RASSF1A 和 RARβ 等基因的启动子甲基化使得这些基因的表达下调,导致 EGFR 通路过度激活,促进结肠癌的转移。

(三)microRNA 高甲基化与肿瘤

microRNA(miRNA)是细胞内一种重要的不编码蛋白的短序列 RNA,其功能主要是抑制 mRNA 的翻译,在调节细胞内的蛋白质表达水平过程中发挥重要的作用。它由生物自身基因组编码,通过降解目标 mRNA 或抑制其翻译,实现对细胞生物功能的调节。研究发现肿瘤中部分 miRNA 基因异常甲基化,而 miRNA 常发挥癌基因或抑癌基因样作用,故异常甲基化导致的 miRNA 改变可能与肿瘤发生相关。已发现多种 miRNA 在肿瘤细胞中因启动子高甲基化而使转录受到抑制。这些 miRNA 的靶基因中包含一些促分裂增殖的癌基因,miRNA表达下降使这些癌基因编码的蛋白质表达升高,从而加速肿瘤的发生发展。研究发现,在结直肠癌细胞系 HCT－116 中,miR－124a 启动子区的异常高甲基化引起 miR－124a 表达的减少,从而导致靶基因 CDK6 的过表达。在急性髓样淋巴瘤中,miR－193a 启动子的高甲基化使其表达下降,这导致靶基因 c－kit 的过表达从而促进肿瘤的发生。乳腺癌中,miR－355 可以抑制乳腺癌细胞的转移,因为 miR－355 可以抑制 SOX4 基因表达引起的细胞外基质的酶解。miR－129－2 是另一个和 SOX4 表达沉默有关的 miRNA,在结直肠癌和胃癌中都发现了 miR－129－2 启动子区域的高甲基化现象。

DNA 甲基化是一种非常重要的表观遗传机制,在基因表达调控、细胞增殖、分化、发育、基因组印迹、基因突变等方面起着重要作用,与肿瘤的发生和演进有密切关系,多方面影响细胞癌变发生发展,是细胞癌变的重要特征之一。随着甲基化与肿瘤发生相关性研究的深入,发现甲基化改变与肿瘤预后亦密切相关。主要包括:①甲基化改变与肿瘤分级、分期明显相关。如 RASSFIA 甲基化在低分化肺癌中比高分化肺癌更常见;在 Dukes 分期 C 级和 D 级的结肠癌病例中,CDKN2A、P16 的甲基化频率高于 A 级和 B 级。②DNA 异常甲基化可促进肿瘤细胞的侵袭和转移。乳腺癌细胞中 cyclin D2、RAR、Twist、RASSF1A 和 HIN1 基因的甲基化改变与淋巴结、骨、脑、肺转移有关。③甲基化可作为肿瘤复发的独立预测因子,如口腔鳞状细胞癌患者存在 RECK 基因甲基化时复发率明显增高。④甲基化影响生存期。膀胱癌细胞 APC、GSTP1 和 TIG1 基因发生异常甲基化时患者存活时间明显缩短。因此,选用合适特异的检测方法监测甲基化状况将有助于判断预后,从而为临床病情的监控和风险评估提供依据。

近年来,DNA 甲基化的研究虽然取得了很大的进展,但实际上目前对于 DNA 甲基化调节基因表达的复杂性及细节仍然了解有限。进一步探讨 DNA 甲基化与 DNA 修复、基因组稳定性和染色质结构等的关系,了解 DNA 甲基化如何建立和维持的机制等,有助于阐明肿瘤形成的原因,建立新的肿瘤治疗方案。DNA 甲基化模式可反映基因的表达状态,全面了解各种肿瘤的甲基化模式,并探讨与临床病理等指标的关系,有助于肿瘤分型、预后判断及早期诊断,为肿瘤的防治、诊断、治疗提供新的依据。

第三节　DNA 甲基化检测

一、DNA 甲基化检测方法

近年来 DNA 甲基化检测方法研究取得了较大进展,一方面方法的敏感性和特异性都在不断提高,另一方面甲基化的检测正在逐步从定性检测向定量分析发展。目前所使用的甲基化检测技术虽然很多,但其检测原理可归结为以下两类:一类是利用对甲基化敏感的限制性内切酶来鉴别基因特定位点是否甲基化;另一类是基于亚硫酸氢钠(sodium bisulfite)处理 DNA,亚硫酸氢钠可转换未甲基化的胞嘧啶为尿嘧啶,而甲基化的胞嘧啶保持不变,然后通过不同方法来检测这种序列上的差异。以下将就常用的 DNA 甲基化检测方法进行全面的介绍。

(一)甲基化敏感性限制性内切酶 – PCR/Southern 法(methylation – sensitive restriction endonuclease – PCR/Southern, MSRE – PCR/Southern)

甲基化敏感性限制性内切酶 – PCR/Southern 法是经典的甲基化分析方法,主要基于一些限制性内切酶无法切开甲基化的 DNA 序列。由于在真核细胞 DNA 或者哺乳动物 DNA 中,只有 CG 相连的胞嘧啶能够被甲基化,因此,在酶切位点内包含 CG 序列的限制性内切酶就会遇到问题。这种方法所使用的两个经典酶对是 HpaⅡ – MspⅠ(CCGG)和 SmaⅠ – XmaⅠ(CCCGGG)。由于第二对限制酶识别序列非常罕见,所以一般都用 HpaⅡ – MspⅠ(CCGG)。两个酶都识别 CCGG 序列,而当其中的胞嘧啶甲基化时,HpaⅡ 不能够将其切开。利用 HpaⅡ – MspⅠ 的这种属性处理 DNA,就使得 HpaⅡ – MspⅠ 能够作为快速甲基化分析的工具,随后进行 Southern 或 PCR 扩增分离产物,明确甲基化状态。这是一种经典的甲基化研究方法,其优点是:相对简单,成本低廉,甲基化位点明确,实验结果易解释。缺点是:①由于 CG 不仅仅限于 CCGG 序列中,因此非该序列中的 CG 将被忽略;②只有检测与转录相关的关键性位点的甲基化状态时,该检测方法的结果才有意义;③相对而言,Southern 方法较复杂,且需要的样本量大;④存在着酶不完全消化引起的假阳性的问题;⑤不适用于混合样本。

(二)亚硫酸氢盐为基础的方法

由于聚合酶无法区分甲基化及非甲基化的胞嘧啶,故普通 PCR 过程会导致表观遗传学信息的丢失。1992 年 Frommer 等首次报道了基于亚硫酸氢钠处理的方法,并被广泛使用,成为 PCR 法检测单位点 DNA 甲基化的重要基础。经亚硫酸氢钠处理后胞嘧啶可转化为尿嘧啶,而甲基化后的 5 - 甲基胞嘧啶脱氨基转化为胸腺嘧啶的概率大大降低。由此亚硫酸氢钠处理后胞嘧啶只来自于 5 - 甲基胞嘧啶,而尿嘧啶残基被当作胸腺嘧啶复制,通过这种方式可有效保留 DNA 的甲基化信息。目前基于此方式的甲基化检测方法主要有以下几种。

1. 亚硫酸氢盐基因测序 亚硫酸氢盐修饰 PCR 扩增后的 DNA 测序,传统上被认为是 DNA 甲基化分析的"金标准"。Weisenberger 等报道了一种数字化亚硫酸氢盐基因测序法,可对单分子进行测序而无需挑克隆。该方法通过样本稀释至标准水平,尽可能将反应中模板分子减至最小。并通过同一样本的多重反应(每个样本至少进行 96 个反应),将数字化分析后阳性样本进行测序,极大地节约了时间及精力。

2. 焦磷酸法测序 通过 DNA 聚合酶、ATP 硫酸化酶、荧光素酶、双磷酸酶及反应底物 5′-磷酰硫酸、荧光素的酶级联反应,使得每一个 dNTP 的聚合酶与一次荧光信号的释放偶联,可极大提高检测的敏感性。但焦磷酸测序的准确性受制于片段长度及 CpG 与前向引物 3′端的距离。

3. 结合亚硫酸氢盐限制酶分析法(combined bisulfite restriction analysis,CO-BRA) 此法也是一种基于亚硫酸氢钠处理的甲基化检测方法,这种 DNA 序列的改变可导致新的甲基化依赖性限制性酶切位点(如 BstU I)的产生或可以引起原来已存在的甲基化依赖性限制性酶切位点的丢失。检测时,首先处理待检测 DNA,转化未甲基化的胞嘧啶为尿嘧啶。接着进行 PCR 扩增,引物设计在原序列中不含 CpG 位点但含有胞嘧啶残基的序列。然后纯化 PCR 产物,并进行限制酶酶切和聚丙烯酰铵凝胶电泳分离,最后进行杂交检测。原始 DNA 甲基化水平可通过消化的与未消化的 PCR 产物的相对数量来表示。

4. 甲基化敏感溶解曲线分析 亚硫酸盐处理后获得的甲基化与未甲基化 DNA 间序列的差异,可通过溶解曲线分析技术发现,因为甲基化 DNA 含有更多的 GC,相对更难溶解。甲基化分析时可通过溶解温度及峰形的变化轻易地区分完全甲基化、完全非甲基化或杂合甲基化。近年高分辨率溶解(high resolution melting,HRM)技术的发展带来了应用上的优势,HRM 方法溶解曲线更光滑,可检出更微小的区别。

5. 甲基化特异性 PCR 法(methylation - specific PCR,MSP) MSP 法是目前最常用的方法,该法利用亚硫酸氢钠处理后 DNA 序列的差异,设计两对引物,即甲基化特异性 PCR 引物和未甲基化特异性 PCR 引物来进行检测。该方法简单、快捷、敏感,能有效地将甲基化的模板从非甲基化模板的背景中检测出来,还可以用于微量 DNA 样品的甲基化检测,如用于石蜡包埋样本或血清样品中微量模板的甲基化分析。MSP 法的优点主要表现为:①该方法不使用内切酶,避免了由不完全酶切引起的假阳性;②非常敏感,允许分析微量的、异质性的 DNA 样本;③对相应的 CpG 位点特异明显,而不仅仅局限于酶切位点;④可用于石蜡包埋样本;⑤无需使用昂贵的测序试剂及同位素。Herman 等报道 MSP 法可以从 1000 个未甲基化的等位基因拷贝中检测出单个拷贝的甲基化等位基因,提示 MSP 法非常敏感。当然,MSP 法也存在一些不足之处,主要是引物设计非常关键,否则易出现假阳性。MSP 法以引物中所有 CpG 位点均完全甲基化或完全未甲基化为设计前提,而事实上能够满足这些条件的基因数目不多,甲基化的 CpG 岛上并非每个 CpG 位点都是完全甲基化的,因此 MSP 法存在扩增困难或特异性差等问题。

6. 荧光定量法(methylight) Methylight 是基于 Taqman 荧光实时定量技术的甲基化检测技术。该方法的最大的优势在于其高通量和高敏感性,且无须行 PCR 后电泳、杂交等操作,减少了污染和操作误差。但 methylight 无法得到像测序法那样确定的甲基化信息,也不能似 COBRA 确定单个 CpG 的甲基化比例。

7. 重甲基法 Cottrell 等报道了以甲基化非依赖性 PCR(methylation - independent PCR,MIP)引物为基础的定量甲基化检测方法,将之命名为重甲基法(heavymethyl)。首先在 MIP 引物基础上添加了寡核苷酸阻断剂用于区别甲基和未甲基化等位基因,阻断剂只识别未甲基化片段。当存在甲基化位点,寡核苷酸探针无法结合,引物顺利结合并加以扩增,而非甲基化位点扩增则受到抑制。重甲基法中阻断剂在每一个 PCR 循环均提供特异性识别,所以其假阳性率类似于 MSP 方法,并具有高通量的特点。

8. 变性高效液相色谱法(denature high - performance liquid chromatography,DHPLC) DHPLC 与 PCR 联用,能够简易、快速检测 DNA 胞嘧啶的甲基化。原理是 DHPLC 能够快速区分变性温度不同的 DNA 片段。先用亚硫酸氢钠处理

DNA,然后特异性 PCR 扩增含 CpG 位点的靶序列,利用 DHPLC 在部分变性温度下测定靶序列的保留时间变化,发生甲基化基因产物的保留时间明显延长,从而可以判断出甲基化的基因。DHPLC 特别适合分析细胞构成混杂、同时存在甲基化及非甲基化模板的组织样品,另外还可获得基因一级结构变异的信息。DHPLC 法虽然能够测定整个扩增区域内 CpG 位点的甲基化,但是不能对甲基化 CpG 位点进行精确定位。

(三)全基因组甲基化检测方法

前面介绍的 DNA 甲基化研究方法通量都较小,难以达到全基因组的高通量的要求。目前对于 DNA 甲基化在人类基因组中的认识十分有限。一定程度上说缺少高通量的筛选技术是阻碍基因组水平研究 DNA 甲基化谱系的关键因素。芯片技术的发展为高通量研究 DNA 甲基化提供了新的方法,如针对某个基因的甲基化状态进行检测的甲基化特异性寡核苷酸芯片(methylation specific oligonucleotide microarray,MSO)和对整个基因组内 CpG 岛的甲基化状态进行分析的差异甲基化杂交(differential methylation hybridization,DMH)。MSO 法以亚硫酸氢钠处理后的 DNA 为模板,用一对标记荧光的 PCR 引物将甲基化和未甲基化序列同时扩增,然后将 PCR 产物与甲基化特异性的和未甲基化特异性的寡核苷酸杂交。该法不足之处在于探针设计只包含单个 CpG 位点,因此只能检测有限的几个 CpG 位点的甲基化状态,而无法对 CpG 位点密集区的甲基化状态进行分析。DMH 法是一种高通量的甲基化检测技术,可在整个基因组范围内检测甲基化模式。不足之处在于该法仅限于酶切位点的甲基化状态,且易产生假阳性。此外,目前还可以利用 5 - 甲基胞嘧啶特异性结合的抗体加入到变性的基因组 DNA 片段中,从而使甲基化的基因组片段免疫沉淀,形成富集。通过与已有 DNA 芯片技术相结合,从而进行大规模 DNA 甲基化分析。该方法简便,特异性高,适合 DNA 甲基化组学的分析。

总之,目前研究基因组 DNA 甲基化的方法多种多样。这一方面说明了甲基化研究难度大,另一方面也说明这些方法都存在着一定的限制。面对具体问题,选择最合适的解决方法就显得尤为重要。首先,根据研究目的选择合适方法。应该明确是研究整体水平的甲基化还是特定位点的甲基化,或是要发现全基因组中新的甲基化位点;其次,根据客观条件筛选方法,如目标序列是否已知,是定量研究还是定性研究,样本来源及数量如何,是否需要高通量的样本检测方法;最后,全面分析,选取敏感、可靠、经济、简便的方法,以达到理想的效果。

二、DNA 甲基化检测的临床意义

在肿瘤的发生发展过程中,由于 CpG 岛的局部高度甲基化要早于细胞恶性增生,故其甲基化的检测可用于肿瘤的预测,而全基因组水平的低水平甲基化状态,则随着肿瘤恶性程度的增加而进一步降低,使其可用于肿瘤的诊断以及分级。此外,除了在肿瘤组织中检测甲基化以外,大量研究通过对肿瘤患者血清及其他体液中的肿瘤细胞的 DNA 甲基化检测辅助诊断肿瘤及判断预后,包括肺癌患者痰及支气管灌洗液、乳腺癌患者的乳头抽吸物、结直肠癌患者的粪便、膀胱癌和前列腺癌患者的尿液及肿瘤患者的血浆及血清等。所以甲基化可以作为一个比较理想的肿瘤早期诊断的生物标志物和预后评估指标,对肿瘤的筛查和风险评估、早期诊断、分期分型、预后判断及治疗监测都具有重要的意义。

（一）非小细胞肺癌（non-small cell lung cancer, NSCLC）

1. DNA 甲基化检测与 NSCLC 早期诊断　筛查的潜在标志物。大量研究证实,甲基化的 DNA 片段也可以在外周血和支气管上皮脱落细胞中检测到,这种非侵袭性的检查方法使甲基化检测有了更好的应用前景。外周血是比较理想的样本,肿瘤患者中存在高水平的循环 DNA,并往往与原发肿瘤有着相同的基因改变。NSCLC 组织中研究较多的一些甲基化位点几乎均在血浆或血清中得到了证实。Fujiwara 等检测了 91 例 NSCLC、9 例其他恶性疾病及 100 例肺部非肿瘤疾病的患者血清中 MGMT、p16INK4、RASSF1A、DAPK 及 RARβ 的甲基化情况,其中 NSCLC 患者中 5 个基因的阳性率分别为 18.7%、15.4%、12.1%、11% 和 6.6%,明显高于非肿瘤疾病组,提示血清中这些基因的异常甲基化可作为 NSCLC 早期诊断的潜在标记。Hsu 等检测 63 例肺癌血浆中 BLU、CDH13、FHIT、p16、RARβ 和 RASSF1A 基因的甲基化,与相应肿瘤组织符合率依次为 86%、87%、80%、75%、76% 和 84%,并且其中任意两者的甲基化对肿瘤诊断的敏感性和特异性可达 73% 和 82% 以上。Ostrow 等利用 qMSP 方法检测 93 例 NSCLC 血浆中 DCC、Kif1α、NISCH 和 RARβ 的甲基化状态,发现这些基因启动子的甲基化水平在肺癌患者中明显升高,有望成为 NSCLC 早期诊断的分子标志物。Zhang 等研究报道 NSCLC 血浆中 APC、RASSF1A、CDH13、KLK10 和 DLEC1 的甲基化水平明显高于正常对照,5 种甲基化标志物联合诊断 NSCLC 敏感性为 83.64%,特异性为 74%。

外周血虽然是比较理想的标本,但存在的主要问题有部分样本 DNA 含量较低以及缺乏器官特异性。痰液含有来自肺和下呼吸道的脱落细胞,具有一定的特异性,痰液的甲基化位点也有较多报道。有一项研究确定痰液中 4 个甲基化位点(APC、p16、HS3ST2 和 RASSF1A)是 NSCLC 早期检测的理想组合。Belinsky 等报道肺癌患者痰液中检测到 MGMT、RASSF1A、DAPK 和 PAX5α 中三者及以上的位点甲基化,是非肿瘤吸烟者的 6.2 倍。进一步的前瞻性研究表明,在肺癌诊断前 18 个月收集的痰液样本中,检测到 p16、MGMT、DAPK、RASSF1A、PAX5β 和 GATA5 这 6 个基因中三者及以上的位点甲基化,肺癌风险增加 6.5 倍。

但是痰液主要来自于中央的肺门部位,故可能不适于检测腺癌,因后者常发生于肺的边缘部位。支气管灌洗液(bronchoalveolar lavage,BAL)是另一个可供选择的研究样本,由于支气管镜是所有可疑肺癌患者必做的检查,因此,BAL 也较容易获得,并可能部分含有肺特异性的肺癌细胞或 DNA。Kim 等对 85 例 NSCLC 的 BAL 研究表明,68% 的样本至少检出 p16、RARβ、H - cadherin 和 RASSF1A 其中之一的甲基化。另一项研究报道,247 例可疑肺癌患者(确诊 89 例)的 BAL 中,联合 APC、p16 和 RASSF1A 甲基化检测的诊断敏感性为 53%,特异性为 99%。

2. DNA 甲基化检测与 NSCLC 预后　Brock 等研究了 I 期非小细胞肺癌术后血中 DNA 甲基化与肺癌复发情况的关系,发现在肺癌组织和非转移性淋巴结中 p16、CDH13、RASSF1A 和 APC 的甲基化状态与肺癌的复发情况相关。如果 p16 和 CDH13 在肿瘤组织和纵隔淋巴结中被检测是高甲基化状态,则其复发的优势比为 15.5,研究者认为这些基因在正常淋巴结中高甲基化提示可能存在显微镜无法检测到的微转移灶,某些基因的高甲基化可能使细胞具有转移扩散的潜能,对预测疾病的复发情况可能有意义。Tang 等报道 DAPK 甲基化状态与 I 期非小细胞肺癌患者的生存密切相关,这些发现在后来也被 Lu 等研究证实。此外,国内外多位研究者报道 RASSF1A 基因甲基化可作为非小细胞肺癌预后不良的一个指标。目前,其他的研究还发现了多种基因的甲基化与非小细胞肺癌的预后明显相关,包括 RUNX3、DLEC1、BRMS1 及 CXCL12 等。值得注意的是全基因组的低甲基化与启动子区域的局部高甲基化一样,也可作为 NSCLC 潜在的预后指标。最近的一项研究在 379 例 NSCLC 组织中分析 APC、CDH13、RASSF1A 和 LINE - 1 甲基化状态,发现 LINE - 1 低甲基化是 I a 期 NSCLC 预后不良的独立因素。

3. DNA 甲基化与 NSCLC 治疗疗效　Ramirez 等在 115 例经顺铂联合吉西他滨治疗的进展期 NSCLC 患者中,研究血清 DNA 的 14 - 3 - 3σ 甲基化,结果表明 39 例(34%)患者检出该基因高甲基化,高甲基化组中位生存期和中位进展时间更好,由此证实 14 - 3 - 3σ 甲基化可能成为 NSCLC 铂类联合化疗的潜在预测指标。另一项类似研究在吉西他滨—线治疗的 92 例Ⅲb 期和Ⅳ期 NSCLC 患者血清中,检测 APC1A、DAPK、FHIT、p14ARF、p16INK4α、RARβ 和 RASSF1A 的甲基化,尽管没有一个基因的甲基化与总生存期有关,但在部分缓解的病例中,甲基化指数(methylation index,MI)>0.3 的患者生存期更长,而在稳定和进展的病例中,二者无差别。提示一个或多个基因的表观遗传学异常可能在取得临床缓解的患者中发挥作用。并且单一的 RASSF1A 基因甲基化在这一亚组中,也较未甲基化的患者生存期更长,多因素分析表明,RASSF1A 甲基化可作为 PR 患者的独立预后指标。Caceres 等通过基因表达芯片分析,证实顺铂诱导耐受的 NSCLC 细胞株中存在 IGFBP3 的高甲基化失活,而在顺铂敏感的亲本 NSCLC 细胞株中,siRNA 沉默 IGFBP3 表达导致细胞对顺铂的耐受;进而分析 36 例Ⅰ/Ⅱ期 NSCLC 组织的 IGFBP3 甲基化,其中 19 例顺铂治疗无效,17 例顺铂敏感,结果发现,IGFBP-3 高甲基化在顺铂耐受组(14/19)比顺铂敏感组(2/17)更常见;并且在Ⅰ期病例中,未甲基化的无疾病生存期有增加的趋势。

(二)结直肠癌(colorectal cancer,CRC)

1. DNA 甲基化与 CRC 早期诊断 基因 CpG 岛甲基化是结直肠癌形成的重要机制之一,是结直肠癌发生的早期事件。由于组织学上正常的结肠黏膜组织与发生癌前病变的结肠组织可以从分子水平上进行区分,因此 DNA 甲基化改变可能作为结直肠癌发病的标志物,为早期诊断结直肠癌提供依据。

血清检测:Lofton 等分析了 133 例 CRC 患者和 179 个对照者外周血中 TMEFF2、NGFR 和 Sept9 的甲基化,结果表明 3 种标志物早期诊断的敏感性分别为 56%、51%和 69%,特异性为 69%、84%和 86%。最近,Herbst 研究发现血清中 NEUROG1 基因的甲基化可能会成为 CRC 早期诊断的标志物,对Ⅰ期和Ⅱ期 CRC 诊断敏感性分别为 52%和 64%。目前,SEPT9 基因被认为是一个非常有潜力的用于 CRC 早期诊断的分子标志物,Warren 等报道利用该标志物诊断 CRC 的敏感性达到 90%,特异性为 88%。

粪便检测:Itzkowitz 等对 CRC 患者粪便中波形蛋白(vimentin)基因的甲基化进行检测,结果显示诊断的敏感性为 73%,特异性为 87%,与 MGMT 和 MLH1 联合检测 CRC 和腺瘤的敏感性达到 75%和 60%,特异性均为 86%。最近,有研究者发现粪便中检测 SFRP2 基因甲基化对 CRC 具有较高的早期诊断价值。由此,3 个独立的实验室分别展开粪便中 SFRP2 启动子甲基化检测的研究,结果表明诊断敏感性为 77%~94%,特异性为 77~93%。Leung 等联合检测 CRC 患者粪便中 ATM、APC、HLTF、GSTP1、MGMT、MLH1 以及 SFRP2 甲基化,结果 7 种标志物联合检测的敏感性达到 75%,特异性为 90%。Ahlquist 等进行了一项大规模多中心试验,在粪便中联合检测 vimentin、NDRG4、TFPI2 和 BMP 基因甲基化的状况,结果显示诊断 CRC 及腺瘤患者的敏感性分别为 85% 和 63%,特异性均为 90%。

虽然,目前很多研究已经表明血清或是排泄物中甲基化标志物检测可以用于 CRC 的早期诊断,但是哪一个作为更佳的检测标本还存在争议。Tang 等在 CRC 患者粪便以及血清中同时检测 SFRP2 基因甲基化状态,结果表明粪便中 DNA 甲基化检测的敏感性明显高于血清,但是特异性低于血清检测。此外,Ahlquist 等研究表明在粪便中联合检测 BMP3、NDRG4、vimentin 和 TFPI2 比血清中 SEPT9 甲基化检测具有更高的敏感性。

2. DNA 甲基化与 CRC 预后　近来研究表明,DNA 启动子区甲基化与结直肠癌的预后相关,如 p16 和 MGMT 同时甲基化与肿瘤的低侵袭性明显相关。CHFR 基因 CpG 启动子甲基化是肿瘤复发独立的预测指标。IGFBP3 和 CD109 同时甲基化与 Ⅱ 期 CRC 差的生存相关。Wallner 等报道基因 HPP1 和 HLTF 在血清中 DNA 甲基化水平与结直肠癌临床分期相关,并跟踪随访了 77 位结直肠癌患者,发现治疗前血清中基因 HPP1 和 HLTF 出现 DNA 高甲基化的患者预后均较差。血清中特异性基因如 HPP1 和 HLTF 基因的甲基化可作为分子标志物,对判断结直肠癌患者预后具有重要意义。

3. DNA 甲基化与 CRC 治疗疗效　CIMP 高甲基化预示着以氟尿嘧啶为基础化疗方案的 Ⅲ 期结直肠癌患者预后较好。但另有研究表明,CIMP 高甲基化可能与 Ⅱ、Ⅲ 期结直肠癌的预后没有相关性。而 Ogino 等提出了几乎相反的结论,报道了一项 Ⅰ/Ⅱ 期临床试验中 30 例结直肠癌患者的 13 个位点的甲基化状态。结果表明 CIMP 高甲基化与结直肠癌患者的低存活率相关,即 CIMP 高甲基化的患者治疗疗效差。除了 CIMP,尚有许多单基因的启动子区高甲基化与结直肠癌的预后相关,如 MGMT 启动子区甲基化。Nagasaka 等认为 MGMT 基因启动子区高甲基化可以作为一个独立的指标,与结直肠癌患者辅助化疗后复发率较低相关。Murakami 等也提出 MGMT 甲基化的结直肠癌患者应用氟尿嘧啶为辅助化疗,预后较好。以此为依据,他们在体外分析两种结直肠癌细胞系的 MGMT 表达与氟尿嘧啶疗效的关系,结果表明,MGMT 甲基化对氟尿嘧啶敏感性增高,即 MGMT 甲基化的患者应用氟尿嘧啶化疗,可能具有较好的疗效。

(三)乳腺癌(breast cancer,BC)

1. DNA 甲基化与 BC 早期诊断　刘晓玲等采用 MSP 方法分别检测 68 例乳腺癌患者血浆、肿瘤组织、癌旁腺体组织以及 12 例良性乳腺疾病患者的血浆和乳腺组织中 RASSF1A 基因启动子甲基化状况,发现血浆中 DNA 甲基化与乳腺癌组织的甲基化状况显著相关。检测血浆中 RASSF1A 基因启动子甲基化的敏感性为 71.8%，特异性为 97.2%。张敬杰等采用 MSP 方法分别检测 42 例乳腺癌肿瘤组织、癌旁组织和外周血浆中游离 E - 钙黏蛋白基因的甲基化改变。结果 42 例乳腺癌肿瘤组织中，E - 钙黏蛋白基因甲基化改变阳性率为 52.4%，相应外周血浆中甲基化检出率为 33.3%，血浆中甲基化改变与肿瘤组织甲基化状况显著相关。最近 Chen 等研究表明在许多人类乳腺癌和胃癌细胞中 HSulf -1 功能启动子区高甲基化，推断 HSulf - 1 基因启动子区高甲基化可能是 HSulf - 1 沉默的机制之一。与健康人比较，在乳腺癌患者血清中 HSulf - 1 有较高频率的甲基化，从而认为血清标本中 HSulf - 1 启动子区甲基化的检测可能对于乳腺癌的早期诊断有一定的临床意义。

2. DNA 甲基化与 BC 预后　Xu 等首先对乳腺癌中 BRCA1 基因甲基化的诊断价值研究发现，BRCA1 启动子区甲基化的发生率在浸润性乳腺癌中比原位癌高；至少 1 个淋巴结转移和肿瘤大于 2cm 的患者中 BRCA1 基因启动子区甲基化的发生率较高；同时还观察到与 BRCA1 启动子区非甲基化相比，BRCA1 甲基化阳性的肿瘤患者死亡率增加 45%。Kioulafa 等分析了早期乳腺癌患者中 KLK10 外显子 3 甲基化状态，研究发现在正常乳腺组织和纤维腺瘤中无 KLK10 甲基化，但在乳腺癌和相邻组织中 KLK10 发生甲基化。在试验组中 70% 的患者复发，77.8% 的患者死亡，这些患者 KLK10 均发生甲基化。进一步研究表明无病生存期和总生存数与 KLK10 甲基化显著相关。最近的一项多中心研究调查了淋巴结阳性、ER 阳性、HER - 2 阴性并且接受蒽环类辅助治疗患者中 PITX2 及其他 DNA 甲基化标志物在预后判断中的作用。结果表明，PITX2 DNA 甲基化与临床预后相关，且结合 BMP4、FGF4 和 C20orf55 比单独应用 PITX2 基因更能够提高预后的分析。Jing 等发现散发性乳腺癌中 p16、BRCA1、14 - 3 - 3δ 基因的甲基化都与肿瘤的分级及 ER 状态相关，并且 P16 及 BRCA1 甲基化与孕激素受体状态相关，14 - 3 - 3δ 与淋巴结转移相关。多元化分析表明，BRCA1 和（或）p16 血清 DNA 甲基化与不良预后相关。

3. DNA 甲基化与 BC 治疗疗效　RASSF1A 在乳腺癌患者血清中甲基化可作为指示他莫昔芬辅助治疗的反应性分子标志物。手术前甲基化表明对他莫昔芬抵抗，如果非甲基化则有反应性。此外，Avraham 等报道血清中 RASSF1A 甲基化检测可以用于乳腺癌新辅助化疗疗效的监测。Fiegl 等研究表明 ER 阴性的乳腺癌患者有高水平的 NEUROD1 甲基化状态，对于新辅助化疗的反应性更高。

（四）胃癌（gastric cancer，GC）

1. DNA 甲基化与 GC 早期诊断　DNA 甲基化分子标志物对胃癌早期诊断发挥着重要作用。Shirahata 等利用 MSP 法检测胃癌血清中 vimentin 基因甲基化水平，结果显示癌症患者血清水平明显高于正常对照，且诊断的敏感性要高于 CA19－9 和 CEA。Abbaszadegan 等收集了 52 例胃癌患者的血液和胃癌组织，以正常人的血液和胃黏膜组织作对照，应用 MSP 法检测 p16 基因启动子区 DNA 甲基化状况。结果表明 44.2% 的胃癌组织存在 p16 启动子区 DNA 甲基化，其中 60.9% 患者的血清中检测到该基因甲基化，而在正常人对照组中未检测到。Chen 等检测血清中 FAM5C 和 MYLK 异常甲基化水平，结果表明诊断的敏感性为 77.6%，特异性为 90%。因此，血清中这些基因的 DNA 甲基化可能会成为胃癌早期诊断很有潜力的分子标志物。

胃液：Watanabe 等检测胃癌患者的胃液中 MINT25 基因的甲基化状况，并以此作为分子标志物诊断胃癌的敏感性为 90%，特异性为 96%。结果表明，MINT25 基因可能作为筛查胃癌的较敏感和特异的肿瘤标志物。

粪便：Nagasaka 等先后检测了胃癌患者肿瘤组织和粪便中 RASSF2 和 SFRP2 基因 DNA 甲基化，发现 57.1% 的胃癌患者粪便中存在 RASSF2 和（或）SFRP2 基因 DNA 甲基化，而在非赘生性疾病或胃炎者粪便中只有 10.6%，两者之间差异有统计学意义。研究结果提示，粪便中 DNA 甲基化的检测可能作为胃癌的无创性筛查手段。

2. DNA 甲基化与 GC 预后　Chen 等检测胃癌患者 5 个基因甲基化状态（ALX4、TMEFF2、CHCHD10、IGFBP3 和 NPR1），结果发现高甲基化患者更倾向于远处转移，生存期比阴性或低甲基化要短，5 个基因的高甲基化是胃癌独立的预后因子。Bae 等研究发现 ALU 和 LINE－1 低甲基化是胃癌发展过程的早期事件，且 LINE－1 甲基化状态是胃癌不同发展阶段的一个预后因子。Moundhri 等发现外周血全基因组 DNA 的低甲基化与胃癌生存较好相关，同时还发现高水平或中等水平 p16 基因甲基化患者比低的甲基化生存要好。多变量分析阐明全基因组的 DNA 高甲基化是独立的预后不良因子。Ikoma 等检测 97 例胃癌患者血清中 p16、E－钙黏蛋白和 RARβ 基因甲基化，结果表明 48% 的患者至少有一个基因呈现高甲基化，并且发现高甲基化 E－钙黏蛋白水平与生存期差明显相关，提示血清中基因甲基化检测不仅可以用于胃癌诊断，还是预后的分子标志物。

3. DNA 甲基化与 GC 治疗疗效　Kato 等利用 MSP 法检测 81 例原发胃癌 TMS1 和 DAPK 基因的甲基化状态，结果发现两个基因都呈现高甲基化的患者总生存时间明显短于单基因高甲基化或阴性的患者,进一步分析 43 例接受 5 - 氟尿嘧啶化疗的患者发现,高甲基化患者对化疗的有效率明显低于阴性患者,无进展生存期也缩短。Sugita 等检测了 80 例以氟尿嘧啶为基础化疗的肿瘤患者中 BNIP3 和 DAPK 甲基化,结果表明 DAPK 或是 BNIP3 甲基化患者对化疗有效率明显低于未甲基化患者,无进展生存时间及总生存时间明显缩短,提示 BNIP3 和 DAPK 是可以预测化疗的低有效率的分子标志物。

(五)肝癌(hepatocellular cancer,HCC)

1. DNA 甲基化与 HCC 早期诊断 Zhang 等利用 MSP 技术检测 50 例 HCC 患者和 50 例正常对照者血清中 p16、p15 和 RASSF1A 基因启动子甲基化状况,结果三者联合检测敏感性为 84%,特异性为 94%,提示 HCC 高危人群血清中三个基因启动子甲基化检测可以用于 HCC 的早期诊断。Chan 等利用甲基化敏感性限制性酶切联合实时 PCR 的甲基化定量检测方法对 63 例 HCC 患者和 50 例健康对照者血清中 RASSF1A 基因启动子甲基化进行检测,结果显示 93% 的肝癌患者血清中检测到该基因甲基化,而对照血清仅为 8%。并且研究发现当取 1106 copies/L 作为临界值时,可以检测出 50% AFP 阴性的患者。Wang 等利用 MSP 的方法检测了 32 例 HCC 和 8 例肝硬化患者中甲基化阳性率分别为 50% 和 37.5%,而在 12 例正常外周血样本检测均为阴性。提示血清中 GSTP1 启动子 CpG 岛异常甲基化有可能成为有价值的生物标志物用于检测疾病的进展和 HCC 的早期诊断。

2. DNA 甲基化与 HCC 预后 Ramzy 等检测发现血清中 LINE - 1 异常甲基化与 HCC 患者生存相关,提示 LINE - 1 有可能成为 HCC 预后的分子标志物。Lu 等检测 Tip30 启动子异常甲基化发现,59 例 HCC 组织中 47% 呈现 Tip30 异常甲基化,这些患者的复发率及死亡率明显高于正常者,甲基化正常的患者无疾病生存期明显缩短。Ko 等报道 p16 基因启动子甲基化与复发的早期 HCC 的生存相关,是其预后不良的一个指标。Formeister 等使用 MSP 方法对 HCV 阳性、HBV 阴性的肝癌患者的肿瘤组织和非肿瘤组织甲基化状况进行了对比研究分析,P16INK4α、RASSF1A、APC、GSTP1 和 RIZ1 甲基化频率显著高于非肿瘤组织,而整个基因组呈低甲基化,这些表观遗传改变与短期复发有关。Wu 等对 65 例肝细胞癌 p16、CDH1、GSTP1、DAPK、XAF1、SOCS1 和 SYK 的 7 种基因甲基化状况进行检测分析,将三种及其以上的基因一致的甲基化定义为 CIMP + (CpG 岛甲基化表型),CIMP + 与 CIMP - 患者相比,常伴有甲胎蛋白 > 400ug/L,易于患多种肿瘤,K - M 法评估无瘤生存率低。这些结果表明,遗传标记的联合检测可能对肝癌的疗效及预后评价具有重要价值。

（六）食管癌(esophageal cancer,EC)

1. DNA 甲基化与 EC 早期诊断　Hibi 等在 38 例食管鳞癌患者组织中检测到 31 例有 p16 基因异常甲基化，这 31 例患者血浆中 7 例表现为甲基化阳性，提示血浆中 p16 基因甲基化有可能成为食管鳞癌早期诊断的分子标志物。Jin 等报道 tachykinin - 1 基因的高甲基化在食管癌中是一个普遍现象，并发生在 barrate's 食管腺癌形成的早期，可能成为食管腺癌早期诊断的分子标志物。Adams 等在食管拉网细胞学标本中检测 8 个基因甲基化，单个基因甲基化诊断的敏感性为 9% ~34%，特异性为 77% ~99%。其中 AHRR、p16INK4α、MT1G 和 CLDN3 4 个基因甲基化基因联合检测，敏感性达到 50%，特异性为 68%。提示拉网细胞学标本中甲基化检测可以用于食管癌早期诊断。

2. DNA 甲基化与 EC 预后　Hoffmann 等通过检测食管癌患者外周血 DNA 甲基化来验证 DAPK 和 APE 这两个标志物与预后的关系，结果发现术前 DAPK 甲基化阳性者，中位生存期短，预后差，术前 APE 阳性与中位生存期无相关性，但远处转移者生存期短。术后 APE 阳性者肿瘤残留的机会大。Liu 等研究发现血浆中 SFRP - 1、WIF - 1、DKK - 3 和 RUNX3 的高甲基化和食管癌的高复发明显相关。Ling 等报道 MGMT 甲基化的患者总生存期明显长于未甲基化患者，同时报道组织或血浆中 MSH2 启动子高甲基化对食管癌的无疾病生存是一个很有价值的预测分子标志物。

综上所述，在诸多的表观遗传学标志物中 DNA 甲基化越来越受到重视，Cottrell 总结甲基化标志物的优点在于：首先，DNA 是稳定的分子，能够轻易地自体液及组织中得以分离，而 RNA 需要反转录 PCR 分析；其二，无论是甲醛固定或石蜡包埋的组织都可用来检测 DNA 甲基化；其三，甲基化信号检测为阳性，检测上存在优势。但是，甲基化标志物应用于临床依然有诸多工作需要进行，其焦点在于缺乏诊断敏感性和特异性。总之，DNA 甲基化是一种充满希望的肿瘤标志物，但在真正应用于临床之前依然有着较长的探索之路。

（张宁宁　王建飞）

参考文献

1. Barreto G, Schafer A, Marhold J, et al. Gadd45a promotes epigenetic gene activation by repair - mediated DNA demethylation. Nature, 2007, 445 (7128): 671 - 675.

2. Araujo FD, Croteau S, Slack AD, et al. The DNMT1 target recognition domain resides in the N terminus. J Biol Chem, 2001, 276(10):6930 – 6936.

3. Patra SK, Patra A, Zhao H, et al. DNA methyltransferase and demethylase in human prostate cancer. Mol Carcinog, 2002, 33(3):163 – 171.

4. Tycko B. Epigenetic gene silencing in cancer. J Clin Invest, 2000, 105(4):401 – 407.

5. Bariol C, Suter C, Cheong K, et al. The relationship between hypomethylation and CpG island methylation in colorectal neoplasia. Am J Pathol, 2003, 162(4):1361 – 1371.

6. Zhou Y, Vachet RW. Increased Protein Structural Resolution from Diethylpyrocarbonate – based Covalent Labeling and Mass Spectrometric Detection. J Am Soc Mass Spectrom, 2012.

7. Takai D, Jones PA. Comprehensive analysis of CpG islands in human chromosomes 21 and 22. Proc Natl Acad Sci USA, 2002, 99(6):3740 – 3745.

8. He LZ, Tolentino T, Grayson P, et al. Histone deacetylase inhibitors induce remission in transgenic models of therapy – resistant acute promyelocytic leukemia. J Clin Invest, 2001, 108(9):1321 – 1330.

9. Fischle W, Wang Y, Allis CD. Binary switches and modification cassettes in histone biology and beyond. Nature, 2003, 425(6957):475 – 479.

10. Fuks F. DNA methylation and histone modifications: teaming up to silence genes. Curr Opin Genet Dev, 2005, 15(5):490 – 495.

11. Feinberg AP, Tycko B. The history of cancer epigenetics. Nat Rev Cancer, 2004, 4(2): 143 – 153.

12. Weber M, Davies JJ, Witting D, et al. Chromosome – wide and promoter – specific analyses identify sites of differential DNA methylation in normal and transformed human cells. Nat Genet, 2005, 37(8):853 – 862.

13. Bodey B. Cancer – testis antigens: promising targets for antigen directed antineoplastic immunotherapy. Expert Opin Biol Ther, 2002, 2(6):577 – 584.

14. Kitamoto S, Yamada N, Yokoyama S, et al. Promoter hypomethylation contributes to the expression of MUC3A in cancer cells. Biochem Biophys Res Commun, 2010, 397(2):333 – 339.

15. Luo D, Zhang B, Lv L, et al. Methylation of CpG island of p16 associated with progression of primary gastric carcinomas. Lab Invest, 2006, 86(6):591 – 598.

16. Beier V, Mund C, Hoheisel JD. Monitoring methylation changes in cancer. Adv Biochem Eng Biotechnol, 2007, 10(4):1 – 11.

17. Levine AJ. p53, the cellular gatekeeper for growth and division. Cell, 1997, 88(3): 323 – 331.

18. Yin D, Xue D, Hofmann WK, et al. Methylation, expression, and mutation analysis of the cell cycle control genes in human brain tumors. Oncogene, 2002, 21(54): 8372 – 8378.

19. Murain M, Toyota M, Suzuki H, et al. Aberrant methylation and silencing of the BNIP3

gene in colorectal and gastric cancer. Clin Cancer Res, 2005, 11(3): 1021 – 1027.

20. Attri J, Srinivasan R, Majumdar S. et al. Alterations of tumor suoressor gene p16INK4a in pancreatic ductal carcinoma. BMC Gastroenterol, 2005,5(1):22.

21. Feng H, Cheung AN, Xue WC, et al. Down – regulation and promoter methylation of tissue inhibitor of metalloproteinase 3 in choriocarcinoma. Gynecol Oncol, 2004, 94(2):375 – 382.

22. Li Q, Ahuja N, Burger PC, et al. Methylation and silencing of the Thrombospondin – 1 promoter in human cancer. Oncogene, 1999, 18(21): 3284 – 3289.

23. Nakamura TM, Morin GB, Chapman KB, et al. Telomerase catalytic subunit homologs from fission yeast and human. Science, 1997, 277(5328): 955 – 959.

24. Zinn RL, Pruitt K, Eguchi S, et al. hTERT is expressed in cancer cell lines despite promoter DNA methylation by preservation of unmethylated DNA and active chromatin around the transcription start. Cancer Res, 2007, 67(1):194 – 201.

25. Hirohashi S, Kanai Y. Cell adhesion system and human cancer morphogenesis. Cancer Sci, 2003, 94(7): 575 – 581.

26. Vleminckx K, Vakaet L jr, Mareel M, et al. Genetic manipulation of E – cadherin expression by epithelial tumor cells reveals an invasion suppressor role. Cell, 1991, 66(1): 107 – 119.

27. Hirohashi S. Inactivation of the E – cadherin – mediated cell adhesion system in human cancers. Am J Pathol, 1998,153(2):333 – 339.

28. Varambally S, Cao Q, Mani RS, et al. Genomic loss of microRNA – 101 leads to overexpression of histone methyltransferase EZH2 in cancer. Science, 2008, 322(5908): 1695 – 1699.

29. Tommasi S, Pinto R, Petriella D, et al. Oncosuppressor methylation:a possible key role in colon metastatic progression. J cell Physiol,2011,226(7):1934 – 1939.

30. Lujambio A, Esteller M. CpG island hypermethylation of tumor suppressor microRNAs in human cancer. Cell Cycle, 2007, 6(12): 1455 – 1459.

31. Lujambio A, Ropero S, Ballestar E, et al. Genetic unmasking of an epigenetically silenced microRNA in human cancer cells. Cancer Res, 2007, 67(4): 1424 – 1429.

32. Kindler T, Breitenbuecher F, Marx A, et al. fficacy and safety of imatinib in adult patients with c – kit – positive acute myeloid leukemia. Blood, 2004, 103(10): 3644 – 3645.

33. Tavazoie S F, Alaron C, Oskarsson T, et al. Endogenous human microRNAs that supress breast cancer metastasis. Nature, 2008, 451(7175): 147 – 152.

34. Baylin SB, Herman JG. DNA hypermethylation in tumorigenesis: epigenetics joins genetics. Trends Genet, 2000, 16(4): 168 – 174.

35. Klose RJ, Bird AP. Genomic DNA methylation: the mark and its mediators. Trends Biochem Sci, 2006, 31(2): 89 – 97.

36. Frommer M, McDonald LE, Millar DS, et al. A genomic sequencing protocol that yields a positive display of 5 – methylcytosine residues in individual DNA strands. Proc Natl Acad Sci USA,

1992, 89(5):1827 - 1831.

37. Derks S, Lemjes MH, Hellebrekers DM, et al. Methylation specific PCR unraveled. Cell Oncol, 2004, 26(5 - 6): 291 - 299.

38. Herman JG, Graff JR, Myfihanen S, et al. Methylation - specific PCR: a Hovel PCR assay for methylation status of CpG islands. Proc Natl Acad Sci USA, 1996, 93(18): 9821 - 9826.

39. Fujiwara K, Fujimoto N, Tabata M, et al. Identification of epigenetic aberrant promoter methylation in serum DNA is useful for early detection of lung cancer. Clin Cancer Res, 2005, 11 (3): 1219 - 1225.

40. Ostrow KL, Hoque MO, Loyo M, et al. Molecular analysis of plasma DNA for the early detection of lung cancer by quantitative methylation - specific PCR. Clin Cancer Res, 2010, 16 (13): 3463 - 3472.

41. Belinsky SA, Liechty KC, Gentry FD, et al. Promoter hypermethylation of multiple genes in sputum precedes lung cancer incidence in a high risk cohort. Cancer Res, 2006, 66(6): 3338 - 3344.

42. Kim H, Kwon YM, Kim JS, et al. Tumor - specific methylation in bronchial lavage for the early detection of non - small - cell lung cancer. J Clin Oncol, 2004, 22(12): 2363 - 2370.

43. Brock MV, Hooker CM, Ota - Machida E, et al. DNA methylation markers and early recurrence in stage I lung cancer. N Engl J Med, 2008, 358(11): 1118 - 1128.

44. Saito K, Kawakami K, Matsumoto I, et al. Long interspersed nuclear element 1 hypomethylation is a marker of poor prognosis in stage IA non - small cell lung cancer. Clin Cancer Res, 2010, 16(8): 2418 - 2426.

45. de Caceres II, Cortes - Sempere M, Moratilla C, et al. IGFBP3 hypermethylation derived deficiency mediates cisplatin resistance in non - small - cell lung cancer. Oncogene, 2010, 29(11): 1681 - 1690.

46. Herbst A, Rahmig K, Stieber P, et al. Methylation of NEUROG1 in serum is a sensitive marker for the detection of early colorectal cancer. Am J Gastroenterol, 2011, 106(6): 1110 - 1118.

47. Wang DR, Tang D. Hypermethylated SFRP2 gene in fecal DNA is a high potential biomarker for colorectal cancer noninvasive screening. World J Gastroenterol, 2008, 14(4): 524 - 531.

48. Warren JD, Xiong W, Bunker AM, et al. Septin 9 methylated DNA is a sensitive and specific blood test for colorectal cancer. BMC Med, 2011, 9(1): 133.

49. Ahlquist DA, Taylor WR, Mahoney DW, et al. The stool DNA test is more accurate than the plasma septin 9 test in detecting colorectal neoplasia. Clin Gastroenterol Hepatol, 2012, 10(3): 272 - 277.

50. Wallner M, Herbst A, Behnms A, et al. Methylation of serum DNA is an independent

prognostic marker in colorectal cancer. Clin Cancer Res, 2006, 12(24): 7347 – 7352.

51. Ogino S, Meyerhardt JA, Kawasaki T, et al. CpG island methylation response to combination chemotherapy and patient survival in advanced microsatellite stable colorectal carcinoma. Virchows Arch, 2007, 450(5): 529 – 537.

52. Xu X, Gammon MD, Zhang Y, et al. BRCA1 promoter methylation is associated with increased mortality among women with breast cancer. Breast Cancer Res Treat, 2009, 115(2): 397 – 404.

53. Kioulafa M, Kaklamanis L, Stathopoulos E, et al. Kallikrein 10(KLK10) methylation as a novel prognostic biomarker in early breast cancer. Ann Oncol, 2009, 20(6): 1020 – 1025.

54. Hartmann O, Spyratos F, Harbeck N, et al. DNA methylation markers predict outcome in node – positive, estrogen receptor – positive breast cancer with adjuvant anthracyeline – based chemotherapy. Clin Cancer Res, 2009, 15(1): 315 – 323.

55. Fiegl H, Jones A, Hanser – Kronberger C, et al. Methylated NEURODI promoter is a marker for chemosensitivity in breast cancer. Clin Cancer Res, 2008, 14(11): 3494 – 3502.

56. Abbaszadegan MR, Moaven O, Sima HR, et al. P16 promoter hypermethylation: a useful serum marker for early detection of gastric cancer. World J Gastroenterol, 2008, 14(13): 2055 – 2060.

57. Watanabe Y, Kim HS, Castoro RJ, et al. Sensitive and specific detection of early gastric cancer with DNA melthylation analysis of gastric washes. Gastroenterology, 2009, 136(7): 2149 – 2158.

58. Nagasaka T, Tanaka N, Cullings HM, et al. Analysis of fecal DNA methylation to detect gastrointestinal neoplasia. J Natl Cancer Inst, 2009, 101(18): 1244 – 1258.

59. Chen HY, Zhu BH, Zhang CH, et al. High CpG island methylator phenotype is associated with lymph node metastasis and prognosis in gastric cancer. Cancer Sci, 2012, 103(1): 73 – 79.

60. Bae JM, Shin SH, Kwon HJ, et al. ALU and LINE – 1 hypomethylations in multistep gastric carcinogenesis and their prognostic implications. Int J Cancer, 2012, 131(6): 1323 – 1331.

61. Kato K, Iida S, Uetake H, et al. Methylated TMS1 and DAPK genes predict prognosis and response to chemotherapy in gastriccancer. Int J Cancer, 2008, 122(3): 603 – 608.

62. Sugita H, Iida S, Inokuchi M, et al. Methylation of BNIP3 and DAPK indicates lower response to chemotherapy and poor prognosis in gastric cancer. Oncol Rep, 2011, 25(2): 513 – 518.

63. Chan KC, Lai PB, Mok TS, et al. Quantitative analysis of circulating methylated DNA as a biomarker for hepatocellular carcinoma. Clin Chem, 2008, 54(9): 1528 – 1536.

64. Ramzy II, Omran DA, Hamad O, et al. Evaluation of serum LINE – 1 hypomethylation as a prognostic marker for hepatocellular carcinoma. Arab J Gastroenterol, 2011, 12(3): 139 – 142.

65. Wu LM, Zhang F, Zhou L, et al. Predictive value of CpG island methylator phenotype for tumor recurrence in hepatitis Bvirus – associated hepatocellular carcinoma following liver transplan-

tation. BMC Cancer, 2010, 10: 399.

66. Hibi K, Taguchi M, Nakayama H, et al. Molecular detection of p16 promoter methylation in the serum of patients with esophageal squamous cell carcinoma. Clin Cancer Bes, 2001, 7(10): 3135 – 3138.

67. Adams L, Roth MJ, Abner CC, et al. Promoter methylation in cytology specimens as an early detection marker for esophageal squamous dysplasia and early esophageal squalnous cell carcinoma. Cancer Prey Res(Phila Pa), 2008, 1(5): 357 – 361.

68. Liu JB, Qiang FL, Dong J, et al. Plasma DNA methylation of Wnt antagonists predicts recurrence of esophageal squamous cellcarcinoma. World J Gastroenterol, 2011, 17(44): 4917 – 4921.

69. Ling ZQ, Li P, Ge MH, et al. Aberrant methylation of different DNA repair genes demonstrates distinct prognostic value for esophageal cancer. Dig Dis Sci, 2011, 56(10): 2992 – 3004.

第五章

组织及循环 microRNA 检测

第一节　microRNA 概述

microRNA(miRNA)是一类在进化上保守的内源性非编码小 RNA,长度为 18~22 个核苷酸。2002 年,*Science* 杂志将"Small RNA & RNAi"评为该年度十大科技突破中最耀眼的明星。从此,miRNA 一直是每年医学及生物学的明星分子,越来越多的研究表明它们是基因表达、修饰、转录和翻译的调节者。miRNA 通过碱基互补原理与靶 mRNA 的 3′非编码区(3′untranslated region,3′UTR)的完全或不完全互补配对,导致靶 mRNA 的降解或抑制 mRNA 的翻译而调节靶 mRNA 的表达。经预测,人类基因组编码的 miRNA 约有 1000 种,已被实验证实的有数百种,其中少数 miRNA 的功能也已明确,但大部份 miRNA 的功能尚不清楚。

一、miRNA 的发现

1993 年 Lee 等用遗传分析法研究线虫发育缺陷时,首先发现了 miRNA 这一家族的第一个成员 lin-4,并通过点突变发现 lin-4 不能编码蛋白质,却能转录出一种长度为 22 个碱基的小分子 RNA,通过不完全配对和靶基因 lin-14 的 3′UTR 结合,从而抑制 lin-14 蛋白的表达,使得线虫能够蜕皮,但不能发育为成虫。2000 年 Reinhart 等发现了另一个类似的具有转录后调节功能的小分子 RNA—let-7,随后在多种生物物种中鉴别出上千种 miRNA。

二、miRNA 的生成和功能

miRNA 的体内生成过程大致如下:在细胞核内,首先由 RNA 聚合酶转录合成初始产物 pri–miRNA，由 RNase Ⅲ 内切酶 Drosha 剪切得到约 70 个核苷酸的具有茎环结构的前体 pre–miRNA，在 Ran–GTP 和运输受体 Exportin–5 的共同作用下，pre–miRNA 出核转运到胞质，由另一种 RNase Ⅲ 内切酶 Dicer 剪切加工成约 22 个核苷酸的成熟双链 miRNA。双链解开后，成熟 miRNA 的一条单链随后进入 RNA 介导的沉默复合物（RNA induced silencing complex，RISC）中。单链 miRNA 与 RISC 结合形成 miRNP 复合体后，miRNA 通过与靶基因的 3′UTR 区互补配对，指导 miRNP 复合体对靶基因 mRNA 进行切割或者翻译抑制，从而发挥调控靶基因的作用，并通过细胞内复杂网络状调控体系对生物体的发育、分化、增殖、凋亡、免疫调控等生理活动进行精确调节。miRNA 广泛存在于生物体如动物、植物和病毒中，在人类中，其占人类基因总数的 1%。据预测，miRNA 能够调控 30% 的人类基因和 50% 的蛋白编码基因。每个 miRNA 可调节数百个靶基因并直接影响这些基因的翻译，反之，一个靶基因可能受数个 miRNA 的调节。据猜测 miRNA 在复杂基因调控网络中起核心作用，控制着几乎每一个人类基因的活动。miRNA 在多种生理和病理过程中发挥作用，如细胞周期、细胞凋亡、细胞分化调控、伤口愈合、感染和肿瘤的发生发展等。Rosenfeld 等发现，miRNA 的表达谱具有明显的组织特异性和阶段特异性，病变组织具有特殊的 miRNA 表达谱。在肿瘤组织中，紊乱的 miRNA 表达（包括抑癌基因性质 miRNA 的表达下调和癌基因性质 miRNA 的表达上调等）参与了肿瘤的发生发展，调节一个或几个关键 miRNA 的表达可以影响肿瘤的发展进程。正常组织和肿瘤组织中 miRNA 的表达发生明显的改变，且 miRNA 在不同的肿瘤中具有特定的表达模式。miRNA 在肿瘤中表达的这些特点为肺癌的诊断开辟了一条崭新途径，并且已经在多种恶性肿瘤中得到证实。miRNA 表达模式的差异不仅存在于肺癌组织和正常肺组织，也存在于肺癌患者和健康者的外周血中。目前研究证实，外周血中含有丰富的 miRNA。Mitchell 等从健康人血浆中提取总 RNA 后，建立了小 RNA 的 cDNA 文库，发现有 93% 为已知的 miRNA。我国学者也同样证实外周血中表达稳定的 miRNA。外周血 miRNA 由于其内源性的结构特性决定了其具有抵抗核糖核酸酶的能力，且在经历高温、骤冷、反复冻融、pH 值改变等情况下，其表达仍能维持稳定。表明外周血 miRNA 可以作为足够稳定的生物标志物被加以应用。经验证，同一个人的血清和血浆中 miRNA 表达差异无统计学意义，具有很强的相关性。因此，miRNA 检测既可以选用血浆，也可以选用血清。

三、miRNA 的检测方法

自从发现 miRNA 以来,miRNA 的检测技术迅速发展,既有传统的克隆测序、RNA 印迹技术(Northern blotting)和荧光定量聚合酶链反应(polymerase chain reaction, PCR),又有新近发展起来的基因芯片技术、高通量检测技术等。对于发现新的 miRNA 分子,克隆测序仍是首选方法。新一代测序技术在无需任何序列信息的前提下即可进行 miRNA 表达谱研究,并在此基础上发现和鉴定新的 miRNA 分子,但是测序方法价格依然偏高。Northern blotting 目前仍被认为是 miRNA 检测的金标准,但是该方法繁琐且敏感性低,不适合于临床样本的高通量检测。实时荧光定量 PCR 法是最常用且有效的检测方法。新检测技术的不断涌现,为研究 miRNA 提供了更多的帮助。基因芯片检测方法可实现快速、高通量检测,而新一代生物芯片技术,即微球杂交的流式细胞检测法(bead based hybridization technology),为高通量的新一代分子诊断技术提供平台。芯片技术检测方法可以实现快速、高通量检测。但是,多用于 miRNA 的初筛。应用这种低成本快速测定数百万标签序列的方法,对获得的结果通常需要采用 RT – PCR 进行验证。此方法操作快速、简便、高效,且具有很高的敏感性和特异性,是目前测定血清 miRNA 的常用方法。

迅速发展的检测技术为疾病的诊治提供了新手段,但是目前 miRNA 检测尚处于早期研究阶段,存在以下几个方面的问题:①检测方法比较繁琐,且价格比较昂贵,不利于临床广泛应用;②miRNA 的检测需建立可靠的检测方法,建立一个包括方法学原理、标准操作程序、适用范围、报告形式和医学参考范围等多种因素在内的标准化体系,建立健全的实验室内质量控制和室间质量评价体系;③临床试验样本量普遍较少,尚缺乏长期追踪随访资料。

检测 miRNA 在正常组织和肿瘤组织中的表达时,发现二者存在明显差异,且已经证实 miRNA 在包括肺癌在内的多种恶性肿瘤中具有特定的表达模式,从而使 miRNA 有望成为新型肺癌分子标志物,用于肺癌早期诊断、治疗监测和预后判断。然而,将 miRNA 普遍应用于临床检验中尚需解决有关方法学标准化方面的问题:①需建立标准化检测体系,其包括方法学原理、标准操作规程和医学参考范围等多方面的内容;②需建立和统一 miRNA 标准品和质控品,建立和完善室内质量控制和室间质量评价体系等。但是,miRNA 为肿瘤的诊断、治疗和预后评估提供新的依据和切入点是毋庸置疑的。

第二节　miRNA 与肿瘤

在人类基因组中已经鉴定的约 1000 个 miRNA 中,大约 50% 得到注解的 miRNA 位于肿瘤发生相关基因位点和脆性染色体区域,其表达异常与肿瘤的发生发展有密切的关系。在许多肿瘤如肺癌、胃癌、结直肠癌、乳腺癌和卵巢癌等中,miRNA 的表达水平发生改变,可能发挥癌基因和抑癌基因的作用,以抑癌基因表达降低或者癌基因表达增强的方式促使肿瘤的发生。所有关于恶性肿瘤的 miRNA 表达谱的分析发现,每一种肿瘤都有众多特定的 miRNA 表达,miRNA 表达与其来源的正常组织存在显著的差异。由于不同肿瘤存在特定的 miRNA 表达模式,通过对 miRNA 表达谱的分析,将有助于临床对肿瘤进行诊断、治疗及预后评估。

一、肺癌

肺癌是目前全世界发病率最高的恶性肿瘤,已经成为全球癌症相关性死亡的首要原因。研究发现 miRNA 在肺癌的发生发展过程中具有生物标志物的潜能,可用于肺癌的诊断、治疗和预后评估。

（一）miRNA 与肺癌的诊断

1. 组织 miRNA 与肺癌的诊断　组织特异性是 miRNA 表达的主要特点,利用这个特性可预测肿瘤的组织来源。研究表明,5 种 miRNA 组合(miR－34c－5p、miR－34a、miR－25、miR－191 和 let－7a)能够准确地区分肺腺癌和肺鳞癌。Lebanony 等通过比较 122 例 NSCLC 患者标本(62 例鳞癌,60 例腺癌)表达谱,发现 miR－205 在区分肺鳞癌和肺腺癌时,对鳞癌的敏感性达 96%,特异性达 90%,是肺鳞癌高度特异的生物标志。

2. 血清/血浆 miRNA 与肺癌的诊断　miRNA 不仅存在于肺癌组织中,也存在于血循环中。血清/血浆 miRNA 在高温、骤冷、不同 pH、多次冻融后仍能检测到,特别是能够抵抗 RNA 酶的降解,表明血清/血浆 miRNA 检测为肿瘤早期诊断提供了一种无创性临床诊断技术。研究发现,miRNA 表达谱在血清和血浆中无明显差异。由于肝素抗凝会抑制 miRNA 的定量检测,因此,检测血浆标本中的 miRNA 时,建议采用乙二胺四乙酸（ethylene diamine tetraacetic acid, ED-TA）作为抗凝剂。收集血清标本时,采用普通促凝干燥管或分离胶真空采血管均可。但是,要注意避免收集过程中的污染。Chen 等发现,NSCLC 患者血清和血细胞中 miRNA 表达谱是不同的,而在健康人中两者则完全相同。同时,还证实 miR-25 和 miR-223 是 NSCLC 特异性的 miRNA。尽管目前对于血清/血浆 miRNA 与肺癌关系的研究尚处于起步阶段,但是血清/血浆 miRNA 已经显示出有望成为肺癌早期诊断的新型无创性生物标志的良好应用前景。

（二）miRNA 与肺癌的治疗

研究表明 miRNA 在肿瘤细胞中存在表达下调和上调的两种改变,即 miRNA可能发挥着抑癌基因和癌基因的双重作用。因而,寻找具有抑癌基因性质和癌基因性质的 miRNA 将为肺癌的生物治疗提供新的靶标。关于如何将 miRNA 有效地应用于肿瘤治疗的探索已经开始。通过调控 miRNA 表达(补充抑癌基因性质的 miRNA 和抑制致癌基因性质的 miRNA)治疗肿瘤,有可能为肺癌的靶向治疗开辟新的道路。

1. 上调抑癌基因性质的 miRNA 表达与肺癌的靶向治疗　在癌细胞中,具有抑癌基因性质的 miRNA 一般被下调或沉默,因此,将具有抑癌基因性质的 miRNA 前体或外源 miRNA 模拟体输送到肿瘤细胞内,从而增加肿瘤抑癌基因性质的 miRNA 表达,以抑制肿瘤细胞增殖和诱导肿瘤细胞凋亡。Takamizawa 等报道,let-7 家族的表达水平在 NSCLC 中显著下调,且与患者生存期短有关,提示 let-7 在肺癌中可能作为抑癌基因起作用。在小鼠 NSCLC 模型中,导入人工合成的 let-7 模拟体后,肿瘤生长得到抑制,且可诱导肺癌缓解。此外,let-7 表达的变化可影响肺癌细胞对放射治疗的反应性;过表达 let-7 后,可使体外肺癌细胞对放射治疗更敏感,促进放射治疗诱导的细胞凋亡。Cho 等研究发现,miR-145 在肺腺癌里明显低表达,将 pre-miR-145 转染进肺腺癌细胞中,能促进细胞凋亡,且促凋亡作用在表皮生长因子受体(epidermal growth factor receptor, EGFR)基因突变的细胞中尤为明显(细胞凋亡达44%~61%)。因此,miR-145 可能成为 EGFR 基因突变型肺腺癌潜在的治疗靶点。Liu 等发现,miRNA-126 在肺癌细胞株中表达下调,将慢病毒质粒 miRNA-126 感染人肺癌细胞后,导致细胞停滞在 G1 期,且细胞生长受到抑制。而将被感染的肺癌细胞接种裸鼠后,肿瘤结节数量下降。这些结果表明 miRNA-126 在肺癌细胞中具有肿瘤抑制作用,有可能成为临床运用的新靶点。总之,通过转染具有抑癌基因性质的前体 miRNA,将有可能成为靶向肺癌治疗的一种新途径。

2. 下调癌基因性质的 miRNA 表达与肺癌的靶向治疗　除了与抑癌基因性质的 miRNA 表达下调有关外,肿瘤发生还与具有癌基因性质的 miRNA 表达增加有关。研究人员采用反义寡核苷酸技术构建致癌性 miRNA 的外源抑制体,从而抑制致癌性 miRNA 表达。miR-17-92 家族在小细胞肺癌中过度表达,

Fei 等利用特异性反义寡核苷酸技术持续抑制 miR - 17 - 92 家族的表达,可引起转染后肺癌细胞凋亡。另一项研究发现,无论是否吸烟、EGFR 是否突变,miR - 21 反义抑制剂不仅显示出与 EGFR 酪氨酸激酶抑制剂(EGFR - tyrosine kinase inhibitor, EGFR - TKI)的相加效应,而且其本身可也诱导细胞凋亡,提示 miR - 21 可能成为肺癌靶向治疗的有效靶点。研究人员还发现,miR - 21 与化疗药联合亦同样具有协同作用,在使用 miR - 21 反义抑制剂使肺癌细胞生长减少后,再使用拓扑替康(一种 DNA 拓扑异构酶抑制剂)可进一步杀伤肺癌细胞,说明抑制性 miR - 21 可增强肺癌对化疗药物的敏感性。

3. miRNA 表达异常与肺癌耐药 近年来肺癌耐药比例逐渐增高,严重影响了肺癌临床治疗的效果。miRNA 在肿瘤耐药细胞中异常表达是一种普遍现象。肺癌细胞过表达 miR - 135a,通过下调腺瘤样息肉基因(adenomatous polyposis coli gene, APC)而导致紫杉醇耐药。过表达 miR - 451 通过丝/苏氨酸蛋白激酶 Akt(serin threonine kinase,又名 protein kinase B)信号通路,可使肺癌对顺铂的敏感性增加。本研究组发现特异性靶向 EGFR 通路的靶向治疗药物 EGFR - TKI,在 EGFR 突变的 NSCLC 患者中具有较好的敏感性,能显著改善这类患者的治疗效果。但几乎所有治疗有效的患者在经过一定时间的缓解后,都会产生耐药。miRNA 可能也参与了 EGFR - TKI 的耐药。Weiss 等发现,肺癌患者中存在 miR - 128b 基因的杂合缺失,带有这种缺失的肺癌细胞对 EGFR - TKI 十分敏感,使患者对 EGFR - TKI 治疗能获得良好效果,从而具有更长的生存期。因此,miR - 128b 的杂合缺失与 EGFR - TKI 用药后临床效果及生存呈正相关。

(三)miRNA 与肺癌的预后

特定的 miRNA 表达模式与肿瘤的预后相关,因此 miRNA 还可能有助于肺癌的预后判断。最近报道,血清中检测出的 4 种 miRNA 组合(miR - 486、miR - 30d、miR - 1 和 miR - 499)能够准确预测 Ⅰ ~ Ⅲa 期 NSCLC 患者的预后。let - 7 表达水平是 NSCLC 术后的独立预后因素,let - 7 表达降低常常提示预后不良,其中低表达组患者术后死亡的危险比是高表达组的 2.71 倍。Gallardo 等发现,miR - 34 家族在 NSCLC 肿瘤组织中表达下调且与术后复发率高有关,同时存在 P53 突变和 miR - 34 表达下调患者术后复发率最高,多因素分析显示,miR - 34a 是 NSCLC 术后复发的独立预测因素。Yanaihara 等在肺腺癌的研究中发现,5 种与预后有关的 miRNA(miR - 145、miR - 155、let - 7a - 2、let - 7b 和 miR - 21),其中 miR - 155 是肺腺癌独立的预后因素。最近报道,血清中检测出的 4 种 miRNA 组合(miR - 486、miR - 30d、miR - 1 和 miR - 499)能够准确预测 Ⅰ ~ Ⅲa 期 NSCLC 患者的预后。

综上所述,miRNA 的发现及其调节作用,揭示了基因调控的新模式,拓展了对肿瘤生物学的认识。近年来,随着 miRNA 微阵列、荧光定量 PCR 和 Northern blotting 等各种技术平台的不断发展,miRNA 表达的检测日益精确可靠,为肺癌的早期诊断开辟了新途径。miRNA 在肺癌诊断和治疗运用的研究是一个长期的过程,通过检测肺癌组织标本 miRNA 的表达谱,和不同类型肺癌 miRNA 表达谱的比对分析,可以协助临床上诊断肺癌。对肺癌中不同 miRNA 表达的定量分析,可对肿瘤进行分期,预测患者预后,同时也为肺癌的靶向治疗提供了可能。随着肺癌特征性 miRNA 表达谱的确立,以及标准化 miRNA 临床检测手段的开发,相信在不久的将来,miRNA 可作为新的分子标志被用于肺癌的早期诊断、靶向治疗、预后预测。

二、胃癌

胃癌是一种很常见的癌症,在中国胃癌是死亡率最高的癌症之一。近期研究结果表明不少 miRNA 与胃癌的发生、发展、诊断、治疗等有关,作为一类新的生物标记,miRNA 应用于胃癌的诊断和治疗具有广阔的前景。

(一)miRNA 与胃癌的诊断

Feng 等发现与正常组织相比,胃癌组织中表达下调的 miRNA 有 146 种,而过表达的 miRNA 为 17 种,其中 miR－126 表达水平与临床病理参数密切相关;异常表达的 miR－126 明显抑制了胃癌细胞系 SGC－7901 在体内外的生长、转移和侵袭的能力。Chan 等用定量 PCR 证实 miR－21 在 92% 的胃癌样本中过表达,提示 miR－21 可作为有效的胃癌诊断标志物。

(二)miRNA 与胃癌的治疗

Zhang 等发现 miR－221 和 miR－222 在 SGC7901 中的过表达会导致恶性表型的产生,而敲除 miR－221 和 miR－222 后,则可减少 SGC7901 恶性表型的产生,并可负性调节 SGC7901 细胞的生长进程和转移,并增强它的放射治疗敏感性。Xia 等研究结果表明转染 miR－15b 或 miR－16 可增强 SGC7901 细胞对抗癌药物的敏感性。

(三)miRNA 与胃癌的预后

胃癌中,let－7 家族负性调节 HMGA2 mRNA 的表达。HMGA2 是构筑性转录因子家族成员之一,是与染色体结合的非组蛋白。在 HMGA2 低表达的胃癌细胞中,let－7a、let－7b、let－7c 的表达显著高于 HMGA2 高表达的细胞。HMGA2 在胃癌的高表达与肿瘤的侵袭性及患者的不良预后有关,可作为一个独立的预后因子。Bandres 等研究胃癌组织的 250 种 miRNA 后发现 miR－451 的表达显著下降,并与患者的预后不良相关。最近研究发现胃癌患者术前血清 miR – 29 表达水平显著低于术后,且术后高表达 miR – 29 的患者预后更佳。因此术后 miR – 29 的表达水平与预后密切相关。

三、结直肠癌

结直肠癌是消化系统常见的恶性肿瘤之一,是全球发病率居第 3 位的恶性肿瘤。miRNA 为探索结直肠癌的诊断和靶向治疗开辟了一条新的研究途径。

(一)miRNA 与结直肠癌的诊断

比较结肠息肉、结肠腺瘤和正常肠黏膜中的 miR – 181b 和 miR – 21 的表达水平后,发现两者的表达水平在结肠腺瘤中最高,结肠息肉次之,正常样本中最少。因此 miR – 181b 和 miR – 21 可用于结肠癌的诊断。Wang 等运用 RT – PCR 技术检测 98 例结直肠癌样本后发现 miR – 31 表达明显高于正常组织,而表达下降的 miR – 145 和 miR – 143 只出现于直肠癌样本中。该研究结果不仅有助于直结肠癌的诊断,而且对区分结肠癌和直肠癌也具有一定的意义。

(二)miRNA 与结直肠癌的治疗

Li 等证明 miR – 126 在结肠癌组织中明显低表达,而过表达的 miR – 126 可抑制肿瘤细胞的周期,这预示着 miR – 126 可能作为一种抑癌基因性质的 miR-NA 在结肠癌发挥作用。因此,miR – 126 可能成为结肠癌潜在的治疗靶点。

(三)miRNA 与结直肠癌的预后

Svoboda 等发现 miR – 125b 和 miR – 137 在接受卡培他滨化疗后的直肠癌患者活体组织中表达上调,而且二者更高的表达水平与更差的治疗反应有关。

四、乳腺癌

乳腺癌是危害妇女健康的最常见恶性肿瘤之一。在我国乳腺癌已进入女性恶性肿瘤前两位,并呈年轻化趋势,乳腺癌一旦发生转移,则预后不佳,极少能被治愈。近几年的研究表明 miRNA 与乳腺癌的诊断和治疗息息相关。

(一)miRNA 与乳腺癌的诊断

Yan 等分析了 113 例乳腺癌标本的 miRNA 表达谱,发现 miR – 21 是表达上调最明显的一个 miRNA,且 miR – 21 的高表达与乳腺癌的临床病理特征,如恶性临床分期、淋巴结转移、预后差显著相关。Imam 等研究表明 miR – 185 的表达水平在乳腺癌组织中明显下降,而其靶基因表达水平则明显上升,为乳腺癌的诊断提供了重要的依据。

（二）miRNA 与乳腺癌的治疗

研究发现 miR-221 和 miR-222 的过表达可以增加雌激素受体阳性乳腺癌细胞的增殖，而 miR-206 的作用却正好与此相反。乳腺癌细胞中，miR-451 可以抑制多药耐药基因 MDR1 的表达从而提高肿瘤细胞对化疗药物的敏感性。

（三）miRNA 与乳腺癌的预后

据报道过表达的 hsa-miRNA-30c 是他莫昔芬治疗早期雌激素受体阳性乳腺癌临床疗效预测指标。Zhu 等发现外周血 miR-195 和 let-7a 的表达在术后明显下调。研究证实外周血中 let-7a 在淋巴结转移的乳腺癌患者中较未转移者表达水平明显降低，同时，未转移者还具有更高水平的循环 miR-10b 和 miR-21 的表达。因此，外周血 miRNA 可用于乳腺癌患者术后治疗和预后的评估。

五、卵巢癌

在全世界妇女恶性肿瘤中上皮性卵巢癌占第六位，是女性生殖系统致死性最高的肿瘤。研究发现 miRNA 与卵巢肿瘤密切相关，它在卵巢癌中表达异常，发挥着抑癌基因或癌基因的作用。

（一）miRNA 与卵巢癌的诊断

Resnick 等报道了 21 个卵巢癌患者和正常人血清中差异最大的 miRNA，其中 3 个 miRNA（miR-155、miR-127 和 miR-196）表达明显降低，而另外 5 个 miRNA（miR-21、miR-92、miR-93、miR-126 和 miR-29a）表达则显著增加；同时发现 miR-21、miR-92 和 miR-93 的过表达在患者 CA125 表达水平升高之前就已出现。该研究结果预示 miRNA 可作为卵巢癌早期发现的生物标志物。

（二）miRNA 与卵巢癌的治疗

Zhu 等的研究结果表明 miR-451 通过上调 MDR1 的表达而增加卵巢癌细胞的化疗耐药性。Yang 等认为 miR-214 通过抑制靶基因 PTEN 的表达而诱导卵巢癌细胞对顺铂的耐药性。Sorrentino 等相信 miR-335 表达水平的下调和卵巢癌的化疗耐药性有关，提示 miRNA 直接参与了化疗耐药的发生。

（三）miRNA 与卵巢癌的预后

miR-20a 能影响对卵巢癌细胞系 OVCAR3 的转移能力，提示 miR-20a 有可能成为卵巢癌预后判断的重要靶点。据报道，miR-422b 和 miR-34c 对卵巢癌的预后具有重要的作用。

总之，miRNA 的发现及其调节作用揭示了基因调控的新模式，并拓展了对肿瘤生物学的认识。目前的研究表明,miRNA 表达谱不仅在肺癌、胃癌、结直肠癌、乳腺癌和卵巢癌等多种肿瘤组织和外周血中发生了明显的改变,而且与肿瘤的分化程度相关。miRNA 的改变发挥着各种不同的调节作用,影响了肿瘤的发生发展。在肿瘤领域中 miRNA 的研究尚处于起步阶段,利用 miRNA 进行肿瘤的诊断和治疗还有许多尚未解决的问题。确定肿瘤组织特异性的 miRNA 表达谱及有利于肿瘤分期分型的特异性 miRNA 表达谱尚有待于进一步的研究。miRNA 可起抑癌或致癌作用,如何高效率地植入 miRNA 并解决免疫排斥等安全性要求是我们需要思考的问题。尽管如此,miRNA 研究的快速发展将大大促进人们对肿瘤发生发展机制的了解,改进现有的肿瘤的诊断和治疗方法。相信随着肿瘤特异性 miRNA 表达谱的建立,更多完善的检测技术的应用和标准化 miRNA 临床检测手段的开发,组织和循环 miRNA 可以作为一种新的生物标志物应用于肿瘤的诊断、治疗和预后评估中,它将展示出广阔的临床应用前景。

(郑翠玲)

参考文献

1. Bushati N, Cohen SM. microRNA functions. Annu Rev Cell Dev Biol, 2007, 23: 175 – 205.

2. Lim LP, Lau NC, Garrett – Engele P, et al. Microarray analysis shows that some microRNAs downregulate large numbers of target mRNAs. Nature, 2005, 433(7027):769 – 773.

3. Lee RC, Feinbaum RL, Ambros V. The C. elegans heterochronic gene lin – 4 encodes small RNAs with antisense complementarity to lin – 14. Cell, 1993, 75(5): 843 – 854.

4. Raihart BJ, Slack FJ, Basson M. The 21 – nucleotide let – 7 RNA regulates development timing in Caenorhabditis elegans. Nature, 2000, 403(6772): 901 – 905.

5. Wu W, Sun M, Zou GM, et al. MicroRNA and cancer: current status and prospective. Int J Cancer, 2007, 120(5):953 – 960.

6. Baek D, Villen J, Shin C, et al. The impact of microRNAs on protein output. Nature, 2008, 455(7209): 64 – 71.

7. Xie X, Mikkelesen TS, Gnirke A, et al. Systematic discovery of regulatory motifs in conserved regions of the human genome, including thousands of CTCF insulator sites. Proc Natl Acad Sci USA, 2007, 104(17):7145 – 7150.

8. Meister G, miRNAs get an early start on translational silencing. Cell, 2007, 131(1):25 –

28.

9. Roserfeld N, Aharonov R, Meiri E, et al. MicroRNAs accurately identify cancer tissue origin. Nat Biotechnol, 2008, 26(4):462 - 469.

10. 张春智，康春生，浦佩玉，等. 反义 microRNA - 221 与反义 microRNA - 222 抑制人脑胶质瘤细胞的体外与体内生长. 中华肿瘤杂志, 2009, 31(9):721 - 726.

11. Calin GA, Croce CM. MicroRNA signatures in human cancers. Nat Rev Cancer, 2006, 6(11):857 - 866.

12. Mitchell PS, Parkin RK, Kroh EM, et al. Circulating microRNAs as stable blood - based markers for cancer detection. Proc Natl Acad Sci USA, 2008, 105(30): 10513 - 10518.

13. Chen X, Ba Y, Ma L, et al. Characterization of miRNAs in serum: a novel class of biomarkers for diagnosis of cancer and other diseases. Cell Res, 2008 18(10): 997 - 1006.

14. Hafner M, Landgraf P, Ludwig J, et al. Identification of microRNAs and other small regulatory RNAs using cDNA library sequencing. Methods, 2008, 44(1): 3 - 12.

15. Pall GS, Hamilton AJ. Improved northern blot method for enhanced detection of small RNA. Nat Protoc, 2008, 3(6): 1077 - 1084.

16. Hu Z, Chen X, Zhao Y, et al. Serum microRNA signatures identification in a genome - wide microRNA profiling in human and mouse tissues. J Clin Oncol, 2010, 28(10): 1721 - 1726.

17. 张畅,宁勇. microRNA 与恶性肿瘤. 中外医学研究, 2012, 10(1): 159 - 161.

18. Hammond SM. MicroRNAs as oncogenes. Curr Opin Genet Dev, 2006, 16: 4 - 9.

19. Parkin DM, Bray F, Ferlay J, et al. Global cancer statics. CA Cancer J Clin, 2011, 61(2): 69 - 90.

20. Rabinowits G, Gercel - Taylor C, Day JM, et al. Exosomal microRNA : a diagnostic marker for lung cancer. Clin Lung Cancer, 2009, 10(1):42 - 46.

21. Raponi M, Dosssey L, Jatkoe T, et al. MicroRNA classifiers for predicting prognosis of squamous cell lung cancer. Cancer Res, 2009, 69(14): 5776 - 5783.

22. Lebanony D, Benjamin H, Giled S, et al. Diagnostic assay based on has - miR - 205 expression distinguishes squamous from nonsquamons non - small cell lung carcinoma. J Clin Onco, 2009, 27(12): 2030 - 2037.

23. Hayashita Y, Osada H, Tatematsu Y, et al. A polycistronic microRNA cluster, miR - 17 - 92, is overexpressed in human lung cancers and enhances cell proliferation. Cancer Res, 2005, 65(21):9628 - 9632.

24. Cho WC, Chow AS, Au JS. Restoration of tumour suppressor has - miR - 145 inhibits cancer cell growth in lung adenocarcinoma patients with epidermal growth factor receptor mutation. Eur J Cancer, 2009, 45(12): 2197 - 2206.

25. Seike M, Goto A, Okano T, et al. MiR - 21 is an EGFR - regulated anti - apoptotic fac-

tor in lung cancer in never – smokers. Proc Natl Acad Sci USA, 2009, 106(29): 12085 – 12090.

26. 王亚南，吴元健，徐卫东，等. microRNA 与肺癌相关性研究的新进展. 国际检验医学杂志，2011, 32(10): 1085 – 1086.

27. Jemal A, Siegel R, Xu J, et al. Cancer statistics, 2010. CA Cancer J Clin, 2010, 60(5):277 – 300.

28. Weidhaas JB, Babar I, Nallur SM, et al. MicroRNAs as potential agents to alter resistance to cytotoxic anticancer therapy. Cancer Res, 2007, 67(23): 11111 – 11116.

29. Ebert MS, Neilson JR, Sharp PA. MicroRNA sponges: Competifive inhibitors of small RNAs in mammalian cells. Nat Methods, 2007, 4(9): 721 – 726.

30. Feng RH, Chen XH, Yu YY, et al. miR – 126 functions as a tumour suppressor in human gastric cancer. Cancer lett,2010, 298(1): 50 – 63.

31. Chan SH, Wu CW, Li AF, et al. miR – 21 microRNA expression in human gastric carcinomas and its clinical association. Anticancer Res, 2008, 28(2A): 907 – 911.

32. Chun – Zhi Z, Lei H, An – Ling Z, et al. MicroRNA – 221 and microRNA – 222 regulate gastric carcinoma cell proliferation and radio – resistance by targeting PTEN. BMC Cancer, 2010, 10: 367.

33. Xia L, Zhang D, Du R, et al. miR – 15b and miR – 16 modulate multidrug resistance by targeting bcl – 2 in human gastric cancer cells. Int J Cancer, 2008, 123(2): 372 – 379.

34. Motoyama K, Inoue H, Nakamura Y, et al. Clinical significance of high mobility group A2 in human gastric cancer and its relationship to let – 7 microRNA family. Clin Cancer Res, 2008, 14(18):2334 – 2340.

35. Bandres E, Bitarte N, Arias F,et al. microRNA – 451 regulates macrophage migration inhibitory factor production and proliferation of gastrointestinal cancer cells. Clin Cancer Res, 2009, 15(7): 2281 – 2290.

36. 陈陵，陈先华，李学成，等. miR – 29 在胃癌患者血清中的表达及其对预后的影响. 分子诊断与治疗杂志，2011, 3(2): 90 – 92.

37. Schmitz KJ, Hey S, Schinwald A, et al. Differential expression of microRNA 181b and microRNA 21 in hyperplastic polyps and sessile serrated adenomas of the colon. Virchows Arch, 2009, 455(1):49 – 54.

38. Wang CJ, Zhou ZG, Wang L, et al. Clinicopathological significance of microRNA – 31, – 143 and – 145 expression in colorectal cancer. Dis Markers, 2009, 26(1): 27 – 34.

39. Li XM, Wang AM, Zhang J, et al. Down – regulation of miR – 126 expression in colorectal cancer and its clinical significance. Med Oncol, 2011, 28(4):1054 – 1057.

40. Svoboda M, Izakovicova Holla L, Sefr R, et al. Micro – RNAs miR – 125b and miR – 137 are frequently upregulated in response to capecitabine chemoradiotherapy of rectal cancer. Int J Oncol, 2008, 33(3):541 – 547.

41. Yan LX, Huang XF, Shao Q, et al. MicroRNA miR - 21 overexpression in human breast cancer is associated with advanced clinical stage, lymph node metastasis and patient poor prognosis. RNA, 2008, 14(11): 2348 - 2360.

42. Imam JS, Buddavarapu K, Lee - Chang JS, et al. MicroRNA - 185 suppresses tumor growth and progression by targeting the Six1 oncogene in human cancers. Oncogene, 2010, 29(35): 4971 - 4979.

43. Di Leva G, Gasparini P, Piovan C, et al. MicroRNA cluster 221 - 222 and estrogen receptor alpha interactions in breast cancer. J Natl Cancer Inst, 2010, 102(10): 706 - 721.

44. Kovalchuk O, Filkowski J, Meservy J, et al. Involvement of microRNA - 451 in resistance of the MCF - 7 breast cancer cells to chemotherapeutic drug doxorubicin. Mol Cancer Ther, 2008, 7(7): 2152 - 2159.

45. 梁超, 王朝霞. MicroRNA 与肿瘤诊断和治疗研究进展. 中国肿瘤临床, 2011, 38(7): 411 - 414.

46. Zhu W, Qin W, Atasoy U, et al. Circulating microRNAs in breast cancer and healthy subjects. BMC Res Notes, 2009, 2: 89.

47. Heneghan HM, Miller N, Lowery AJ, et al. Circulating microRNAs as novel minimally invasive biomarkers for breast cancer. Ann Surg, 2010, 251 (3): 499 - 505.

48. Resnick KE, Alder H, Hagan JP, et al. The detection of differentially expressed micro RNAs from the serum of ovarian cancer patients using a novel real - time PCR platform. Gynecol Oncol, 2009, 112 (1): 55 - 59.

49. Zhu H, Wu H, Liu X, et al. Role of microRNA miR - 27a and miR - 451 in the regulation of MDR1/P - glycoprotein expression in human cancer cells. Biochem Pharmacol, 2008, 76 (5): 582 - 588.

50. Yang H, Kong W, He L, et al. MicroRNA expression profiling in human ovarian cancer: miR - 214 induces cell survival and cisplatin resistance by targeting PTEN. Cancer Res, 2008, 68 (2): 425 - 433.

51. Sorrentino A, Liu CG, Addario A, et al. Role of microRNAs in drug - resistant ovarian cancer cells. Gynecol Oncol, 2008, 111(3): 478 - 486.

52. Kontorovich T, Levy A, Korostishevsky, et al. Single nucleotide polymorphisms in miRNA binding sites and miRNA genes as breast/ovarian cancer risk modifiers in Jweish high - risk women. Int J Cancer, 2010, 127(3): 589 - 597.

53. 张春洁, 李娜, 金平. 微小 RNA 在卵巢癌中的作用. 国际肿瘤学杂志, 2011, 38(10): 790 - 793.

第六章

循环肿瘤细胞检测

第一节　循环肿瘤细胞概述

一、循环肿瘤细胞的形成

循环肿瘤细胞(circulating tumour cell,CTC)是指恶性肿瘤在发展过程中播散并存活于外周血中的肿瘤细胞。1896 年 Ashworth 在一例癌症死亡的患者外周血中发现了这种细胞,并首次提出 CTC 的概念。大量研究表明,CTC 与肿瘤的转移和预后密切相关。

肿瘤发生转移的早期,CTC 就可以沿循环系统种植于远处器官,逐渐形成转移灶。很多研究已经证明,应用检测单个或少量血中 CTC 的结果进行分析,对推测每个独立患者具体预后、评估治疗反应的准确性和有效性都可以有明显改善。

CTC 的检测有助于早期转移肿瘤患者的诊断、监测术后患者肿瘤的复发与转移、评估抗肿瘤药物的敏感性与患者预后以及选择个体化治疗的策略。但是,由于 CTC 并没有显著的特异性使其能够与其他血细胞进行明确地区分,不同组织学类型和分子表型的肿瘤分别表达不同的标志物,而且 CTC 在外周血中数量稀少,因此对于 CTC 的检测和分析比较困难。目前研究主要集中在寻找 CTC 的特异性标志物并提高检测手段的敏感性和特异性。

二、循环肿瘤细胞的富集

由于 CTC 在外周血中数量稀少,一般在 $10^6 \sim 10^7$ 个白细胞中仅含有 1 个。因此需要富集细胞以提高检测的敏感性。目前的富集方法有两种:一种方法是根据形态学标准,包括细胞的大小、密度等,如滤过法和密度梯度离心法;另一种方法则是根据目的细胞上带有的可用于免疫学分离的特异性标志物,如免疫磁珠富集法。通过细胞富集再对 CTC 进行检测和分析。

(一)滤过法

研究发现 CTC 的体积较外周血细胞大,因此,应用纳米技术制作的孔径为 8μm 的滤过膜,在滤过时由于 CTC 体积大不能通过滤膜而被吸附在膜上,从而获得 CTC。这种方法可以保持 CTC 细胞形态完全不受损,但由于对应于不同肿瘤的 CTC 大小不同,所以很难做到检测出所有的肿瘤细胞。

(二)密度梯度离心法

单个核细胞较其他血液成分相比密度较低,因此能根据密度梯度的差别将其分离。采用 1.077 S/ml 的密度梯度,单个核细胞和肿瘤细胞可以与血液其他成分分离。Oncoquiek 方法就是基于密度梯度分离的原则,不过这种设备较常规方式增加了多孔的屏障,能使分离出的目的细胞更加纯化,从而提高了 CTC 的检出率。

(三)免疫磁珠富集法

该方法是目前最常用的方法,其原理是先将特异性抗体包被在已有同源二抗的磁珠上制成免疫磁性微珠,再与靶细胞上的抗原结合成"靶细胞 - 抗原抗体 - 磁珠"复合物,在外加磁场的作用下将含有靶抗原的目的细胞与其他细胞分离,从而使靶细胞得到富集。

磁性细胞分选技术的策略包括阳性筛选、阴性筛选以及两种方法的结合。阳性筛选使用表面偶联抗目的细胞抗体的磁珠,细胞与磁珠结合后,在磁场中直接被分离出来;阴性筛选通过去除无关细胞使目的细胞得以纯化。在检测中阳性选择的效率受到肿瘤细胞表面靶抗原表达强弱的影响,抗原表达弱的肿瘤细胞可能丢失。在使用阴性筛选检测 CTC 时,一般选择磁珠表面结合 CD45 抗体或 CD61 抗体,这可以去除血液中大多数的白细胞、血小板等。利用该方法可从大多数实体瘤(如乳腺癌、肺癌、前列腺癌、结肠癌及黑色素瘤)患者体内检测到 CTC。

第二节　循环肿瘤细胞检测

目前 CTC 的检测方法根据检测原理可分为两大类:细胞计数法(cytometric methods)和核酸检测法(nucleic - acid based methods)。前者主要包括各种免疫细胞化学技术、流式细胞术等；后者主要包括聚合酶链反应（polymerase chain reaction，PCR）、反转录聚合酶链反应（reverse transcriptase – polymerase chain reaction，RT – PCR）等。

一、细胞计数法

（一）免疫细胞化学法

免疫细胞化学法（immunocytochemistry，ICC）是指以显色剂标记的特异性抗体在组织细胞原位通过抗原抗体反应和细胞化学呈色反应对相应抗原进行定位、定性和定量测定的技术。ICC 检测的主要优点是可进行细胞大小和形态学的分析，缺点是敏感性低，难以满足临床诊断需要。每个载玻片上所能检测的细胞样本量仅为 5×10^5 个细胞，难以从外周血中大量的单个核细胞中检测出极少量的肿瘤细胞。

（二）流式细胞术

流式细胞术（flow cytometry，FCM）是一项集激光技术、电子物理技术、光电测量技术、计算机技术、细胞荧光化学技术、单克隆抗体技术为一体的现代细胞分析技术。流式细胞术检测可以鉴定细胞的抗原性和形态学特征，还可以保持细胞的形态和活力。但应用流式细胞术检测癌细胞的价值在很大程度上依赖于可分析的细胞数量。

此外，激光扫描细胞计数法（laser scanning cytometry，LSC）、光导纤维阵列扫描技术（fiber – optic array scanning technology，FAST）等也都用于 CTC 的检测。

利用细胞计数法检测原理将 CTC 富集和检测结合起来的 CellSearch™ 系统是唯一经美国 FDA 批准的检测 CTC 的方法。用抗表皮细胞黏附分子（Ep-CAM）抗体的免疫磁珠富集 CTC，被富集的细胞用细胞核染料 DAPI 染色，并用荧光标记的细胞角蛋白（cytokeratin，CK）抗体和 CD45 抗体分选，最后将 CK 阳性、CD45 阴性的细胞用自动荧光显微镜分析。这种技术提高了检测的敏感性，而且所获得的结果比较稳定。目前这一系统被应用于多种肿瘤的 CTC 研究中。

CTC – chip 是将载有 EpCAM 抗体的微柱制作成一个小的芯片，当血液样本流经时，EpCAM 阳性细胞被黏附于微柱的表面。这一检测系统选用 CK 和 DAPI 作为阳性分选，用 CD45 作为阴性分选。这种方法检测的敏感性超过 99%，获得的细胞中 CTC 的纯度高达 50%，在所有肿瘤患者外周血样本中都能检测到 CTC 的存在。

二、核酸检测法

(一) 聚合酶链反应

PCR 检测肿瘤患者外周血中的 CTC 主要是通过检测癌基因、抑癌基因的突变或致瘤病毒序列。但是,由于发生 DNA 改变的肿瘤种类较少,而且 CTC 和核酸的半衰期不稳定,检测到的游离 DNA 可能仅仅是核酸而非真正的肿瘤细胞,因此该方法虽然敏感性较高,但特异性不高,适用范围有限。

(二) 反转录聚合酶链反应

RT – PCR 是基于组织或肿瘤特异性 mRNA 的表达或某些基因改变后 RNA 水平的异常。由于这些 mRNA 通常不表达于正常外周血细胞,且半衰期较短,在细胞死亡后被 RNA 酶迅速降解,所以在患者外周血中检测到特异 mRNA 可以间接提示 CTC 的存在。研究表明,RT – PCR 的敏感性很高,目前已可在 $10^7 \sim 10^8$ 个外周血单个核细胞中检测出单个肿瘤细胞。然而,由于样品的污染和目的基因在正常细胞表达等的影响,使得 RT – PCR 容易产生假阳性结果,从而影响检测的特异性。除此之外,游离的 RNA 和杂交 DNA 也可能导致假阳性结果的出现。目前多重 RT – PCR(multiplex RT – PCR)和定量 RT – PCR(RT – qPCR)技术相继应用于 CTC 的检测以提高检测的特异性。

三、CTC 检测中的质量控制

2010 年美国 FDA 发表了关于新的肿瘤标志物检测的规范化和(或)标准化的报告,认为 CTC 检测的标准化势在必行。CTC 的标准化内容主要包括:①前处理过程的标准化,如样本的采集、运输和储存条件;②CTC 分离的标准化;③CTC 检测的标准化;④对同一血标本应做实验室内和实验室间的比对研究。

有关 CTC 检测的标准化被越来越多的研究者所关注。对 6 例乳腺癌患者检测外周血中 CTC,在 14 个独立实验室分别进行了不同实验室间、测试间、操作者间变异的多中心比对研究,并且证实了 CTC 检测的实验室间质量评价(external quality assurance, EQA)的可行性和重要性。利用 CellSearch™ 系统在 3 个独立实验室间对 92 例转移性乳腺癌患者进行了前瞻性多中心研究,分别测试了批内和批间变异、储存和运输条件改变对 CTC 检测稳定性的影响等。研究结果表明,对转移性乳腺癌,CellSearch™ 系统可以准确地检测外周血中的 CTC,而且适合用于常规临床实验室检测。血标本在室温条件下运输,CTC 计数可以至少稳定 72 小时。

四、CTC 与肿瘤的个体化治疗

（一）作为预后和复发的预测因素

尽管目前对 CTC 检测无法统一标准，但大量的研究结果已证明 CTC 的存在与肿瘤患者的无病生存时间（disease free survival, DFS）、无进展生存期（progression free survival, PFS）及总生存期（overall survival, OS）相关。

对 177 例转移性乳腺癌患者外周血中 CTC 研究结果表明治疗前每 7.5ml 全血中出现≥5 个 CTC 可以有效预测 PFS 和 OS。而且在对转移性乳腺癌患者治疗评价和预测 OS 中可以用检测 CTC 代替影像学检查。对 144 例 I ~ Ⅲ 期乳腺癌患者的队列研究表明，40.8% 的患者外周血中可以检测到 CTC。而且，对于雌激素受体阴性、三阴性及 HER - 2 阳性的早期乳腺癌患者，CK19 mRNA 阳性的 CTC 的存在表明预后较差。

在 SUCCESS 试验中，检测了 1500 例辅助化疗前或后的早期乳腺癌患者的 CTC，这些患者伴有淋巴结转移或可疑淋巴结转移。12 个月的中期随访结果显示，每 23ml 外周血中若含有 1 个 CTC，辅助化疗后可能会有较短的 DFS 和 OS。

对于治疗前或治疗过程中的转移性结直肠癌，用 CellSearch™ 系统富集并检测 CTC，每 7.5ml 全血中若出现≥3 个 CTC 可以独立预测 PFS 和 OS，而且可以辅助影像学判断患者的预后。经 Meta 分析 CTC 对结直肠癌患者预后的意义，结果证实 CTC 的存在对无复发生存和 OS 是重要的预测因子。

在对去势抵抗和激素抵抗的前列腺癌的研究中检测 CTC 可以作为患者 OS 的最准确的独立预测因子。

在小细胞肺癌和食管鳞状细胞癌患者外周血中用 RT - PCR ELISA 技术检测表达 survivin 的 CTC 的研究发现，外周血中含有这种 CTC 的患者有较高的复发率和较短的生存时间。因此这种 CTC 可以作为癌症复发和生存的独立预测因子。

（二）CTC 与个体化靶向治疗

采用荧光原位杂交技术、激光扫描共聚焦技术及 RT - qPCR 等方法已证实 CTC 具有高度异源性的基因表型，即 CTC 表达有与原发灶不同的分子。因此，可以选择针对特异表达在 CTC 中的靶点进行相关的治疗。例如，一些研究表明原发乳腺癌病灶和相应的 CTC 之间 HER - 2 表达存在不一致性，在 HER - 2 阴性的原发灶患者外周血中检测到了 HER - 2 阳性的 CTC，这些患者可能可以受益于针对 HER - 2 的靶向治疗。转移性乳腺癌患者的 CTC 还可以表达 VEGF、VEGF2、pFAK 及 PI3K 等一些磷酸化的受体，这些受体的存在不仅可以解释

CTC 的转移潜能,而且可能还可以作为肿瘤靶向治疗的分子靶点。

五、CTC 应用的临床思路

在所有肿瘤类型中,对于乳腺癌的 CTC 研究最为透彻,其临床应用价值已得到了广大肿瘤专家的认同。Cristofanilli 等的研究结果表明,对 177 例转移性乳腺癌患者外周血(7.5ml)中检测 CTC。CTC 大于 5 个和小于 5 个的患者,中位无进展生存期(PFS)分别是 4.5 个月和 9.5 个月($P < 0.01$),总的生存期(OS)分别是 14.2 个月和 18 个月($P < 0.01$)。这说明若检测 CTC 大于 5 个者,则复发转移的风险大。正是此项前瞻性的研究,促进美国食品药品监督管理局(food and drug administration,FDA)批准了该方法在乳腺癌患者中的临床应用。

有研究者在小细胞肺癌患者外周血中发现了 EpCAM/CK 阳性的 CTC,为指导小细胞肺癌的治疗提供了可靠的依据。

利用免疫磁珠分离技术和流式细胞仪,发现在转移性结直肠癌患者中,治疗前和治疗过程中 CTC 的数量能够作为无进展生存期和总生存期的独立预测因子,与影像学检查协同判断患者的预后。

在对前列腺癌的研究中,CTC 被证实可以作为判断患者总生存期的最准确的独立预测因子,对前列腺癌患者的个体化治疗具有重要的指导价值。

此外,在其他转移性恶性肿瘤如肾细胞癌以及膀胱癌的研究中,CTC 的检测以及临床应用也都取得了不同程度的进展。

尽管进入循环系统的 CTC 绝大多数在机体免疫识别及杀伤等作用下发生凋亡,只有极少数能存活下来并在一定条件下发展为转移灶,但是对于 CTC 检测的临床应用仍是目前研究的热点之一。在乳腺癌、肺癌、转移性结直肠癌及前列腺癌等恶性肿瘤的微转移、监测术后复发与转移、评估疗效与预后、选择合适的个体化治疗等方面的作用已得到大量研究的证实。随着检测技术的不断改进和完善,CTC 检测必将克服种种不足,在临床肿瘤诊治中得到推广应用。

CTC 在乳腺癌、肺癌、结直肠癌及前列腺癌等转移性实体瘤的微转移、监测术后复发、疗效评估与预后及个体化靶向治疗等方面的作用已得到大量的研究证实,但是将 CTC 检测作为临床常规检测仍有许多问题需要解决。首先,CTC 的检测需要标准化;其次,更为重要的是后续的研究应该证明 CTC 作为一种预测性的标志物可以改善肿瘤患者的临床转归。

(魏葆珺　韩晓红)

参考文献

1. Mocellin S, Keilholz U, Rossi CR, et al. Circulating tumor cells: the 'leukemic phase' of solid cancers. Trends Mol Med, 2006, 12: 130 – 139.

2. Paterlini – Brechot P, Benali NL. Circulating tumor cells (CTC) detection: clinical impact and future directions. Cancer Lett, 2007, 253: 180 – 204.

3. Ghossein RA, Carusone L, Bhattacharya S. Review: polymerase chain reaction detection of micrometastases and circulating tumor cells: application to melanoma, prostate, and thyroid carcinomas. Diagn Mol Pathol, 1999, 8: 165 – 175.

4. Pachmann K, Clement JH, Schneider CP, et al. Standardized quantification of circulating peripheral tumor cells from lung and breast cancer. Clin Chem Lab Med, 2005, 43: 617 – 627.

5. Wittekind C, Neid M. Cancer invasion and metastasis. Oncology, 2005, 69: 14 – 16.

6. Dittmar T, Heyder C, Gloria – Maercker E, et al. Adhesion molecules and chemokines: the navigation system for circulating tumor (stem) cells to metastasize in an organ – specific manner. Clin Exp Metastasis, 2008, 25: 11 – 32.

7. Gertler R, Rosenberg R, Fuehrer K, et al. Detection of circulating tumor cells in blood using an optimized density gradient centrifugation. Recent Results Cancer Res, 2003, 162: 149 – 155.

8. Muller V, Stahmann N, Riethdorf S, et al. Circulating tumor cells in breast cancer: correlation to bone marrow micrometastases, heterogeneous response to systemic therapy and low proliferative activity. Clin Cancer Res, 2005, 11: 3678 – 3685.

9. Zigeuner RE, Riesenberg R, Pohla H, et al. Isolation of circulating cancer cells from whole blood by immunomagnetic cell enrichment and unenriched immunocytochemi – stry in vitro. J Urol, 2003, 169: 701 – 705.

10. Okegawa T, Nutahara K, Higashihara E. Association of circulating tumor cells with tumor – related methylated DNA in patients with hormone – refractory prostate cancer. Int J Urol, 2010, 17: 466 – 475.

11. Botteri E, Sandri MT, Bagnardi V, et al. Modeling the relationship between circulating tumor cells number and prognosis of metastatic breast cancer. Breast Cancer Res Treat, 2010, 122: 211 – 217.

12. Schmitt M, Foekens JA. Circulating tumor cells in blood of primary breast cancer patients assessed by a novel RT – PCR test kit and comparison with status of bone marrow – disseminated tumor cells. Breas Cancer Res, 2009, 11: 109.

13. Riethdorf S, Fritsche H, Muller V, et al. Detection of circulating tumor cells in peripheral blood of patients with metastatic breast cancer: a validation study of the Cell – Search system. Clin

Cancer Res, 2007, 13: 920 – 928.

14. Brandt B, Junker R, Griwatz C, et al. Isolation of prostate – derived single cells and cell clusters from human peripheral blood. Cancer Res, 1996, 56: 4556 – 4561.

15. Litle VR, Lockett SJ, Pallavicini MG. Genotype/phenotype analysis of low frequency tumor cells using computerized image microscopy. Cytometry, 1996, 23:344 – 349.

16. Vona G, Sabile A, Louha M, et al. Isolation by size of epithelial tumor cells: a new method for the immunomorphological and molecular characterization of circulating tumor cells. Am J Pathol 2000, 156: 57 – 63.

17. Iakovlev VV, Goswami RS, Vecchiarelli J, et al. Quantitative detection of circulating epithelial cells by Q – RT – PCR. Breast Cancer Res Treat, 2008, 107 (1): 145 – 154.

18. Xenidis N, Perraki M, Kafousi M, et al. Predictive and prognostic value of peripheral blood cytokeratin – 19 mRNA – positive cells detected by real – time polymerase chain reaction in node – negative breast cancer patients. J Clin Oncol, 2006, 24(23): 3756 – 3762.

19. Stathopoulou A, Ntoulia M, Perraki M, et al. A highly specific real – time RT – PCR method for the quantitative determination of CK – 19 mRNA positive cells in peripheral blood of patients with operable breast cancer. Int J Cancer, 2006, 119(7): 1654 – 1659.

20. Alix – Panabières C, Vendrell JP, Pellé O, et al. Detection and characterization of putative metastatic precursor cells in cancer patients. Clin Chem, 2007, 53(3): 537 – 539.

21. Alix – Panabieres C, Brouillet JP, Fabbro M, et al. Characterization and enumeration of cells secreting tumor markers in the peripheral blood of breast cancer patients. J Immunol Methods, 2005, 299(1 – 2): 177 – 188.

22. Mavroudis D. Circulating cancer cells. Ann Oncol, 2010, Suppl 7: vii95 – 100.

23. Lianidou ES, Markou A. Circulating tumor cells as emerging tumor biomarkers in breast cancer. Clin Chem Lab Med, 2011, 49(10): 1579 – 1590.

24. Khleif SN, Doroshpw JH, Hait WN. AACR – FDA – NCI Cancer Biomarkers Collaborative consensus report: advancing the use of biomarkers in cancer drug development. Clin Cancer Res, 2010, 16(13): 3299 – 3318.

25. Budd GT, Cristofanilli M, Ellis MJ, et al. Circulating tumor cells versus imaging – predicting overall survival in metastatic breast cancer. Clin Cancer Res, 2006, 12(21): 6403 – 6409.

26. Ignatiadis M, Xenidis N, Perraki M, et al. Different prognostic value of cytokeratin – 19 mRNA positive circulating tumor cells according to estrogen receptor and HER – 2 status in early – stage breast cancer. J Clin Oncol, 2007, 25(33): 5194 – 5202.

27. Rack B, Schindlbeck C, Jückstock J, et al. Prevalence of CA 27. 29 in primary breast cancer patients before the start of systemic treatment. Anticancer Res, 2010, 30(5): 1837 – 1841.

28. Cohen SJ, Punt CJ, Iannotti N, et al. Relationship of circulating tumor cells to tumor response, progression – free survival, and overall survival in patients with metastatic colorectal cancer. J Clin Oncol, 2008, 26(19):3213 – 3221.

29. Wong SC, Chan CM, Ma BB, et al. Clinical significance of cytokeratin 20 – positive circulating tumor cells detected by a refined immunomagnetic enrich – ment assay in colorectal cancer patients. Clin Cancer Res, 2009, 15(3): 1005 – 1012.

30. De Bono JS, Scher HI, Montgomery RB, et al. Circulating tumor cells predict survival benefit from treatment in metastatic castration – resistant prostate cancer. Clin Cancer Res, 2008, 14(19): 6302 – 6309.

31. Jiang WF, Zhang HL. Enrichment and detection of circulating tumor cells in peripheral blood. Chinese – German Journal of Clinical Oncology, 2011, 10(4): 240 – 244.

32. Chen TF, Jiang GL, Fu XL, et al. CK19 mRNA expression measured by reverse – transcription polymerase chain reaction (RT – PCR) in the peripheral blood of patients with non – small cell lung cancer treated by chemo – radiation: an independent prognostic factor. Lung Cancer, 2007, 56(1): 105 – 114.

33. Yie SM, Lou B, Ye SR, et al. Detection of survivin – expressing circulating cancer cells (CCCs) in peripheral blood of patients with gastric and colorectal cancer reveals high risks of relapse. Ann Surg Oncol, 2008, 15(11): 3073 – 3082.

34. Cao M, Yie SM, Wu SM, et al. Detection of survivin – expressing circulating cancer cells in the peripheral blood of patients with esophageal squamous cell carcinoma and its clinical significance. Clin Exp Metastasis, 2009, 26(7): 751 – 758.

35. Pantel K, Alix – Panabieres C, Riethdorf S. Cancer micrometastases. Nat Rev Clin Oncol, 2009, 6(6): 339 – 351.

36. Fehm T, Becker S, Duerr – Stoerzer S, et al. Determination of HER – 2 status using both serum HER – 2 levels and circulating tumor cells in patients with recurrent breast cancer whose primary tumor was HER – 2 negative or of unknown HER – 2 status. Breast Cancer Res, 2007, 9(5): R74.

37. Kallergi G, Agelaki S, Kalykaki A, et al. Phosphorylated EGFR and PI3K/Akt signaling kinases are expressed in circulating tumor cells of breast cancer patients. Breast Cancer Res, 2008, 10(5): R80.

38. Kallergi G, Markomanolaki H, Giannoukaraki V, et al. Hypoxia – inducible factor – 1alpha and vascular endothelial growth factor expression in circulating tumor cells of breast cancer patients. Breast Cancer Res, 2009, 11(6):R84.

第七章

肿瘤个体化治疗相关的分子肿瘤标志物

第一节　个体化治疗时代分子标志物的检测

近年来,在世界范围内恶性肿瘤的发病率持续增长,尤其在发展中国家发病率不断攀升。据2011年世界卫生组织公布的统计结果显示,肺癌和乳腺癌分别是男性和女性患者中发病率和死亡率最高的恶性肿瘤,其中肺癌的死亡率在男性和女性患者中排名分别为第一位和第二位。在所有肺癌病例中近85%为NSCLC,且绝大多数患者诊断时即为不可切除的局部晚期(Ⅲb期)或转移性病变(Ⅳ期),全球范围内尚缺乏根治性的治疗方法。以EGFR为代表的分子靶向治疗近年来在临床治疗中取得了较好的疗效,逐渐成为治疗的重要手段。但在临床实践中发现,并不是所有患者都能够从中获益。因此,寻找靶向治疗药物的疗效预测生物标志物有助于选择优势患者接受治疗,同时,筛选在NSCLC患者中特异表达的分子靶点,可以为研发新型靶向药物提供理论依据。美国国立癌症研究所(national cancer institute, NCI)发起的一项肺癌分子标志突变频率的临床研究,纳入1000例Ⅲb/Ⅳ期肺腺癌患者,分析其基因突变类型,得到10个基因包括 K – Ras、EGFR、EML4 – ALK、B – Raf、PIK3CA、HER – 2、METAMP、MEK1、N – Ras 和 AKT1 在肺腺癌患者中的表达图谱,对推动肺癌个体化治疗的进程起到了重大的推动作用。

一、K – Ras

多项研究表明 K – Ras 基因突变与 EGFR 抑制剂的原发耐药相关联。JBR. 10研究中检测到 K – Ras 突变约为26%。在另一项研究 TRIBUTE 中,274名患者中 K – Ras 突变率约为21%,且接受单纯化疗患者的疗效和总生存率都明显优于联合 EGFR 抑制剂的表现。在 BR. 21 研究中,K‐Ras 基因野生型相比突变型患者有较明显受益($HR = 0.69,95\% \ CI \ 0.49 \sim 0.97;P = 0.03$)。因此明确 K‐Ras 突变频率,研发针对 K‐Ras 的靶向药物,具有重要的临床意义。

二、EGFR 基因突变

Paez 和 Lynch 等研究证明 EGFR 基因的体细胞突变与 EGFR 抑制剂类药物敏感性相关。2009 年报道的 IPASS 研究比较了一线使用 EGFR 抑制剂或化疗药物对 NSCLC 患者无进展生存率的影响,结果显示:EGFR 敏感突变患者经过 EGFR 抑制剂治疗的 PFS 相比化疗显著延长(PFS 分别为 9.5 个月和 6.3 个月,$P < 0.05$),而 EGFR 野生型的患者在化疗药物治疗中获益更大(PFS 分别为 5.5 个月和 1.5 个月,$P < 0.05$)。该研究结果提示 NSCLC 患者必须在使用 EGFR 抑制剂治疗前检测 EGFR 突变状态,从而使患者能够得到更为有效的个体化治疗。而另一方面,EGFR 基因第 20 外显子点突变 T790M 是 NSCLC 患者对 EG-FR 抑制剂产生耐药的重要原因,这对于 EGFR 突变患者的靶向治疗提出了新的挑战,也需要更深入广泛的研究。

三、EML4‐ALK

2007 年,研究者在 NSCLC 细胞株和临床标本中发现染色体 2p 内的倒位可以产生一个融合基因,该融合基因包含部分棘皮动物微管相关蛋白样‐4(EML4)基因和 ALK 基因,之后的一系列研究显示,该融合激酶具有致癌性。既往采用各种族 NSCLC 患者的肿瘤标本进行的一系列研究显示,EML4‐ALK 融合变异的发生率为 2%~7%(平均值为 3.5%)。2011 年美国肿瘤学年会报道了一项 EML4‐ALK 抑制剂克唑替尼(crizotinib)相比历史数据对 ALK 阳性晚期 NSCLC 患者的生存影响的研究结果,发现经 crizotinib 治疗的 ALK 阳性患者的 1 年、2 年生存率分别为 74% 和 54%,接受 crizotinib 二线/三线治疗的 30 例患者的生存率显著高于 23 例 ALK 阳性对照组患者和 125 例 ALK 阴性对照组患者,1 年生存率分别为 70%、44%、47%,2 年生存率分别为 55%、12%、32%。可见,ALK 基因融合不是晚期 NSCLC 的有利预后因素,但 crizotinib 可以延长 ALK 阳性的 NSCLC 患者的总生存时间。

四、B‐Raf

Marchetti 等研究了 1046 例白种 NSCLC 患者中 B‐Raf 的分布情况和预测作用,结果发现 B‐Raf 突变存在于 1%~3% 的非小细胞肺癌中;腺癌患者 B‐

Raf 突变率高于鳞癌患者,差异有统计学意义;在腺癌患者中,女性突变率为 8.6%,男性为 0.9%;V600E 突变的患者无病生存和总生存时间较短。V600E 是最常见的 B-Raf 突变类型,在肺癌中也有多种其他类型的突变被报道,包括 G469A 和 D594G 等。尽管特异性药物如 vemurafenib 在包含 B-Raf V600E 突变的黑色素瘤中高度有效,但这些药物在 B-Raf 突变的肺癌中的疗效还需进一步观察。目前,多项评估 B-Raf 和 MEK 抑制剂疗效的临床试验正在开展。

五、PIK3CA

Ludovini 等检测了 166 例经 EGFR 抑制剂治疗的 NSCLC 患者 PI3K、K-Ras 和 EGFR 基因突变状态,其中 PIK3CA 的突变率为 4.1%,PIK3CA 突变与较短的疾病进展时间和较差的总生存相关,并且是一个独立的、预测经 EGFR 抑制剂治疗后不良疾病进展和总生存时间的因子。PI3K-AKT 通路的异常与恶性肿瘤的相关性,在诸多研究中已被证实,PI3K、AKT 等持续活化及表达量增加已经在非小细胞肺癌、前列腺癌、结直肠癌等肿瘤中被发现。

六、HER-2

HER-2 作为人表皮生长因子受体家族的一员,其扩增被认为是 EGFR 抑制剂的一个阳性预测因子;许多试验证明含有 HER-2 扩增的乳腺癌和 NSCLC 的细胞系对 EGFR 抑制剂的敏感性增加。活化的 HER-2 可与 ErbB3 结合形成异源二聚体,使 ErbB3 磷酸化,进而激活 PI3K 下游信号通路,活化癌基因;当 EGFR 与 ErbB3 不能形成有效的异源二聚体时,ErbB3 可通过 HER-2 活化,从而激活 PI3K 等下游信号分子。因此,过表达的 HER-2 基因可能与 EGFR 抑制剂类药物的耐药相关。

七、c-Met

已有研究显示,约 20% 的 EGFR 抑制剂耐药是由于 Met 基因扩增引起。MetMAb 是一种 Met 受体拮抗剂,能特异性结合 Met 受体的单价单克隆抗体。2011 年 ASCO 年会上,有研究报告了在 Met 阳性患者中,MetMAb 联合厄洛替尼治疗组对比安慰剂联合厄洛替尼组在 PFS(2.9 个月 vs 1.5 个月,$P = 0.04$)和 OS(12.6 个月 vs 3.8 个月,$P = 0.002$)方面都有显著获益。但不同亚组人群的预后不同,提示我们临床研究应更多地关注分子标志物的预测作用,正确运用预测性分子标志物,为个体化治疗提供临床依据。

八、其他因子

此外,IGF – 1R 过表达、MEK 基因突变、N – Ras 基因突变和 AKT 磷酸化等分子标志物表达的改变都可能与临床疗效相关。也有部分研究资料显示 EGFR 抑制剂治疗前后血清 TNF – α、双调蛋白、mTOR 等蛋白表达水平变化与临床疗效之间具有一定相关性。

研究者近年来在恶性肿瘤分子标志物检测方面积累了一定的经验,包括:应用 ARMS 技术对 873 例晚期 NSCLC 患者标本进行 EGFR 基因突变状态检测,结果发现 49.7%（434/873）的患者 EGFR 基因突变阳性,其中第 19 外显子缺失突变患者 208 例,第 21 外显子点突变 L858R 患者 179 例,二者占所有突变患者的 89.2%（387/434）。另外,分析其中 234 例 EGFR 基因突变与患者临床病理学特征的相关性,结果显示女性患者突变率 56%（62/111）高于男性患者 42%（52/123）,差异有统计学意义。此外,在对 127 例临床优势入组 NSCLC 患者肿瘤组织标本运用 IHC 法和 FISH 技术检测 ALK 蛋白的表达及基因的融合状态。其中有 7 例 FISH 和 1 例 IHC 结果无法判读,能进行评价比对的标本为 119 份（93.7%）。若将 IHC 0 和 IHC1 + 定义为 ALK 蛋白阴性表达,IHC2 + 和 IHC3 + 定义为 ALK 蛋白阳性表达,IHC 法检测 ALK 蛋白阳性率占 44.5%（53/119）。FISH 法检测 ALK 基因重排阳性率为 37.8%（45/119）。与 FISH 结果比较,IHC 检测的敏感性和特异性分别为 95.6% 和 94.6%,IHC 和 FISH 检测结果一致率达 95%。我们应用直接测序法检测了 668 例结直肠癌临床样本,发现 K – Ras 基因突变阳性率为 34.9%（233/668）,而 B – Raf 基因总突变率为 4.35%（29/666）。另外,我们应用 FISH 技术检测了 818 例乳腺癌患者的 HER – 2 基因扩增情况,结果显示 27.1% 的乳腺癌患者具有 HER – 2 基因扩增。

近年来,随着靶向治疗的日益兴起,各种靶向药物层出不穷,伴随诊断这一概念也应运而生,使人们对分子标志物有了更新和更深入的认识,标志着个体化治疗时代的到来。越来越多分子靶点的发现及靶向药物的研发给肿瘤患者长期生存带来希望,但是,靶向药物在应用的过程中都面临着相同的问题,耐药的出现和分子靶点的多样性给我们提出了新的挑战。因此,在肿瘤个体化诊疗的道路上,分子标志物的研究和检测必将发挥更深远的作用。

（韩晓红　沈胤晨）

参考文献

1. Jemal A, Bray F, Center MM, et al. Global cancer statistics. CA Cancer J Clin, 2011, 61: 69 – 90.

2. Ramalingam SS, Owonikoko TK, Khuri FR. Lung cancer: New biological insights and recent therapeutic advances. CA Cancer J Clin, 2011, 61: 91 – 112.

3. Kris MG, Johnson BE, Kwiatkowski DJ, et al. Identification of driver mutations in tumor specimens from 1000 patients with lung adenocarcinoma: The NCI's Lung Cancer Mutation Consortium (LCMC). J Clin Oncol, Vol 29, No 18_suppl (June 20 Supplement).

4. Khambata – Ford S, Harbison CT, Hart LL, et al. K – Ras mutations (MT) and EGFR – related markers as potential predictors of cetuximab benefit in 1 st line advanced NSCLC: Results from the BMS099 study. J Thorac Oncol, 2008, 3 (Suppl): S304.

5. Herbst RS, Prager D, Hermann R, et al. TRIBUTE: A phase Ⅲ trial of erlotinib hydrochloride (OSI – 774) combined with carboplatin and paclitaxel chemotherapy in advanced non – small – cell lung cancer. J Clin Oncol, 2005, 23: 5892.

6. Shepherd FA, Rodrigues Pereira J, Ciuleanu T, et al. Erlotinib in previously treated non – small – cell lung cancer. N Engl J Med, 2005, 353: 123.

7. Paez JG, Lee JC. EGFR mutations in lung cancer: correlation with clinical response to gefitinib therapy. Science. 2004, 304: 1497 – 1500.

8. Mok TS, Wu YL, Thongprasert S, et al. Gefitinib or carboplatin – paclitaxel in pulmonary adenocarcinoma. N Engl J Med, 2009, 361: 947 – 957.

9. Balak MN, Gong Y, Riely GJ, et al. Novel D761Y and common secondary T790M mutations in epidermal growth factor receptor – mutant lung adenocarcinomas with acquired resistance to kinase inhibitors. Clin Cancer Res, 2006, 12: 6494 – 6501.

10. Soda M. Identification of the transforming EML4 – ALK fusion gene in non – small cell lung cancer. Nature, 2007, 448: 561 – 566.

11. Koivunen JP. EML4 – ALK fusion gene and efficacy of an ALK kinase inhibitor in lung cancer. Clin Cancer Res, 2008, 14: 4275 – 4283.

12. Shinmura K. EML4 – ALK fusion transcripts, but no NPM – , TPM3 – , CLTC – , ATIC – , or TFG – ALK fusion transcripts, in non – small cell lung carcinomas. Lung Cancer, 2008, 61: 163 – 169.

13. Takeuchi K. Multiplex reverse transcription – PCR screening for EML4 – ALK fusion transcripts. Clin Cancer Res, 2008, 14: 6618 – 6624.

14. Soda M. A mouse model for EML4 – ALK positive lung cancer. Proc Natl Acad Sci USA,

2008, 105:19893 - 19897.

15. Kwak EL, Bang YJ, Camidge DR, et al. Anaplastic lymphoma kinase inhibition in non - small - cell lung cancer. N Engl J Med, 2010, 363:1693 - 1703.

16. Marchetti A, Felicioni L, Malatesta S, et al. Clinical features and outcome of patients with non - small - cell lung cancer harboring BRAF mutations. J Clin Oncol, 2011; 29:3574 - 3579.

17. Ludovini V, Bianconi F, Pistola L, et al. Phosphoinositide - 3 - Kinase Catalytic Alpha and K - Ras Mutations are Important Predictors of Resistance to Therapy with Epidermal Growth Factor Receptor Tyrosine Kinase Inhibitors in Patients with Advanced Non - small Cell Lung Cancer. J Thorac Oncol, 2011, 6: 707 - 715.

18. Lee SH, Kim HS, Park WS, et al. Non - small cell lung cancers frequently express phosphorylated AKT; an immunohistochemical study. APMIS, 2002, 110: 587 - 592.

19. Itoh N, Semba S, Ito M, et al. Phosphorylation of AKT/PKB is required for suppression of cancer cell apoptosis and tumor progression in human colorectal carcinoma. Cancer, 2002, 94: 3127 - 3134.

20. Shukla S, Maclennan GT, Marengo SR, et al. Constitutive activation of PI3K - AKT and NF - kappaB during prostate cancer progression in autochthonous transgenic mouse model. Prostate, 2005, 64: 224 - 239.

21. Cappuzzo F, Varella - Garcia M, Shigematsu H, et al. Increased HER - 2 gene copy number is associated with response to gefitinib therapy in epidermal growth factor receptor - positive non - small - cell lung cancer patients. J Clin Oncol, 2005, 23: 5007 - 5018.

22. Moasser MM, Basso A, Averbuch SD, et al. The tyrosine kinase inhibitor ZD1839 ("Iressa") inhibits HER2 - driven signaling and suppresses the growth of HER - 2 - overexpressing tumor cells. Cancer Res, 2001, 61: 7184 - 7188.

23. Engelman JA, Janne PA, Mermel C, et al. ErbB - 3 mediates phosphoinositide 3 - kinase activity in gefitinib - sensitive non - small cell lung cancer cell lines. Proc Natl Acad Sci USA, 2005, 102: 3788 - 3793.

第二节　肿瘤分子靶点检测的方法学

随着生物技术在肿瘤研究领域的快速发展和从细胞分子水平对发病机制的深入认识,肿瘤治疗已进入了一个全新的靶向时代。由于靶向治疗药物是依据肿瘤发生发展中已知的异常分子或基因设计和研制的,然而并非所有患者均存在药物作用靶点,即使存在药靶,其异常状况亦不完全相同,药物的治疗效果也存在差异。因此,临床医师在选择靶向药物之前,必须了解患者的分子靶点状况,才能筛选出最合适的对象给予针对性的治疗。由于肿瘤的异常靶点可以是基因突变、扩增、融合、多态性以及过表达等,故检测方法和结果判断标准亦有不同。以下就临床常见的肿瘤分子靶点及其检测方法作一介绍,以期为靶点检测的统一化、标准化平台建立提供理论依据。

一、基因突变检测

随着临床肿瘤研究的进展,一个以"突变"检测为核心的靶向用药体系正在逐步确立。目前,与靶向药物疗效相关的基因突变主要包括:与治疗胃肠间质瘤药物伊马替尼(imatinib)疗效相关的 c - kit 基因突变,与治疗非小细胞肺癌药物酪氨酸激酶抑制剂(tyrosine kinase inhibition, TKI)疗效相关的 EGFR 基因突变,与结直肠癌治疗药物西妥昔单抗疗效相关的鼠 Kirsten 肉瘤病毒致癌基因同源物(v - Ki - ras2 Kirsten rat sarcoma viral oncogene homolog, K - Ras)、鼠肉瘤病毒癌基因同源物 B1 (v - raf murine sarcoma viral oncogene homolog B1, BRAF)、磷酸肌醇 3 激酶(phosphotylinosital 3 kinase, PI3K)基因突变等。基因突变检测的方法众多,主要包括:直接测序法、焦磷酸测序法、扩增阻遏突变系统(amplification refractory mutation system, ARMS)、高分辨率溶解度曲线法(high resolution melting, HRM)、肽核酸 - PCR 法(peptide nucleic acid clamping polymerase chain reaction, PNA - PCR)、SNaPshot 法、变性高效液相色谱法、质谱法和免疫组织化学法(immunohistochemistry, IHC)等。目前临床上最常用的为直接测序和 ARMS 两种方法。直接测序法被认为是检测基因突变的"金标准",该方法可以最直接地检测到已知突变和未知突变位点,且成本较低。缺点是操作繁琐并且敏感性有限,检测甲醛固定石蜡包埋(formalin - fixed paraffin embedded, FFPE)组织块中基因突变要考虑肿瘤细胞的比例和 DNA 高片段化等多种因素,在肿瘤细胞量较少的情况下很容易发生漏检。相比之下,ARMS 方法突出优点是敏感性高,可以检测到 1% 的突变,并且特异性强,省时快捷。但是由于试剂盒价格昂贵,且只能检测已知的突变位点,所以在应用方面受到一定限制。

由于不同检测方法的敏感性不一样,所以导致检测的结果存在差异。以 K - Ras 基因突变检测为例,Whitehall 等分别用单链构象多态性分析、焦磷酸测序、HRM、直接测序以及商业化的 TIB Molbiol 和 ARMS 试剂盒进行检测,结果表明 6 种方法检测 FFPE 组织中 K - Ras 基因突变结果的一致率只有 63% ,而不同方法测得的 K - Ras 突变频率各异,最低为 32.9% ,最高达 59.5% 。Franklin 等利用 HRM 法、直接测序法和 ARMS 法检测了 59 例 FFPE 组织中 K – Ras 基因状态,结果表明 ARMS 方法不仅具有较高的敏感性及特异性,而且准确性达到 100%,成为 K – Ras 基因突变检测的最适方法。目前,针对这类分子靶点开发的一些新检测方法如:PNA – PCR、HRM、SNaPshot 等与直接测序法相比,不仅在敏感性上有了很大的提高,同时操作步骤简便,需要的 DNA 量少,标本适用范围广并且价格便宜,有可能取代直接测序法。

另一方面,不同来源的标本所适用的检测方法也不同。临床上获得的标本有很多是活检标本(CT 引导下细针穿刺、纤维支气管镜活检)、细胞学标本(恶性胸水、心包积液、支气管镜刷片)、血标本等,这些标本所具有的一个共同特点为样本量微少、肿瘤细胞含量低、提取的 DNA 量较少,所以对检测方法的敏感性提出了更高的要求。一些敏感性较高的方法,如 ARMS、PNA – PCR、HRM 等更加适合于此类标本的检测。

此外,最近研究发现靶点分子的突变含量和疗效密切相关。Zhou 等将直接测序法和 ARMS 法检测相比较作为 EGFR 突变的相对定量方法,结果发现 EGFR 突变相对含量的高低可以预测 TKI 的疗效。但是目前仍然没有基因突变绝对定量的方法,所以开发出能够定量检测突变的技术将会成为靶点检测领域的又一大突破。

二、基因扩增检测

目前检测基因扩增的方法主要有 IHC、荧光原位杂交(fluorescence in situ hybridization, FISH)、比色原位杂交(chromogenic in situ hybridization, CISH)等。IHC 用于检测蛋白产物表达情况,是最常用和最简便的检测方法。FISH 技术用于检测基因扩增的准确性比其他检测技术高,可以避免由于染色体的多体而呈现的蛋白表达假阳性,故被誉为"金标准"。缺点是操作较为复杂,试剂和仪器设备昂贵。CISH 技术是在明视野观察有无基因扩增的方法,比 FISH 简单,试剂较便宜,且可长期保存切片。但缺乏内对照,无多种颜色信号,故无法精确计算扩增基因的拷贝数,还不能完全取代 FISH 技术。

以靶向药物曲妥珠单抗疗效预测指标 HER – 2 基因扩增检测为例,目前美国食品药品监督管理局推荐 IHC 和 FISH 两种方法检测 HER – 2 的表达状态。Dowsett 等研究表明 IHC 为 3 +、1 + 或 0 时与 FISH 检测具有很高的一致性,而 IHC 为 2 + 与 FISH 检测的基因扩增差异较大,所以美国临床肿瘤学会/美国病理学会(american society of clinical oncology/college of american pathologists, AS-CO/CAP)指南推荐 IHC 的判读评分为 2 + 时,则需用更为可靠的 FISH 进一步验证。我们研究小组对比研究了 3249 例乳腺癌患者 IHC 检测 HER – 2 蛋白表达和 FISH 检测 HER – 2 基因扩增情况,结果表明 FISH 检测 HER – 2 基因扩增率为 42.6%,其中 IHC 评分为 3 + 和 0 分时,与 FISH 检测的一致性较高,分别为 94.1% 和 89.9%,而 IHC 1 + 和 2 + 组与 FISH 的一致性较低,分别为 71.0% 和 55.9%。因此,我们认为:FISH 和 IHC 这两种方法检测 HER – 2 表达状态具有较高的一致性。结合实际情况包括费用仪器等限制,在 IHC 作为初筛的基础上,推荐 FISH 作为检测 HER – 2 基因扩增的标准方法。FISH 技术检测乳腺癌患者 HER – 2 基因表达状态可为临床指导用药和预后评价提供更可靠的依据。

此外,HER – 2 蛋白的细胞外区域(extracellular domain, ECD)可通过酶解作用脱落进入血液,利用 ELISA 法可以定量检测 HER – 2 ECD 在血清中的浓度。如果血清 HER – 2 ECD 的水平与肿瘤组织 HER – 2 基因的状态有关,血清学检测很可能成为更加方便的检测手段。目前,大量研究探讨了血清 HER – 2 ECD 升高与肿瘤组织中 HER – 2 的表达的相关性,但结果并不一致。我们研究组评价了 180 例早期乳腺癌患者的基线血清中 HER – 2 ECD 的水平,以 15ng/ml 为界值,提示 HER – 2 ECD 升高的患者为 9.0%。但同样的病例进行配对肿瘤组织检测 HER – 2 状态时,FISH 结果显示 33.2% 为 HER – 2 基因扩增,虽然二者具有相关性($P < 0.01$),但一致性较差(Kappa = 0.34)。所以,我们认为多年来血清 HER – 2 ECD 被认为是一个潜在的评价预后和预测疗效肿瘤标志物,可以作为肿瘤组织 HER – 2 检测的补充,但将血清 HER – 2 ECD 的检测替代组织中 HER – 2 检测,还需要增加前瞻性大规模的研究证实其临床意义。

三、基因融合检测

基因融合的检测方法主要有反转录聚合酶链反应(reverse transcription polymerase chain reaction, RT – PCR)、FISH 和 IHC 等。以最近成为热点的非小细胞肺癌治疗新靶点——棘皮动物微管相关类蛋白 4(echinoderm microtubule associated protein like 4, EML4)与间变性淋巴瘤激酶(anaplastic lymphoma kinase, ALK)融合基因检测为例,目前研究报道的肺癌组织中 EML4 – ALK 融合基因检测的阳性率有很大差别,其中检测方法的不统一、不标准是一个主要原因。FISH 法采用探针特异性标记细胞核中 ALK 断裂点来检测 ALK 重排,目前已被FDA 批准用于非小细胞肺癌组织中 EML4 – ALK 融合基因的伴随诊断。其优点在于不需要知道所有与 ALK 融合的基因位点,并且适用于常规的 FFPE 样本检测。但由于试剂价格昂贵,分离的荧光信号不易解释,所以还不适合成为该融合基因的筛查手段。RT – PCR 检测的敏感性高,但是需要高质量的 RNA,由于石蜡切片存在 RNA 降解问题,会影响检测结果的准确性。此外所有基因融合的形式都需要单独设计引物,故操作比较繁琐。IHC 法利用针对该融合基因的抗体可以简便地对其进行检测,并且花费较低。目前有研究比较发现,IHC 检测 EML4 - ALK 融合基因的结果和 FISH 法相比具有很高的一致性,尤其是当 IHC 为 3 +、1 + 或 0 时,二者检测结果高度一致。但是当 IHC 为 2 + 时,存在一定差异。所以 IHC 有望成为筛查 EML4 - ALK 融合基因的普遍适用方法,和 HER - 2 检测类似的是,当 IHC 为 2 + 时,需要用 FISH 法做进一步的验证。

四、其他肿瘤分子靶点检测

除上述分子靶点以外,还有其他一些基因的过表达与靶向药物的疗效相关,如 CD20、VEGF 和 EGFR 等,临床上常用 IHC 进行检测。也可以利用实时荧光定量 PCR 技术检测 mRNA 表达水平,但是考虑到石蜡组织中 RNA 降解的问题,此法更加适合于新鲜标本。此外,一些基因的单核苷酸多态性(single nucle-otide polymorphism, SNP)影响药物的代谢,从而影响疗效或产生毒副反应,如伊立替康的疗效和毒副反应均和尿苷二磷酸葡萄糖醛酸转移酶基因 1A1(UDP - glucuronosyltransferase 1A1, UGT1A1)多态性相关。基因多态常用的检测方法有直接测序法和实时荧光定量 PCR 法。如果含有多个位点,可以利用 SNaPshot 方法进行检测。目前,研究还发现一些上调表达的基因、microRNA、血液中的细胞因子以及基因的异常甲基化等都与靶向治疗的疗效密切相关,这些分子标志往往构成一个组合,所以对于这种组合分子标志可以通过高通量的生物芯片进行联合检测。

综上所述,个体化治疗时代已经到来,而靶标的分子检测构成了个体化治疗的基石。目前,我们已经实现了全面的基因检测范围和全面的突变检测能力,分子靶点检测分析方法主要包括 ELISA、IHC、FISH、PCR 和测序技术等。但是,肿瘤的靶向治疗在很大程度上依赖于一个统一、规范和标准化的分子靶点检测技术平台。检测的方法应该具有高的敏感性和特异性,操作简单,经济可靠,易于被患者接受和临床推广应用,所以建立这样一个更加完善的分子靶点检测方法和评价标准,将会有效指导临床个体化治疗方案的制定,进而全面推动靶向治疗药物的开发和临床应用。

(王建飞　韩晓红　石远凯)

参考文献

1. Whitehall V, Tran K, Umapathy A, et al. A multicenter blinded study to evaluate K – Ras mutation testing methodologies in the clinical setting. J Mol Diagn, 2009, 11: 543 – 552.

2. Franklin WA, Haney J, Sugita M, et al. K – Ras mutation: comparison of testing methods and tissue sampling techniques in colon cancer. J Mol Diagn, 2010, 12: 43 – 50.

3. Han HS, Lim SN, An JY, et al. Detection of EGFR mutation status in lung adenocarcinoma specimens with different proportions of tumor cells using two methods of differential sensitivity. J Thorac Oncol, 2012, 7: 355 – 364.

4. Song C, Milbury CA, Li J, et al. Rapid and sensitive detection of K – Ras mutation after fast – COLD – PCR enrichment and high – resolution melting analysis. Diagn Mol Pathol, 2011, 20: 81 – 89.

5. Farifia Sarasqueta A, Moerland E, de Bruyne H, et al. SNaPshot and StripAssay as valuable alternatives to direct sequencing for K – Ras mutation detection in colon cancer routine diagnostics. J MoI Diagn, 20ll, 13: 199 – 205.

6. Kimura H, FujiwaraY, Sone T, et al. High sensitivity detection of epidermal growth factor receptor mutations in the pleural effusion of non – small cell lung cancer patients. Cancer Sci, 2006, 97: 642 – 648.

7. Rosell R, Moran T, Queralt C, et al. Screening for epidermal growth factor receptor mutations in lung cancer. N Engl J Med, 2009, 361: 958 – 967.

8. Fassina A, Gazziero A, Zardo D, et al. Detection of EGFR and K – Ras mutations on trans – thoracic needle aspiration of lung nodules by high resolution melting analysis. J Clin Pathol, 2009, 62: 1096 – 1102.

9. Zhou Q, Zhang XC, Chen ZH, et al. Relative abundance of EGFR mutations predicts benefit from gefitinib treatment for advanced non – small – cell lung cancer. J Clin Oncol, 2011, 29: 3316 – 3321.

10. Dowsett M, Bartlett J, Ellis IO, et al. Correlation between immunohistochemistry (HercepTest) and fluorescence in situ hybridization (FISH) for HER – 2 in 426 breast carcinomas from 37 centres. J Pathol, 2003, 199: 418 – 423.

11. 韩晓红, 石远凯, 马丽, 等. 应用 FISH 和 IHC 技术检测中国乳腺癌患者 HER – 2 基因状态及蛋白表达的前瞻性多中心研究. 中华检验医学杂志, 2010, 33: 655 – 662.

12. Ludovini V, Gori S, Colozza M, et al. Evaluation of serum HER – 2 extracellular domain in early breast cancer patients: correlation with chinicopathological parameter and survival. Am Oncol, 2008, 19: 883 – 890.

13. Paik JH, Choe G, Kim H, et al. Screening of anaplastic lymphoma kinase rearrangement by immunohistochemistry in non – small cell lung cancer：correlation with fluorescence in situ hybridization. J Thorac Oncol, 2011, 6：466 – 472.

14. Yi ES, Boland JM, Maleszewski JJ, et al. Correlation of IHC and FISH for ALK gene rearrangement in non – small cell lung carcinoma：IHC score algorithm for FISH. J Thorac Oncol, 2011, 6：459 – 465.

15. Yang P, Kulig K, Boland JM, et al. Worse disease – free survival in never – smokers with ALK + lung adenocarcinoma. J Thorac Oncol, 2012, 7：90 – 97.

第三节 非小细胞肺癌 EGFR 基因突变检测的临床意义

EGFR 是人表皮生长因子受体(human epidermal growth factor receptor, HER)家族的一个成员。HER 家族又称为 ErbB 家族,主要成员包括:EGFR(HER – 1、ErbB1)、HER – 2(ErbB2)、HER – 3(ErbB3)、HER – 4(ErbB4)。该家族成员通常含有一个与配体结合的胞外区、一个跨膜区和一个具有酪氨酸激酶活性的胞内受体区。表皮生长因子、转化生长因子、双调蛋白等配体与 EGFR 结合后,可以引起 EGFR 同源或异源二聚化,两个 EGFR 胞内区的受体酪氨酸激酶通过交互磷酸化激活 EGFR,进一步激活下游的三条信号通路,包括:Ras/Raf/MEK/ERK 信号通路、PI3K/AKT 信号通路和 STAT 转导通路,从而引起肿瘤细胞的增殖、抗凋亡、侵袭和转移等。

一、EGFR 靶点抑制剂

由于 EGFR 在 40% ~80% 的 NSCLC 中高表达,因此可以作为特异性靶向治疗的靶分子。随着对肿瘤发生发展分子机制研究的不断深入,以 EGFR 为靶分子的抑制剂类药物在临床应用中取得了较好的疗效,且毒副反应较轻,为肺癌患者的长期生存带来了新的希望。以 EGFR 为靶分子的靶向药物包括两类:一类是小分子酪氨酸激酶抑制剂(tyrosine kinase inhibitions, TKI),通过竞争性结合 EGFR 酪氨酸激酶区域的 ATP 结合位点,抑制其酪氨酸激酶活性。目前,美国食品药品监督管理局批准用于临床肿瘤治疗的 EGFR – TKI 有 3 种:厄洛替尼(OSI – 774,特罗凯)、吉非替尼(ZD1839,易瑞沙)和拉帕替尼(GW572016)。另一类 EGFR 抑制剂是结合 EGFR 胞外区的单克隆抗体,通过阻断配体与 EGFR 的结合,抑制其激活。Paez 和 Lynch 等研究证明 EGFR 基因的体细胞突变与 EGFR – TKI 类药物敏感性相关,其中 EGFR 基因第 19 外显子缺失突变和第 21 外显子点突变 L858R 占所有敏感突变类型的 90% ;2009 年报道的 IPASS 研究比较了一线使用 TKI 类药物或化疗药物对 NSCLC 患者无进展生存率的影响,同时检测入组患者的 EGFR 基因突变,结果显示:EGFR 敏感突变患者经过 TKI 类药物治疗的无进展生存时间(progression free survival, PFS)相比化疗显著延长(PFS 分别为 9.5 个月和 6.3 个月,$P < 0.05$),而对于 EGFR 野生型的患者经化疗药物治疗的 PFS 相比靶向治疗显著延长(PFS 分别为 5.5 个月和 1.5 个月,$P < 0.05$)。该研究结果提示 NSCLC 患者必须在使用 TKI 类靶向药物治疗前检测 EGFR 突变状态,筛选出 EGFR 突变阳性的患者进行 TKI 类药物治疗,EGFR 阴性的患者进行化疗,从而使患者能够得到更为有效的个体化治疗,凸显了 EGFR 基因突变状态检测在 NSCLC 靶向治疗中的重要地位。其他多项前瞻性临床研究结果也证实,EGFR 敏感突变的 NSCLC 患者对 EGFR – TKI 的反应率显著高于 EGFR 野生型患者,无进展生存时间也显著延长。因此,用高敏感性的方法对患者 EGFR 基因突变状态进行检测,从而为患者选择靶向治疗提供依据,具有重要的临床意义。

二、EGFR 基因突变检测方法

由于肿瘤细胞中混杂有正常细胞,且具有异质性,因此在肿瘤组织中只有部分细胞含有 EGFR 基因突变。在进行 EGFR 基因状态检测时,需要选取高敏感性的检测方法,并在检测前先对检测样本中肿瘤组织含量进行评估,对于肿瘤细胞含量较少的样本,应该重新获取进行检测,从而保证结果的准确性。目前,进行 EGFR 基因突变检测的方法包括:直接测序法、聚合酶链反应(polymerase chain reaction, PCR) – 单链构象多态性分析、变性高效液相色谱法、肽核酸 – 锁核酸 PCR 法、扩增阻遏突变系统(amplification refractory mutation system, ARMS)和 Taqman 探针法等,其中直接测序法和 ARMS 法是最常用的两种检测方法。

ARMS 法利用 PCR 引物 3′端的特异性结合决定产物延伸的原理,设计与 EGFR 突变位点特异结合的引物,从而实现突变模板特异性扩增;蝎型探针(Scorpions)包括特异的引物和探针两部分,其中探针呈蝎型结构,两端分别连接荧光基团和淬灭基团,无荧光信号;当特异的引物与突变型的 EGFR 基因结合延伸形成产物后,探针与产物结合,蝎型探针展开,产生荧光信号。因此应用 Scorpions 和 ARMS 技术可以检测已知的点突变和缺失突变,具有高敏感性和特异性,并且操作步骤简单,具有较好的应用前景。ARMS 法既可以通过检测每一孔中质粒扩增产物量,来判断 PCR 反应抑制剂的影响,排除抑制剂的干扰;又可以对 DNA 含量较少的标本类型进行检测。在临床实践中,许多晚期 NSCLC 患者由于不能手术而难以获得手术标本进行 EGFR 基因突变检测,穿刺活检标本或恶性胸水等是更容易获得的标本类型,然而由于穿刺活检标本或恶性胸水等标本提取 DNA 含量较少,用测序法难以准确检测出 EGFR 基因突变状态,ARMS 法则适用于检测 DNA 含量较少的标本类型。而直接测序法由于对检测样本的质量和数量都有较高的要求,并且具有敏感度低和检测周期长等限制因素,难以在临床实践中广泛应用。在临床实践中,要根据标本类型的不同,以及标本中肿瘤细胞的含量,选择合适的检测方法进行 EGFR 基因突变检测,以保证检测结果的准确和可靠。

(王　帅)

参考文献

1. Paez JG, Jänne PA, Lee JC, et al. EGFR mutations in lung cancer: correlation with clinical response to gefitinib therapy. Science. 2004, 304(5676): 1497 – 1500.

2. Lynch TJ, Bell DW, Sordella R, et al. Activating mutations in the epidermal growth factor receptor underlying responsiveness of non – small – cell lung cancer to gefitinib. N Engl J Med. 2004, 50(21): 2129 – 2139.

3. Mok TS, Wu YL, Thongprasert S, et al. Gefitinib or carboplatin – paclitaxel in pulmonary adenocarcinoma. N Engl J Med, 2009, 361: 947 – 957.

4. Maemondo M, Inoue A, Kobayashi K, et al. Gefitinib or chemotherapy for non – small – cell lung cancer with mutated EGFR. N Engl J Med, 2010, 362(25): 2380 – 2388.

5. Mitsudomi T, Morita S, Yatabe Y, et al. Gefitinib versus cisplatin plus docetaxel in patients with non – small – cell lung cancer harbouring mutations of the epidermal growth factor receptor (WJTOG3405): an open label, randomised phase 3 trial. Lancet Oncol, 2010, 11(2): 121 – 128.

6. Whitcombe D, Theaker J, Guy SP, et al. Detection of PCR products using self – probing amplicons and fluorescence. Nat Biotechnol, 1999, 17(8): 804 – 807.

7. Bates JA, Taylor EJ. Scorpion ARMS primers for SNP real – time PCR detection and quantification of Pyrenophora teres. Mol Plant Pathol, 2001, 2(5): 275 – 280.

第四节　不同来源肿瘤标本对非小细胞肺癌表皮生长因子受体检测结果的影响

在我国,肺癌的发病率和死亡率已居所有癌症之首。据 2011 年世界卫生组织公布的统计结果显示,2008 年全球肺癌的发病例数为 160 万,死亡病例数为 140 万。在肺癌病例中近 85% 为非小细胞肺癌,包括腺癌、鳞癌、大细胞癌和细支气管肺泡癌。近几年,随着对肿瘤发生发展分子机制研究的不断深入,肿瘤的药物治疗进入了一种全新的靶向治疗时代,即针对已知的与肿瘤发生相关的基因或蛋白设计和研制药物,进而选择性地杀伤肿瘤细胞,而不损伤或仅很少损伤正常细胞,安全性和耐受性好,毒副反应轻,为肺癌患者的长期生存带来新的希望。然而,一些研究已经证实用于临床治疗的靶向药物并非对所有患者都具有有效性,只对含有特异表达靶分子的患者敏感,而其他患者并不能从靶向治疗中获益。因此,在进行靶向治疗前,检测肿瘤细胞特异表达的靶分子,从而选择对靶向药物敏感的患者,具有重要的临床意义。

在临床分子标志物检测中,首先需要获得患者的肿瘤标本,其质量决定了检测结果的准确性。常见的临床标本类型包括:手术切除标本、活检标本(CT 引导下细针穿刺、纤维支气管镜活检)、细胞学标本(恶性胸水、心包积液、支气管镜刷片)、痰液和血标本等。对于不同病理分级的患者,能够获得的标本类型不同。例如:晚期肺癌患者由于不进行手术治疗,只能获得小的组织学样本或细胞学样本。然而不同来源的肿瘤标本进行分子标志物检测的结果是否一致,转移灶组织的检测结果是否与原发灶检测结果一致等,这些都是临床中亟待解决的问题。因此,本文将针对 NSCLC 的分子标志物——EGFR,分析阐述不同来源肿瘤标本对检测结果的影响,以提高分子标志物检测的有效性和准确性,更好地为临床治疗提供依据。

一、新鲜冰冻组织和甲醛固定石蜡包埋组织标本比较

2007 年荷兰的研究者采用直接测序法比较了 47 例 NSCLC 患者冰冻组织和配对的甲醛固定石蜡包埋(formalin – fixed paraffin – embedded,FFPE)组织中 EGFR 基因突变状态,结果显示 100% 的冰冻组织能够扩增 EGFR 基因片段并成功测序,而只有 50% 的 FFPE 组织能够进行扩增及检测 EGFR 突变状态;在能够配对检测 2 种组织的患者中,有 10 例患者在 FFPE 组织中检测到 EGFR 突变,

而在冰冻组织中未检测到,推测在 FFPE 中检测到的 EGFR 基因突变可能是在石蜡包埋的过程引入的假阳性突变。因此,相比较于新鲜冰冻组织,在用 FFPE 组织检测 EGFR 基因突变状态时,应尽量缩短扩增片段的长度,以保证能够成功扩增出 EGFR 基因。同时,要有严格的质控,以减少检测结果的假阳性率,从而使较易获得的 FFPE 组织适用于 EGFR 基因突变检测,并保证较高的成功率和准确性。

二、原位癌组织和转移癌组织标本比较

我国的研究者用直接测序法比较了 80 例晚期 NSCLC 患者配对的原位癌和局部转移淋巴结中 EGFR 基因突变情况,在 21 例原位癌和 26 例患者局部转移淋巴结中检测到 EGFR 基因突变;1 例患者标本在局部转移淋巴结中检测到 EGFR 基因突变而在原位癌中未检测到,该患者在 TKI 类靶向药物治疗后表现为疾病进展,提示该患者并未从靶向治疗中获益。由这一研究结果可知,在原位癌和转移癌组织中 EGFR 基因突变情况有可能并不一致,转移癌中 EGFR 基因突变率更高。但究竟哪一种来源的肿瘤组织能够更准确地预测 TKI 类靶向药物的疗效,还需要进一步结合患者的预后情况来证实。

三、组织和血标本比较

西班牙的一项检测肺癌患者 EGFR 基因突变状态的研究中,研究者在 2105 例 NSCLC 患者中检测到 350 例患者含有 EGFR 基因突变(16.6%),寻找与组织中检测到 EGFR 突变阳性的 164 例患者的配对血标本,并进行 EGFR 基因突变检测,结果在 97 例血标本中检测到突变,与组织中检测一致率为 59.1%。由上述研究结果可以推测在血标本中检测 EGFR 基因突变有一定的假阴性,导致的原因可能为血标本中游离 DNA 含量以及 DNA 的片段大小不确定,从而引起检测结果的可信性降低。

四、细胞学标本的特点

Kimura 等用直接测序法和扩增阻滞突变法(amplification refractory system, ARMS)检测了 24 例 NSCLC 患者恶性胸水中 EGFR 基因突变状态,结果有 5 例患者用两种方法均检测到 EGFR 基因突变,另外有 3 例患者只用 ARMS 方法检测到基因突变。该研究结果提示:从恶性胸水中提取的 DNA 可进行 EGFR 突变检测,而 ARMS 法是比测序法更为敏感的检测恶性胸水中 EGFR 基因突变的方法。另外,新加坡的研究者用测序法比较了 26 例 NSCLC 患者恶性胸水中细

胞和上清液的 EGFR 基因突变情况,8 例患者标本中检测到 EGFR 基因突变,其中 4 例患者在 2 种来源标本中同时检测到,4 例患者细胞和上清液中的检测结果并不一致,包括 2 例 19 外显子缺失突变在细胞中未检测到,2 例第 21 外显子点突变 L858R 在上清液中未检测到。恶性胸水作为一种在 NSCLC 患者中常见的标本类型,由于其中含有肿瘤组织脱落的细胞,而可以作为检测 EGFR 基因突变状态的标本来源,但对恶性胸水进行 EGFR 基因突变检测需要敏感性更高的方法。

我们研究组应用 ARMS 技术对 873 例晚期 NSCLC 患者的 FFPE 标本进行 EGFR 基因突变状态检测,结果发现 50.3%(439/873)的患者 EGFR 基因突变阴性,另外 49.7%(434/873)的患者 EGFR 基因突变阳性,其中 19 外显子缺失突变患者 208 例,21 外显子点突变 L858R 患者 179 例,二者占所有突变患者的 89.2%(387/434);在检测结果中,有些患者同时含有 TKI 类药物敏感突变和耐药突变;而在 1 例患者的标本中同时检测到第 19 外显子缺失突变、第 21 外显子点突变 L858R 和 20 外显子点突变 S768I。另外,分析其中 241 例患者标本中 EGFR 基因突变与患者临床病理学特征的相关性,结果显示女性患者突变率 56%(62/111)高于男性患者 42%(52/123),差异有统计学意义;而不同吸烟史、组织分级以及病理类型的晚期 NSCLC 患者 EGFR 基因突变状态差异无统计学意义。在所有标本中,有 14 例患者配对标本为恶性胸水和肿瘤组织标本,其 EGFR 基因突变检测结果完全一致,而恶性胸水的上清液和沉淀细胞中的 EGFR 基因突变检测结果也完全一致,该结果提示含有肿瘤细胞的胸水可以代替肿瘤组织进行 EGFR 基因状态检测,但仍需要大样本量的研究进一步验证。

综上所述,取材于不同来源的肿瘤标本,由于标本类型本身的因素在一定程度上限定了分子标志物的检测方法,主要体现在对检测方法的敏感性要求更高,同时不同类型标本的处理方法和过程也可能导致样本的改变。另外,由于肿瘤的异质性,不同时间检测以及检测不同来源肿瘤标本中的分子标志物,结果也会有所不同。因此,在临床检测中,应尽早地选择新鲜且肿瘤细胞丰富的标本多次进行多种来源标本中的分子标志物检测,才能够更有效地进行肿瘤个体化治疗。

(王　帅　石远凯　韩晓红)

参考文献

1. Jemal A, Bray F, Center MM, et al. Global cancer statistics. CA Cancer J Clin, 2011, 61:69-90.

2. Paez JG, Janne PA, Lee JC, et al. EGFR mutations in lung cancer: correlation with clinical response to gefitinib therapy. Science, 2004,304:1497-1500.

3. Mok TS, Wu YL, Thongprasert S, et al. Gefitinib or carboplatin - paclitaxel in pulmonary adenocarcinoma. N Engl J Med, 2009,361:947-957.

4. Gallegos Ruiz MI, Floor K, Rijmen F, et al. EGFR and K - Ras mutation analysis in non - small cell lung cancer: comparison of paraffin embedded versus frozen specimens. Cell Oncol, 2007,29:257-264.

5. Sun L, Zhang Q, Luan H, et al. Comparison of K - Ras and EGFR gene status between primary non - small cell lung cancer and local lymph node metastases: implications for clinical practice. J Exp Clin Cancer Res, 2011,30:30.

6. Rosell R, Moran T, Queralt C, et al. Screening for epidermal growth factor receptor mutations in lung cancer. N Engl J Med, 2009,361:958-967.

7. Kimura H, Fujiwara Y, Sone T, et al. High sensitivity detection of epidermal growth factor receptor mutations in the pleural effusion of non - small cell lung cancer patients. Cancer Sci, 2006,97:642-648.

8. Zhang X, Zhao Y, Wang M, et al. Detection and comparison of epidermal growth factor receptor mutations in cells and fluid of malignant pleural effusion in non - small cell lung cancer. Lung Cancer, 2008,60:175-182.

第五节 EGFR - TKI 类靶向药物治疗非小细胞肺癌耐药机制的研究进展

在我国,肺癌的发病率和死亡率已居所有恶性肿瘤之首。在所有肺癌病例中近85%为NSCLC,目前对NSCLC的治疗除了传统的手术、放疗、化疗外,以EGFR为靶分子的靶向治疗逐渐成为治疗的重要手段;不同类型的EGFR抑制剂已经在临床研究中取得了较好的疗效和较轻的毒副反应,为肺癌患者的长期生存带来了新的希望。然而,由于这类药物价格昂贵,且在临床应用中不可避免地产生耐药而导致患者病情延误,增加不必要的医疗开支。因此,对 EGFR 抑制剂的耐药机制进行研究,寻找在靶向治疗过程中发生的与耐药相关的分子改变,探索耐药机制,为指导临床用药、增加药物获益人群和研发新药提供依据。

一、EGFR 和 EGFR 抑制剂

EGFR 是 HER 家族的一个成员。该家族成员通常含有 1 个与配体结合的胞外区、1 个跨膜区和 1 个具有酪氨酸激酶活性的胞内受体区。当表皮生长因子、转化生长因子、双调蛋白等配体与 EGFR 结合后,可以激活 EGFR 下游信号通路,从而引起肿瘤细胞的增殖、抗凋亡、侵袭和转移等。以 EGFR 为靶分子的靶向药物包括两类:一类是小分子酪氨酸激酶抑制剂(tyrosine kinase inhibition, TKI),通过竞争性结合 EGFR 酪氨酸激酶区域的 ATP 结合位点,抑制其酪氨酸激酶活性;另一类 EGFR 抑制剂是结合 EGFR 胞外区的单克隆抗体,通过阻断配体与 EGFR 的结合,抑制 EGFR 信号通路的激活。

二、EGFR - TKI 的耐药机制

我们将从 EGFR 基因突变、其他受体酪氨酸激酶的激活和 EGFR 信号通路下游分子的激活 3 个方面分析 EGFR - TKI 治疗 NSCLC 的耐药机制。

(一)EGFR 基因突变

1. EGFR 基因第 20 外显子点突变　EGFR 基因第 20 外显子点突变 T790M 是 NSCLC 患者对 EGFR - TKI 产生耐药的重要原因。2005 年 Kobayashi 等通过 1 例病例报告首先解释了吉非替尼耐药的原因:该例患者在治疗前检测到 EGFR - TKI 药物敏感突变,在对吉非替尼耐药后,又发现了新的突变,即第 20 外显子 790 位苏氨酸被甲硫氨酸替代(2369 位胞嘧啶突变到胸腺嘧啶),导致 EGFR 的 ATP 结合区"口袋"变小,在空间上阻碍 EGFR - TKI 与 EGFR 的可逆结合,从而引发耐药。另外有一种观点认为,T790M 点突变的耐药机制是由于突变导致 EGFR 与 ATP 的亲和力增强、与 EGFR - TKI 的结合能力减弱,使 EGFR 下游信号通路持续激活。

一项研究分析了 16 例对 EGFR - TKI 敏感而治疗后耐药的 NSCLC 患者,用测序法检测 EGFR 酪氨酸激酶区的表达情况,发现在 7 例患者中存在获得性的 T790M 突变。该研究结果说明含有 T790M 点突变的患者占 EGFR - TKI 耐药患者的 50%,提示 T790M 点突变是 NSCLC 患者产生 EGFR - TKI 耐药的重要原因。

2. EGFR 突变体Ⅲ　EGFR 突变体Ⅲ（EGFRvⅢ）是由于 EGFR 胞外区第 2～7 外显子的框架缺失突变产生的,由于在胞外的配体结合区截短,导致 EG-FR 持续激活。一项研究吉非替尼治疗 EGFRvⅢ或 EGFR 野生型恶性胶质瘤的试验结果显示,吉非替尼对含有 EGFRvⅢ细胞的生长抑制显著弱于 EGFR 野生型的细胞,提示 EGFRvⅢ可能引起吉非替尼的耐药;在 EGFRvⅢ表达的细胞系中,吉非替尼不能抑制蛋白激酶 B（protein kinase B, PKB）或 AKT 的磷酸化,无法阻断 EGFR 下游信号通路的持续激活,从而引发耐药。

3. EGFR 基因第 20 外显子插入突变　当存在 EGFR 基因第 20 外显子的插入突变时,NSCLC 患者对 EGFR – TKI 治疗不敏感,因此,第 20 外显子的插入突变也是 1 个导致 TKI 耐药的因素。与含有第 19、21 外显子突变的对 EGFR – TKI 敏感的细胞系相比,Greulich 等构建的含有 EGFR 基因第 20 外显子插入的细胞系,对 EGFR – TKI 的作用不敏感,提示 EGFR 基因第 20 外显子的插入突变可能与 EGFR – TKI 耐药相关。

（二）其他受体酪氨酸激酶的活化致 NSCLC 的耐药机制

1. 肝细胞生长因子受体（hepatic growth factor receptor, MET）基因扩增 Bean 等在 2007 年用比较基因组学的方法检测 12 例含有 EGFR – TKI 敏感突变的肺癌患者在治疗前和耐药后的组织标本,发现 MET 原癌基因的扩增与获得性耐药相关;进一步检测发现,在 EGFR – TKI 耐药的患者中 MET 基因的扩增率为 21%（9/43）,而在未经治疗的患者中 MET 基因的扩增率仅为 3%（2/62）,说明 MET 基因扩增可能引起 EGFR – TKI 的耐药。

Engelman 等将含有 EGFR 基因第 19 外显子缺失突变的 HCC827 细胞系持续暴露于浓度递增的吉非替尼 6 个月,构建吉非替尼耐药细胞系 HCC827 GR（Gefitinib resistance）;比较经吉非替尼治疗后 HCC827 与 HCC827 GR 中受体酪氨酸激酶的表达情况,结果发现在 HCC827 中,磷酸化的 EGFR、HER – 2、HER – 3、MET 随着吉非替尼的治疗而减少,而经吉非替尼治疗的 HCC827 GR 中,磷酸化的 MET、HER – 3 和 EGFR 表达量没有变化。另外,用两种小 RNA 干扰耐药细胞 HCC827 GR 中 MET 的不同区域,使 MET 表达量下调到与 HCC827 中在 MET 表达水平相同,干扰后的细胞恢复了对吉非替尼的敏感性,并且 HER – 3 和 AKT 的磷酸化水平降低,证明了 MET 基因扩增可以导致 EGFR – TKI 的耐药。

2. HER 家族其他成员的活化　HER – 2 由于没有内源的配体,在细胞中以活性的状态存在,可随时与 HER 家族的其他成员形成异源二聚体,其扩增被认为是 EGFR – TKI 的一个阳性预测因子,许多试验证明含有 HER – 2 扩增的乳腺癌和 NSCLC 的细胞系对 EGFR - TKI 的敏感性增加。然而 HER - 3 不具有或者只具有很弱的酪氨酸激酶活性,可通过与 HER 家族其他成员的二聚化而被磷酸化,磷酸化的 HER - 3 可以结合并激活磷酸肌醇 3 - 激酶(phosphatidylinositol 3 - kinase, PI3K),进一步激活 EGFR 下游通路。因此, HER - 3 的磷酸化也可能导致 EGFR - TKI 耐药。

3. 胰岛素样生长因子 1 受体(insulin - like growth factor - 1 receptor, IGF - 1R)高表达 IGF - 1R 是一种受体酪氨酸激酶,激活的许多信号通路与 EGFR 下游信号通路相同,从而引起肿瘤形成、细胞增殖、血管生成和肿瘤转移等,其激活与 EGFR - TKI 的耐药相关;在 EGFR - TKI 耐药的细胞系中,检测到 IGF - 1R 的过表达,当用 EGFR - TKI 作用于该细胞系时,IGF - 1R 的表达量进一步增高,提示 IGF - 1R 的高表达可能引起 EGFR - TKI 耐药。

(三)EGFR 信号通路下游信号分子致 NSCLC 的耐药机制

1. Kirsten 大鼠肉瘤病毒同源癌基因(v - Ki - ras2 Kirsten rat sarcoma viral oncogene homolog, K - Ras)基因突变 Pao 等对 60 例已知 EGFR - TKI 疗效(敏感或耐药)的肺腺癌患者进行 EGFR 和 K - Ras 基因突变状态的检测,发现在 38 例耐药的患者中有 9 例含有 K - Ras 突变(24%),在 21 例敏感的患者中未检测到 K - Ras 突变,说明 K - Ras 突变与 EGFR - TKI 的耐药相关。Massarelli 等进一步检测了 EGFR - TKI 治疗的晚期 NSCLC 患者的 EGFR、K - Ras 突变状态以及 EGFR 扩增情况,发现 K - Ras 的突变率为 22.8%(16/70), K - Ras 突变与肿瘤进展以及较短的中位疾病进展时间相关(P 值分别为 0.04 和 0.025),是 1 个预测 EGFR - TKI 较差疗效的分子标志,该研究也证明 K - Ras 突变与 EGFR - TKI 耐药相关。

2. 人第 10 号染色体缺失的磷酸酶及张力蛋白同源基因(phosphatase and tensin homolog deleted on chromosome ten, PTEN) PTEN 是一种磷酸酶,能够调节 PI3K 信号通路,其主要底物为磷脂酰肌醇 - 3、4、5 三磷酸。当 PTEN 失活时,磷脂酰肌醇 - 3、4、5 三磷酸在细胞膜上积累,结合并激活 AKT,使细胞产生抗凋亡的作用。Yamamoto 等建立了 EGFR - TKI 耐药细胞系 PC - 9/GEF,检测到细胞中 PTEN 表达水平显著降低,而磷酸化的 AKT 增多;在回复突变体 PC - 9/Rev 中,PTEN 的表达正常,且对 EGFR - TKI 的敏感性也恢复;在 PC - 9 细胞系中对 PTEN 基因进行 RNA 干扰以降低其表达,导致细胞对 EGFR - TKI 耐药,证明 PTEN 表达水平的降低是导致 EGFR - TKI 耐药的因素。

3. PI3K Ludovini 等检测了 166 例经 EGFR - TKI 治疗的 NSCLC 患者 PI3K、K - Ras 和 EGFR 基因突变状态,其中 PI3K 的突变率为 4.1%, PI3K 突变

与较短的疾病进展时间和较差的总生存相关,并且是一个独立的、预测 EGFR -
TKI 较差疗效的因子,可能与 EGFR - TKI 的耐药相关。

三、展望

随着靶向药物的广泛应用,耐药问题也相继产生,如何克服耐药以及合理
选择用药成为肿瘤个体化治疗研究的重点内容之一。近年来,虽然国外已经有
一些关于 EGFR - TKI 靶向药物耐药分子机制的报道,但仍有很多问题尚未明
确,并且由于东西方人群的遗传背景存在较大差异,国外报道的耐药机制是否
适合中国人群,中国人群是否存在其他的耐药机制,这些问题都有待于解决。
目前我国在该领域的研究相对较少,探索我国靶向药物的耐药机制迫在眉睫。
研究组对未经 EGFR - TKI 治疗的 873 例晚期 NSCLC 患者的甲醛固定石蜡包埋
标本进行 EGFR 基因突变状态检测,结果发现与耐药相关的第 20 外显子插入
突变有 14 例(突变率为 2% ,14/873),还有 1 例患者检测到第 20 外显子点突变
T790M。在检测结果中,有些患者同时含有 EGFR - TKI 药物敏感突变和耐药突
变;2 例患者的标本中同时检测到第 19 外显子缺失突变和第 20 外显子插入突
变;3 例患者同时检测到第 21 外显子点突变 L858R 和第 20 外显子插入突变;3
例患者同时检测到第 21 外显子点突变 L858R 和第 20 外显子点突变 T790M;1
例患者同时检测到第 19 外显子缺失突变和第 20 外显子点突变 T790M。该结
果提示未经 EGFR - TKI 治疗的患者含有耐药相关的 EGFR 基因突变比例较
低,远远低于已报道的耐药患者的突变率,说明与耐药相关的 EGFR 基因突变
大多在治疗过程中产生;而同时含有敏感突变和耐药突变的患者 EGFR - TKI
的疗效如何,还需要大样本的研究进一步验证。因此,从已发现的耐药相关分
子和信号通路着手,深入研究靶向药物的耐药机制有助于指导临床用药、选择
合适的患者进行靶向治疗,并为合理设计新的靶向药物、有效治疗 NSCLC 提供
理论依据。

(王 帅 石远凯 韩晓红)

参考文献

1. Jemal A, Bray F, Center MM, et al. Global cancer statistics. CA Cancer J Clin, 2011, 61:69 - 90.

2. Ramalingam SS, Owonikoko TK, Khuri FR. Lung cancer: New biological insights and recent therapeutic advances. CA Cancer J Clin, 2011, 61:91 - 112.

3. Kobayashi S, Boggon TJ, Dayaram T, et al. EGFR mutation and resistance of non - small - cell lung cancer to gefitinib. N Engl J Med, 2005, 352(8): 786 - 792.

4. Yun CH, Mengwasser KE, Toms AV, et al. The T790M mutation in EGFR kinase causes drug resistance by increasing the affinity for ATP. Proc Natl Acad Sci USA, 2008, 105(6): 2070 - 2075.

5. Balak MN, Gong Y, Riely GJ, et al. Novel D761Y and common secondary T790M mutations in epidermal growth factor receptor - mutant lung adenocarcinomas with acquired resistance to kinase inhibitors. Clin Cancer Res, 2006, 12(21): 6494 - 6501.

6. Li B, Yuan M, Kim IA, et al. Mutant epidermal growth factor receptor displays increased signaling through the phosphatidylinositol - 3 kinase/AKT pathway and promotes radioresistance in cells of astrocytic origin. Oncogene, 2004, 23(26): 4594 - 4602.

7. Gazdar AF. Activating and resistance mutations of EGFR in non - small - cell lung cancer: role in clinical response to EGFR tyrosine kinase inhibitors. Oncogene, 2009, 28 Suppl 1:S24 - 31.

8. Greulich H, Chen TH, Feng W, et al. Oncogenic transformation by inhibitor - sensitive and - resistant EGFR mutants. PLoS Med, 2005, 2(11): e313.

9. Bean J, Brennan C, Shih JY, et al. MET amplification occurs with or without T790M mutations in EGFR mutant lung tumors with acquired resistance to gefitinib or erlotinib. Proc Natl Acad Sci USA, 2007, 104(52): 20932 - 20937.

10. Engelman JA, Zejnullahu K, Mitsudomi T, et al. MET amplification leads to gefitinib resistance in lung cancer by activating ErbB3 signaling. Science, 2007, 316(5827): 1039 - 1043.

11. Garrett TP, McKern NM, Lou M, et al. The crystal structure of a truncated ErbB2 ectodomain reveals an active conformation, poised to interact with other ErbB receptors. Mol Cell, 2003, 11(2): 495 - 505.

12. Cappuzzo F, Varella - Garcia M, Shigematsu H, et al. Increased HER - 2 gene copy number is associated with response to gefitinib therapy in epidermal growth factor receptor - positive non - small - cell lung cancer patients. J Clin Oncol, 2005, 23(22): 5007 - 5018.

13. Moasser MM, Basso A, Averbuch SD, et al. The tyrosine kinase inhibitor ZD1839 (Iressa) inhibits HER2 - driven signaling and suppresses the growth of HER2 - overexpressing tumor

cells. Cancer Res, 2001, 61(19): 7184 – 7188.

14. Moulder SL, Yakes FM, Muthuswamy SK, et al. Epidermal growth factor receptor (HER – 1) tyrosine kinase inhibitor ZD1839 (Iressa) inhibits HER – 2/neu (erbB2) – overexpressing breast cancer cells in vitro and in vivo. Cancer Res, 2001, 61(24): 8887 – 8895.

15. Engelman JA, Janne PA, Mermel C, et al. ErbB – 3 mediates phosphoinositide 3 – kinase activity in gefitinib – sensitive non – small cell lung cancer cell lines. Proc Natl Acad Sci USA, 2005, 102(10): 3788 – 3793.

16. Guy PM, Platko JV, Cantley LC, et al. Insect cell – expressed p180ErbB3 possesses an impaired tyrosine kinase activity. Proc Natl Acad Sci USA, 1994, 91(17): 8132 – 8136.

17. Kulik G, Klippel A, Weber MJ. Antiapoptotic signalling by the insulin – like growth factor I receptor, phosphatidylinositol 3 – kinase, and AKT. Mol Cell Biol, 1997, 17(3): 1595 – 1606.

18. Chakravarti A, Loeffler JS, Dyson NJ. Insulin – like growth factor receptor I mediates resistance to anti – epidermal growth factor receptor therapy in primary human glioblastoma cells through continued activation of phosphoinositide 3 – kinase signaling. Cancer Res, 2002, 62(1): 200 – 207.

19. Pao W, Wang TY, Riely GJ, et al. K – Ras mutations and primary resistance of lung adenocarcinomas to gefitinib or erlotinib. PLoS Med, 2005, 2(1): e17.

20. Massarelli E, Varella – Garcia M, Tang X, et al. K – Ras mutation is an important predictor of resistance to therapy with epidermal growth factor receptor tyrosine kinase inhibitors in non – small – cell lung cancer. Clin Cancer Res, 2007, 13(10): 2890 – 2896.

21. Franke TF, Hornik CP, Segev L, et al. PI3K/AKT and apoptosis: size matters. Oncogene, 2003, 22(56): 8983 – 8998.

22. Marmor MD, Skaria KB, Yarden Y. Signal transduction and oncogenesis by ErbB/HER receptors. Int J Radiat Oncol Biol Phys, 2004, 58(3): 903 – 913.

23. Nassif NT, Lobo GP, Wu X, et al. PTEN mutations are common in sporadic microsatellite stable colorectal cancer. Oncogene, 2004, 23(2): 617 – 28.

24. Yamamoto C, Basaki Y, Kawahara A, et al. Loss of PTEN expression by blocking nuclear translocation of EGR1 in gefitinib – resistant lung cancer cells harboring epidermal growth factor receptor – activating mutations. Cancer Res, 2010, 70(21): 8715 – 8725.

25. Ludovini V, Bianconi F, Pistola L, et al. Phosphoinositide – 3 – kinase catalytic Alpha and K – Ras mutations are important predictors of resistance to therapy with epidermal growth factor receptor tyrosine kinase Inhibitors in patients with advanced non – small cell lung cancer. J Thorac Oncol, 2011, 6:707 – 715.

第六节　非小细胞肺癌 EML4 – ALK
融合基因检测的临床意义

　　近年来,靶向药物治疗成为肺癌治疗热点,越来越多分子靶点的发现及靶向药物的研发给肺癌患者长期生存带来希望。2007 年棘皮动物微管结合蛋白 4(echinoderm microtubule – associated protein – like 4,EML4)与间变淋巴瘤激酶(anaplastic lymphoma kinase,ALK)融合基因 EML4 – ALK 在非小细胞肺癌临床价值的发现,堪称 NSCLC 研究史上又一里程碑事件。该研究发现,EML4 – ALK 融合基因阳性患者的某些特征与 EGFR 突变患者相似,却不能从 EGFR 酪氨酸激酶抑制剂 EGFR – TKI 靶向治疗中获益,但针对该融合基因的 ALK 激酶抑制剂 crizotinib 具有显著临床疗效。因此为使更多患者从靶向治疗中获益,必须对 NSCLC 患者群体进行精确的分子亚型区分。

一、EML4 – ALK 融合基因的分子生物学特性

　　ALK 是由细胞外配体结合区、跨膜区及胞内酪氨酸激酶区组成的 1620 个氨基酸的一种跨膜蛋白,属于胰岛素受体家族。EML4 属于棘皮动物微管相关蛋白家族,由 N 末端碱基区(N – terminal basic region)、疏水的棘皮动物微管相关蛋白(hydrophobic echinoderm microtubule – associated protein – like protein,HELP)区及 WD 重复区(WD – repeat region)3 部分构成。ALK 和 EML4 基因都位于 2 号染色体上,ALK 基因 3′端与 EML4 基因 5′端倒位融合形成 EML4 – ALK 融合基因。基因融合时,EML4 基因在染色体上发生断裂,形成不同长度的外显子拼接片段,调转方向,插入位置相对保守的 ALK 基因第 19、20 外显子之间,从而形成长度不等的各种融合变异体。至今报道已有 14 种 EML4 – ALK 融合基因变异体表达的融合蛋白,其中变异体 1 和变异体 3 最为常见,发生率分别为 33% 和 29%。有研究者研究 EML4 – ALK 融合基因的各个功能区,发现在各种变异体中都存在 EML4 基因片断中的 basic 区及 ALK 基因片段中的 kinase 区。Soda 等构建缺失 EML4 basic 区、HELP 区、WD 区质粒的 3T3 细胞,接种裸鼠后发现缺失 EML4 basic 区完全不能成瘤,而缺失 HELP 区和 WD 区却能成瘤,但瘤体较小,提示各个功能区在肺癌转化过程中均发挥作用,但 basic 区的作用可能最为重要。ALK 基因中的膜内催化区域,其激活后通过相关信号通路与细胞增殖、存活、迁移密切相关。EML4 基因片段扮演着能使融合基因产物蛋

白二聚化功能,而 ALK 基因的膜内催化区域能在形成二聚体时激活,其异常激活导致细胞的癌变。EML4 - ALK 基因融合后通过融合伴侣的胞外螺旋结构域,使 2 个 EML4 - ALK 分子的激酶区相互结合,形成稳定的二聚体,通过自身磷酸化活化下游促分裂素原活化蛋白激酶(mitogen - activated protein kinases, MAPK)、磷脂酰肌醇 3 - 激酶/蛋白激酶 B(PI3K/AKT)、Janus 激酶/信号转导和转录活化因子(janus kinase, JAK/signal transducers and activators of transduction, STAT,即 JAK/STAT3)等通路,从而引起细胞的恶性转化。

二、EML4 - ALK 融合基因阳性 NSCLC 患者的临床特征

NSCLC 患者 EML4 - ALK 融合基因发生率很低,占 3% ~ 7%,且存在一定的种族差异。为提高阳性检出率,Shaw 等要求研究入组的患者应具备下列 2 项或更多特征:女性、亚裔、无或仅少量吸烟史。该研究结果显示 141 例肺癌患者中阳性率达 13%,其中年轻、不吸烟或少量吸烟者检出率较高,绝大多数组织学检查为腺癌。在 EML4 - ALK 阳性患者中未发现 EGFR 和 K - Ras 基因突变,而在 EGFR 和 K - Ras 均为野生型的不吸烟或轻度吸烟者阳性率高达 33%。Zhang 等用 cDNA 末端快速扩增(rapid - amplification of cDNA ends, RACE) - 聚合酶链反应(polymerase chain reaction, PCR)即 RACE - PCR 法对中国 NSCLC 患者进行检测,结果显示该融合基因的发生率为 11.6%,其中 EGFR 和 K - Ras 均为野生型的,不吸烟或少量吸烟者高达 42.8%。上述研究结果显示,EML4 - ALK 融合基因阳性多见于年轻、不吸烟或少量吸烟、EGFR 及 K - Ras 基因突变阴性、NSCLC 肺腺癌患者,提示我们针对 EML4 - ALK 的检测群体必须有所侧重,筛选出真正能从靶向治疗中获益的人群。

三、EML4 - ALK 融合基因的检测

目前用于检测 ALK 基因融合的方法主要有 FISH、IHC、CISH 及 RT - PCR 等。RT - PCR 法是确认 NSCLC 存在 ALK 融合基因的一种快速诊断方法,在检测突变转录物方面有较大优势。最近 Zhang 等运用 cDNA 末端快速扩增(RACE)结合两轮 PCR 即 RACE - PCR 技术检测分析 ALK 融合基因变异,不但能检测 EML4 与 ALK 的融合,而且还可检测到其他基因与 ALK 的融合,并可通过测序等方法进一步明确变异体类型。但在临床实践中该技术也面临以下诸多挑战:如需要设计针对不同变异体的引物;从甲醛固定石蜡包埋的组织中提取 RNA 结果有偏差;PCR 结果可出现假阳性。因此,目前 RT - PCR 技术用于 EML4 - ALK 临床检测还有待于方法学的进一步优化和完善。

CISH 是一种采用普通显微镜即可进行的核酸原位杂交技术,也被用于检测 ALK 基因重排。Yoshida 等和 Kim 等研究小组分别对 CISH 和 FISH 的一致性进行了评价,结果都表明 CISH 和 FISH 具有很高的一致性。目前采用的双色标记 CISH 技术虽具有明显优势,但目前应用在 NSCLC 患者中检测 EML4 - ALK 融合基因报道尚少,检测价值和应用前景还需要进一步评估。现在,因 FISH 能特异和敏感地检出 ALK 融合基因,已被公认为检测 EML4 - ALK 的金标准,且被用于验证其他检测 ALK 的方法。但 FISH 技术检测费用高、需要精密仪器设备,不适合大样本的人群筛查,因此寻找敏感性和特异性都较高的诊断方法用于临床检测是目前研究任务之一。

IHC 是一种常规病理检测方法,优点是可分析肿瘤的特定抗原而不破坏细胞组织结构和形态。例如:我们研究组收集中国医学科学院肿瘤医院确诊的拟接受 ALK 抑制剂治疗的 127 例晚期 NSCLC 患者肿瘤组织标本。然后,运用 IHC 法(ALK 抗体、D5F3,美国 Cell Signal Technology 公司)和 FISH 技术(Vysis ALK Break Apart FISH Probe 试剂,美国 Abbott 公司)分别对肿瘤组织标本中 ALK 蛋白的表达及基因融合的状态进行检测。结果在 127 例患者标本中,有 7 例 FISH 和 1 例 IHC 结果无法判读,能进行评价比对的标本为 119 份(93.7%)。若将 IHC 0 和 IHC 1 + 定义为 ALK 蛋白阴性表达,IHC 2 + 和 IHC 3 + 定义为 ALK 蛋白阳性表达,IHC 法检测 ALK 蛋白阳性率占 44.5%(53/119)。即 IHC 评分为 3 + 的病例有 39 例,其中的 36 例 FISH 法检测为阳性;IHC 2 + 有 8 例,其中 7 例为 FISH 阳性;在 6 例 IHC 1 + 的标本中,5 例为 FISH 阴性。FISH 法检测 ALK 基因重排阳性率为 37.8%(45/119)。与 FISH 结果比较,IHC 检测的敏感性和特异性分别为 95.6% 和 94.6%,IHC 和 FISH 检测结果一致率达 95%(Kappa = 0.894,$P < 0.01$)。Yang 等和 Park 等也进行了类似的研究,结果也显示 IHC 和 FISH 检测具有较高的一致性。研究表明,选择敏感性较高的 ALK 抗体通过 IHC 法检测 NSCLC 标本的 ALK 蛋白的表达具有较高敏感性和特异性,有望成为筛查 EML4 - ALK 融合基因表达的一种简单快速的检测方法。

四、ALK 靶向治疗

ALK 激酶抑制剂 PF - 02341066(crizotinib)是第一个有效的选择性的 ALK/C - met 双靶点小分子口服抑制剂,美国食品药品监督管理局已批准 crizotinib 进入 II / III 期临床研究,数据在不断更新中。

1. I 期临床研究 crizotinib I 期临床研究始于 2006 年,结果首次在 2009 年美国肿瘤学年会(ASCO)上报告,其最大耐受剂量为 250mg,每日口服 2 次。

总体反应率(overall response rate, OR)达53%,疾病控制率(disease control rate, DCR)达79%。2010年数据得到更新:82例ALK阳性受试者中96%是肺腺癌,50例可评价疗效患者的OR达64%,8周的DCR达90%,6个月无进展生存期(progression free survival, PFS)达72%,虽然中位PFS尚未达到,但中位治疗时间已超过25.5周。2011年数据再次得到更新,入组的NSCLC患者已达119例,中位PFS达10个月,客观有效率(objective response rate, ORR)为61%。中位有效应答时间为48.1周,中位生存时间达1年的概率为81%。主要不良反应包括腹泻、呕吐、便秘、视觉改变等轻微反应,患者多可耐受,3/4度不良事件包括乏力、实验室指标如谷丙转氨酶和谷草转氨酶升高。研究结果显示,在ALK阳性群体中,接受crizotinib治疗可使患者生存获益。

2. Ⅱ/Ⅲ期临床研究 基于上述临床研究结果,美国FDA批准crizotinib直接进入Ⅲ期临床试验,即crizotinib单药与标准二线化疗(培美曲塞或多西紫杉醇)药物联合治疗EML4-ALK阳性的NSCLC随机Ⅲ期临床试验,同时对于不符合进入Ⅲ期临床研究的EML4-ALK阳性的NSCLC患者接受crizotinib单药治疗的Ⅱ期临床研究。2011年ASCO年会上,报道了ALK阳性NSCLC患者Ⅱ期临床研究初步结果。入组患者至少接受一次含铂方案化疗,入组的136例患者中,32%是亚裔患者,68%既往无吸烟史,96%病理类型为肺腺癌。133例可评价患者ORR为51.1%,6周DCR为85%,中位有效应答时间为41.9周。最常见(≥10%)3级以上的不良事件包括乏力、谷丙转氨酶升高。有临床意义的症状改善包括疼痛、咳嗽、呼吸困难和乏力。由此研究者得出结论:一线治疗失败的ALK阳性NSCLC患者,接受crizotinib治疗安全有效,耐受性好,其临床症状可获得明显改善,支持了Ⅰ期研究的安全性和有效性,crizotinib有望成为肺癌治疗新的高效靶向药物。值得注意的是,crizotinib是否对EML4-ALK不同变异体有相同疗效,以及其在EGFR-TKI耐药患者中的作用如何都需要进一步研究。目前,已有一小部分患者从开始治疗或发生初级反应后就对crizotinib表现出耐药性,并发现该类患者EML4-ALK激酶结构域内出现2种继发突变(C1156Y和L1196M),这些新的突变导致患者对ALK抑制剂耐药。最新研究表明HSP90抑制剂等药物有可能成为ALK重排患者接受crizotinib耐药后的一种治疗选择,但其耐药机制及耐药后采取何种治疗仍在不断地探索中。

综上所述,EML4-ALK阳性NSCLC患者具有特殊的临床分子病理学特征,代表了NSCLC的一种新的分子亚型,其临床优势人群与EGFR基因突变患者有重叠,却不能从EGFR-TKI中获益,而针对该融合基因的ALK激酶抑制剂crizotinib临床疗效显著,有望成为NSCLC靶向治疗的高效药物,因此该融合基因的检测将有效指导 NSCLC 靶向治疗药物的使用。目前,在 NSCLC 中已发现众多靶向药物分子标志物,如 K - Ras、EGFR、EML4 - ALK 等基因变异,对患者群体进行基因变异亚型逐级检测,精细区分,能为 NSCLC 患者接受更进一步的个体化治疗提供依据。有 15% ~ 30% 的肺腺癌患者携带 K - Ras 基因突变,该突变对 TKI 耐药,故应首先检测 K - Ras 基因突变,阳性患者不宜应用 TKI 靶向治疗;阴性患者继续进行 EGFR 基因突变检测,若 EGFR 突变为阳性,推荐选择 TKI 治疗;阴性患者则继续行 EML4 - ALK 融合基因检测,融合基因阳性者,可使用 ALK 抑制剂进行治疗,此为目前 EML4 - ALK 融合基因检测的价值所在。

(张宁宁　韩晓红　石远凯)

参考文献

1. Soda M, Choi YL, Enomoto M, et al. Identification of the transforming EML4 - ALK fusion gene in non - small - cell lung cancer. Nature, 2007, 448: 561 - 566.

2. Morris SW, Naeve C, Mathew P, et al. ALK, the chromosome 2 gene locus altered by the t(2;5) in non - Hodgkin's lymphoma, encodes a novel neural receptor tyrosine kinase that is highly related to leukocyte tyrosine kinase (LTK). Oncogene, 1997, 14: 2175 - 2188.

3. Koivunen JP, Mermel C, Zejnullahu K, et al. EML4 - ALK fusion gene and efficacy of an ALK kinase inhibitor in lung cancer. Clin Cancer Res, 2008, 14: 4275 - 4283.

4. 杨统,刘红雨,陈军. 肺癌中 EML4 - ALK 融合基因的存在状态及生物学功能. 中国肺癌杂志,2012,15:112 - 116.

5. Inamura K, Takeuchi K, Togashi Y, et al. EML4 - ALK fusion is linked to histological characteristics in a subset of lung cancers. J Thorac Oncol, 2008, 3:13 - 17.

6. Koivunen JP, Mermel C, Zejnullahu K, et al. EML4 - ALK fusion gene and efficacy of an ALK kinase inhibitor in lung cancer. Clin Cancer Res, 2008, 14: 4275 - 4283.

7. Inamura K, Takeuchi K, Togashi Y, et al. EML4 - ALK lung cancers are characterized by rare other mutations, a TTF - 1 cell lineage, an acinar histology, and young onset. Mod Pathol, 2009, 22:508 - 515.

8. Martelli MP, Sozzi G, Hernandez L, et al. EML4 - ALK rearrangement in non - small cell lung cancer and non - tumor lung tissues. American J Pathol, 2009, 174:661 - 670.

9. Shaw AT, Yeap BY, Mino - Kenudson M, et al. Clinical features and outcome of patients with non - small - cell lung cancer who harbor EML4 - ALK. J Clin Oncol, 2009, 27: 4247 - 4253.

10. Wong DW, Leung EL, Kam – Ting K, et al. The EML4 – ALK fusion gene is involved in various histologic types of lung cancers from non – smokers with wild – type EGFR and K – Ras. Cancer, 2009, 115:1723 – 1733.

11. Zhang XC, Zhang S, Yang XN, et al. Fusion of EML4 and ALK is associated with development of lung adenocarcinomas lacking EGFR and K – Ras mutations and is correlated with ALK expression. Mol Cancer, 2010, 9:188 – 199.

12. Yoshida A, Tsuta K, Nitta H, et al. Bright – field dual – color chromogenic in situ hybridization for diagnosing echinoderm microtubule – associated protein – like 4 – anaplastic lymphoma kinase – positive lung adenocarcinomas. J Thorac Oncol, 2011, 6: 1677 – 1686.

13. Kim H, Yoo SB, Choe JY, et al. Detection of ALK gene rearrangement in non – small cell lung cancer: a comparison of fluorescence in situ hybridization and chromogenic in situ hybridization with correlation of ALK protein expression. J Thorac Oncol, 2011, 6: 1359 – 1366.

14. Forde PM, Rudin CM. Crizotinib in the treatment of non – small – cell lung cancer. Expert Opin Pharmacother, 2012,13(8):1195 – 1201.

15. Yang P, Kulig K, Boland JM, et al. Worse disease – free survival in never – smokers with ALK + lung adenocarcinoma. J Thorac Oncol, 2012, 7: 90 – 97.

16. Park HS, Lee JK, Kim DW, et al. Immunohistochemical screening for anaplastic lymphoma kinase (ALK) rearrangement in advanced non – small cell lung cancer patients. Lung Cancer, 2012, 77(2):288 – 292.

第七节 非小细胞肺癌的化疗疗效预测与预后评价的分子标志物

目前非小细胞肺癌的治疗仍然以化疗药物为主,但肿瘤及患者个体之间存在异质性,导致同一部位肿瘤对化疗的敏感性及患者对化疗产生的毒副反应差异均很大,有效率仅30% ~50%。因此,探索预测化疗药物有效性和毒性的分子标志物,使 NSCLC 患者从化疗中的获益、减少化疗毒副反应是目前寻求有效治疗方式的瓶颈问题。近年来,以药物敏感相关基因为检测目标的药物基因组学、药物遗传学快速发展,预测疗效与评价预后的分子标志物越来越多,使肿瘤个体化治疗成为可能。

一、DNA 修复基因

目前,针对晚期 NSCLC 患者最有效的化疗方案为铂类联合三代细胞毒药物治疗,铂类药物的细胞毒作用主要体现在引起 DNA 损伤,而核苷酸切除修复系统(nucleotide excision repair, NER)是机体正常细胞针对 DNA 加合物、紫外线导致的嘧啶二聚体等 DNA 链损伤的修复过程,如果 NER 不能完全修复 DNA,将激活凋亡通路。因此,DNA 损伤与修复之间的平衡决定了铂类药物处理后肿瘤细胞的存活。

切除修复交叉互补基因 1(excision repair cross - complementing group 1, ERCC1),是核苷酸剪切修复家族中的重要成员,与着色性干皮病基因 F(xeroderma pigmentosum complementation group F, XPF)形成异源二聚体,在 DNA 单链受损处的 5′端进行剪切而发挥功能。2005 年 Simon 等报道利用定量反转录聚合酶链式反应(quantitative reverse transcriptase polymerase chain reaction, qRT - RCR)检测 ERCC1 表达水平,ERCC1 mRNA 的高水平表达与手术切除后 NSCLC 良好预后相关(中位生存期 94.6 月比 35.5 月,$P < 0.01$)。该结果在随后的临床研究中得到证实,即用免疫组化法检测接受辅助化疗的早期 NSCLC 患者 ERCC1 蛋白表达水平,结果显示 ERCC1 表达阳性者生存期明显长于阴性患者($P = 0.009$),同时还发现 ERCC1 表达阴性的患者能够从治疗中获益(ERCC1 阴性:风险比 0.65;95% 置信区间 0.50 ~ 0.86;$P = 0.002$),说明 ERCC1 有助于 NSCLC 疗效的预测。但一项针对 836 例肺癌患者的回顾性研究发现,ERCC1 低表达或阴性患者中位生存期明显延长($P < 0.01$),且对化疗的敏感性更高($P < 0.01$)。总体而言,ERCC1 作为 1 个与铂类化疗相关的重要单基因靶点,其表达状态对于 NSCLC 患者的疗效预测和预后评估有重要临床意义,但其蛋白表达水平的检测手段各不相同,使用何种最佳的检测方法来检测 ERCC1 的表达等问题有待更深入的发掘和证实。

核苷酸还原酶 M1(ribonucleotide reductase M1, RRM1)是核苷酸还原酶调节 Ml 亚单位,其提供了 DNA 合成和修复所需的脱氧核糖核酸。Zheng 等在 2007 年首次报道了 RRM1 的预后价值,使用自动定量蛋白表达的荧光染色方法(automated quantitative protein expression analysis, AQUA)检测未经治疗的术后患者,RRM1 高表达者具有较长的中位生存期(120 个月比 60.2 个月,$P = 0.02$)。吉西他滨是一种核苷酸结构类似物,在 DNA 复制时能够替换胞苷抑制核苷酸还原酶。在研究肺癌细胞系时发现,高表达水平的 RRM1 与吉西他滨的耐药相关,同时一些大型临床研究也证实,术前或进展期的患者 RRM1 mRNA 低表达与吉西他滨敏感性相关。基于这些结果,Ceppi 等对 70 例晚期 NSCLC 患者进行研究,利用 qRT - PCR 检测 ERCC1 和 RRM1 的表达水平相关性好($r = 0.624$, $P < 0.01$),ERCC1 低表达者中位生存时间显著延长(17.3 个月比

10.9 个月, $P = 0.0032$），RRM1 低表达者中位生存时间也显著延长（13.9 个月比 10.9 个月, $P = 0.0390$），表明 ERCC1 和 RRM1 共同低表达是较好的生存预测指标（14.9 个月比 10.0 个月, $P = 0.0345$）。Simon 等进行的前瞻性 II 期临床研究也得出相似结论。说明 RRM1 和 ERCC 的表达水平是潜在的指导铂类与吉西他滨联合治疗的分子标志物。

乳腺癌易感基因 1（breast cancer susceptibility gene 1，BRCA1）是另一个与铂类耐药相关的因子，在基因修复方面也扮演了重要角色，参与核苷酸剪切修复和同源重组修复。在乳腺癌细胞株中，BRCA1 mRNA 的低表达增加了对顺铂与 VP－16 的敏感性，同时增加了对泰素与长春新碱的耐药性。Rosell 等利用 qRT－PCR 检测 126 例早期 NSCLC 患者手术切除标本中 BRCA1 基因表达对预后的影响，发现低表达 BRCA1 的患者疾病进展时间与中位生存期均明显提高（ $P = 0.01$ ），随后西班牙肺癌协作组对 II 期和 IIIa 期 NSCLC 患者进行研究，利用 qRT－PCR 检测 BRCA1 的 mRNA 表达水平，结果显示 BRCA1 mRNA 表达水平和中位生存期的差异没有统计学意义，考虑是由于入组病例数少、个体差异等因素影响。该研究组随即发起了西班牙个体化的辅助临床试验（spanish customized adjuvant trial，CAT）研究，在完全切除的 II 到 III 期 NSCLC 患者中测试基于 BRCA1 mRNA 水平定制辅助化疗方案的理念，这项 III 期临床试验结果将有助于明确 BRCA1 作为辅助化疗方案选择的生物标志物的临床价值。

二、细胞周期调控因子

细胞周期调控中的关键蛋白表达异常在肿瘤发生过程中普遍存在。因此，针对这些蛋白的功能研究成为生物标志物研究的热点。

p53 基因在多数恶性肿瘤中发生突变或缺失，SCLC 中突变率在 65% 左右，NSCLC 中突变率更高。Steels 等对 p53 进行了系统的分析发现，使用免疫组化检测 p53 蛋白异常，风险比为 1.25（95% 置信区间：1.09 ~ 1.43），其中 p53 基因突变的风险比 1.65（95% 置信区间：1.35 ~ 2.00）。在随后的一项随机 III 期临床研究中使用 IHC 法分析显示，253 例患者中有 132 例患者 p53 高表达，且对比 p53 不表达的患者（风险比 = 1.40, $P = 0.26$），p53 高表达者能从辅助化疗中明显获益（风险比为 0.54, $P = 0.02$），同时研究还发现有 p53 突变的患者与野生型相比生存时间的差异无统计学意义（ $P = 0.45$ ），且从辅助化疗中无明显获益（ $P = 0.35$ ）。表明 p53 高表达是阳性预测因子，可预测 NSCLC 患者能否从化疗中获益。

K－Ras 信号通路位于 EGFR 和其他信号转导通路的下游，突变后的 K－

Ras 基因可获得调节细胞生长与分化的能力。这些突变抑制了 K‑Ras 的鸟苷酸三磷酸酶(guanosine triohosphate，GTP)酶活性，导致 K‑Ras 信号处于持续激活状态，进而引起细胞恶性转化。Mascaux 等通过 Meta 分析发现 K‑Ras 突变的患者预后差。国外一项临床研究也发现，K‑Ras 野生型患者生存期显著延长(风险比为 0.69；$P = 0.03$)，而突变患者并不能从化疗中获益(风险比为 0.95；$P = 0.87$)，且突变与化疗疗效在统计学上无相关性($P = 0.27$)。因此，K‑Ras 基因是否可以作为 NSCLC 预后指标有待进一步研究。

三、胸苷酸合成酶

胸苷酸合成酶(thymidylate synthase，TS)是一种能够和 5,10‑亚甲基四氢叶酸一起催化脱氧鸟苷酸和脱氧胸苷酸甲基化的酶，它已经被深入研究并被认为是抗肿瘤药物作用的靶点之一。很多靶向 TS 的抗代谢药物已被研发出来，其中培美曲塞是肺癌标准治疗方案的一部分。

早在 10 多年前，Bhattacharjee 等人采用寡核苷酸芯片研究了 186 例肺部肿瘤样品(其中包含 136 例肺腺癌)中 mRNA 的转录水平，通过聚类分析可以明确肺腺癌的亚类，其中 TS 基因是一个分类因子，发现 TS 在不同病理类型的组织中表达水平差异具有统计学意义，Ceppi 等也证实了 TS mRNA 的表达水平鳞癌患者高于腺癌患者。同时在临床前的研究中，人们发现 TS mRNA 低表达对培美曲塞更为敏感，目前在临床上已经开展了 2 项前瞻性随机临床研究，已经得到初步的数据显示不同组织类型患者的缓解率有明显差异。由此可见，TS 可能作为筛选 NSCLC 患者是否适合培美曲塞治疗的分子标志；实时荧光定量 PCR 或免疫组织化学染色等方法均可以用于评估患者肿瘤中 TS 的表达水平，这有助于帮助患者确定最适宜的治疗方案。

四、β‑微管蛋白

紫杉醇和多西他赛结合微管蛋白的 β 亚基，阻止微管的去组装，并导致有丝分裂停止和细胞死亡。相反地，长春新碱结合微管蛋白，抑制微管蛋白的聚合，促进解聚，导致有丝分裂中期停滞。在人体内，至少有 6 类不同的 β‑微管蛋白(Ⅰ、Ⅱ、Ⅲ、Ⅳa、Ⅳb 和Ⅵ)存在。Ⅲ类 β‑微管蛋白(TUBBⅢ)在特定的神经细胞、睾丸细胞以及某些类型的肿瘤细胞表达，包括 NSCLC。

体外研究表明 TUBBⅢ过表达能降低紫杉醇对微管的亲和力，表明 TUBBⅢ可能是这一类药物的天然拮抗剂。一项关于 TUBBⅢ的临床研究观察了 91 例接受以紫杉醇为基础化疗方案的晚期 NSCLC 患者，结果显示低表达者无疾病进展生存期和总生存期($P < 0.01$)明显延长;其他的临床研究亦得到相同的研究结论。然而 JBR. 10 临床试验中所得结果与上述相反,他们对 265 例肿瘤患者进行检测,发现高表达 TUBBⅢ的患者在接受化疗后,无复发生存期(风险比 0.45;95% 置信区间 0.27 ~ 0.75;$P = 0.002$)和总体生存期(风险比 0.64;95% 置信区间 0.39 ~ 1.04;$P = 0.07$)都有明显改善,而低表达患者无论是治疗组还是对照组在无复发生存期(风险比 0.78;95% 置信区间 0.44 ~ 1.37;$P = 0.4$)或总体生存期(风险比 1.00;95% 置信区间 0.57 ~ 1.75;$P = 0.99$)都无明显改善。由此可见,TUBBⅢ作为 NSCLC 的单基因预测生物标志的价值仍不明确。

五、单核苷酸多态

单核苷酸多态(single nucleotide polymorphism, SNP),DNA 序列中的单碱基替换,在人群中的发生频率大于 1%,在编码和非编码序列中均有 SNP,它们可能改变 DNA 的转录率,RNA 剪接、翻译效率和蛋白质功能。

SNP 在药物代谢和效应中的作用很复杂,当药物吸收、代谢通路中的任何一种酶的编码基因存在 SNP 时,将导致这些蛋白质的表达和功能发生变化进而影响抗癌药物在特定个体中的药代动力学和治疗效果。目前研究者们正在努力地将它们应用在肿瘤个体化治疗中。如尿苷二磷酸葡萄糖醛酸转移酶 1A1(uridine – diphosphoglucu – ronosyl transferase 1A1, UGT1A1)基因多态性能够增加接受伊立替康化疗患者发生严重粒细胞缺乏和腹泻的风险。基于多项临床研究的结果,美国食品药品监督管理局将 UGT1A1 活性异常患者(例如 Gilbert 综合征)接受伊立替康化疗可能发生严重骨髓抑制的风险写进了药物说明书。近年来高通量基因芯片技术的发展,促进了 SNP 分析与国际间进行的多参数预测模型的整合。高度敏感性 SNP 检测方法的应用,以及外周血中肿瘤源性 DNA 突变检测,使得对患者进行无创性分子分析和动态监测成为可能。这种有价值的检测方法需要在以后临床试验设计中进行更多的验证和前瞻性证实。

随着基因组学技术的发展和对化疗药物分子机制研究的不断深入,已经出现一些预后判断和疗效评价的分子(表 7 – 1),针对不同患者药物代谢差异相关的遗传学改变的研究也有了很大的突破,尽管目前仍不明确何种生物标志物在 NSCLC 患者个体化治疗中是具有指导意义的,但是可以预测,正在进行的前瞻性肺癌患者个体化治疗的试验研究的结果是值得期待的。分子标志物的发现将促使个体化治疗跨入一个全新的时代。在不久的将来,当癌症患者入院就诊后,临床医师除了要进行临床全身评估外,还要对留取的患者的肿瘤组织或血液标本,采用分子生物学和药物基因组学分析技术进行系列分子标志物的检测,综合分析后选择最合适的治疗策略,从而最大限度地提高患者的生存期。

表 7-1　NSCLC 患者个体化诊疗的主要分子标志物

生物标志物	评价预后	检测方法	预测疗效	检测方法
ERCC1	早期(手术切除)ER-CC1 高表达:预后好 ERCC1 低表达:预后差	免疫组化	以铂类为基础的化疗方案 ERCC1 高表达:预测药物耐药 ERCC1 低表达:预测药物敏感性	免疫组化
RRM1	早期(手术切除) RRM1 高表达:预后好 RRM1 低表达:预后差	AQUA	以吉西他滨为基础的化疗方案 RRM1 高表达:预测药物耐药 RRM1 低表达:预测药物敏感性	qRT-PCR
BRCA1	未经治疗 BRCA1 高表达:预后差 BRCA1 低表达:预后好	qRT-PCR	以铂类为基础的化疗方案 BRCA1 高表达:预测药物耐药 以紫杉醇为基础的化疗方案 BRCA1 低表达:预测药物敏感性	qRT-PCR
p53	p53 突变:预后差	基因测序	以铂类为基础的化疗 p53 表达:预测药物敏感 TP53 突变:预测药物耐药	免疫组化基因测序
K-Ras	K-Ras 突变:预后差	基因测序	早期患者 K-Ras 突变:不能从辅助化疗中获益	基因测序
TS			以培美曲塞为基础的化疗方案 TS 高表达:预测药物耐药 TS 低表达:预测药物敏感性	qRT-PCR
β-tubulin			以紫杉醇为基础的化疗方案 β-tubulin 高表达:预测药物耐药	免疫组化

（宋媛媛　石远凯　韩晓红）

参 考 文 献

1. Jemal A, Bray F, Center MM, et al. Global cancer statistics. CA Cancer J Clin, 2011, 61: 69-90.

2. Scagliotti G, Novello S, von Pawel J, et al. Phase Ⅲ study of carboplatin and paclitaxet a-

lone or with sorafenib in advanced non – small – cell lung cancer. J Clin Oncol, 2010, 28: 1835 – 1842.

3. Lord RV, Brabender J, Gandara D, et al. Low ERCC1 expression correlates with prolonged survival after cisplatin plus gemcitabine chemotherapy in non – small cell lung cancer. Clin Cancer Res, 2002, 8: 2286 – 2291.

4. Simon GR, Sharma S, Cantor A, et al. ERCC1 expression is a predictor of survival in resected patients with non – small cell lung cancer. Chest, 2005, 127: 978 – 983.

5. Olaussen KA, Dunant A, Fouret P, et al. DNA repair by ERCC1 in non – small – cell lung cancer and cisplatin – based adjuvant chemotherapy. N Enql J Med, 2006, 355: 983 – 991.

6. Chen S, Zhang J, Wang R, et al. The platinum – based treatments for advanced non – small cell lung cancer, is low/negative ERCC1 expression better than high/positive ERCC1 expression? A meta – analysis. Lung Cancer, 2010, 70: 63 – 70.

7. Zheng Z, Chen T, Li X, et al. DNA synthesis and repair genes RRM1 and ERCC1 in lung cancer. N Enql J Med, 2007, 356: 800 – 808.

8. Bergman AM, Eijk PP, Ruiz van Haperen VW, et al. In vivo induction of resistance to gemcitabine results in increased expression of ribonucleotide reductase subunit M1 as the major determinant. Cancer Res, 2005, 65(20): 9510 – 9516.

9. Bepler G, Sommers KE, Cantor A, et al. Clinical efficacy and predictive molecular markers of neoadjuvant gemcitabine and pemetrexed in resectable non – small cell lung cancer. J Thorac Oncol, 2008, 3: 1112 – 1118.

10. Rosell R, Scagliotti G, Danenberg KD, et al. Transcripts in pretreatment biopsies from a three – arm randomized trial in metastatic non – small – cell lung cancer. Oncogene, 2003, 22: 3548 – 3553.

11. Rosell R, Danenberg KD, Alberola V, et al. Ribonucleotide reductase messenger RNA expression and survival in gemcitabine/cisplatin – treated advanced non – small cell lung cancer patients. Clin Cancer Res, 2004, 10: 1318 – 1325.

12. Souglakos J, Boukovinas I, Taron M, et al. Ribonucleotide reductase subunits M1 and M2 mRNA expression levels and clinical outcome of lung adenocarcinoma patients treated with docetaxel/gemcitabine. Br J Cancer, 2008, 98(10): 1710 – 1715.

13. Simon G, Sharma A, Li X, et al. Feasibility and efficacy of molecular analysis – directed individualized therapy in advanced non – small – cell lung cancer. J Clin Oncol, 2007, 25: 2741 – 2746.

14. Ceppi P, Volante M, Novello S, et al. ERCC1 and RRM1 gene expressions but not EGFR are predictive of shorter survival in advanced non – small – cell lung cancer treated with cisplatin and gemcitabine. Ann Oncol, 2006, 17: 1818 – 1825.

15. Rosell R, Skrzypski M, Jassem E, et al. BRCA1: A novel prognostic factor in resected

non – small – cell lung cancer. PLoS One, 2007, 2：e1129.

16. Rosell R, Perez – Roca L, Sanchez JJ, et al. Customized treatment in non – small cell lung cancer based on EGFR mutations and BRCA1 mRNA expression. PLoS One, 2009, 4：e5133.

17. Cobo M, Massuti B, Morán T, et al. Spanish customized adjuvant trial (SCAT) based on BRCA1 mRNA levels [abstract]. J Clin Oncol, 2008, 26 Suppl 15：a7533.

18. Steels E, Paesmans M, Berghmans T, et al. Role of p53 as a prognostic factor for survival in lung cancer：a systematic review of the literature with a meta – analysis. Eur Respir J, 2001, 18：705 – 719.

19. Pirker R, Pereira JR, Szczesna A, et al. Cetuximab plus chemotherapy in patients with advanced non – small – cell lung cancer (FLEX)：an open – label randomised phase III trial. Lancet, 2009, 373(9674)：1525 – 1531.

20. Mascaux C, Iannino N, Martin B, et al. The role of Ras oncogene in survival of patients with lung cancer：a systematic review of the literature with meta – analysis. Br J Cancer, 2005, 92：131 – 139.

21. Bhattacharjee A, Richards WG, Staunton J, et al. Classification of human lung carcinomas by mRNA expression profiling reveals distinct adenocarcinoma subclasses. Proc Natl Acad Sci USA, 2001, 98：13790 – 13795.

22. Rouquette I, Mazieres J. A brief overview of a lung cancer biomarker：thymidylate synthase. Rev Mal Respir, 2011, 28：773 – 777.

23. Ceppi P, Volante M, Saviozzi S, et al. Squamous cell carcinoma of the lung com – pared with other histotypes shows higher messenger RNA and protein levels for thymidylate synthase. Cancer, 2006, 107：1589 – 1596.

24. Scaglotti GV, Parikh P, von Pawel J, et al. Phase III study comparing cisplatin plus gemcitabine with cisplatin plus pemetrexed in chemotherapyna? ve patients with advanced – stage non – small – cell lung cancer. J Clin Oncol, 2008, 26：3543 – 3551.

25. Ciuleanu T, Brodowicz T, Zielinski C, et al. Maintenance pemetrexed plus best supportive care versus placebo plus best supportive care for non – small – cell lung cancer：a randomised, double – blind, phase 3 study. Lancet, 2009, 374：1432 – 1440.

26. Schiff PB, Fant J, Horwitz SB. Promotion of microtubule assembly in vitro by taxol. Nature, 1979, 277：665 – 667.

27. Noble RL. The discovery of the vinca kaloids – chemotherapeutic agents against cancer. Biochem Cell Biol, 1990, 68：1344 – 1351.

28. Kamath K, Wilson L, Cabral F, et al. Beta III – tubulin induces paclitaxel resistance in association with reduced effects on microtubule dynamic instability. J Biol Chem, 2005, 280：12902 – 12907.

29. Kang CH, Jang BG, Kim DW, et al. The prognostic significance of ERCC1, BRCA1, XRCC1, and betaIII – tubulin expression in patients with non – small cell lung cancer treated by platinum – and taxane – based neoadjuvant chemotherapy and surgical resection. Lung Cancer, 2010, 68: 478 – 483.

30. Azuma K, Sasada T, Kawahara A, et al. Expression of ERCC1 and class Ⅲ beta – tubu-lin in non – small cell lung cancer patients treated with carboplatin and pacli – taxel. Lung Cancer, 2009, 64: 326 – 333.

31. Hayashi Y, Kuriyama H, Umezu H, et al. Class Ⅲ beta – tubulin expression in tumor cells is correlated with resistance to docetaxel in patients with completely resected non – small – cell lung cancer. Intern Med, 2009, 48: 203 – 208.

32. Seve P, Mackey J, Isaac S, et al. Class Ⅲ beta – tubulin expression in tumor cells pre-dicts response and outcome in patients with non – small cell lung cancer receiving paclitaxel. Mol Cancer Ther, 2005, 4: 2001 – 2007.

33. Innocenti F, Undevia SD, Iyer L. Genetic variants in the UDP – glucuronosyltransferase 1A1 gene predict the risk of severe neutropenia of irinotecan. J Clin Oncol, 2004, 22: 1382 – 1388.

34. Azuma K, Sasada T, Kawahara A, et al. Expression of ERCC1 and class Ⅲ beta – tubu-lin in non – small cell lung cancer patients treated with carboplatin and paclitaxel. Lung Cancer, 2009, 64: 326 – 333.

35. Gautschi O, Huegli B, Ziegler A, et al. Origin and prognostic value of circulating K – Ras mutations in lung cancer patients. Cancer Lett, 2007, 254: 265 – 273.

36. Kimura T, Holland WS, Kawaguchi T, et al. Mutant DNA in plasma of lung cancer pa-tients: potential for monitoring response to therapy. Ann N Y Acad Sci, 2004, 1022: 55 – 60.

37. Ramirez JL, Rosell R, Taron M, et al. 14 – 3 – 3sigma methylation in pretreatment serum circulating DNA of cisplatin – plus – gemcitabine – treated advanced non – small – cell lung cancer patients predicts survival: the Spanish Lung Cancer Group. J Clin Oncol, 2005, 23: 9105 – 9112.

第八节　K – Ras 基因突变检测对结直肠癌靶向治疗的临床指导意义

结直肠癌是最常见的恶性肿瘤之一, 目前世界范围内其发病率已居所有恶性肿瘤的第三位。2011 年中国肿瘤登记年报公布的我国结直肠癌的发病率也位居全部恶性肿瘤的第三位。尽管 40% ~ 50% 的结直肠癌患者可通过手术治愈, 但大部分的患者会发生转移或复发并最终导致死亡。近年来, 随着靶向治疗的兴起,2 种针对 EGFR 的单克隆抗体类药物—西妥昔单抗和帕尼单抗在结直肠癌的治疗中显示出了很好的疗效,明显改善了患者的生存。最近研究显示除 EGFR 本身因素外,其下游信号转导通路中的其他成员与这 2 种靶向药物疗效也密切相关,同时多项临床研究发现 EGFR 靶向治疗不受益的结直肠癌患者中 K – Ras 基因的突变率较治疗受益者高,因此临床上将结直肠癌靶向治疗的失败归因于 K – Ras 基因突变,并提出应将结直肠癌患者 K – Ras 基因状态作为是否进行 EGFR 靶向治疗的筛选标准。

一、K – Ras 基因突变

Ras 蛋白作为细胞生长的关键性调节因子,与细胞增殖、分化和血管新生密切相关。研究发现在人类所有肿瘤中,30% ~50% 都含有 Ras 基因的突变。由于突变后的 Ras 蛋白一直处于活化形式,使信号传递通道处于持续激活状态,刺激细胞不断增殖,最终导致肿瘤形成和发展。而 K – Ras 基因作为 Ras 基因家族的一员,它的突变在结直肠癌发生过程中起着重要作用。最近,一项大型的多中心临床样本检测结果显示,大约 40% 转移性结直肠癌患者都携带有 K – Ras 基因突变。最常见的突变位点主要在第 2 号外显子的第 12、13 位密码子以及第 3 号的第 61 位密码子上。其中第 12、13 位密码子突变频率较高,占 90% 以上。由于 K – Ras 基因处于 EGFR 信号传导的下游通路中,如"分子开关"一样调控 EGFR 的活化状态,所以当 K – Ras 基因发生激活突变后将促使肿瘤细胞不受控制的增殖,最终导致靶向药物失去对 EGFR 的抑制作用。

二、K – Ras 基因突变与结直肠癌靶向治疗疗效

越来越多的临床研究显示,无论是将西妥昔单抗或是帕尼单抗用于一线、二线还是后续的治疗,与 K – Ras 基因突变的结直肠癌患者相比,携带野生型 K – Ras 基因的患者从抗 EGFR 单抗的治疗中获益更大。近年来,3 项大型的随机临床研究奥沙利铂联合西妥昔单抗一线治疗转移性结直肠癌(oxaliplatin and cetuximab in first – line treatment of metastatic colorectal cancer, OPUS)、西妥昔单抗联合伊立替康一线治疗转移性结直肠癌(cetuximab combined with Irinoteean in frist 1ine therapy for metastatic colorectal cancer, CRYSTAL)和加拿大国家癌症中心临床试验组单药治疗研究(national cancer Institute of canada clinical trials group monotherapy study, NCICCTG)都证实,K – Ras 基因突变的结直肠癌患者无法从西妥昔单抗联合化疗的方案中获益。其中 OPUS 临床研究检测了入组的 223 例患者 K – Ras 基因状态,发现基因突变率为 42%。结合患者的临床疗效

分析,西妥昔单抗联合化疗方案组中野生型 K – Ras 基因患者的 ORR 为 61%,明显高于突变型患者(33%),同时 PFS 也显著延长(7.7 个月与 5.5 个月)。而且单独化疗方案组中 K – Ras 基因突变患者的 ORR 为 49%,明显高于西妥昔单抗联合化疗组(33%)。CRYSTAL 临床试验同样也证实了这一结果。基于以上临床试验证据,欧洲健康管理机构明确指出西妥昔单抗和帕尼单抗只能用于 K – Ras 基因野生型的转移性结直肠癌患者的治疗。同时美国临床肿瘤协会(american society of clinical onology,ASCO)也制定了相关指南。2009 年,美国国家综合癌症网(national comprehensive cancer network,NCCN)对结直肠癌临床实践指南进行了修订。这标志着 K – Ras 基因成为了第一个结直肠癌分子靶向药物治疗选择的分子标志,也是迄今为止第一个可以明确预测抗 EGFR 单抗疗效的分子生物学标志。K – Ras 基因突变的检测也因此变得更为重要。

三、K – Ras 基因突变检测方法

目前 K – Ras 基因突变的检测方法有很多种,主要包括:直接测序法、焦磷酸测序法、单链构象多态性分析法(single strand conformation polymorphism,SSCP)、限制性片段长度多态性方法(restriction fragment length polymorphism,RFLP)、高分辨率溶解曲线分析法(high resolution melting,HRM)和突变特异性扩增系统(amplification refractory mutation system,ARMS)等。在这些方法中,其中一些已经被开发成为商品化的检测试剂盒。为了对比不同的突变检测方法之间的差异,Whitehall 等分别用 SSCP、焦磷酸测序、HRM、直接测序以及商业化的 TIB Molbiol 和 DxS ARMS 试剂盒进行检测,结果表明,虽然排除了 DNA 提取过程的差异,6 种方法检测石蜡包埋组织中 K – Ras 基因突变结果的一致率只有 63%,而不同方法测得的 K – Ras 突变频率各异,最低为 32.9%,最高达 59.5%。由此可见,不同的基因突变检测方法对检测结果有着明显的影响。Oliner 等利用 HRM 法、直接测序法和 ARMS 方法检测了 59 例石蜡包埋组织中 K – Ras 基因状态,以比较三种检测方法的敏感性和特异性,结果表明 HRM 法具有最高的敏感性,但存在假阳性的问题,而 ARMS 方法不仅具有较高的敏感性及特异性,而且准确性达到 100%,成为 K – Ras 基因突变检测的最适方法。Andreyev 等以直接测序法作对照,利用 4 种不同的方法检测 40 例样本 K – Ras 基因状态,结果显示 ARMS 方法与直接测序法检测结果的一致率最高(95%),而等位基因特异性杂交法的一致率仅为 13%。商品化的 ARMS 方法检测试剂盒加入了蝎形引物探针,可以对扩增的突变产物进行精确的检测,该方法的检测敏感性达到 1%,并且可以识别大于 95% 的已知 K – Ras 基因突变位点。但是由于该试剂盒

价格昂贵,大大限制了在国内的普及利用。目前国内检测 K – Ras 基因突变的方法众多,如直接测序法、Taqman 探针法、高效液相色谱法等,而直接测序法由于其成本较低、特异性高且可以检测未知突变位点,目前仍然作为 K – Ras 基因突变检测的常规方法。直接测序法曾被认为是检测基因突变的金标准,但是该种方法的检测敏感性有限,当突变的肿瘤细胞相对含量较低时无法正确检测。目前通过对标本进行组织芯活检(core biopsy)或显微切割(micro – desection),先行对肿瘤细胞进行浓缩,可以提高检测的敏感性。

四、K – Ras 基因突变检测样本选择及准备

由于结直肠癌肿瘤组织存在很强的异质性,所以组织样本的选择引出了一系列我们需要考虑的问题:①原发肿瘤组织和转移灶样本检测结果的一致性;②随着肿瘤生长及接受治疗时间的延长,肿瘤组织中 K – Ras 基因状态的改变;③为了能够得到精确的检测结果,重新获取肿瘤组织标本进行检测的必要性。有研究者报道,K – Ras 基因在高危的结直肠腺瘤息肉人群中比癌症人群中的突变频率要高,提示 K – Ras 基因突变率不会随肿瘤的进展而发生变化。同时 Loupakis 等研究显示 K – Ras 基因在 I ~ IV 期结直肠癌患者组织中突变频率相同。另一方面,Loupakis 等在 2008 年 ASCO 年会上报道结直肠癌原发肿瘤和肝转移灶的 K – Ras 基因突变一致率为 95%。其他的一些研究报道,二者一致率为 92% ~ 96%。由此可见,原发肿瘤组织和转移灶都可以用于评价 K – Ras 基因突变的状态。同时,对于复发转移的结直肠癌患者,可依据原发肿瘤组织中 K – Ras 基因的突变检测结果指导用药,不必再次获取转移灶标本进行重新检测。

目前,大部分肿瘤 DNA 都是从 FFPE 组织切片中提取。过去由于 FFPE 样本存在 DNA 片段化及石蜡的抑制作用等问题,无法成为检测的首选材料,但随着现代分子诊断技术的改进,目前 FFPE 样本已经被认为是 K – Ras 突变检测的标准材料。DNA 的提取取决于样本的质量,一般较大的组织标本(肿瘤区域大于 80%)更适合于 K – Ras 基因突变的检测。由于肿瘤组织的异质性,待检测的组织中必须含有足量的癌细胞才能够满足 K – Ras 基因突变的检测要求,通常应对待检测的样本进行苏木精伊红(hematoxylin – exin, HE)染色鉴定肿瘤含量。此外,其他类型的样本,如粪便、血浆、血清以及尿液等也可以用于 K – Ras 基因突变检测,由于这些标本的获取具有简便、快速、无创的特点,有可能成为取代组织样本的新材料。Yen 等检测了接受西妥昔单抗治疗的结直肠癌患者外周血中循环肿瘤细胞的 K – Ras 基因突变状况,结果发现携带野生型 K – Ras 基因的患者无进展生存期和总生存期都明显延长,提示循环肿瘤细胞中 K –

Ras 基因检测可以预测结直肠癌靶向治疗的疗效。但是,这些样本提取的 DNA 浓度较低,所以检测的敏感性以及和组织中检测结果的一致性还有待于进一步的研究,目前仍不能推荐用于临床。

五、我国结直肠癌患者 K–Ras 基因突变频率

以往研究报道的 K–Ras 基因突变频率大多数都是针对西方人群的研究结果,由于东西方人群的遗传背景存在差异,所以我国结直肠癌人群中 K–Ras 基因突变状况还有待于大规模的临床流行病学研究,而且国内也未形成标准化的检测规范。目前,我们研究小组利用直接测序法对 308 例结直肠癌患者手术切除的 FFPE 组织标本中 K–Ras 基因进行了检测,结果发现 K–Ras 基因的突变阳性率为 34.7%(107/308),其中密码子 12、13、61 的突变率分别为 26.3%、6.8% 和 1.6%。结合患者的临床病例资料进行分析,结果表明 K–Ras 基因突变与患者性别明显相关($P < 0.01$),在女性人群中 K–Ras 基因具有更高的突变率,而与患者年龄、吸烟史、TNM 分期、淋巴结转移均无相关性($P > 0.05$)。除 K–Ras 基因以外,我们同时还检测了与西妥昔单抗疗效相关的 BRAF 基因第 15、11 外显子的基因突变状况,发现二者的突变率分别为 2.9% 和 1%。此外,在技术方面还应注意:①组织切片必须经过 HE 染色鉴定出肿瘤区域;②直接测序法大约需要 4 张以上组织切片(组织厚度 10μm,肿瘤细胞区域大于 5mm × 5mm);③ DNA 提取浓度大于 20ng/μl;④ DNA 提取过程中避免石蜡等抑制剂的残留;⑤ DNA 提取、试剂准备、PCR 及产物分析必须严格分区,避免污染。目前笔者的团队检测的样本量仍在继续扩大,并且检测规范也正在不断地完善,希望最终将得出我国结直肠癌患者的 K–Ras 基因突变频谱,有效地指导靶向药物的临床选择。

综上所述,K–Ras 基因突变与转移性结直肠癌抗 EGFR 单抗治疗密切相关,临床研究结果显示只有野生型 K–Ras 基因的患者才能从抗 EGFR 单抗治疗中受益,所以 K–Ras 基因突变的检测将有效地指导结直肠癌靶向治疗药物的使用。但是 K–Ras 基因突变仅仅是导致治疗失败的部分原因,EGFR 信号通路下游的 BRAF、PI3K 基因发生突变都将导致抗 EGFR 单抗治疗的失败。由于目前还没有建立统一的靶点检测标准,所以针对这些分子靶点建立适应我国具体情况的标准化检测规范,将会更好地指导临床治疗方案及靶向药物的选择,为实现结直肠癌的个体化治疗服务。

(王建飞　韩晓红　石远凯)

参考文献

1. Jemal A, Bray F, Center MM, et al. Global cancer statistics. CA Cancer J Clin, 2011, 61: 69 –90.

2. 赫捷, 赵平, 陈万青. 2011 中国肿瘤登记年报. 北京: 军事医学科学出版社, 2012.

3. De Roock W, Claes B, Bernasconi D, et al. Effects of K – Ras, BRAF, NRAS, and PIK3CA mutations on the efficacy of cetuximab plus chemotherapy in chemotherapy – refractory metastatic colorectal cancer: a retrospective consortium analysis. Lancet Oncol, 2010, 11: 753 – 762.

4. Bokemeyer C, Bondarenko I, Makhson A, et al. Fluorouracil, leucovorin, and oxaliplatin with and without cetuximab in the first – line treatment of metastatic colorectal cancer. J Clin Oncol, 2009, 27: 663 – 671.

5. Douillard J, Siena S, Cassidy J, et al. Randomized phase 3 study of panitumumab with FOLFOX4 compared to FOLFOX4 alone as 1st – line treatment (tx) for metastatic colorectal cancer (mCRC): The PRIME trial. Eur J Cancer, 2009, 7: S6.

6. Karapetis CS, Khambata – Ford S, Jonker DJ, et al. K – Ras mutations and benefit from cetuximab in advanced colorectal cancer. N Engl J Med, 2008, 359: 1757 – 1765.

7. Whitehall V, Tran K, Umapathy A, et al. A multicenter blinded study to evaluate K – Ras mutation testing methodologies in the clinical setting. J Mol Diagn, 2009, 11: 543 – 552.

8. Franklin WA, Haney Y, Sugita M, et al. K – Ras mutation: comparison of testing methods and tissue sampling techniques in colon cancer. J Mol Diagn, 2010, 12: 43 – 50.

9. Oliner K, Juan T, Suggs S, et al. A comparability study of 5 commercial K – Ras tests. Diagn Pathol, 2010, 5: 23.

10. Andreyev HJ, Norman AR, Cunningham D, et al. Kirsten ras mutations in patients with colorectal cancer: the RASCAL II study. Br J Cancer, 2001, 85: 692 – 696.

11. Loupakis F, Pollina L, Stasi I, et al. Evaluation of PTEN expression in colorectal cancer (CRC) metastases (mets) and in primary tumors as predictors of activity of cetuximab plus irinotecan treatment. J Clin Oncol, 2008, 26: 178s.

12. Mixich F, Ioana M, Voinea F, et al. Noninvasive detection through REMS – PCR technique of K – Ras mutations in stool DNA of patients with colorectal cancer. J Gastrointestin Liver Dis, 2007, 16: 5 – 10.

13. Su YH, Wang M, Brenner DE, et al. Detection of mutated K – Ras DNA in urine, plasma, and serum of patients with colorectal carcinoma or adenomatous polyps. Ann N Y Acad Sci, 2008, 1137: 197 – 206.

14. Yen LC, Yeh YS, Chen CW, et al. Detection of K – Ras oncogene in peripheral blood as a predictor of the response to cetuximab plus chemotherapy in patients with metastatic colorectal cancer. Clin Cancer Res, 2009, 15: 4508 – 4513.

第九节 检测乳腺癌患者血清中 HER – 2 水平的临床意义

近年来,检测人类表皮生长因子受体 2(Human epidermal growth factor receptor 2, HER – 2)的状态已经成为乳腺癌确诊后指导治疗策略的必要环节。目前大量研究证实,原癌基因 HER – 2 扩增和(或)其产物,即具有酪氨酸激酶活性的跨膜糖蛋白(p185)过表达是乳腺癌的一个独立不良预后因素,同时 HER – 2 表达状态也是指导靶向治疗药物如曲妥珠单抗临床使用的唯一标准。研究表明,HER – 2 蛋白的细胞外区域(extracellular domain, ECD)可通过基质金属蛋白酶的作用脱落进入血液,可通过免疫测定法进行定量检测。同时,血清学检测具有方便、实时性、连续性等特点,HER – 2 ECD 成为一个指导用药和评价预后的潜在肿瘤生物标志物。然而,血清中 HER – 2 ECD 的检测方法以及潜在的临床意义仍存在争议。一些研究表明 HER – 2 ECD 浓度的升高与预后不良有关,此类患者对 HER – 2 靶向药物如曲妥珠单抗的疗效差,且与疾病侵袭程度有关,但其他研究报道相反。现有的数据认为,以 HER – 2 ECD 的浓度判断患者预后的价值并不清楚。因此,明确血清 HER – 2 ECD 的临床意义,可以为常规临床实践中治疗用药、评价预后发挥重要作用。

一、HER – 2 状态的检测方法

HER – 2 是人类表皮生长因子受体家族的成员之一,定位于正常上皮细胞表面,由胞内区域、酪氨酸激酶区域和 N 末端的胞外区域组成。根据 NCCN、ASCO 和 CAP 指南推荐,可以运用 IHC 和 FISH 检测浸润性乳腺癌 HER – 2 蛋白或基因的状态。最近,美国 FDA 批准了两种 IHC 法[HercepTest (Dako North America, Carpintera, CA, USA)和 Pathway(Ventana Medical Systems, Tucson, AZ, USA)]用于检测 HER – 2 蛋白的表达;两种 FISH 检测方法[PathVysion (Vysis, Downers Grove, IL, USA)和 INFORM(Ventana Medical Systems, Tucson, AZ, USA)]和一种新的 CISH(SPOT – Light, Invitrogen, Carlsbad, CA, USA)用于检测 HER – 2 基因的扩增。另外,HER – 2 受体的胞外段会受到蛋白酶(主要

是金属蛋白酶)的缓慢裂解而形成一个 110kD 的胞外段裂解产物(血清 HER-2)和一个 95kD 的膜相关片段 p95,该过程会诱发胞内段酪氨酸激酶的自磷酸化并导致下游 MAPK 通路及 P13K 通路的激活,细胞增殖失控,具侵袭性。虽然血清 HER-2 ECD 在健康女性及乳腺良性肿瘤中均有表达,但表达水平显著低于乳腺癌患者,此差异依赖于检测时肿瘤组织的 HER-2 状态和肿瘤负荷。

PCR 可以定量检测 HER-2 ECD 在血清中的浓度。由于血清 HER-2 临床标本采集方便、可在治疗前后动态监测及准确的定量检测等优势,克服了临床上 IHC、FISH 检测原发肿瘤的组织 HER-2 表达状态由于试验设备及结果判定等主客观影响,尤其在原发肿瘤切除无法采集病理标本的缺点,并可对复发转移性乳腺癌及治疗中的患者进行监测。因此,近年来血清 HER-2 在乳腺癌诊断、预后及其他临床病理因素的相互关系一直是国内外学者研究的热点问题。此外,理论上讲,检测血清 HER-2 ECD 的状态也可以用于选择接受 HER-2 靶向治疗的患者。虽然此检测方法并未被 FDA 批准用于评价乳腺癌 HER-2 的状态,但 FDA 批准了拜耳公司的自动检测系统用于检测转移性乳腺癌的 HER-2 状态。

二、血清 HER-2 ECD 升高的临床意义

大量研究评价了乳腺癌患者血清中 HER-2 ECD 的浓度,但不同患者人群,不同临床分期,HER-2 ECD 的浓度并不一致。同时,不同的测量单位(如 ng/ml、fmol/ml 或 U/ml),不同的界值(如 15ng/ml、450fmol/ml 或 1900U/ml)会影响阳性结果的判读。报道显示在原发性乳腺癌中,HER-2 ECD 升高的患者占 5.5% ~44.5%;而转移性乳腺癌中,HER-2 ECD 升高的患者为 14.8% ~89.9%。

1. 血清 HER-2 ECD 的浓度与临床病理特征的关系　研究表明,血清 HER-2 ECD 浓度的升高与乳腺癌患者临床病理特征显著相关,包括原发肿瘤的激素受体阴性、肝转移和(或)淋巴结转移的患者等。Brodowicz 指出 HER-2 ECD 浓度的升高与肿瘤组织 HER-2 基因扩增、肿瘤负荷、肿瘤标志物 CEA 和 CA15-3 的浓度密切相关。值得一提的是,此研究还阐明 HER-2 ECD 还可通过抑制表达 HER-2 的肿瘤细胞的增殖降低抗 HER-2 单克隆抗体的治疗效果,同时还降低单克隆抗体对肿瘤细胞的杀伤作用。因此,与高浓度的 HER-2 ECD 的患者相比,HER-2 ECD 低浓度的患者可能更能从抗 HER-2 治疗中获益。另外,Ludovini 研究表明,在早期乳腺癌患者中,术前 HER-2 ECD 水平的升高与高分化组织分级、淋巴结转移以及雌激素和孕激素受体阴性表达有关。据其报

道 HER-2 ECD 水平的升高是一个独立的预后指标,提示无病生存时间短。

2. 血清 HER-2 ECD 水平与肿瘤组织 HER-2 状态的关系　研究表明,如果血清 HER-2 ECD 的水平与肿瘤组织 HER-2 的状态有关,血清学的检测很可能替代肿瘤组织中 HER-2 的状态,成为新的肿瘤标志物。大量研究探讨了血清 HER-2 ECD 升高与肿瘤组织中 HER-2 的表达的相关性,但结果并不一致。部分报道提示血清 HER-2 ECD 的浓度与肿瘤组织中 HER-2 的表达无相关性;部分研究表明肿瘤组织 HER-2 阴性的患者中也发现 HER-2 ECD 浓度的升高;部分报道还提示 HER-2 阳性的肿瘤患者 HER-2 ECD 血清学检测并无异常。我们分析这些研究很可能由于检测方法以及选择人群不同造成治疗前血清 HER-2 ECD 浓度的显著差异。Leary 在综述中分析表明血清 HER-2 ECD 水平与肿瘤组织 HER-2 的状态相关性差。他们还发现部分肿瘤组织 HER-2 阴性的患者也产生 ECD,因此,暂不支持血清 HER-2 ECD 作为评价原发肿瘤的 HER-2 组织状态的预测指标。

笔者研究组评价了 180 例早期乳腺癌患者的基线血清中 HER-2 ECD 的水平,以 15ng/ml 为界值,提示 HER-2 ECD 升高的患者为 9.0% 。但同样的病例进行配对肿瘤组织检测 HER-2 状态时,FISH 结果显示 33.2% 为 HER-2 基因扩增,虽然血清 HER-2 ECD 的表达与肿瘤组织 HER-2 的表达具有相关性($P < 0.01$),但一致性较差(Kappa = 0.34)。应用受试者工作特征曲线(receiver operating characteristic curve,ROC)提示,以 7.4ng/ml 为界值时,HER-2 ECD 升高的患者为 35.1% ,与肿瘤组织 HER-2 的基因扩增状态显著相关($P < 0.01$),且一致性较好(Kappa = 0.62),提示评价早期乳腺癌患者治疗前 HER-2 ECD 水平时,应降低界值标准以提高其预测价值。

3. 接受化疗和激素治疗的血清 HER-2 ECD 浓度　研究发现,血清 HER-2 水平升高的乳腺癌患者易复发转移,且对化疗和内分泌治疗耐药。然而,没有数据支持 HER-2 ECD 可指导特殊的细胞毒性药物或内分泌药物治疗的选择。Cameron 比较了卡培他滨联合拉帕替尼和卡培他滨单药治疗 HER-2 阳性的乳腺癌患者的 HER-2 ECD 的水平。他们指出在单药组中基线血清中高水平 HER-2 ECD 患者无进展生存时间较短,但在联合治疗中高水平的 HER-2 ECD 并不意味着预后差。事实上,高水平 HER-2 ECD 的患者更能从拉帕替尼靶向治疗中获益。因此,高水平的 HER-2 ECD 可以预测卡培他滨的疗效,但仍不推荐卡培他滨单药治疗。

4. 血清 HER-2 ECD 和 HER-2 对靶向治疗的反应　大量临床研究表明辅助化疗联合曲妥珠单抗治疗 HER-2 阳性的患者可显著改善患者的无病生

存时间和总生存时间。理论上,检测血清中 HER-2 ECD 的浓度可以被用于评价患者对曲妥珠单抗的疗效。然而,报道的结果却存在差异。在新辅助治疗中,Kostler 检测了 HER-2 ECD 的浓度是否可以预测化疗联合曲妥珠单抗的疗效。结果显示,治疗前 HER-2 ECD 的水平与临床肿瘤特征或药物反应率无显著相关。另外,在治疗过程中患者 ECD 的持续升高可提示患者对药物治疗反应差,但在治疗有效的患者中,ECD 浓度在治疗过程中逐渐降低。

Mazouni 指出血清 HER-2 ECD 是新辅助化疗联合曲妥珠单抗治疗疗效的预测因子。与基线血清 HER-2 ECD 水平相比,HER-2 ECD 中位浓度在治疗第 3 周后($P=0.005$)和第 6 周后($P=0.025$)显著降低。Kostler 检测了 55 个转移性乳腺癌患者 ECD 的浓度,指出治疗前 HER-2 ECD 浓度的升高可以预测患者对曲妥珠单抗的高反应率,但与无进展生存时间和总生存时间并无显著相关性。同时指出接受曲妥珠单抗治疗后 ECD 水平无显著降低的患者可能需要接受其他 HER-2 靶向药物的治疗。Ali 回顾了 7 项检测转移性乳腺癌患者 HER-2 ECD 水平的研究。他们指出,当患者接受曲妥珠单抗治疗后,与 ECD 水平下降程度低于 20% 的患者相比,ECD 水平下降程度大于 20% 的患者治疗有效率更高、疗效持续时间和总生存时间更长。在拉帕替尼治疗后也可以观察到类似现象。因此,笔者认为,血清 HER-2 ECD 浓度的降低作为一个治疗的普遍反映,无论是何种治疗,很可能是由于降低了肿瘤负荷。

多年来,血清 HER-2 ECD 被认为是一个潜在的评价预后和预测疗效的肿瘤标志物,可以作为肿瘤组织 HER-2 检测的补充,但将血清 HER-2 ECD 的检测应用于常规临床实践中,还需要增加前瞻性大规模的研究证实 HER-2 ECD 的水平与临床病理特征的相关性以及评价预后的意义。同时,治疗前、治疗过程中以及治疗后的 HER-2 ECD 的水平的预测复发和预后评价的临床意义仍不明确,仍缺少来自国内的数据阐述其临床意义。因此,在了解血清 HER-2 ECD 基线水平的前提下,监测不同治疗时期的血清 HER-2 水平是检出复发潜在的重要手段,也可为今后预后的评价提供依据。总之,通过检测血清 HER-2 ECD 水平,有助于乳腺癌的辅助诊断和预测患者的组织 HER-2 状态,对病情监测、预后判断和靶向药物的选择具有至关重要的临床意义。

(马 丽 石远凯 韩晓红)

参考文献

1. 韩晓红，石远凯，马丽，等. 应用 FISH 和 IHC 技术检测中国乳腺癌患者 HER－2 基因状态及蛋白表达的前瞻性多中心研究. 中华检验医学杂志，2010, 33：655－662.

2. Papila C, Uzun H, Balci H, et al. Clinical significance and prognostic value of serum sHER－2/neu levels in patients with solid tumors. Med Oncol, 2009, 26(2):151－156.

3. Bramwell VHC, Doig GS, Tuck AB, et al. Changes over time of extracellular domain of HER－2（ECD/HER－2）serum levels have prognostic value in metastatic breast cancer. Breast cancer Res Treat, 2009, 114:503－511.

4. 马丽，韩晓红，杨红鹰，等. GP 和 PathVysion HER－2 试剂盒检测乳腺癌患者 HER－2 基因状态的比较. 中华检验医学杂志，2011, 4：333－338.

5. Leyland－Jones B, Smith BR. Serum HER－2 testing in patients with HER－2－positive breast cancer: the death knell tolls. Lancet Oncol, 2011, 12(3): 286－295.

6. Brodowicz T, Wiltschke C, Budinsky A, et al. Soluble HER－2/Neu neutralizes biologic effects of anti－HER－2/Neu antibody on breast cancer cells in vitro. Int J Cancer, 1997, 73: 875－879.

7. Ludovini V, Gori S, Colozza M, et al. Evaluation of serum HER－2 extracellular domain in early breast cancer patients: correlation with clinipathological parameters and survival. Ann Oncol, 2008, 19: 883－890.

8. Leary AF, Hanna WH, van de Vijver MJ, et al. Value and limitations of measuring HER－2 extracellular domain in the serum of breast cancer patients. J Clin Oncol, 2009, 27: 1694－1705.

9. Cameron D, Casey M, Press M, et al. A phase Ⅲ randomized comparison of lapatinib plus capecitabine versus capecitabine alone in women with advanced breast cancer that has progressed on trastuzumab: updated efficacy and biomarker analyses. Breast Cancer Res Treat, 2008, 112: 533－543.

10. Kostler WJ, Steger GG, Soleiman A, et al. Monitoring of serum HER－2/neu predicts hitopathological response to neoadjuvant trastuzumab－based therapy for breast cancer. Anticancer Res, 2004, 24: 1127－1130.

11. Mazouni C, Hall A, Broglio K, et al. Kinetics of serum HER－2/neu changes in patients with HER－2－positive primary breast cancer after initiation of primary chemotherapy. Cancer, 2007, 109: 496－501.

12. Ali SM, Carney WP, Esteva FJ, et al. Serum HER－2/neu and relative resistance to trastuzumab－based therapy in patients with metastatic breast cancer. Proc Soc Am Clin Oncol, 2006, 24: abstr 500.

第十节　血清新型肿瘤标志物

一、热休克蛋白90α

（一）概述

热休克蛋白（heat shock proteins90，Hsp90）是细胞内的分子伴侣蛋白之一，由 Hsp90α 和 Hsp90β 两种独立的基因编码产物组成。它在细胞发生应激反应时，可以和那些由于环境刺激而使自身构象发生改变的蛋白相互作用，保证蛋白进行适当的折叠并防止蛋白非特异性聚集，从而维持细胞的正常活性。其中 Hsp90α 是一种细胞质蛋白，在生物进化过程中高度保守，占细胞质蛋白的 1%～2%，能够辅助蛋白折叠和维持细胞内多种信号传导蛋白的稳定，从而促进细胞存活和生长。在肿瘤细胞中，Hsp90α 能使过度激活或突变的信号传导蛋白保持活性，从而加速肿瘤细胞的恶性转变。最近发现，Hsp90α 能够被肿瘤细胞分泌到细胞外，并在肿瘤细胞的远端侵袭中起到重要作用，但其分泌机制一直没有被发现，仍是未解之谜。有研究者对 Hsp90α 的分泌机制进行了系统研究，结果显示 Hsp90α 的分泌是受到磷酸化修饰和蛋白质羧基端氨基酸剪切的双重机制调节的。分泌型 Hsp90α 在磷酸化修饰和蛋白质羧基端氨基酸序列上与细胞内的 Hsp90α 存在显著差异，同时采用 ELISA 方法检测肿瘤患者血浆中 Hsp90α 水平的改变，结果显示肿瘤患者血浆中 Hsp90α 的含量与肿瘤的恶性程度，尤其是与转移程度呈正相关。提示 Hsp90α 具有作为新型肿瘤标志物的潜力，可能应用于肿瘤的诊断和预后判断。

（二）Hsp90α 的检测

1. 测定方法　Hsp90α 为一种新型的肿瘤标志物，目前研发的检测方法为双抗体夹心 ELISA 法检测血浆中 Hsp90α 的浓度。

2. 注意事项　许多因素可影响 Hsp90α 的测定结果，这些因素包括外源性物质（如抗凝剂）和内源性物质（如溶血）等，因此在临床使用过程中需注意以下几点：①使用 EDTA－K_2 抗凝管进行全血样本的采集；②血液样本采集后应及时离心取上层血浆后检测，不能立即检测的血浆应贮在 －80℃冰箱内保存，且不能反复冻融，检测前，先使用专用稀释液将样本稀释后再进行检测；③对于临床收集样本如溶血、脂浊、高浓度黄疸、高浓度类风湿因子时，检测值需复测，因这些内源性物质会使 Hsp90α 检测结果升高。

3. 临床研究结果　肺癌是目前世界范围内发病率和死亡率最高的恶性肿瘤,2013 年统计结果显示,每年有近 160 万新发病例,每年有近 60 万人死于肺癌,且肺癌占男性癌症死亡率约 29% ,女性癌症死亡率约 26% ,因此我们将首先探讨 Hsp90α 在肺癌中的临床意义,在全国 8 家临床医院展开了大规模的临床样本验证。分为非动态组(共 2046 例,包含肺癌患者、健康人群、肺部良性肿瘤、肺部非癌性病变和其他恶性癌症患者)和动态组(外科手术切除组 79 例和内科化疗治疗组 169 例)进行检测。结果显示:在非动态组中肺癌患者血浆中 Hsp90α 的浓度明显高于健康人群、肺部良性肿瘤和肺部非癌性病变的对照组,差异有统计学意义。不同分期肺癌患者间 Hsp90α 含量存在差异,且晚期患者血浆中浓度高于早期患者,说明其与肺癌的恶性程度有相关性。肺癌组不同亚型之间 Hsp90α 含量差异没有统计学意义。例如,非小细胞肺癌患者与小细胞肺癌患者间差异不具有统计学意义,肺腺癌与肺鳞癌差异亦无统计学意义。当 cut – off 值为 56. 33ng/ml 时,其诊断敏感性达 72. 18% ,特异性达 78. 70% 。在动态组中,术前患者血浆中 Hsp90α 的浓度高于术后患者血浆中的浓度,差异有统计学意义。在内科治疗的肺癌患者中,在疾病进展组血浆中 Hsp90α 浓度增高,部分缓解组和疾病稳定组 Hsp90α 浓度降低,提示 Hsp90α 的变化与病情变化具有一定相关性。我们还比较了 Hsp90α 诊断敏感性与已知的肿瘤标志物 CEA 和 CYFRA21 – 1 的诊断敏感性,显示 Hsp90α 诊断敏感性高于已知 CEA 和 CYFRA21 – 1,且联合诊断比单一肿瘤标志物的诊断敏感性高。

二、Dickkopf 相关蛋白 1

Dickkopf 相关蛋白 1(DKK1)是最近新发现的一种肿瘤血清蛋白标志物。由于其具有敏感性高、特异性好、所需血清样本量少(通常 < 100μl)、无需进行抽提纯化等前处理步骤、检测方法成熟易推广、可自动化快速批量检测等优点,已成为肿瘤诊断研究的热点之一。研究表明,DKK1 在肿瘤诊断及预后评估等方面具有良好的应用前景。

(一)DKK1 的分子生物学特性

1998 年,Glinka 等首次在非洲蟾蜍胚胎细胞中发现 DKK1,同时研究发现它是 Wnt/β – catenin 经典信号传导通路的拮抗剂。DKK1 为 DKK 家族的一员,位于人类染色体 10q11. 2,转录本长度为 1554bp,由 4 个外显子组成,编码 266 个氨基酸。

经典的 Wnt 通路活化时,胞外 Wnt 配体通过与细胞膜表面 Fz 受体(frizzled receptor)及低密度脂蛋白受体相关蛋白 5/6(low – density lipoprotein receptor – related protein 5/6, LRP5/6)结合,将胞内 Dishevelled(Dsh)磷酸化,Dsh 能抑制

糖原合成激酶 3β(glycogen synthase kinase 3β,GSK － 3β)/APC/Axin 降解复合物的形成,导致 β － 连环蛋白(β － catenin)不能被降解而在胞质中累积并转移至细胞核内,β － catenin 与核内的 T 细胞因子(T cell factor,TCF)及淋巴细胞促进因子(lymphoid enhancer factor,LEF)形成复合体,激活下游一系列靶基因,从而介导细胞增殖、分化以及凋亡。

DKK1 作为 Wnt/β － catenin 通路的拮抗剂,能够与 Wnt 配体竞争结合膜表面受体 LRP5/6,并在膜蛋白 Kremen 1 或 Kremen 2 作用下形成 DKK1 － LRP － Kremen 三元内吞复合体,进一步阻断 Wnt 配体与 LRP5/6 结合,从而抑制经典 Wnt 通路。大量研究表明,DKK1 在诱导肿瘤细胞凋亡、调控某些肿瘤细胞的浸润和侵袭以及调控肿瘤细胞骨转移等方面发挥着重要作用。

(二)血清中 DKK1 常用检测方法

DKK1 为 35kD 的分泌性糖蛋白,合成后可被分泌入血。DKK1 除了在胎盘和胚胎组织中表达外,在成人正常组织中很少表达。但在肿瘤发生时,人体内 DKK1 的水平会发生较大的变化。研究表明,血清中 DKK1 蛋白的浓度与原发肿瘤组织中 DDK1 的水平密切相关,进一步印证了血中的 DKK1 可能来源于组织。对于 DKK1 在多种恶性肿瘤血清中的表达情况,常采用 ELISA 法进行检测,可达较高敏感性和特异性,也有研究报道采用新型时间分辨免疫荧光法(time － resolved immunofluorometric assay,TR － IFMA)检测取得了成功。Sheng 等应用 ELISA 和 TR － IFMA 两种方法对 212 例肺癌患者血清中的 DKK1 浓度进行检测,他们发现两种方法具有较高的一致性($r = 0.972$)。

(三)检测血清中 DKK1 的临床意义

在不同肿瘤中,DKK1 的表达存在着较大的差异。Menezes 等认为在不同的肿瘤以及不同的人群中 DKK1 可通过影响内环境而发挥不同的作用。研究表明,在结直肠癌、间皮瘤等肿瘤中 DKK1 表达降低,目前的观点认为这是由于 DKK1 基因的 CpG 岛高甲基化引起 DKK1 表达的下调或失活,使其失去抑癌特性而导致机体癌变。在肝癌、肺癌、食管癌等肿瘤中 DKK1 表达明显升高,原因尚不完全清楚,推测原因可能是由于过度活化的 Wnt/β － catenin 通路通过负反馈机制作用导致 DKK1 的水平升高或者 DKK1 在体内存在其他通路且在该通路中其表现为促癌特性。但多数的研究认为,血清中 DKK1 浓度的升高可以成为多种肿瘤诊断和预后判断的生物标志物。

1. DKK1 与肝癌　肝癌目前常用的血清蛋白诊断标志物为甲胎蛋白(alpha fetoprotein,AFP)但 30% ～40% 的肝癌患者 AFP 为阴性,同时,部分慢性 HBV 感染、肝硬化患者也存在 AFP 升高导致假阳性的情况。因此,用现有的血清学方法诊断、鉴别肝癌以及评估其治疗反应性是有一定困难的。DKK1 的出现给肝癌的诊断和预后判断带来了希望。Sato 等研究发现肝癌患者血清中 DKK1 的浓度比健康志愿者高。Tung 等研究数据显示,DKK1 诊断肝癌的敏感性为 30.43%,特异性为 100%。Irene 等的研究提示,血清中 DKK1 的浓度随肝癌的疾病进展依次增高。Tan 的团队通过一项多中心、大规模的研究表明,DKK1 作为肿瘤血清蛋白标志物,对肝细胞癌总体诊断的敏感性和特异性分别为 69.1% 和 90.6%;其对早期肝细胞癌(BCLC 0 + A)和小肝癌(单个 <2cm)的诊断敏感性(70.9% 和 58.5%)和特异性(90.5% 和 84.7%)大大提高;同时,DKK1 蛋白能够弥补 AFP 对肝细胞癌诊断能力的不足,其对 AFP 阴性(<20ng/ml)肝细胞癌的诊断敏感性和特异性分别为 70.4% 和 90%,并可从 AFP 阳性(>20ng/ml)的慢性乙型肝炎及肝硬化等高危患者中鉴别诊断出肝细胞癌,敏感性和特异性分别可达 69.1% 和 84.7%;DKK1 蛋白与 AFP 的联合应用,可将肝细胞癌总体诊断率提高至 88%。因此,DKK1 作为新的肝癌血清蛋白诊断标志物,有良好的发展前景。此外,研究发现,肝癌患者手术后血中的 DKK1 浓度迅速下降,提示血清 DKK1 蛋白可作为肝癌疗效监测和预后判断的一项有效指标。

2. DKK1 与肺癌 肺癌目前已位居全球发病率及死亡率之首,因此,对肺癌的早筛、早诊及治疗评价和预后判断显得尤为重要。Sheng 等对 212 例肺癌患者进行血清 DKK1 的测定,并以 72 例肺部良性疾病患者及 120 例健康人作为对照,当采用健康组 95 百分位数(22.6μg/L)为临界值,肺癌总阳性率为 68.9%。肺癌组 DKK1 水平显著高于健康组($P < 0.01$),而肺部良性疾病组与健康组无差异($P = 0.24$)。在非小细胞肺癌患者中,DKK1 的诊断敏感性高于 CYFRA21 - 1(69.5% vs. 50.7%),联合两者检测敏感性可达 89.6%;在小细胞肺癌患者中,使用受试者工作特征曲线(receiver operating characteristic curve,ROC 曲线)分析,DKK1 的曲线下面积(area under curve,AUC)高于神经元特异性烯醇化酶(neuron specific endase,NSE)($P = 0.01$),联合两者检测敏感性可达 86.2%。这些提示 DKK1 联合 CYFRA21 - 1 或 NSE 可成为一种全面、高效的检测指标。此外,该研究表明,DKK1 浓度 ≥22.6μg/L 的肺癌患者生存率比 <22.6μg/L 者低,应用多变量生存率分析后提示,DKK1 浓度(≥22.6μg/L)是影响肺癌预后生存的独立指标。Qin 等的研究也同样提示,DKK1 阴性组肺癌患者的总生存率(overall survival,OS)和无疾病生存率(disease free survival,DFS)显著高于 DKK1 阳性组(OS 64.4% vs. 42.6%,$P = 0.014$;DFS 54.5% vs. 31.7%,$P = 0.038$)。因此,检测 DKK1 蛋白在血清中的变化,能够为常规临床评估治疗反应性及预后评价提供重要依据。

3. DKK1 与前列腺癌　Roato 等研究发现发生骨转移的前列腺癌患者,其血清中 DKK1 增加了 3.5 倍。Keller 等的研究表明,在前列腺癌疾病初期 DKK1 增高,随着肿瘤的进展,其 DKK1 逐渐降低。然而,Thiele 等却发现,骨转移的前列腺癌患者与良性前列腺增生患者相比,DKK1 浓度并未增高,但经过唑来磷酸盐治疗的患者,其血清 DKK1 水平增高。不同的团队研究结果迥异,可能是因为样本量大小的问题引起的,但也都间接说明,疾病进展或治疗后,血清中 DKK1 的浓度会发生变化,但 DKK1 能否作为前列腺癌进展和疗效评价的指标,尚有待于进一步验证。

4. DKK1 与食管癌　Yamabuki 等通过 ELISA 方法检测 81 例早期食管癌患者血清中 DKK1 的浓度发现,51 例患者血清中 DKK1 为阳性(63.0%),手术后 2 个月内监测患者血清中 DKK1 变化,发现其浓度显著降低,这提示 DKK1 有望成为食管癌早期诊断以及监测复发的生物标志物。

5. DKK1 与其他肿瘤　Sheng 等的研究发现,在胃癌、结直肠癌、卵巢癌以及宫颈癌患者中,血清 DKK1 的浓度与健康对照相比显著降低。然而,Lee 等的研究发现胃癌患者血清中 DKK1 的浓度与健康对照相比显著增高($P < 0.01$)。Jiang 等通过检测 36 例卵巢癌、40 例宫颈癌、28 例子宫内膜癌患者以及 30 例健康女性对照发现,宫颈癌(314.13pg/ml, $P = 0.000$)和子宫内膜癌(46.95pg/ml, $P = 0.000$)患者血清中 DKK1 浓度高于健康人群(29.45pg/ml),卵巢癌患者血清中 DKK1 的浓度与健康人群相比稍有升高但差异无统计学意义($P = 0.846$)。因此,进一步探索和明确 DKK1 的作用机制以及开展大规模、多中心的临床验证迫在眉睫。

(四)DKK1 与抗 DKK1 抗体

在肿瘤发生发展的过程中,细胞内微小的生化改变即可引起自身抗体应答。因此,体内 DKK1 浓度的改变,会引起抗 DKK1 抗体水平发生相应的改变。Yao 等应用 ELISA 方法检测 93 例 NSCLC 血清中抗 DKK1 自身抗体发现,肺癌组抗体滴度高于健康组($P < 0.01$),敏感性和特异性分别为 62% 和 84%;对 I ~ IV 期 NSCLC 患者的敏感性分别为 64.3%、70%、57.4%、62.5%;联合 DKK1 及 DKK1 自身抗体检测,肺癌敏感性和特异性分别可达 81.7% 和 86.2%。DKK1 在多数肿瘤中显著增高,提示 DKK1 在这些肿瘤发生发展过程中可能扮演促癌作用的角色。因此,Tung 等提出抗 DKK1 的单克隆抗体可能成为潜在的抑制肿瘤转移和复发的治疗手段之一。Sato 等研究证实抗 DKK1 抗体能够有效抑制肿瘤细胞的侵袭和肺癌细胞系 A549 的增殖,可能成为抗肿瘤治疗的小分子靶向药物。因此,进一步明确 DKK1 及抗 DKK1 抗体的作用,将使其在肿瘤的诊

断和治疗中具有很好的应用前景。

近年来,血清肿瘤诊断标志物的检测已成为肿瘤早期筛查、早期诊断的有效手段。血标本由于方便易得、检测手段灵活多样、操作简单且重现性好等优点在临床中被广泛应用。在过去的几十年里,许多非蛋白的血清标志物被发现,如血清游离突变 DNA、甲基化 DNA 等。然而,在临床常规评估和群体研究中,最适用的还是简便易行且可测量的血清中蛋白类标志物。目前,虽然许多肿瘤诊断的血清蛋白标志物被提出,但很少能被应用到临床中。

DKK1 作为一种分泌型蛋白,因其在肿瘤细胞中特异性高表达而不表达于相应的正常细胞,分泌的蛋白在血清中能够轻易地检测到,且仅表达于胚胎组织而成人的正常组织中很少表达,使其成为极具潜力的血清肿瘤标志物。明确 DKK1 的作用及其在肿瘤进展中的表达改变,将对肿瘤的早期筛查、诊断以及预后判断具有重要的作用。

（宋媛媛　钱晓燕）

参考文献

1. Pearl LH, Prodromou C. Structure and mechanism of the Hsp90 molecular chaperone machinery. Annu Rev Biochem, 2006, 75:271 – 294.

2. Whitesell L, Lindquist SL. Hsp90 and the chaperoning of cancer. Nat Rev Cancer, 2005, 5:761 – 772.

3. Eustace BK. Functional proteomic screens reveal an essential extracellular role for Hsp90 alpha in cancer cell invasiveness. Nat Cell Biol , 2004, 6:507 – 514.

4. Passarino G, Cavalleri GL, Stecconi R, et al. Molecular variation of human Hsp90α and Hsp90β genes in Caucasians. Hum Mutat, 2003, 21(5): 554 – 555.

5. Li W, et al. Extracellular heat shock protein – 90alpha: Linking hypoxia to skin cell motility and wound healing. EMBO J, 2007, 26:1221 – 1233.

6. Wang X, Song X. The regulatory mechanism of Hsp90α secretion and its function in tumor malignancy. Proc Natl Acad Sci USA, 2009, 106: 21288 – 21293.

7. Siegel R, Naishadham D, Jemal A. Cancer statistics, 2013. CA Cancer J Clin, 2013, 63: 11 – 30.

8. Cabrera – Alarcon JL, Carrillo – Vico A, Santotoribio JD, et al. CYFRA21 – 1 as a tool for distant metastasis detection in lung cancer. Clin Lab, 2011, 57(11 – 12): 1011 – 1104.

9. Alkotyfan K, Wiegand S, Muller HH, et al. CYFRA21 – 1 as a tumor marker for follow – up of patients with squamous cell carcinoma of the oropharynx. Anticancer Res, 2010, 30(6): 2291 – 2296.

10. Chu XY, Hou XB, Song WA, et al. Diagnostic values of SCC, CEA, CYFRA21 – 1 and NSE for lung cancer in patients with suspicious pulmonary masses: a single center analysis. Cancer Biol Ther, 2011, 11(12): 995 – 1000.

11. Grunnet M, Sorensen JB. Carcinoembryonic antigen (CEA) as tumor marker in lung cancer. Lung Cancer, 2012, 76(2):138 – 143.

12. Glinka A, Wu W, Delius H, et al. Dickkopf – 1 is a member of a new family of secreted proteins and functions in head induction. Nature, 1998, 391(6665): 357 – 362.

13. Issack PS, Helfet DL, Lane JM. Role of Wnt signaling in bone remodeling and repair. HSS Journal, 2008, 4(1): 66 – 70.

14. Semënov MV, Tamai K, Brott BK, et al. Head inducer Dickkopf – 1 is a ligand for Wnt coreceptor LRP6. Current Biology, 2001, 11(12): 951 – 961.

15. Mao B, Wu W, Davidson G, et al. Kremen proteins are Dickkopf receptors that regulate Wnt/β – catenin signalling. Nature, 2002, 417(6889): 664 – 667.

16. de Sanjose S, Quint WGV, Alemany L, et al. Human papillomavirus genotype attribution in invasive cervical cancer: a retrospective cross – sectional worldwide study. The lancet oncology, 2010, 11(11): 1048 – 1056.

17. Maehata T, Taniguchi H, Yamamoto H, et al. Transcriptional silencing of Dickkopf gene family by CpG island hypermethylation in human gastrointestinal cancer. World journal of gastroenterology: WJG, 2008, 14(17): 2702.

18. Suzuki H, Toyota M, Caraway H, et al. Frequent epigenetic inactivation of Wnt antagonist genes in breast cancer. British journal of cancer, 2008, 98(6): 1147 – 1156.

19. González – Sancho JM, Aguilera O, García JM, et al. The Wnt antagonist Dickkopf – 1 gene is a downstream target of β – catenin/TCF and is downregulated in human colon cancer. Oncogene, 2004, 24(6): 1098 – 1103.

20. Sato N, Yamabuki T, Takano A, et al. Wnt inhibitor Dickkopf – 1 as a target for passive cancer immunotherapy. Cancer research, 2010, 70(13): 5326 – 5336.

21. Tung EKK, Ng IOL. Significance of serum DKK1 as a diagnostic biomarker in hepatocellular carcinoma. Future Oncology, 2012, 8(12): 1525 – 1528.

22. Shen Q, Fan J, Yang XR, et al. Serum DKK1 as a protein biomarker for the diagnosis of hepatocellular carcinoma: a large – scale, multicentre study. The lancet oncology, 2012, 13(8): 817 – 826.

23. Le Sheng S, Huang G, Yu B, et al. Clinical significance and prognostic value of serum Dickkopf – 1 concentrations in patients with lung cancer. Clinical chemistry, 2009, 55(9):

1656 – 1664.

24. Yamabuki T, Takano A, Hayama S, et al. Dikkopf – 1 as a novel serologic and prognostic biomarker for lung and esophageal carcinomas. Cancer research, 2007, 67(6): 2517 – 2525.

25. Makino T, Yamasaki M, Takemasa I, et al. Dickkopf – 1 expression as a marker for predicting clinical outcome in esophageal squamous cell carcinoma. Annals of surgical oncology, 2009, 16(7): 2058 – 2064.

26. Roato I, D' Amelio P, Gorassini E, et al. Osteoclasts are active in bone forming metastases of prostate cancer patients. PloS one, 2008, 3(11): e3627.

27. Hall CL, Daignault SD, Shah RB, et al. Dickkopf – 1 expression increases early in prostate cancer development and decreases during progression from primary tumor to metastasis. The Prostate, 2008, 68(13): 1396 – 1404.

28. Thiele S, Rauner M, Goettsch C, et al. Expression profile of Wnt molecules in prostate cancer and its regulation by aminobisphosphonates. Journal of cellular biochemistry, 2011, 112(6): 1593 – 1600.

29. Yao X, Jiang H, Zhang C, et al. Dickkopf – 1 autoantibody is a novel serological biomarker for non – small cell lung cancer. Biomarkers, 2010, 15(2): 128 – 134.

30. Tung EKK, Mak CKM, Fatima S, et al. Clinicopathological and prognostic significance of serum and tissue Dickkopf – 1 levels in human hepatocellular carcinoma. Liver International, 2011, 31(10): 1494 – 1504.

31. Sato N, Yamabuki T, Takano A, et al. Wnt inhibitor Dickkopf – 1 as a target for passive cancer immunotherapy. Cancer research, 2010, 70(13): 5326 – 5336.

32. Menezes ME, Devine DJ, Shevde LA, et al. Dickkopf – 1: a tumor suppressor or metastasis promoter. International Journal of Cancer, 2012, 130(7): 1477 – 1483.

33. Lee HS, Lee HE, Park DJ, et al. Clinical significance of serum and tissue Dickkopf – 1 levels in patients with gastric cancer. Clinica Chimica Acta, 2012.

34. Jiang T, Wang S, Huang L, et al. Clinical significance of serum DKK – 1 in patients with gynecological cancer. International Journal of Gynecological Cancer, 2009, 19(7): 1177 – 1181.

第十一节　血清肿瘤标志物的筛选策略及临床意义

随着肿瘤个体化治疗的发展,寻找肿瘤相关靶向生物标志的任务也日趋紧迫,相比在肿瘤组织中的检测,血清肿瘤标志物因其取材简易、检测方式便捷灵活等优点而显得愈发重要。目前,随着筛选手段和策略的不断发展,发现了很多可供临床进行早期诊断、疗效和预后评价的新型血清肿瘤生物标志物,相信随着临床研究的不断深入和临床实践的不断验证,必将对肿瘤临床诊疗起到巨大的推动作用。

恶性肿瘤是严重危害人类生命健康的重大疾病之一,随着早期筛查手段的进步和临床治疗的发展,因肿瘤导致的死亡率上升有所缓解,然而,一些与诊断及治疗相关的新问题也逐渐浮现。近年来,个体化治疗的理念已深入人心,检测特异的分子靶点,筛选最佳获益人群,成为目前临床和临床检验实验室共同面对的重要课题。但是目前临床上用于指导治疗及疗效预测、评估预后的成熟生物靶向标志物相对有限,且多需要通过组织标本进行检测。因而探索在一些易获得标本如外周血、恶性胸水等标本中实现肿瘤标志物检测的方法,将给患者带来极大的便利和益处。与此同时,通过在血清等标本中筛查肿瘤标志物,将对肿瘤患者的早期诊断和早期治疗、提高疗效、降低病死率、降低医疗成本和减轻社会经济负担等起到巨大的促进作用。

一、新型肿瘤标志物的筛选

自从 1963 年 AFP 被发现后,血清肿瘤标志物开始应用于临床,用于分析病情,监测复发或转移,指导治疗并评估预后。如今,蛋白质组学技术已被证明是一种较为敏感、快速、高通量的检测方法,在血清肿瘤标志物的筛选方面拥有广阔的应用前景。其核心技术有双向差异凝胶电泳(two dimension difference gel electrophoresis, 2D – DIGE)、蛋白质芯片和质谱技术、稳定性同位素亲和标签(isotope – coded affinity tag, ICAT)技术、生物信息学分析技术等。随着这些技术的不断发展,低血清浓度的蛋白也可以进行鉴定,因此成为寻找血清肿瘤标志的有效途径。卵巢癌是一种恶性程度较高的妇科肿瘤,多数患者诊断时已进入晚期,5 年生存率很低,然而临床上应用的 CA125 敏感性及特异性都较低,无法对患者进行早期筛查。Lorkova 等利用比较蛋白质组学分析手段从血清中筛选出 $\alpha – 1$ 抗胰蛋白酶($\alpha – 1 – antitrypsin$)、载脂蛋白 A – Ⅳ(apolipoprotein A – Ⅳ)和视黄醇结合蛋白 4(retinol – binding protein 4, RBP4),在比较了卵巢癌患者和正常对照之间的血清蛋白水平后,认为 RBP4 有望成为一个新的诊断用血清指标。在另一项研究中,新型血清标志物联合 CA125 后,在 98% 特异性情况下可以把 CA125 敏感性从 68% 提高到 88%。Matsubara 等在研究中使用了新型的中空纤维膜为基础的低相对分子质量蛋白富集(hollow fiber membrane – based low – molecular – weight protein enrichment)和液相色谱质谱(liquid chromatography mass spectrometry, LC – MS)联用技术在胰腺癌中检测到血清中 CXC 趋化因子配体 7(CXC chemokine ligand 7, CXCL7)的水平明显下降,并在早期患者(Ⅰ、Ⅱ期)中也能观察到此现象,和 CA19 - 9 联用后能增加疾病的诊断患者的区分能力。这为早期诊断胰腺癌这一高度恶性肿瘤提供了新标记,也展示出蛋白质组学技术应用于恶性肿瘤标志物筛选的优势和发展方向。质谱流式细胞术(mass cytometry)中实现的单细胞质谱分析,则能在更深层次上对细胞内部的生命活动进行研究,相信随着技术手段的更新,对肿瘤的早期诊断,治疗和预后判断有关的血清肿瘤标志物,会愈发的精确化和多样化,这也是以后的研究热点和重点所在。

在血标本中实现肿瘤生物标志的检测,并用其对肿瘤患者进行早期诊断、指导临床治疗和预后判断是临床工作的不懈追求,有很多生物活性物质都有成为相关标志物的潜力,如非小细胞肺癌中的 SP70、乳腺癌患者血清中的 HER -2 等。在一项针对前列腺癌患者筛查的研究中,Pina F 等在对 252 例疑似患者取得病理活检结果后,收集血标本采用固相酶联免疫吸附法(solid - phase en-zyme - linked immunosorbent assay, SP - ELISA)进行血清血管生成素(angioge-nin)检测,结果显示在前列腺癌患者中,其血管生成素水平较高(血清中位浓度:487500pg/ml vs. 414800pg/ml, $P = 0.008$)。该研究提示了在前列腺癌筛查中,可先利用非侵入式(noninvasive)的检查手段来初筛待病理活检的患者人群。当然,后续的进一步研究也应逐步实施以便进一步验证研究结论并了解该指标和患者生存及预后的相关性。Clinprot 系统即液体芯片飞行时间质谱技术,是通过磁珠分离,去除血液、脑脊液等样本中高丰度蛋白和杂质,富集低丰度蛋白并利用飞行时间质谱分析,得到特异的质谱图,可用于寻找潜在的肿瘤标志物。Wang J 等采用该技术在结直肠癌患者血标本中检测了激肽原 - 1(kininogen -1)的水平,结果提示激肽原在晚期结直肠腺癌(advanced colorectal adenoma, ACA)和结直肠癌(colorectal cancer, CRC)的早期诊断中具有潜在的临床价值。Niimi R 等在恶性骨肿瘤及软组织肿瘤患者及正常对照中采用 ELISA 法检测了可溶性神经型钙黏蛋白(soluble N - cadherin, sN - CAD)的水平,发现肿瘤患者血清中该指标显著升高,并能在一定程度上预测临床疗效和预后,显示了血清sN - CAD 的临床潜在应用价值。

二、循环肿瘤细胞(circulating tumor cells, CTC)的筛选及临床意义

CTC 早在一个多世纪之前就被 T. R. Ashworth 描述过,存在于循环血液中的 CTC 对肿瘤远处转移的"种子土壤学说"起到了很好的诠释作用,即肿瘤细胞从原发部位脱落进入血液循环,随后迁移至远处靶器官并定植,进而增殖为转移灶的过程。由于 CTC 在外周血中含量很少,因此富集并分离 CTC 极具挑战性。目前有多种方法可以用来检测 CTC,如免疫磁珠分离法(immunomagnetic separation, IMS)、激光扫描流式细胞术(laser scanning cytometry, LSC)、实时定量聚合酶链反应(real - time polymerase chain reaction, RT - PCR),或多靶标联合检测的应用等。

恶性肿瘤在最开始由单个细胞的异常改变启动,最终会增殖出多种基因表型和性状各异的恶变细胞。近年来,随着生物工程技术的发展,已经可以实现在单个肿瘤细胞中进行 RNA 表达或细胞活动变化情况的检测。这些技术的应用,不仅可以提高对肿瘤生物学的深层次认识,还可以促进临床新诊疗模式的形成,以及更好地理解肿瘤复发或进展等临床上难以解决的问题。质谱流式细胞术(mass cytometry)不同于普通的流式细胞术采用荧光信号分选,而是把每个细胞用携带抗体的不同质量金属同位素标记,标记后的细胞快速通过电感耦合等离子体(inductively coupled plasma, ICP),随之经过飞行时间质谱仪(time - of - flight mass spectrometer, TOF - MS)进行分选。利用这种方法不仅能更精准地进行细胞分离,而且由于在分析过程中细胞被汽化,从而能对细胞内的各种蛋白质进行分析,这就为研究细胞内信号传导网络和细胞功能提供了平台,并能在不同亚群细胞中寻找异同。随着这些研究的深入,将会发现越来越多的新型肿瘤标志物,而对肿瘤细胞信息调控的深入了解也将对临床新型靶向药物研发和已有治疗方案的改进大有裨益,这些必将在肿瘤的临床诊疗上有着广阔的应用前景。

三、微小 RNA(microRNA)的筛选

微小 RNA(microRNA 或 miRNA)是真核生物中一类长度为 21～23 个核苷酸的参与基因转录调控或抑制翻译的非编码小分子 RNA,参与细胞分化、增殖、迁移等诸多生物学事件,在恶性肿瘤中可以观察到 miRNA 有表达异常的情况出现,而且相比信使 RNA(messenger RNA, mRNA),miRNA 在外周血循环中更为稳定并可以抵抗生物降解。研究表明肿瘤细胞或与抗肿瘤相关的免疫细胞,都能分泌生物活性物质如外来体(exosomes)在血循环中,这些物质被认为是稳定的 RNA 库,尤其富含 miRNA,并有望成为肿瘤疗效和预后评估的生物标志物及临床治疗的靶向标记。最近的一项研究中,Toiyama Y 等利用实时定量聚合酶链反应(quantitative real time polymerase chain reaction, qRT - PCR)的方法,在 446 例结直肠癌样本中发现 miRNA - 200c 与患者预后相关并能预测肿瘤的远处转移。生存分析中血清 miRNA - 200c 高表达的患者 OS 更短($P < 0.05$),随后的多因素分析提示其为独立预后因子(风险比 2.67,95% 可信区间 1.28～

5.67，$P = 0.01$）。与此不同的是匹配组织中 miRNA – 200c 的表达水平和患者生存没有统计学差异（$P > 0.05$），显示了血清 miRNA 作为肿瘤标志不仅从取材的可操作性上，在临床应用方面也具有一定优势。当然，miRNA 能否作为可靠的早期诊断和预后判断的肿瘤标志物，仍需大规模前瞻性的临床验证进一步探究和确认。

随着生物学检测技术的飞速发展和理论研究的不断深入，血清肿瘤标志物的研究也进入了全新的阶段。大量的新型生物标志在指导临床诊疗方面正扮演越来越重要的角色，然而，目前血清肿瘤标志物的应用也还存在一些问题，主要表现在现有的一些临床结论缺乏大规模前瞻性临床试验的证据和特定人群或人种间表达水平的流行病学资料。突破这些瓶颈问题势必将成为未来肿瘤生物标志物研究的必然趋势，这对提高肿瘤的个体化治疗也将大有裨益。

（韩晓红）

参考文献

1. 石远凯. 适应肿瘤个体化治疗需求促进我国分子诊断事业健康发展. 中华检验医学杂志, 2012, 11: 961 – 962.

2. Conrads TP, Fusaro VA, Ross S, et al. High – resolution serum proteomic features for ovarian cancer detection. Endocr Relat Cancer, 2004, 11: 163 – 178.

3. Cubedo J, Padró T, García – Moll X, et al. Proteomic signature of Apolipoprotein J in the early phase of new – onset myocardial infarction. Journal of Proteome Research, 2011; 10: 211 – 220.

4. Mehan MR, Ayers D, Thirstrup D, et al. Protein signature of lung cancer tissues. PLoS One, 2012, 7: e35157.

5. Brown DL, Andreotti RF, Lee SI, et al. ACR appropriateness criteria. ovarian cancer screening. Ultrasound Quarterly, 2010, 26: 219 – 223.

6. Lorkova L, Pospisilova J, Lacheta J, et al. Decreased concentrations of retinol – binding protein 4 in sera of epithelial ovarian cancer patients: a potential biomarker identified by proteomics. Oncology Reports, 2012, 27: 318 – 324.

7. Clarke CH, Yip C, Badgwell D, et al. Proteomic biomarkers apolipoprotein A1, truncated transthyretin, and connective tissue activating protein III enhance the sensitivity of CA125 for detecting early stage epithelial ovarian cancer. Gynecologic Oncology, 2011, 122: 548 – 553.

8. Matsubara J, Honda K, Ono M, et al. Reduced plasma level of CXC chemokine ligand 7 in patients with pancreatic cancer. Cancer Epidemiol Biomarkers Prev, 2011, 20:160 – 171.

9. 彭蘷,潘世扬,王芳,等. 非小细胞肺癌患者血清中 SP70 的检测及其临床意义. 中华检验医学杂志, 2012, 35:554 – 558.

10. 马丽,石远凯,韩晓红,等. 乳腺癌患者血清中人类表皮生长因子受体 2 检测的临床意义. 中华检验医学杂志, 2012, 35:190 – 192.

11. Pina F, Botelho F, Lopes T, et al. Can serum angiogenin be used to improve the diagnostic performance in prostate cancer screening. Eur J Cancer Prev. 2013 Aug 5.

12. Wang J, Wang X, Lin S, et al. Identification of kininogen – 1 as a serum biomarker for the early detection of advanced colorectal adenoma and colorectal cancer. PLoS One, 2013, 8(7): e70519.

13. Niimi R, Matsumine A, Iino T, et al. Soluble neural – cadherin as a novel biomarker for malignant bone and soft tissue tumors. BMC Cancer, 2013, 13:309.

14. Ashwoprth TR. A case of cancer in which cells similar to those in the tumours were seen in the blood after death. Med J Australia, 1869,14:146 – 147.

15. Ring AE, Zabaglo L, Ormerod MG, et al. Detection of circulating epithelial cells in the blood of patients with breast cancer: comparison of three techniques. Br J Cancer, 2005, 92: 906 – 912.

16. Cristofanilli M, Hayes DF, Budd GT, et al. Circulating tumor cells: a novel prognostic factor for newly diagnosed metastatic breast cancer. J Clin Oncol, 2005,23:1420 – 1430.

17. Budd GT, Cristofanilli M, Ellis MJ, et al. Circulating tumor cells versus imaging – predicting overall survival in metastatic breast cancer. Clin Cancer Res, 2006, 12:6403 – 6409.

18. Wülfing P, Borchard J, Buerger H, et al. HER2 – positive circulating tumor cells indicate poor clinical outcome in stage Ⅰ to Ⅲ breast cancer patients. Clin Cancer Res, 2006,12:1715 – 1720.

19. Maheswaran S, Sequist LV, Nagrath S, et al. Detection of mutations in EGFR in circulating lung – cancer cells. N Engl J Med, 2008, 359: 366 – 377.

20. Smith C. Cancer shows strength through diversity. Nature, 2013,499:505 – 508.

21. Li FH, X Zhou, STC Wong. An automated feedback system with the hybrid model of scoring and classification for solving over – segmentation problems in RNAi high content screening. Journal of Microscopy, 2007, 226: 121 – 132.

22. Wang J, Zhou X, Bradley PL, et al. Cellular phenotype recognition for high – content RNA interference genome – wide screening. Journal of Molecular Screening, 2008,13:29 – 39.

23. Xiong G, Zhou X, Ji L, et al. Automated segmentation of Drosophila RNAi fluorescence cellular images using deformable models. IEEE Transactions on Circuit and Sysrems, 2006, 53: 2415 – 2424.

24. Yan P, Zhou X, Shah M ,et al. Automatic segmentation of RNAi fluorescent cellular images with interaction model. IEEE Transactions on Information Technology in Biomedicine, 2008, 12:109 – 117.

25. Li F, Zhou X, Zhu J, et al. High content image analysis for human H4 neuroglioma cells exposed to CuO nanoparticles. BMC Biotechnology, 2007, 7:66.

26. Yin Z, Sadok A, Sailem H, et al. A screen for morphological complexity identifies regulators of switch – like transitions between discrete cell shapes. Nat Cell Biol, 2013,15:860 – 871.

27. Vincent M. Cancer: a de – repression of a default survival program common to all cells? A life – history perspective on the nature of cancer. Bioessays, 2012,34: 72 – 82.

28. Bendall SC, Nolan GP. From single cells to deep phenotypes in cancer. Nat Biote chnol, 2012, 30:639 – 647.

29. Bandura DR, Baranov VI, Ornatsky OI, et al. Mass cytometry: technique for real time single cell multitarget immunoassay based on inductively coupled plasma time – of – flight mass spectrometry. Anal Chem, 2009, 81:6813 – 6822.

30. Bendall SC, Simonds EF, Qiu P, et al. Single – cell mass cytometry of differential immune and drug responses across a human hematopoietic continuum. Science, 2011, 332: 687 – 696.

31. Qiu P, Simonds EF, Bendall SC, et al. Extracting a cellular hierarchy from high – dimensional cytometry data with SPADE. Nat Biotechnol, 2011, 29: 886 – 891.

32. Newell EW, Sigal N, Bendall SC, et al. Cytometry by time – of – flight shows combinatorial cytokine expression and virus – specific cell niches within a continuum of CD8[+] T cell phenotypes. Immunity, 2012, 36:142 – 152.

33. Cortez MA, Calin GA. MicroRNA identification in plasma and serum: a new tool to diagnose and mnitor diseases. Expert Opin Biol Ther, 2009, 9:703 – 711.

34. van Kouwenhove M, Kedde M, Agami R. MicroRNA regulation by RNAbinding proteins and its implications for cancer. Nat Rev Cancer, 2011, 11: 644 – 656.

35. Reid G, Kirschner MB, van Zandwijk N. Circulating microRNAs: Association with disease and potential use as biomarkers. Crit Rev Oncol Hematol, 2011, 80:193 – 208.

36. Vlassov AV, Magdaleno S, Setterquist R, et al. Exosomes: Current knowledge of their composition, biological functions, and diagnostic and therapeutic potentials. Biochim Biophys Acta, 2012, 1820:940 – 948.

37. Thery C, Zitvogel L, Amigorena S. Exosomes: Composition, biogenesis and function. Nat Rev Immunol, 2002, 2:569 – 579.

38. Valadi H, Bossios A. Exosome – mediated transfer of mRNAs and microRNAs is a novel mechanism of genetic exchange between cells. Nat Cell Biol, 2007, 9:654 – 659.

39. Rabinowits G, Day JM. Exosomal microRNA: A diagnostic marker for lung cancer. Clin

Lung Cancer, 2009, 10:42 – 46.

40. Taylor DD, Gercel – Taylor, C. MicroRNA signatures of tumor – derived exosomes as diagnostic biomarkers of ovarian cancer. Gynecol Oncol, 2008, 110:13 – 21.

41. Kelly BD, Miller N, Healy NA, et al. A review of expression profiling of circulating microRNAs in men with prostate cancer. BJU Int, 2013, 111:17 – 21.

42. Toiyama Y, Hur K, Tanaka K, et al. Serum miR – 200c is a novel prognostic and metastasis – predictive biomarker in patients with colorectal cancer. Ann Surg, 2013 Aug 26.

第十二节　血标本中肿瘤分子靶点检测

恶性肿瘤是严重危害人类生命健康的重大疾病,近年来世界范围内肿瘤的发病率及死亡率都在逐年攀升。在肿瘤的治疗中,以分子靶向治疗为代表的个体化治疗模式已经深入人心。靶向治疗能够显著延长患者的生存期,减轻传统化疗相关的毒副反应,改善生活质量。然而,个体化靶向治疗的前提是对相关生物分子标志物的准确检测。目前,临床上可用于指导治疗及疗效预测、预后评估的成熟靶向标志物相对有限,且多需要通过组织标本进行检测。在临床实践中,很多患者处于恶性肿瘤晚期,难以获得检测所需的高质量组织标本,所以在一些易获得标本如外周血、恶性胸水等标本中实现靶点检测,将给患者带来极大的益处。与此同时,还能对高危人群进行广泛的筛查,这对肿瘤患者的早期诊断和早期治疗,提高疗效、减少病死率、降低医疗成本和减轻社会负担都起到巨大的促进作用。

一、循环肿瘤细胞(circulating tumor cells, CTC)

对于经血液循环实现转移的实体性肿瘤,已经有报道在外周血中发现 CTC 的存在,肿瘤细胞先从原发灶脱落,随血液流动,再经历与血管内皮黏附、穿过血管壁,定植于次级或远处器官,最终实现转移瘤的生长。随着研究的逐步深入,发现准确检测 CTC 不仅有助于肿瘤转移的早期诊断,而且还有助于监测治疗后的复发、患者的预后及个体化靶向治疗的疗效。

目前,CellSearch™系统是唯一经美国食品药品监督管理局批准上市的检测 CTC 的方法。这种技术使用包被抗体的免疫磁珠将循环肿瘤细胞富集,然后用细胞核染料进行标记,最后用荧光标记的 CK 抗体和 CD45 抗体分选,它结合细胞富集、荧光抗体染色和自动荧光显微镜分析等多种技术,提高了检测的特异性和准确性,且结果较为稳定。如 Naito T 等使用 CellSearch 系统检测了 51 例样本,发现外周血中 CTC >8 个/毫升的患者生存时间较短,Punnoose EA 等利用 CellSearch 对 41 例样本进行检测,发现 CTC 含量多的患者,对治疗反应较差。目前在临床应用方面,该系统已被批准使用在乳腺癌及转移性结直肠癌等的研究中。

二、微小 RNA

微小 RNA(microRNA 或 miRNA)是真核生物中一类长度约为 22 个核苷酸,参与基因转录后调控的非编码小分子 RNA。一些研究表明 miRNA 在肿瘤形成过程中参与细胞的抗凋亡、放化疗抵抗及侵袭转移等多个肿瘤发生发展过程。通过对 miRNA 在肿瘤表达谱中的分析发现,与正常相比,无论是造血系统肿瘤还是实体瘤,miRNA 的表达都有显著差异。这些特征提示我们:miRNA 可作为预测肿瘤筛查及诊断和预后评估的生物标志物。

在血液系统肿瘤如慢性淋巴细胞性白血病中,Cimmino 等研究发现存在 miR-15a 和 miR-16-1 的表达显著下调或完全缺失,并和 bcl-2 的表达呈负相关,致使 bcl-2 过度表达,成为部分慢性淋巴细胞性白血病发病的主要机制。Carina 等利用 Microarray 技术检测 21 例 SCLC 和 11 例健康人血标本中 1158 个 miRNA 表达情况,结果发现 miR-361-3p 和 miR-625 在 NSCLC 患者中低表达,随后进一步在 97 例 NSCLC 患者、20 例良性肿瘤患者和 30 例健康人群中用 Taqman 法验证了该结果,综合分析后提示,miR-361-3p 和 miR-625 是 NSCLC 发生发展的保护因素。在另一项针对肺癌的研究中,收集了 20 例肺癌患者和 10 例正常对照的血标本,利用 RT-PCR 技术检测血中 miRNA 的表达量,发现在肺癌患者中 miR-21 表达显著增多($P = 0.005$),提示我们 miRNA 作为一种肿瘤筛查和辅助诊断的标志物,有着很好的应用前景。当然,由于 RNA 容易降解,循环 RNA 的含量也较低,如何更加精确、高通量地检测外周血中 miRNA 的表达将是以后研究的重点。除此以外,miRNA 的功能和在诊疗中的意义仍需进一步探索。

三、细胞因子

细胞因子是一类高活性、多功能的可溶性小分子多肽或糖蛋白,通过自分泌或旁分泌等方式参与细胞与细胞间的信息传递及功能调节。细胞因子间及其受体间相互作用、协同、抑制或拮抗,组成复杂的细胞信息调控网络,称为细胞因子网络。而各种细胞因子及其受体水平的变化可导致细胞因子网络失衡,并在肿瘤发生与发展过程中起重要作用。

在肿瘤微环境中,细胞因子与肿瘤相关性巨噬细胞、调节性 T 淋巴细胞(Treg)等免疫细胞共存,它们共同影响着肿瘤细胞生长、免疫抑制、组织重建和血管生成等过程。如转化生长因子 – β(TGF – β)等抗炎细胞因子可直接刺激肿瘤细胞或间接通过自然杀伤(NK)细胞、细胞毒性 T 淋巴细胞及致炎细胞因子的介导抑制抗肿瘤作用而促使肿瘤的发生和发展。

在一项针对 NSCLC 患者的研究中,Christina 等收集了 565 例 BR. 21 试验中 NSCLC 患者治疗前和治疗中的血标本,采用 ELISA 法进行 TGF – α 和双调蛋白的检测,结果显示高表达的双调蛋白与不良的预后相关,然而 TGF – α 与预后无关;同时发现患者血标本中低表达双调蛋白和 TGF – α 时,服用厄洛替尼比对照组的无进展生存期(PFS)和总生存期(OS)都显著延长($P < 0.05$)。这一结果表明血中的细胞因子作为预后评估潜在的生物学标志具有一定的前景,当然,在临床中广泛的应用还需要更多的试验数据支撑,有待进一步的深入探究。

四、外周血中基因突变检测

基因突变作为指导肿瘤个体化治疗的重要性已经在临床中逐渐形成共识,如 NSCLC 中具有 EGFR 突变的患者对酪氨酸酶抑制剂(TKI)治疗比较敏感且预后较好,转移性结直肠癌中 K – Ras 野生型患者能从抗 EGFR 单抗治疗中获益等。然而常规的检测都要在肿瘤组织中进行,但对于不能取得足够组织进行突变检测的患者能否用外周血中相应基因突变的检测来替代,外周血游离 DNA 突变能否预测靶向药物如 TKI 的疗效以及患者生存期值得思考。在一项研究中,Hua 等对 230 名 Ⅲ b 期或 Ⅳ 期 NSCLC 患者提供的配对组织及血标本进行 EGFR 突变检测,结果显示组织中 EGFR 突变率为 33.5%,而血清中 EGFR 突变率为 34.3%,其中 16 例患者(7%)只在血清中检测到突变,14 例患者(6.1%)只在组织中检测到突变,可以看出在血清及组织中 EGFR 突变检测具有比较高的符合率。此外,在使用吉非替尼治疗时血清中检测到 EGFR 突变患者的 PFS 要高于未突变患者($P = 0.044$)。

可溶性的 EGFR(sEGFR)在 NSCLC 患者外周血中可以被检测到,但是其与肿瘤预测及预后的关系并不明确。在一项回顾性研究中,Eloisa 等检测了 308 例晚期 NSCLC 患者治疗前及 109 例正常对照组的血液样本中 sEGFR 的含量。结果表明 NSCLC 患者的 sEGFR 浓度较正常人中减少($P < 0.0001$)。sEGFR 浓度与性别、ECOG 评分、肿瘤分期、转移部位等无关。sEGFR 的表达在进展期肺癌和鳞癌患者中较腺癌低,但无显著性差异。同时,sEGFR $\leq 34.56ng/ml$ 的患者总生存期较短(9.1 个月 vs 12.2 个月, $P = 0.019$),而且多变量分析提示

sEGFR 是一个独立的预测预后的生物标志物。

然而在另一项针对肺癌的研究中,对 105 例肿瘤组织样本及配对血标本进行 EGFR 的检测,血浆中 EGFR 基因突变比例较组织中低(10.5% vs 52.4%),一致性也较差(kappa 值为 0.119)。且血浆中 EGFR 基因突变与患者性别、年龄、吸烟、病理类型、病理分期、PS 评分、疗效无关。综合分析结果表明血浆中 EGFR 基因突变不能作为患者生存情况的评价指标。从以上研究结果可以看出,使用血标本中基因突变检测替代组织标本中的检测,还需要大样本的研究进行探索和验证,但是由于血标本容易取得,这也将是以后研究的重点方向和趋势所在。

五、其他新型生物标志物

胰岛素样生长因子 1(Insulin - like growth factor1, IGF - 1)是一种在分子结构上与胰岛素类似的多肽蛋白物质。IGF - 1 对婴儿的生长和成人的合成代谢具有重要意义。已经有研究表明,血清中同时具有 IGF - 1 阳性和 EGFR 野生型为非鳞性非小细胞肺癌接受吉非替尼治疗的独立预后不良因素。

KL - 6(kerbs. Von den lungen - 6)是由上皮性黏蛋白 1(MUC1)基因编码的一类糖蛋白。近年来研究发现,KL - 6 在乳腺癌、肺癌、结肠癌等多种肿瘤中表达均增高,而且同有无淋巴结转移、远处转移等密切相关。检测血清 KL - 6 有助于了解乳腺癌、结肠癌等肿瘤的疾病发展和检测,并可以预测肺癌对某些靶向药物的疗效等。

热休克蛋白 90α(Hsp90α)是一个细胞内分子伴侣蛋白,能够辅助蛋白折叠和维持细胞内多种信号传导蛋白的稳定,从而促进细胞存活和生长。但在肿瘤细胞中,Hsp90α 能够使过度激活或突变的信号传导蛋白保持活性,加速肿瘤细胞的恶性转变。近些年发现,Hsp90α 能够被肿瘤细胞分泌到细胞外,并在肿瘤细胞的远端侵袭中起到重要作用,但其分泌机制一直没有被发现。我们研究小组共收集 311 例样本进行动态监测,其中外科组 109 例,内科组 202 例。通过对临床血浆样本进行检测表明:对比肺癌患者内科治疗前后的 Hsp90α 水平与临床疗效之间的关系,发现 PR、SD、PD 组的 Hsp90α 水平变化均有显著的统计学意义($P < 0.01$),说明患者血浆中 Hsp90α 水平的变化与患者的疗效评价有很好的对应关系;通过对比手术治疗患者术前与术后的血浆样本中 Hsp90α 水平的变化,发现术后患者的 Hsp90α 水平较术前显著降低($P = 0.0062$)。通过以上研究,表明 Hsp90α 可以作为一种辅助诊断肺癌的新型肿瘤标志物,在临床应用中其可与一些常用肿瘤标志物配合使用,增强现有肿瘤标志物的临床辅助诊断性能,此外,血浆中的 Hsp90α 可能成为一个新型的肺癌肿瘤标志物。

综上所述,血标本中存在多种多样的生物标志物,可以对肿瘤的早期筛查、早期诊断及治疗提供一定的帮助,也能评估疗效和预测患者预后情况等。然而,由于血标本中相关肿瘤分子标志物检测的规范化和准确性等问题还有待解决,在替代组织标本进而指导临床诊疗还需要不断地研究和摸索。由于血标本的易得和检测方式快捷方便等优点,必将会成为未来肿瘤个体化治疗靶点检测的一个主要的生物样本来源途径。

(沈胤晨　韩晓红)

第十三节　液质联用技术在抗肿瘤药物临床检测中的应用

大部分临床抗肿瘤药的药效和毒性与体液或组织中的母体药物或其代谢物的浓度有关,因此监测临床抗肿瘤药物的药代动力学特征(absorption distribution metabolism elimination, ADME),即吸收、分布、代谢和排泄,进而指导临床合理用药变得非常重要。此外,抗肿瘤药物治疗谱窄,且患者自身和患者间的药物代谢动力学参数的变异性高,为了达到安全有效治疗肿瘤,对使用临床常规抗肿瘤药物的患者进行定量监测尤为必要。液相色谱－质谱联用技术(liquid chromatography－tandem mass spectrometry, LC－MS;以下简称"液质联用技术")是将分离性能优异的液相色谱法,与灵敏、专属、能提供相对分子质量和结构信息的质谱法相结合的现代分离分析技术。近年来,在临床抗肿瘤药物检测中得到了广泛应用。与气相色谱－质谱联用(gas chromatography－mass spectrometry, GC－MS)相比,液相色谱不受蒸汽压及汽化样品的较高限制,可分离高极性的和热不稳定的化合物,使得液质联用技术比液相色谱－紫外检测器、液相色谱－荧光检测器、液相色谱－电化学检测器具有更广阔的应用前景,已经成为许多临床抗肿瘤药定量分析的首选。随着液质联用技术的发展,应用该技术对临床抗肿瘤药物定量分析的研究逐年增加,我们在此将主要介绍液质联用技术在临床抗肿瘤化学合成药、生物药、中药、分子靶向药及其代谢产物的药代动力学分析和在药物检测中的应用;患者血浆或血清中蛋白质和生物标志物的检测以及液质联用技术的局限性。

一、液质联用技术在临床抗肿瘤化学合成药物检测中的应用

随着检测技术的进步,液质联用技术已广泛应用于临床抗肿瘤化学合成药物的检测中,包括烷化剂、抗代谢药、抗有丝分裂药、抗肿瘤抗生素、拓扑异构酶抑制剂、铂类抗肿瘤药、金属蛋白酶组织抑制剂、信号转导调节剂、凋亡诱导剂等。现以多西他赛为例,阐述液质联用技术在抗肿瘤化学合成药中的应用情况。

多西他赛是紫杉叶提取物经半合成而得的抗肿瘤化合物,其主要通过促进微管聚合、抑制微管解聚、破坏微管动态平衡而发挥作用,以治疗肺癌、胃癌、前列腺癌、乳腺癌等。早期检测患者血浆中多西他赛的方法是高效液相色谱串联紫外检测器。然而,这种方法敏感性和选择性低。为了克服这些缺点,发展了很多液相色谱－质谱联用技术。2012 年,日本学者采用一种快速敏感的液质联用技术检测了头颈癌患者血浆中多西他赛的浓度,并将这种方法应用于抗肿瘤临床药物代谢动力学研究。他们采用紫杉醇作为内标,用乙腈一步蛋白沉淀法对血浆样品前处理,避免了液液萃取蒸发溶剂的步骤,流动相组成为乙腈－甲醇－水－甲酸(50∶5∶45∶0.1, v/v/v/v),采用三重四级杆－电喷雾离子源的多反应监测模式,标准曲线浓度梯度为 5ng/ml、10ng/ml、20ng/ml、100ng/ml、200ng/ml、1000ng/ml、2000ng/ml、5000ng/ml,方法学验证线性良好、相关系数(r)>0.999、样品批间和批内的精密度和准确度均<10%、室温放置及冻融的稳定性很好。研究结果提示在抗肿瘤化学合成药的检测方面,液质联用技术敏感性高、准确性好,可应用到临床抗肿瘤药的药物代谢动力学血药浓度的检测中,是临床治疗药物监测不可或缺的重要工具。

二、液质联用技术在临床抗肿瘤生物药检测中的应用

免疫分析方法在临床抗肿瘤生物药物检测方面是最常用技术,尤其对相对分子质量超过大部分质谱质荷比(m/z)范围的蛋白质,该方法非常敏感,更适合分析大分子的化合物。然而,免疫分析方法在分析肽类和相对分子质量较小的蛋白质时敏感性不高,比如对抗体检测缺少足够的特异性,容易受样品中其他蛋白或者肽类的干扰导致假阳性。此外,免疫分析方法有时候不能区分结构和化学性质相似的肽类或蛋白质(例如母体药物和其代谢物),因为抗体可能只识别药物外层非常小的化学修饰点,加之免疫分析方法只能提供有限的定量线性范围,若增加抗体浓度将增加成本,因而不适于高通量早期药物发现和筛选。除此之外,ELISA 方法费时,不能得到分析物降解产物的足够信息。而液质联用技术在肽和蛋白质类生物分析中具有很多优势,包括分析的精密度和准确度得以提高,产物信息完全,并且可以实现高通量检测;其中最大的优势是液质联用技术可高分辨率地分离药物,使化学结构相似的肽类和蛋白质能够彼此分开。

2004 年西班牙研究者从海洋生物中提取出一种具有细胞毒属性的抗肿瘤生物活性物质 Aplidin(APL),其属于膜海鞘素 B(Didemnins)家族,所有的 Didemnins 家族物质具有相同的大环类结构和罕见的氨基酸抑制素,但是 APL 的侧链基团不同于其他的 Didemnins 家族成员。早期对 Didemnins 家族成员的分析采用放射免疫分析和 ELISA,但是这两种方法不能将 APL 和家族中其他成分或代谢物区分开,为了克服该缺点,人们对检测方法进行了改进,采用液质联用技术定量检测血浆 APL 浓度。即以 Didemnin B 为内标,采用蛋白沉淀法和液液萃取法进行样品的前处理,经质谱的多反应监测模式(MRM)检测 APL 和内标(m/z 1111→295 和 m/z 1113→297),结果显示线性范围为 1 ~ 250ng/ml,且相关系数(r)≥0.9933,批间和批内精密度和准确度均≤12.2%,血浆低定量检测下限为 0.25ng/ml,室温和冻融状态下很稳定。现在,该方法已经应用于肿瘤患者 APL 的临床药代动力学分析。从上述结果可以推测液质联用技术不只广泛应用于化学合成药物的检测,也适用于生物药的检测,且在某些方面优于免疫分析法。另外,有文献报道液质联用技术还可用于检测其他抗肿瘤的海洋生物药,包括 FR901228、TZT - 1027、Dolastatin - 10、Aplidine、Thiocoraline、Kahalalide 等。

通常液质联用技术不仅能分析抗肿瘤药物,在临床血浆蛋白质组分、肿瘤相关抗原常规检测、类固醇、激素、同型半胱氨酸、乳清酸、胆汁酸及肿瘤标志物分析中也发挥着重要作用。有研究报道,应用反相 HPLC 法串联基质辅助激光解析飞行时间质谱鉴定肝癌患者组与健康对照组血浆中 3 组差异蛋白质,提示该方法可用来发现肝癌发生发展过程中血浆蛋白表达谱的质与量的变化。

PSA 是检测前列腺癌的主要标志,但由于其特异性低,血清浓度动态变化范围宽,因而其在前列腺癌早期诊断中的应用受到限制。Barnidge 等应用蛋白裂解 - 同位素标记质谱定量检测血清中生物标志物,样本用胰蛋白酶裂解后直接进入液质联用仪检测,结果显示标准曲线合格,R^2 为 0.971,回收率 70% ~ 85%,批间和批内变异度均 < 15%。多项研究结果表明,液质联用技术检测血液中的蛋白质,其在应用的灵活性、研究通量、准确性上都具有独特的优势,将成为一种新型定量生物标志物分析方法。另外,随着质谱离子化方式和分析器类型的改进,液质联用技术在临床实验室的应用中,除了可进行新生儿遗传疾病的筛查(如苯丙酮尿症、肉毒碱缺乏症和枫糖尿症等)外,还可以检测激素(如雄烯二酮、睾酮等)水平的变化、兴奋剂(如利尿剂、糖皮质类固醇、促红细胞生成素等)的使用、细菌多种成分(如蛋白质、脂类、DNA 和脂多糖等)及非食用化

学物质(如三聚氰胺、克伦特罗等),展示出其在临床诊断中的快速、敏感、高通量分析功能优势。

三、液质联用技术在临床抗肿瘤中药中的应用

抗肿瘤传统中药集合了上千年的实践经验,药用植物中经常包含许多复杂的成分,因此需要更加有效,且特异性好的方法来分离和鉴别这些抗肿瘤成分(例如蛋白质、氨基酸、糖类、生物碱、黄酮类等)。目前,采用的分析方法除了薄层色谱、气质联用、毛细管电泳法外,应用最广泛的是液质联用技术。日本研究者报道应用液质联用技术定量分析了多种抗肿瘤中药中抗肿瘤的有效成分,包括喜树碱、紫杉醇、长春新碱、鬼臼毒素等中药和一些相关的化合物,如伊立替康、拓扑替康、依托泊苷等。从上述结果可见,液质联用技术不仅在抗肿瘤化学合成药、生物药及临床常规检验检测中凸显优势,而且在临床常用抗肿瘤中药的检测中也发挥着重要作用。不仅该方法的精密度和准确度高,同时还可对临床样品进行高通量检测。

四、液质联用技术在临床其他药物中的应用

2012 年德国学者研究报道,采用液质联用技术进行多反应检测模式同时检测 6 种酪氨酸激酶抑制剂(厄洛替尼、伊马替尼、拉帕替尼、尼洛替尼、索拉菲尼和舒尼替尼)在慢性髓系白血病和肾癌患者中的药物浓度,经蛋白沉淀法前处理样本后,用含 1% 甲酸的乙腈做流动相梯度洗脱反相 C18 色谱柱,结果显示标准曲线线性范围为 $10 \sim 5000ng/ml$,$r \geqslant 0.99$,批间和批内变异度均 $< 15\%$,色谱保留时间为 12 分钟,样品置 4℃冰箱中保存至少 1 周的稳定性很好。现在,这种高通量检测酪氨酸激酶抑制剂的方法已应用于临床检测复发耐受的 Fms 样酪氨酸激酶 3 内部串联重复(Fms like tyrosine kinase 3 - internal tandem duplication,FLT3 - ITD)基因突变阳性的急性髓系白血病患者和骨转移的肾癌患者中索拉菲尼的含量。由上述结果推测,液质联用技术对高通量检测酪氨酸激酶抑制剂具有很大优势,通过检测酪氨酸激酶抑制剂的浓度,可实现对患者的个体化给药,并极大地减少了临床不良反应或毒性反应,提高了患者治疗疗效和预后。

五、液质联用技术在临床抗肿瘤药物检测中的局限性

随着生物分析技术的提高、仪器的更新、新药物效能的增加、低相对分子质量靶向给药系统的进步、微剂量的早期药代动力学评价,20 世纪 80 年代的纳克级的定量检测下限已经不能满足现代临床药物分析的应用。临床样本中内源

性物质引起的基质干扰、吸附管壁引起的特异性/非特异性结合、交叉污染、药物残留等,均可导致分析方法的敏感性、重现性、选择性、精密度、响应度及定量检测限降低。而应用液质联用技术定量分析生物样品的成败主要取决于以下3种因素:样品前处理、色谱分离条件及质谱检测。

前处理方法的改进中常用增加进样体积的方法使药物的检测敏感性增加,但进样体积提高的同时基质效应(离子抑制或离子增强)也增强,所以对样品进行前处理时,应比较不同的药物前处理方法(液液萃取、固相萃取、蛋白沉淀、在线提取等),并尽量减少前处理步骤,保证在不增加背景影响的情况下提高检测敏感性。例如,液液萃取处理样品时不仅要优化提取溶剂本身,还应优化提取参数,包括 pH 值、震荡时间、有机溶剂与样品的体积比等。

对色谱条件的优化,包括降低色谱柱粒径、降低流速和进样体积、优化固定相和流动相组成、优化色谱柱填料和柱长,都能使分辨率提高,保留时间延长,敏感性增加。另外,临床样本的在线提取分离方法也是增加敏感性的值得探索的方法。在线提取方法避免了由于前处理的各个步骤造成的药物丢失(例如 $200\mu l$ 的有机溶剂,仅 $150\mu l$ 被利用到下一步的处理中)及进样体积的减少(例如提取物用 $50\mu l$ 流动相复溶后只有 $20\mu l$ 能够被进样检测)。在线提取方法使得样品中的全部分析物都被转移到色谱柱中,提高了检测敏感性。但是在线提取的不足之处是需要增加进样泵和阀,方法比传统的离线前处理样品复杂,多种样品在色谱柱中提取分离也会造成严重的药物残留。

质谱检测方面,应选择加和离子而不是分子离子。对于很难离子化的药物,进行质谱检测时可对药物进行衍生化处理。

综上所述,液质联用技术将液相色谱的高分离性能与质谱的高鉴别能力完美结合,以其敏感、快速、高效、高通量的特点,在临床抗肿瘤化学合成药、生物药、中药、分子靶向药及临床常规样本的分离鉴定、检测中显示了极大的优势。另外,液质联用技术需要昂贵的设备、需要对流动相优化,生物样本中严重的基质效应的干扰、药物残留等也是检测中亟待解决的问题。相信随着液相色谱和质谱技术的进步,将会涌现出更多的敏感性高、特异性强的联用仪器,从而更好地服务于抗肿瘤药物的临床检测。

(杜 萍 韩晓红 石远凯)

参考文献

1. Stokvis E, Rosing H, Beijnen JH. Liquid chromatography – mass spectrometry for the quantitative bioanalysis of anticancer drugs. Mass Spectrom Rev, 2005, 24(6): 887 – 917.

2. Shushan B. A review of clinical diagnostic applications of liquid chromatography – tandem mass spectrometry. Mass Spectrom Rev, 2010, 29(6): 930 – 944.

3. Yamaguchi H, Fujikawa A, Ito H, et al. A rapid and sensitive LC/ESI – MS/MS method for quantitative analysis of docetaxel in human plasma and its application to a pharmacokinetic study. J Chromatogr B Analyt Technol Biomed Life Sci, 2012, 893 – 894: 157 – 161.

4. Ewles M, Goodwin L. Bioanalytical approaches to analyzing peptides and proteins by LC – MS/MS. Bioanalysis, 2011, 3(12): 1379 – 1397.

5. Celli N, Mariani B, Di Carlo F, et al. Determination of Aplidin, a marine – derived anticancer drug, in human plasma, whole blood and urine by liquid chromatography with electrospray ionisation tandem mass spectrometric detection. J Pharm Biomed Anal, 2004, 34(3): 619 – 630.

6. van den Broek I, Sparidans RW, Schellens JH, et al. Quantitative bioanalysis of peptides by liquid chromatography coupled to (tandem) mass spectrometry. J Chromatogr B Analyt Technol Biomed Life Sci, 2008, 872(1 – 2): 1 – 22.

7. 母昭德, 尚京川, 彭咏波, 等. 应用 RP – HPLC/TOF – MS 技术识别肝癌血浆差异蛋白质. 第三军医大学学报, 2007, 29(9): 828 – 830.

8. Barnidge DR, Goodmanson MK, Klee GG, et al. Absolute quantification of the model biomarker Prostate – specific antigen in serum by LC – MS/MS using protein cleavage and isotope dilution mass spectrometry. J Proteome Res, 2004, 3(3): 644 – 652.

9. Tsai T. Analytical approaches for traditional Chinese medicines exhibiting antineoplastic activity. Journal of Chromatography B: Biomedical Sciences and Applications, 2001, 764(1 – 2): 27 – 48.

10. Götze L, Hegele A, Metzelder SK, et al. Development and clinical application of a LC – MS/MS method for simultaneous determination of various tyrosine kinase inhibitors in human plasma. Clin Chim Acta, 2012, 413(1 – 2): 143 – 149.

11. Aubry A. LC – MS/MS bioanalytical challenge: ultra – high sensitivity assays. Bioanalysis, 2011, 3(16): 1819 – 1825.

第十四节　单核苷酸多态性对肿瘤化疗药物的药代动力学和药效学影响

最新全球肿瘤统计数据表明,2008 年全球新发肿瘤患者 1270 万,肿瘤死亡患者 760 万,恶性肿瘤已成为严重威胁人类生命健康的疾病。化学治疗是恶性肿瘤治疗的主要手段之一,然而化学治疗作为一把"双刃剑",既能抑制肿瘤细胞的增生和转移,又会对患者机体产生严重的毒副反应,而且同一药物在不同个体中表现出不同的药代动力学特征,其治疗效果和毒副反应也有所差异。众所周知,抗癌药物和其他所有药物一样在体内经过吸收、分布、代谢和排泄,通过其活性物质对治疗靶点的直接攻击而发挥反应,整个过程需要多种酶的共同参与和协同作用。而单核苷酸多态性(single nucleotide polymorphism,SNP)是染色体基因组水平上单个核苷酸的变异引起的 DNA 链序列多态性,其在人群中的发生频率大于 1%。当药物吸收、代谢通路中的任何一种酶的编码基因存在 SNP 时,将导致这些蛋白质的表达和功能发生变化,而影响抗癌药物在特定个体中的药代动力学和治疗效果。用于 SNP 检测的标本主要是外周血细胞,其取材方便,适于快速、规模化筛查,通过检测 SNP 的遗传多态性标记对揭示人群中不同个体对化疗药物的敏感性差异具有较大的医疗效果和社会效应。在此,我们将从 I 相代谢酶、II 相结合酶、DNA 修复酶、癌基因和抑癌基因、药物吸收相关的转运体等 5 个方面,针对目前研究较多的 SNP 位点,分析它们对抗癌药物药代动力学和疗效的影响,从而为临床个体化治疗提供依据。

一、I 相代谢酶

药物在人体内的代谢由一系列酶促反应完成,分为氧化、还原、水解和结合 4 种类型。氧化、还原和水解反应为 I 相代谢反应,其对应的酶为 I 相代谢酶。细胞色素 P450 酶系(cytochrome P450 enzyme system, CYP)家族是最重要的 I 相代谢酶,其涉及多种抗肿瘤药物的代谢,如环磷酰胺、紫杉醇、多西他赛等,这些药物的药代动力学和治疗反应受 CYP 酶系基因多态性的影响。Bergmann 等通过提取 93 例接受紫杉醇和卡铂治疗的女性卵巢癌患者全血细胞中的基因组 DNA,采用焦磷酸测序法检测 CYP2C8 编码基因的 SNP 位点,并对全血中非结合型紫杉醇进行药代动力学研究,结果发现 CYP2C8 * 3(A1196G)多态携带者较非多态携带者对非结合型紫杉醇的清除率低 11%($P = 0.03$),同时发现 2 个候选 SNP 位点 CYP2C8 * 4(C792G)和 ABCC1 基因 C7356253G 可能与紫杉醇的清除率降低相关($P = 0.04$),因此该研究组建议通过检测 CYP2C8 * 3 多态指导紫杉醇的个体治疗时联合其他 SNP(CYP2C8 * 4 和 ABCC1 基因 C7356253G)位点的检测意义更大。

抗代谢类化疗药物与正常代谢物质相似,通过竞争使代谢过程中的酶激活或失活,从而阻断代谢过程,进而抑制肿瘤的生长。这类药物的作用靶点酶也属于 I 相代谢酶,如甲氨蝶呤和 5 - 氟尿嘧啶(5 - fluorouracil,5 - FU)的抑制靶点分别为二氢叶酸还原酶(dihydrofolate reductase,DHFR)和胸苷酸合成酶(thymidylatesynthetase,TS)。这些靶点酶编码基因的 SNP 会导致药物疗效的差异。Hur 等通过提取肿瘤组织的基因组 DNA,用直接测序法检测 44 例直肠癌患者 TS 基因 5′非翻译区 28 个碱基的重复序列多态,发现其有 2~3 个重复序列(2R 和 3R),3R 型在第二个重复序列存在 SNP 位点 G12C,并观察 5 - FU 治疗效果与 TS 基因多态的相关性。结果显示 5 - FU 疗效在纯合子 3R/3R 和杂合子 2R/3R 间无显著差异,但是携带上述 SNP 的低 TS 表达组(2R/3RC 或 3RC/3RC)的有效率(13/14)要高于高 TS 表达组(2R/3RG、3RC/3RG 或 3RG/3RG)的有效率(12/30,$P = 0.001$)。表明 TS 基因增强子区域的 SNP 与 5 - FU 的疗效密切相关。

除上述 CYP 酶系家族和抗代谢药物的作用靶点外,尚有很多其他的 I 相代谢酶参与化疗药物的代谢,主要有以下两类:①抗代谢药物在体内转化为活性代谢物时所需要的酶,如吉西他滨在细胞内需经脱氧胞苷激酶(deoxycytidine kinase,CDA)催化为活化的吉西他滨二磷酸盐(dFDCDP)和吉西他滨三磷酸盐(dFDCTP)才能诱导细胞凋亡;②抗代谢药物的降解酶,如 5 - FU 通过二氢嘧啶脱氢酶(dihydropyrimidine dehydrogenase,DPD)、嘌呤类药物经硫代嘌呤甲基转移酶(dhiopurine S - methyltransferase,TPMT)代谢失活。这些酶的功能性的基因多态会对药物的药代动力学以及功效或毒性产生影响。

Emiko 等检测了吉西他滨初治的 256 例日本患者 CDA 的 2 个 SNP 位点(G208A 和 A79C),其发生频率分别为 0.037 和 0.207,并对其中 250 例受试者进行了全血中吉西他滨的浓度检测,结果突变杂合型(G/A)吉西他滨的清除率低于野生型(G/G),而达峰浓度(maximum concentration,C_{max})和曲线下面积(area under curve,AUC)均增加($P < 0.01$);同时当与铂类药物和氟尿嘧啶联用时,中性粒细胞减少的发生率会增加。而突变纯合型(A/A)携带者吉西他滨的 C_{max}、AUC 和清除率分别是野生型的 2 倍、5 倍和 1/5 倍。A79C 与吉西他滨的药代动力学无相关性。该研究者认为,针对 G208A 多态的检测具有重要意义,特别是纯合突变者。因编码 TPMT 的基因突变导致 TPMT 缺失或者代谢活

性较低的急性淋巴细胞白血病(acute lymphoblastic leukemia，ALL)患者在使用嘌呤类化疗药物时，可产生严重毒性反应，甚至死亡。Ford 等认为药物基因检测时代已经到来，并建议对接受嘌呤类药物治疗的患者在给药前进行 TPMT 基因多态检测具有重要意义。美国研究者针对 TPMT 不同 SNP 给出了不同嘌呤类药物(6 - 巯基嘌呤、硫鸟嘌呤或硫唑嘌呤)的初始给药剂量，该指南由临床药理学实施联盟(clinical pharmacology implementation consortium，CPIC)首次提出，并在药物基因组学知识与实施(pharmacogenomics knowledge implementation，PharmGKB)网站(http://www. pharmgkb. org)公开发表，用于指导临床治疗。

二、Ⅱ相代谢酶

药物代谢中的结合反应为Ⅱ相代谢反应，其对应的酶为Ⅱ相代谢酶，如谷胱甘肽 S 转移酶(glutathione S transferase，GST)、尿苷二磷酸葡萄糖醛酸转移酶(uridine 5′ - diphosphate - glucuronosyltransferase，UGT) 等。Goekkurt 等通过提取石蜡包埋肿瘤组织的基因组 DNA，采用聚合酶链反应和限制性片段长度多态(polymerase chain reaction - restriction fragment length polymorphism，PCR - RFLP)法检测 52 例进展性胃肠道肿瘤患者 GST 编码基因的 SNP 位点 A313G，并评价其与铂类和 5 - FU 联合化疗的疗效相关性，发现纯合型 G/G 携带者的总的生存期显著高于纯合野生型(A/A)和杂合型(A/G)患者(15 个月比 6 个月，$P = 0.037$)，前者的治疗有效率也显著高于后者(67% 比 21%，$P = 0.038$)。UGT 作为伊立替康(Irinotecan，CPT - 11)解毒过程中重要的酶，UGT1A1 的 SNP 与个体对 CPT - 11 的毒性反应密切相关。我国研究者对 CPT - 11 联合 5 - FU 和亚叶酸钙治疗 70 例晚期大肠癌的毒性与 UGT1A 基因多态性的相关性进行评价，并同时检测健康志愿者的 UGT1A 基因多态性，结果健康人群和结肠癌患者 UGT1A 基因家族中各个基因多态性的分布无差异，UGT1A1 * 28 的野生基因型 TA6/6 患者的 2 ~ 4 度迟发性腹泻发生率为 15.7%，低于 TA6/7 和 TA7/7 基因型患者($P = 0.027$)。UGT1A1 * 28 的野生基因型 TA6/6 在中国人中分布频率较高，这也合理地解释了我国CPT - 11 为主方案治疗晚期结肠癌发生严重迟发性腹泻发生率低于国外的原因。新的国内研究报道，对 317 例进展性胃肠道肿瘤患者 UGT1A1 * 28 基因多态检测中发现，野生基因型 TA6/6 有 250 例(78.9%)，TA6/7 基因型有 59 例(18.6%)，TA7/7 基因型有 8 例(2.5%)。其中 44 例 CPT - 11 方案化疗的患者中，TA6/6、TA6/7 和 TA7/7 各基因型发生Ⅲ度以上中性粒细胞减少者分别为 8.6%、12.5% 和 100%，发生Ⅲ度以上腹泻者分别为 14.3%、12.5% 和 100%。因此，筛查 TA7/7 基因型患者对减少腹泻不良反应发生具有重要意义。

三、DNA 修复酶

机体的损伤修复系统可以修复化疗药物引起的 DNA 损伤,提高化疗疗效。DNA 修复基因的 SNP 是导致这种差异的重要原因和分子基础,核苷酸切除修复交叉互补基因(excision repair cross complementing 1, ERCC1)和 X 线修复交叉互补基因(X – ray repair cross complementing 1, XRCC1)分别在核苷酸切除修复(nucleotide excision repair, NER)和碱基切除修复(base excision repair, BER)途径发挥重要作用。Ecke – Eberz 等分析 ERCC1 和 XRCC1 的 SNP 与 52 例食管癌患者铂类和 5 – FU 联合化疗疗效的相关性,结果 ERCC1 基因 C118T 多态性与治疗反应相关,T/T 纯合子和 C/T 杂合子有效率分别为 20% 和 70%($P <$ 0.003),且该 SNP 与淋巴结转移显著相关($P < 0.02$)。研究者认为 ERCC1 可作为化疗疗效的 1 个预测因子,在化疗前检测患者 ERCC1 和 XRCC1 的 SNP 可为个体化治疗提供依据。

四、癌基因和抑癌基因

癌基因和抑癌基因突变都是肿瘤发生过程中的重要事件。Vivenza 等从外周血和冰冻正常组织提取 140 例以铂类治疗为主的头颈部鳞癌患者的基因组 DNA,通过直接测序法对 140 例患者的抑癌基因 p53 72Arg/Pro(R/P)和 126 例患者的癌基因 MDM2 第 309 位点 SNP 进行检测,并同时检测石蜡包埋肿瘤组织中 p53 第 4 ~ 10 外显子突变情况,进一步研究该 SNP 和 p53 突变与疗效的相关性。结果在肿瘤组织中检测到 67 例 p53 野生型,62 例 p53 错义突变和 15 例 p53 无义突变。联合正常组织 p53 编码基因的 SNP 位点检测结果对 OS 进行分析,发现在 p53 野生型携带者中,72R/R 携带者的 OS 高于 72P/P 携带者(中位 OS 60.8 个月比 6.7 个月,$P < 0.01$),72R/P 携带者 OS 位于两者之间(中位 OS 为 21.1 个月);p53 错义突变者中 72P/P 携带者的 OS 高于 72R/P 携带者(平均 OS 102.8 个月比 40.7 个月,$P < 0.05$),72R/R 携带者 OS 位于两者之间(中位 OS 为 26.9 个月);对 p53 无义突变患者只进行了 72R/R 的 OS 评价。MDM2 第 309 位点 G/G 或者 G/T 携带者较 T/T 携带者的 OS 显著降低(15 个月比 86 个月,$P < 0.01$),且该 SNP 位点对疗效的影响与患者性别、年龄、肿瘤的分级和淋巴结转移、p53 突变以及 p53 的 SNP 均无关($P < 0.01$)。因此,该研究组认为通过提取外周血 DNA 检测癌基因 MDM2 第 309 位点的 SNP 可作为铂类药物治疗效果的独立预测因子,而 p53 72Arg/Pro 的预测作用还需要同时检测肿瘤组织中的 p53 突变情况,故不利于临床推广。

五、ATP 结合盒式(ATP – binding cassette transporter，ABC)转运蛋白家族

ABC 转运蛋白家族是一类 ATP 依赖性膜转运体,可将药物从细胞内外排而使胞内药物浓度降低,对药物的吸收和疗效均有重要作用。目前针对 SNP 研究较多的家族成员主要有 P – 糖蛋白(MDR1 或 ABCB1)、多药耐药相关蛋白(MRP 或 ABCC 家族)和乳腺癌耐药蛋白(ABCG2)。Mathijssen 等发现 ABCB1 基因 C1236T 纯合型患者 CPT – 11 及其活性代谢产物 SN – 38 的 AUC 显著增高($P = 0.031$)。Innocenti 等进一步研究发现 ABCC1 不同变异体(IVS11C – 48T 和 T1684C)与 ANC 低值和 SN – 38 的 AUC 改变相关,ABCC2 基因变异体 C – 24T 和 C3972T 分别与伊立替康和 SN – 38G 的 AUC 增加相关。另外,该研究还揭示了有机阴离子转运体 1B1(solute carrier organic anion 1B1, SLCO1B1)基因在影响母体药物暴露量和粒细胞减少中的重要性。

盐酸拓扑替康胶囊(Hycamtin)于 2007 年被美国食品药品监督管理局批准用于治疗复发的 SCLC。该药是 1 种特异性拓扑异构酶Ⅰ抑制剂,其主要的剂量限制性毒性为 3 ~ 4 级骨髓抑制。该药在我国至今尚未获批准使用,目前国内也没有国产盐酸拓扑替康胶囊的人体药代动力学数据。我们研究组运用液相色谱质谱联用(liquid chromatographmass spectrometer; mass spectrometer, LC – MS/MS)检测 11 例进展期 SCLC 受试者静脉和口服给药后血液中拓扑替康浓度,首次在国内进行口服拓扑替康胶囊的人体药代动力学研究。结果显示,$1.5mg/m^2$ 和 $1.9mg/m^2$ 2 个口服剂量组总拓扑替康的绝对生物利用度分别为 $(45.8 \pm 11.8)\%$ 和 $(39.7 \pm 15.9)\%$,Ⅰ型拓扑替康的绝对生物利用度分别为 $(54.1 \pm 14.7)\%$ 和 $(45.0 \pm 16.1)\%$。研究还发现不同个体间拓扑替康的绝对生物利用度差异显著(总拓扑替康 22.1% ~ 67.4%,Ⅰ型拓扑替康 26.9% ~ 76.6%)。拓扑替康作为 P – 糖蛋白和 ABCG2 的转运底物,有研究报道拓扑替康绝对生物利用度增加与 ABCG2 编码基因的 SNP 位点 C421A 有关,但仍需大样本进一步验证。Honjo 等对 ABCG2 已知的 15 个 SNP 进行检测,其中 G34A 和 C421A 发生频率较高。C421A 在亚洲人群的发生频率明显高于白种人(亚洲人群 50% ~ 60%,白种人 30%),并指出 C421A 多态会导致乳腺癌耐药蛋白(breast cancer resistance protein, BCRP)的低表达,最终影响细胞对化疗药物,诸如 CPT – 11、拓扑替康和米托蒽醌的敏感性。Cusatis 等在一项吉非替尼(表皮生长因子受体酪氨酸激酶抑制剂)治疗 NSCLC 患者不良反应的研究中发现,ABCG2 基因携带 C421A 多态的受试者腹泻的发生率(44%)高于野生型受试者(12%,$P = 0.0046$)。因此,本研究组拟进一步分析 ABCG2 的 SNP 位点(C421A、G34A)

与拓扑替康 AUC 以及生物利用度是否具有相关性,并将扩大样本量分析该基因 SNP 与肿瘤患者接受拓扑替康治疗后疗效与不良反应是否存在关联。

综上所述,用于 SNP 检测的样本来源丰富,既可以是外周血,也可以是冰冻正常组织或者是石蜡包埋的肿瘤组织。随着生物科学技术的发展,SNP 检测方法也日益增多,越来越多的 SNP 被发现并在功能上予以证实。但是在通过检测 SNP 的遗传多态性标记来指导临床个体化治疗时还需注意以下几个方面:① SNP检测的目的是用于疗效和不良反应的预测,只有药物治疗效果和应用程度、药物不良反应的发生率和严重程度都足够高时才能突显 SNP 检测的必要性,如果某一化疗药物的不良反应很低,或虽存在严重不良反应但可以由其他反应轻的药物替代,那么针对该药物的 SNP 位点检测的临床意义就不大。②药物作用的遗传成分总是多基因的,当单个 SNP 与药物疗效或者毒性无相关性时,应综合考虑多个 SNP 位点的联合作用,可使用 SNP 图谱对与药物作用相关的多态现象做广泛筛查。③目前我国针对 SNP 与药代动力学和化疗疗效相关性的研究较少,且同一基因 SNP 的发生频率和分布均存在人种差异,国外数据对我国人群的指导意义仍需进一步探讨。因此,结合我国人群基因多态的特异性,将 SNP 检测运用到抗肿瘤药物的个体化使用中,真正做到使患者充分享受"量体裁衣"是今后研究的重点。

(李 宁 韩晓红 石远凯)

参 考 文 献

1. Jemal A, Bray F, Center MM, et al. Global cancer statistics. CA Cancer J Clin, 2011, 61:69 – 90.

2. Bergmann TK, Brasch – Andersen C, Green H, et al. Impact of CYP2C8 * 3 on paclitaxel clearance: a population pharmacokinetic and pharmacogenomic study in 93 patients with ovarian cancer. Pharmacogenom Journal, 2011, 11: 113 – 120.

3. Hur H, Kang J, Kim NK, et al. Thymidylate synthase gene polymorphism affects the response to preoperative 5 – fluorouracil chemoradiation therapy in patients with rectal cancer. Int J Radiation Oncology Biol Phys, 2011, 81: 669 – 676.

4. Sugiyama E, Kaniwa N, Kim SR, et al. Pharmacokinetics of gemcitabine in japanese cancer patients: the impact of a cytidine deaminase polymorphism. J Clin Oncol, 2007, 25: 32 – 42.

5. Ford LT, Berg JD. Thiopurine S – methyltransferase (TPMT) assessment prior to starting

thiopurine drug treatment；a pharmacogenomic test whose time has come. J Clin Pathol, 2010,63：288－295.

6. Relling MV, Gardner EE, Sandbor WJ, et al. Clinical pharmacogenetics implementation consortium guidelines for thiopurine methyltransferase genotype and thiopurine dosing. Clin Pharmacol Ther, 2011, 89：387－391.

7. Goekkurt E, Hoehn S, Wolschke C, et al. Polymorphisms of glutathione S－transferases（GST）and thymidylate synthase（TS）－novel predictors for response and survival in gastric cancer patients. British J Cancer, 2006, 94：281－286.

8. 王岩, 徐建明, 沈琳, 等. 中国人尿苷二磷酸葡糖苷酸转移酶1A 基因多态性与伊立替康毒性的相关性. 中华肿瘤杂志, 2007,29：913－916.

9. 马冬, 张绪超, 杨冬阳, 等. 中国人UGT1A1＊28的基因多态性以及与伊立替康毒性和疗效的关系. 中山大学学报（医学科学版）, 2011, 32：495－499.

10. Warnecke－Eberz U, Alakus H. ERCC1 and XRCC1 gene polymorphisms predict Response to neoadjuvant radiochemotherapy in esophageal cancer. J Gastrointest Surg, 2009, 13：1411－1421.

11. Vivenza D, Gasco M, Monteverde M, et al. MDM2 309 polymorphism predicts outcome in platinum－treated locally advanced head and neck cancer. Oral Oncol, 2012, 48(7)：602－607.

12. Mathijssen RH, Marsh S, Karlsson MO, et al. Irinotecan pathway genotype analysis to predict pharmacokinetics. Clin Cancer Res, 2003, 9(9)：3246－3253.

13. Innocenti F, Kroetz DL, Schuetz E, et al. Comprehensive pharmacogenetic analysis of irinotecan neutropenia and pharmacokinetics. J Clin Oncol, 2009,27(16)：2604－2614.

14. Sparreboom A, Loos WJ, Burger H, et al. Effect of ABCG2 genotype on the oral bioavailability of topotecan. Cancer Biol Ther, 2005, 4：650－658.

15. Honjo Y, Morisaki K, Huff LM, et al. Single－nucleotide polymorphism（SNP）analysis in the ABC half－transporter ABCG2（MXR/BCRP/ABCp1）. Cancer Biol Therap, 2002, 1(6)：696－702.

16. Imai Y, Nakane M, Kage K, et al. C421A Polymorphism in the human breast cancer resistance protein gene is associated with low expression of Q141K protein and low－level drug resistance. Mol Cancer Ther, 2002, 1：611－616.

17. Cusatis G, Gregorc V, Li J, et al. Pharmacogenetics of ABCG2 and adverse reactions to gefitinib. J Nat Cancer Inst, 2006, 98：1739－1742.

18. Sato－Otsubo A, Sanada M, Ogawa S, et al. Single－nucleotide polymorphism array karyotyping in linical practice：where, when, and how . Semin Oncol, 2012, 39(1)：13－25.

19. Aw W, Lezhava A, Hayashizaki Y, et al. A new trend in personalized medicine：rapid detection of SNPs in drug transporter genes by the SmartAmp method. Clin Pharmacol Ther, 2011, 89(4)：617－620.

第八章

常见肿瘤的诊断思路

第一节 肺癌的诊断思路

一、疾病概述

肺癌指原发于肺、气管和支气管的恶性肿瘤。

在20世纪初叶,肺癌在世界范围内还是罕见的肿瘤。但其后,肺癌的发病率和死亡率都急速上升,在20世纪80年代已跃居癌症相关死亡的首位。

肺癌最重要的致病原因是吸烟。纸烟、雪茄和烟斗烟均能增加肺癌风险。每2名吸烟者中将有1名因肺癌死亡。被动吸烟也能增加肺癌风险。如果家庭中有人吸烟,则肺癌死亡风险较家中完全无烟者高30%。其他环境因素包括氡、石棉、镍、砷、铬和辐射等。流行病学研究显示慢性肺部疾病、结核继发肺部瘢痕者发生肺癌危险性增加。遗传因素在肺癌的发病中也起一定作用。

肺癌主要分为非小细胞肺癌和小细胞肺癌,其中前者占75%~85%。非小细胞肺癌分为鳞状细胞癌(简称鳞癌)、腺癌和大细胞未分化癌和一些罕见亚型。

肺癌的总体5年生存率约为15%。分期早者预后更佳。

非小细胞肺癌主要的治疗手段包括手术、化疗、靶向治疗和放疗。小细胞肺癌主要的治疗手段包括化疗和放疗。

二、临床线索

诊断肺癌的临床线索主要包括临床表现和高危因素等方面。

多数肺癌患者是由于原有症状的加重,或出现新的症状而就诊。亦有少部分患者因体检而发现,不表现出明显的症状。随着人民健康意识的提高和体检项目的普及,这部分患者正在增加。

肺癌的临床症状和体征很复杂,大致可归纳为原发肿瘤局部生长的表现、肿瘤胸内蔓延的表现、远处转移表现、非特异全身表现和副肿瘤综合征。

原发肿瘤的临床表现包括:咳嗽、咳痰、咯血、呼吸困难、胸痛、喘鸣和阻塞性肺炎等;肿瘤在胸内蔓延可导致:声嘶、膈神经麻痹、吞咽困难、上腔静脉综合征、呼吸困难、胸腔积液、心包积液、Pancoast 综合征和 Horner 综合征等;远处转移包括脑转移、骨转移、肝转移、肾上腺转移和其他器官转移,相应临床表现诸如:非特异性头痛或精神状态改变、癫痫样发作、感觉和运动神经功能障碍,骨痛、骨折,右季肋区疼痛等;非特异性全身症状包括厌食、体重减轻、发热和贫血等;副肿瘤综合征包括:抗利尿激素异常分泌综合征、异位促肾上腺皮质激素综合征、恶性肿瘤高钙血症、Eaton – Lamber 综合征、杵状指和肥大性肺性骨关节病、高凝状态等。

值得注意的是,肺癌并没有特异性症状。事实上,不少患者均有慢性咳嗽症状,或并存有慢性呼吸系统疾病,当症状加重时,患者往往未能引起注意,未及时就诊而延误病情。因此,当原有症状加重,或出现难以解释的症状,如迁延不愈或反复发作的肺炎,应引起充分重视,及时进行肺癌的相关检查。另一方面,当出现症状时,肺癌往往已是晚期。对高危人群(如重度吸烟者),应定期进行低剂量 CT 筛查,以期早期发现。

在病史中,应特别关注吸烟史,这是与肺癌相关性很强的提示因素。但否认吸烟者亦不能排除肺癌。除本人是否吸烟外,还应注意有无二手烟吸入史。另外,工作和居住环境中有无致癌物接触也是需要询问的内容。

三、诊断与鉴别诊断

肺癌的诊断需要结合详细病史、全面体检、实验室检查、影像学检查、病理学或细胞学。其中病理和细胞学检查是决定性的检查。

肺癌需要与肺结核、结节病、气管支气管良性肿瘤、纵隔肿瘤、肺炎、肺肉瘤、肺转移癌、恶性间皮瘤等相鉴别。这些病变在病史、体征、影像学上都存在自身的特点,肺肿瘤标志物检测也有助于鉴别肺癌与这些疾病。

(一)影像学检查

影像学检查包括 X 线片、CT、PET – CT、MRI 和骨扫描等。多数患者是因胸部 X 线片或胸部 CT 发现肺部肿物或结节,并加做其他影像学检查明确病变范围。PET – CT 的分期准确性优于 CT。MRI 主要用于脑转移和骨转移的确定。

（二）细胞学和病理学检查

痰细胞学是明确恶性肿瘤性质较为简便的方法。部分患者通过胸腔积液细胞学而确诊。但细胞学方法缺乏组织学结构，可能给判断病理类型带来一定难度。很多情况下患者需要接受其他有创性检查以取得病理结果。这些检查包括：支气管镜、经支气管细针针吸活检、经皮肺穿刺、转移淋巴结活检等，甚至胸腔镜或纵隔镜活检。

（三）肺癌标志物

肺癌标志物化验可以作为辅助性检查，以初步判断肺部病灶的良、恶性。若肿瘤标志物明显升高，则病灶为恶性的可能性较大。肺癌常用的标志物包括：CYFRA21 - 1、TPA、CEA、CA125、NSE 等，各标志物的特异性与敏感性见相关章节。联合使用多种肿瘤标志物可提高肺癌诊断的准确率。不同研究提示，联合检测 CEA 和 CYFRA21 - 1 对肺癌的敏感性和特异性为 66% ~80% 和 69% ~82%；CYFRA21 - 1 + NSE 的敏感性和特异性分别为 44% ~72% 和 52% ~75%；CA125、CA15 - 3、CA19 - 9 及 CEA 联合诊断肺癌敏感性和特异性分别为 78% 和 82%；CA125 和 CEA 的敏感性和特异性分别为 72% 和 79%；CA125 + NSE + CEA 的敏感性和特异性分别为 82% 和 78%；CEA + NSE 的敏感性和特异性分别为 76% 和 79%；CA15 - 3 联合 CYFRA21 - 1 的敏感性和特异性分别为 85% 和 84%；联合检测 CYFRA21 - 1 + NSE + CEA 对晚期 NSCLC 和 SCLC 患者阳性率达 95% 以上；CYFRA21 - 1 + SCC + CEA 对所有肺癌患者阳性率也在 90% 以上；SCC + CEA + NSE 阳性率为 80% ~85%。

值得注意的是，肺癌标志物亦可能由于其他原因升高（详见相关章节），例如，吸烟本身可致 CEA 升高。一些良性疾病如胸水也可致肺癌标志物升高。因此，当肺癌肿瘤标志物升高时，除了寻找肺癌的病理学、影像学依据外，还应考虑到其他原因的可能性。若一时不能确定原因，应对肿瘤标志物进行连续性监测。一般而言，恶性疾病引起的肿瘤标志物升高较其他原因更为明显，并且常常表现为进行性升高。如果肿瘤标志物明显异常，而 CT 等常规检查不能发现病灶，可考虑进行 PET - CT 检查。

肺癌标志物亦可用于辅助鉴别肿瘤的组织学类型。这在病理学或细胞学仅表明为恶性，但不能明确组织学类型时尤为有用。这些肺癌标志物中，TPA 的组织特异性不强，CYFRA21 - 1、SCC 对鳞癌较为准确，CEA、CA125 对腺癌较为准确，而 NSE 更适用于小细胞肺癌。近年来，ProGRP 是日益受到关注的 SCLC 标志物。Paone 的研究表明，采用 CYFRA21 - 1 和 NSE 两项指标，鉴别 NSCLC 和 SCLC 的准确性可达 93%，分辨错误的主要原因是 NSE 水平低的局限期 SCLC 和 NSE 水平高的晚期 NSCLC。Satoh 对 417 例肺癌进行了分析,提出鉴别小细胞肺癌和非小细胞肺癌的 NSE 界值为 14.5ng/ml,非小细胞肺癌患者 NSE 95% 可信限上限为 20.5ng/ml,NSCLC 患者中 NSE 未超过 70ng/ml。如果 NSCLC 患者的 NSE 水平超过 20.5ng/ml,则应关注病理中是否有神经内分泌分化。

(四)肺癌标志物在疗效监测中的应用

肺癌的疗效评价以影像学评价为主。研究表明,肿瘤标志物的动态变化与影像学缓解情况存在相关性,可以为肺癌的影像学评价提供有益的补充。Takei 的研究表明,在化疗后,缓解患者血 CYFRA21 – 1 水平下降较未缓解者更显著 ($P = 0.0246$)。一项研究测量了 111 例晚期非小细胞肺癌患者化疗前和两周期化疗后肿瘤标志物的变化情况。结果显示,影像学部分缓解、稳定和进展患者中 CEA 降低的比例分别为 22.8%、– 5.5% 和 – 59.8% ($P = 0.002$),CYFRA21 – 1 下降的比例分别为 28.1%、1.8% 和 – 70.8% ($P = 0.001$)。全组的中位 TTP 为 6.7 个月,CEA 降低组的 TTP 为 9.2 个月,升高或稳定组的为 TTP4.3 个月 ($P < 0.01$)。在少数情况下,晚期肺癌患者的标志物明显升高而影像学并无明确进展,应积极寻找有无隐匿的进展病灶,如不在影像学扫描范围内的病灶、新发骨转移等。亦有研究表明,对于术后患者,肺癌标志物的升高可先于影像学可见病灶前出现。

(五)肺癌标志物在预后评估中的应用

诸多研究表明,治疗前的肺癌标志物与肺癌的预后相关。因此,在治疗前进行肺癌标志物的检测是重要的。对 563 例初治肺癌患者的分析表明,TPA 水平是独立的生存预测因素。在另一项研究中单因素分析和多因素分析中,术前 CYFRA21 – 1 与手术患者的无病生存、总生存均相关,水平高者预后差。术前 CYFRA21 – 1 对非小细胞肺癌患者术后总生存的预测意义也得到其他研究的证实。对 2063 例各期 NSCLC 患者进行的 Meta 分析表明,CYFRA21 – 1 高水平是 NSCLC 患者的不良预后因素。在 Diez 的研究中,治疗前患者 CA125 水平高于 15 U/ml 者复发风险高 3.25 倍(95% 可信限, 1.7 ~ 6.21, $P < 0.01$),死亡风险高 4.27 倍(95% 可信限, 2.42 ~ 7.55, $P < 0.01$)。对 11 项研究的 Meta 分析表明, NSE 高水平的 SCLC 患者总生存更短。

此外,如果同一例患者同时出现鳞癌和腺癌的标志物升高,提示肿瘤分化差或存在混杂成分,预后可能较差。例如,有报道在不可手术的非小细胞肺癌患者中,血 CYFRA21 – 1 和 CA125 均升高者预后更差,在腺癌患者中的风险比为 6.546 ($P < 0.01$),而 NSCLC 患者中为 4.275 ($P < 0.01$)。

国际权威机构对肿瘤标志物在肺癌中的应用推荐见表 8 – 1、8 – 2。

表8-1　肿瘤标志物在肺癌中应用的指南推荐

标志物	应用	RGTM 1999	NACB 2006
CYFRA21-1	鉴别诊断	应用以判断 NSCLC	应用以判断 NSCLC
	预后评估	未涉及	NSCLC 中应用
	术后监测	所有 NSCLC 和 SCLC 中应用	NSCLC 中应用
	晚期肿瘤疗效监测	所有 NSCLC 和 SCLC 中应用	NSCLC 中应用
	复发病灶检测	所有 NSCLC 和 SCLC 中应用	NSCLC 中应用
CEA	鉴别诊断	应用以判断 NSCLC	应用以判断 NSCLC
	预后评估	未涉及	未涉及
	术后监测	在腺癌中应用	在 NSCLC 中应用
	晚期肿瘤疗效监测	在腺癌中应用	在 NSCLC 中应用
	复发病灶检测	在腺癌中应用	在 NSCLC 中应用
NSE	鉴别诊断	应用以判断 SCLC	应用以判断 SCLC
	预后评估	未涉及	未涉及
	术后监测	在 SCLC 中应用	在 SCLC 中应用
	晚期肿瘤疗效监测	在 SCLC 中应用	在 SCLC 中应用
	复发病灶检测	在 SCLC 中应用	在 SCLC 中应用
ProGRP	鉴别诊断	未涉及	在 SCLC 中应用
	预后评估	未涉及	未涉及
	术后监测	未涉及	在 SCLC 中应用
	晚期肿瘤疗效监测	未涉及	在 SCLC 中应用
	复发病灶检测	未涉及	在 SCLC 中应用

注：RGTM—European Group on Tumor Markers，欧洲肿瘤标志物研究组；NACB—National Academy of Clinical Biochemistry，国家临床生物化学院(美国)。

表8-2　不同组织学类型肺癌中肿瘤标志物的应用推荐

组织学类型	治疗前	治疗后随访
不明	CYFRA21-1, CEA, NSE, ProGRP	手术后：依组织学类型晚期：使用最主要的标志物
腺癌	CYFRA21-1 和 CEA	CYFRA21-1 和(或)CEA
鳞癌	CYFRA21-1 和 CEA(和 SCCA)	CYFRA21-1 和(或)CEA
大细胞癌	CYFRA21-1 和 CEA	CYFRA21-1 和(或)CEA
小细胞癌	NSE 和 ProGRP	NSE 和(或)ProGRP

（杨　晟）

参考文献

1. Mizushima Y, Hirata H, Izumi S, et al. Clinical significance of the number of positive tumor markers in assisting the diagnosis of lung cancer with multiple tumor marker assay. Oncology, 1990, 47: 43 – 48.

2. Plebani M, Basso D, Navaglia F, et al. Clinical evaluation of seven tumour markers in lung cancer diagnosis: can any combination improve the results. Br J Cancer, 1995, 72:170 – 173.

3. Ando S, Kimura H, Iwai N, et al. Optimal combination of seven tumour markers in prediction of advanced stage at first examination of patients with non – small cell lung cancer. Anticancer Res, 2001, 21:3085 – 3092.

4. 石远凯. 肺癌诊断治疗学. 北京:人民卫生出版社, 2007.

5. Paone G, De Angelis G, Portalone L, et al. Validation of an algorithm able to differentiate small – cell lung cancer (SCLC) from non – small – cell lung cancer (NSCLC) patients by means of a tumour marker panel: analysis of the errors. Br J Cancer, 1997,75:448 – 450.

6. Satoh H, Ishikawa H, Kurishima K, et al. Cut – off levels of NSE to differentiate SCLC from NSCLC. Oncol Rep, 2002,9:581 – 583.

7. Takei Y, Minato K, Tsuchiya S, et al. CYFRA21 – 1: an indicator of survival and therapeutic effect in lung cancer. Oncology, 1997, 54:43 – 47.

8. Buccheri G, Ferrigno D. Usefulness of tissue polypeptide antigen in staging, monitoring, and prognosis of lung cancer. Chest, 1988, 93:565 – 570.

9. Buccheri G, Ferrigno D. Prognostic value of the tissue polypeptide antigen in lung cancer. Chest, 1992, 101:1287 – 1292.

10. Niklinski J, Furman M, Burzykowski T, et al. Preoperative CYFRA21 – 1 level as a prognostic indicator in resected primary squamous cell lung cancer. Br J Cancer, 1996, 74:956 – 960.

11. Foa P, Fornier M, Miceli R, et al. Preoperative CEA, NSE, SCC, TPA and CYFRA21 – 1 serum levels as prognostic indicators in resected non – small cell lung cancer. Int J Biol Markers, 1999, 14:92 – 98.

12. Diez M, Torres A, Pollan M, et al. Prognostic significance of serum CA125 antigen assay in patients with non – small cell lung cancer. Cancer, 1994, 73:1368 – 1376.

13. Zhao WX, Luo JF. Serum neuron – specific enolase levels were associated with the prognosis of small cell lung cancer: a meta – analysis. Tumour Biol, 2013.

14. Ando S, Kimura H, Iwai N, et al. Positive reactions for both CYFRA21 – 1 and CA125 indicate worst prognosis in non – small cell lung cancer. Anticancer Res, 2003, 23: 2869 – 2874.

15. European Group on Tumour Markers. Tumour markers in lung cancer: EGTM recommen-

dations. Anticancer Res, 1999, 19:2817 - 2819.

16. Stieber P, Hatz R , Holdenrieder S , et al. Lung Cancer (Section 3P), in cancer AoCB-Gftuotmil (ed): NACB: Practice Guidelines And Recommendations For Use Of Tumor Markers In The Clinic. 2006.

第二节 结直肠癌的诊断思路

一、疾病概述

结直肠癌在世界范围内是第 3 位常见的恶性肿瘤,年发病约 100 万人,年死亡约 50 万人。结直肠癌居我国恶性肿瘤发病率的第 3 位,发病率为 29/10 万,死亡率居第 5 位,死亡率为 14/10 万。

结直肠癌的好发部位按发生率降序排列,依次为直肠、乙状结肠、盲肠、横结肠和肠曲、升结肠和降结肠。

结直肠的发病与饮食习惯相关。高脂、高蛋白、低纤维素饮食能增加结直肠癌的风险。在 20% ~ 30% 的结直肠癌患者中,遗传因素起着重要作用。结直肠癌患者的家族成员发生结直肠癌的风险增高。慢性溃疡性结肠炎、家族性结肠息肉病、遗传性腺瘤病的患者,发生结直肠癌的概率增高。

结直肠癌的治疗采取多学科综合治疗,主要的治疗手段包括手术、放疗、细胞毒类药物治疗和分子靶向治疗。

二、临床线索

诊断结直肠癌的临床线索主要包括临床表现和高危因素等方面。

(一)临床表现

结直肠癌的临床表现包括:大便带血、大便变细或变形、腹泻、便秘或腹泻便秘交替、腹痛、腹部肿块、肠梗阻、肠穿孔、消瘦、乏力、贫血,以及局部浸润、淋巴结和血行转移引起的表现。

其中右半结肠癌常表现为腹痛、腹部肿块,以及乏力、消瘦、贫血等全身症状。而左半结肠癌以便血、大便习惯改变、肠梗阻为多见。

值得注意的是,这些症状并无特异性,并且有些患者并无症状。

(二)高危因素

病史中应特别关注饮食习惯、肠道疾病史和结直肠癌家族史。

三、诊断与鉴别诊断

结直肠癌的诊断需要结合详细病史、全面体检、实验室检查、影像学检查、病理学或细胞学。确诊依赖于病理学检查。

纤维结肠镜检查是诊断结肠癌的重要方法。纤维结肠镜可以通过肉眼进行形态学诊断,并进行活检。

钡剂灌肠是诊断结直肠癌诊断的传统方法,目前虽在一定程度上为内镜检查所取代,但仍是主要诊断方法之一。其在病灶定位上具有优势,但易漏诊较小的肿瘤。

CT 仿真结肠镜检查无创伤性,相对简单安全,适用于无法接受结肠镜检查的患者,尤其是恶性肿瘤引起肠腔狭窄的患者,具有优势,但无法取得病灶组织进行病理检查。

腔内 B 超、CT、MRI 适用于明确肿瘤的局部浸润、淋巴结转移和远处转移,可完善结直肠癌的分期。

诊断结直肠癌的病理标本主要包括纤维结肠镜活检标本和手术患者的术后标本。细胞学检查适用于早期病变,或狭窄部位活检有困难时。

肿瘤标志物在结直肠癌诊断中的作用见后述。

四、肿瘤标志物的临床应用

结直肠癌的肿瘤标志物包括 CEA 和 CA19 - 9 等,其中最广泛应用的是 CEA。由于 CEA 在结直肠癌中的敏感性和特异性不够理想,并且结直肠癌在无症状人群中的发病率不高,因此目前不推荐采用肿瘤标志物进行结直肠癌的筛查。

(一) 预后判断

多项研究表明,手术前的 CEA 水平与预后相关,并且在一些研究中是独立于分期的预后因素。包括 14 项研究的系统回顾表明,CEA 水平是结直肠癌肝转移患者切除术后复发与生存的独立预测因素。因此,计划手术的结直肠癌患者应在术前行 CEA 检查,并与其他因素一起分析,综合判断患者的预后。但 CEA 水平不用于决定患者是否应接受术后辅助化疗。CEA 明显升高的患者,应完善检查以排除远处转移。

(二) 术后监测

多项独立的 Meta 分析比较了对结直肠癌术后患者密切随访与低强度随访或不随访的转归。尽管各研究中采用的随访方法和频度存在差异,所有研究都表明密切随访可以改善患者转归。其中一项 Meta 分析表明,仅有当随访中包括 CEA 检测时才能显著改善生存(相对风险 0.71;95% 可信限 0.60~0.85;$P=0.0002$)。卫生经济学研究也显示密切随访较传统随访更具有成本效益。

2006 年美国临床癌症学会(ASCO)指南推荐,对于 Ⅱ 期或 Ⅲ 期的术后患者,应每 3 个月检测血清 CEA,至少 3 年。若 CEA 水平升高且经再次检测证实,则应进一步检查以寻找转移性疾病,但不能单凭 CEA 结果异常即开始辅助治疗或全身性治疗。

关于有临床意义的 CEA 水平升高的界值,目前尚缺乏经临床证实的标准。欧洲肿瘤标志物研究组(European Group on Tumor Markers,EGTM)提出的标准是,较上次检测升高至少 30%,并且在 1 个月内比对第二次取样检测证实。若第二次仍升高,则患者应接受进一步检查。但如果患者多次检测轻度升高,如至少连续 3 次持续升高,15%~20% 的升高幅度也应促使进行进一步检查。值得注意的是,CEA 低水平并不能排除疾病复发。若患者出现临床症状,即使 CEA 水平正常,也应进行影像学或内镜检查,以寻找复发或转移病灶。

(三)晚期患者的疗效监测

ASCO 2006 年指南推荐,CEA 是监测转移性结直肠癌治疗期间首选的指标。CEA 检测应在治疗开始时和治疗期间每 1~3 个月进行。CEA 水平持续性升高,即使未得到影像学证实,亦提示疾病进展。但需要注意的是,在全身治疗早期,治疗可能引起 CEA 水平一过性升高。EGTM 的推荐与其相似。

结直肠癌其他的肿瘤标志物包括 CA19-9、CA242 等。这些标志物在结直肠癌中的敏感性不及 CEA。有研究表明其在结直肠癌患者中具有预后意义,但目前不推荐常规检测这些指标。

(杨 晟)

参考文献

1. 赫捷,陈万清. 2012 中国肿瘤登记年报. 北京:军事医学科学出版社,2012.

2. Duffy MJ. Carcinoembryonic antigen as a marker for colorectal cancer: is it clinically useful. Clin Chem, 2001,47(4):624-630.

3. Fletcher RH. Carcinoembryonic antigen. Ann Intern Med, 1986,104(1):66-73.

4. Goldstein MJ, Mitchell EP. Carcinoembryonic antigen in the staging and follow-up of pa-

tients with colorectal cancer. Cancer Invest, 2005,23(4):338 – 351.

5. Grem J. The prognostic importance of tumor markers in adenocarcinomas of the gastrointes-
tinal tract. Curr Opin Oncol, 1997,9(4):380 – 387.

6. Watine J, Miedouge M, Friedberg B. Carcinoembryonic antigen as an independent prognos-
tic factor of recurrence and survival in patients resected for colorectal liver metastases: a systematic
review. Dis Colon Rectum, 2001,44(12): 1791 – 1799.

7. Bruinvels DJ, Stiggelbout AM, Kievit J, et al. Follow – up of patients with colorectal canc-
er. A meta – analysis. Ann Surg, 1994, 219(2):174 – 182.

8. Rosen M, Chan L, Beart RW, et al. Follow – up of colorectal cancer: a meta – analysis.
Dis Colon Rectum, 1998,41(9):1116 – 1126.

9. Jeffery GM, Hickey BE, Hider P. Follow – up strategies for patients treated for non – meta-
static colorectal cancer. Cochrane Database Syst Rev, 2002(1): CD002200.

10. Renehan AG, Egger M, Saunders MP, et al. Impact on survival of intensive follow up af-
ter curative resection for colorectal cancer: systematic review and meta – analysis of randomised tri-
als. BMJ, 2002,324(7341):813.

11. Figueredo A, Rumble RB, Maroun J, et al. Follow – up of patients with curatively resec-
ted colorectal cancer: a practice guideline. BMC Cancer, 2003,3:26.

12. Tjandra JJ, Chan MK. Follow – up after curative resection of colorectal cancer: a meta –
analysis. Dis Colon Rectum, 2007,50(11):1783 – 1799.

13. Renehan AG, O'Dwyer ST, Whynes DK. Cost effectiveness analysis of intensive versus
conventional follow up after curative resection for colorectal cancer. BMJ, 2004,328(7431):81.

14. Locker GY, Hamilton S, Harris J, et al. ASCO 2006 update of recommendations for the
use of tumor markers in gastrointestinal cancer. J Clin Oncol, 2006, 24(33): 5313 – 5327.

15. Duffy MJ, van Dalen A, Haglund C, et al. Clinical utility of biochemical markers in colo-
rectal cancer: European Group on Tumour Markers (EGTM) guidelines. Eur J Cancer, 2003,39
(6):718 – 727.

16. Moertel CG, Fleming TR, Macdonald JS, et al. Hepatic toxicity associated with fluoroura-
cil plus levamisole adjuvant therapy. J Clin Oncol, 1993,11(12): 2386 – 2390.

17. Sorbye H, Dahl O. Carcinoembryonic antigen surge in metastatic colorectal cancer patients
responding to oxaliplatin combination chemotherapy: implications for tumor marker monitoring and
guidelines. J Clin Oncol, 2003,21(23): 4466 – 4467.

18. Sorbye H, Dahl O. Transient CEA increase at start of oxaliplatin combination therapy for
metastatic colorectal cancer. Acta Oncol, 2004,43(5):495 – 498.

19. Duffy MJ, van Dalen A, Haglund C, et al. Tumour markers in colorectal cancer: Europe-
an Group on Tumour Markers (EGTM) guidelines for clinical use. European journal of cancer,
2007,43(9):1348 – 1360.

第三节　肝癌的诊断思路

一、疾病概述

肝癌在世界范围内是第 5 位常见的恶性肿瘤,死亡率居恶性肿瘤的第 3 位。西方国家中欧洲高于美国,可能与丙肝病毒感染和酒精性肝病有关。亚洲和非洲的发病率较高,与乙肝病毒感染和黄曲霉毒素摄入相关。我国是世界范围内肝癌的高发区,肝癌居我国恶性肿瘤发病率的第 3 位(28.7/10 万),死亡率的第 2 位(26.0/10 万)。

肝癌的治疗采取多学科综合治疗,主要的治疗手段包括手术、介入治疗、放射治疗和全身化疗。

二、临床线索

诊断肝癌的临床线索主要包括临床表现和高危因素等方面。

肝癌的临床表现常发生于肝纤维化的基础上,因此较难察觉。一些患者表现为上腹部隐痛、食欲减退、乏力。部分患者出现腹水、脑病或黄疸。但很多患者并无症状。肝癌的高危人群是 40 岁以上男性,有肝炎或肝纤维化病史者。因此,对于中年以上,有肝病史的男性患者,出现以上症状或有进行性肝脏肿大者,应进行详细的检查。如进行性肝脏增大,触诊时发现肝区有肿块或结节,质硬,临床考虑肝癌的可能性大。对于高危人群无临床症状者,亦应行筛查,可发现早期患者,改善预后。

三、诊断与鉴别诊断

肝癌的诊断需要结合详细病史、全面体检、实验室检查、影像学检查、病理学或细胞学。确诊依赖于病理学检查。

B 型超声无辐射,价格低廉,可在短期内重复,是诊断肝癌最常用的方法。并且也可用于高危人群筛查,可发现 1cm 以上的肝癌病灶。术中超声有助于判断肝癌切除手术的可根治性。

CT 扫描也是肝癌诊断的常用技术,成像较为清晰,有利于疗效比较。能显示肿瘤的位置、大小、数目、与周围脏器和重要血管的关系,对判断是否具有可手术性有重要意义。MRI 也是肝癌诊断的重要技术,其无放射性损害,对良、恶性肝内占位的鉴别方面优于 CT,对癌栓的发现也很准确。肝血管造影对小肝癌十分敏感,但为有创性检查。PET - CT 有助于鉴别肝脏的良、恶性病变,并且在治疗前分期、治疗后疗效监测方面存在潜在优势,但价格较为昂贵。

病理学和细胞学检查是确诊肝癌的最准确的方法。病理标本主要包括肝穿刺标本、腹腔镜活检标本和术后标本等。随着肿瘤标志物和影像技术的发展,术前病理学和细胞学检查的地位已经较低。术前病理学标本多通过 B 超或 CT 引导下穿刺活检得到,肿瘤沿针道播散的风险为 1% ~2.7%。

肝癌应与肝硬化、肝脓肿、肝脏良性肿瘤和肝转移癌等相鉴别。

HBV 病毒阳性是肝癌诊断的重要参考依据。肿瘤标志物在肝癌中诊断和鉴别诊断中的作用见下述。

四、肿瘤标志物的临床应用

肝癌中最重要的肿瘤标志物为 AFP。AFP 是相对分子质量为 70kD 的糖蛋白。正常情况下于妊娠时由胎肝和卵黄囊分泌,在新生儿循环中水平高,在出生后 1 年下降至 $10 \sim 20 \mu g/L$。多数中心将 $10 \sim 15 \mu g/L$ 作为 AFP 检测的正常值上限。

(一)筛查和早期发现

肝癌是能够通过筛查早期发现的少数肿瘤之一,也是肿瘤标志物检测在筛查中起重要作用的肿瘤之一。目前公认对于经选择的肝纤维化患者,进行筛查是有益的。

部分研究结果表明,对肝癌的筛查可以提高早期发现的比例和改善患者的生存率。如阿拉斯加一项基于人群的前瞻性研究筛查了 2230 例 HBsAg 阳性的肝纤维化患者,显示发现的肝癌中 64% ~87% 为单个病灶,43% ~75% 的肿瘤 <3cm,而这样的肝癌患者有 29% ~66% 可接受根治性手术。中国香港的经验提示,经 AFP 和(或)B 超筛查发现的患者,与有症状患者相比较,肿瘤更小,可接受手术或介入治疗的比例更高,并且生存率更高(30 个月时生存率为 35% 比 10%)。

中国香港、美国和法国的研究都表明筛查可以改善生存。前瞻性对照研究的数据来自上海城区。研究纳入了 18000 余例乙肝病毒感染或肝纤维化病史的患者。研究组每 6 月进行一次 AFP 检测和肝脏 B 超检查。研究组和对照组的死亡率分别为 83.2/10 万和 131.5/10 万,筛查使死亡风险降低了 37%。但启东高发区一项采用 AFP 筛查的对照研究结果纳入了 5000 余例患者,筛查组和非筛查组的死亡率无显著差异。

并且,研究表明对肝癌高危人群进行筛查是具有成本效益的。系统回顾和经济学分析提示每半年进行一次 AFP 检测和 B 超检查对于高危人群是最有效的策略。

目前对肝癌高危人群进行筛查的地位已经得到公认,所以进行新的随机研究来对比筛查与不筛查是十分困难的。在发达国家,对高危人群的筛查已经广泛开展,这使 30% ~40% 的肝细胞癌患者能够在足够早期发现,得以进行根治性治疗。

各学术机构对高危人群的界定不尽相同。一致意见是筛查对肝炎性肝纤维化的患者依据最为充分。在筛查的方法方面,多家学术机构推荐包括 AFP 和 B 超在内的检查每半年一次。但近年来,欧美指南已经不再推荐进行 AFP 检查。2003 年英国胃肠学会(British Society of Gastroenterology)指南推荐每半年进行一次 B 超和 AFP 检查。2009 年亚洲肿瘤学峰会共识则推荐每 3 ~6 个月检查一次肝脏超声和 AFP。2010 年日本肝脏学会指南(Japan Society of Hepatology)主张每 3 ~6 个月检查肿瘤标志物和超声,必要时结合动态 CT/MRI。2010 年亚太肝脏研究会(Asian Pacific Association for the Study of the Liver)共识也推荐每 6 个月进行一次 B 超检查和 AFP 检测。2010 年美国肝病研究会(American Association for the Study of Liver Diseases, AASLD)指南推荐每 6 个月进行一次 B 超检查,不再推荐进行 AFP 检测。2012 年欧洲肝脏研究会(European Association for the Study of the Liver, EASL)和欧洲癌症研究与治疗组织(European Organization for Research and Treatment of Cancer, EORTC)指南推荐每 6 个月进行一次 B 超检查,也不再推荐 AFP 检查,理由是在 B 超基础上增加 AFP 虽可轻度提高检出率,但同时也带来了假阳性和费用增加。

由于病因和国情与欧美不同,我国仍然推荐进行 AFP 检查。卫生部医政司 2011 年发布的原发性肝癌诊疗规范中,常规监测筛查指标主要包括 AFP 和肝脏超声检查。对于≥40 岁的男性或≥50 岁的女性,具有 HBV 和(或)HCV 感染、嗜酒、合并糖尿病以及有肝癌家族史的高危人群,一般是每隔 6 个月进行一次检查。

筛查中 AFP 阳性的界值多数研究采用的为 20μg/L。AFP 的局限性在于良性肝脏疾病和其他疾病(如生殖细胞肿瘤)也可致其升高。尤其是肝纤维化的患者也可引起 AFP 升高,此时动态观察是重要的。据报告,在肝纤维化患者中,AFP 持续升高者发生肝癌的概率高于 AFP 水平波动或正常者(分别为 29%、13% 和 2%)。并且,AFP 正常不能排除肝癌。在筛查中发现的肝癌小结节可以血 AFP 正常,分化良好的肝癌小结节进行 AFP 的免疫染色常常 AFP 为阴性,此时只能通过 B 超等影像学检查才能检测出。

（二）诊断

肝癌的诊断主要依据高危因素、影像学检查和肿瘤标志物检查。许多情况下,肝活检已非必需。肿瘤标志物检查在肝癌诊断中占重要作用,但近年来,随着影像学发展,肿瘤标志物在诊断中的地位已出现下降。

生殖细胞肿瘤可见 AFP 升高。胰腺癌、胃癌、胆囊癌亦可出现 AFP 阳性,但这些肿瘤的 AFP 水平 >1000μg/L 者不足 1%。

肝炎、肝硬化可出现 AFP 升高。20% ~40% 的成年肝炎或肝硬化患者可出现 AFP 升高(>10μg/L)。良性病变的 AFP 水平可自 10 ~1000μg/L 不等。最初采用 400 或 500μg/L 作为鉴别肝细胞癌与肝脏良性病变的界值。日本的一项研究提出 150μg/L 是较理想的界值,此时敏感性为 54%,特异性为 95.9%。意大利的一项研究表明界值取 200μg/L 和 400μg/L 时,特异性为 99.4%,而较低的界值敏感性更高。

肝细胞癌患者的 AFP 水平可处于正常范围内,也可高达 10×10^6 μg/L,40% 的患者治疗前水平 >1000μg/L。年轻患者和男性患者的水平较高。当界值为 20μg/L 时,AFP 诊断肝癌的敏感性和特异性分别为 79% 和 52.6%,而界值取 200μg/L 时,其敏感性和特异性分别为 78% 和 99.6%。日本研究者提出当 AFP >10μg/L 时就应行进一步检查,这样可以提高肝癌的检出率。

目前,诸多国际权威机构,包括欧洲肿瘤标志物研究组(European Group on Tumor Markers, EGTM)、美国国家综合癌症网络(NCCN)、EASL 等均一致推荐使用 AFP 作为肝细胞癌的辅助诊断。并且,即使 AFP 水平较低,但持续升高时,亦应考虑肝癌的可能性。

英国胃肠学会提出,如果患者已存在肝纤维化,而 B 超显示肿物大于 2cm,并且 AFP 升高,则可以诊断肝癌。若 AFP 正常,则需行进一步影像学检查。若 B 超显示肿物 <2cm,则需进一步影像学检查。如果决定手术治疗,则可以不予活检。如果患者无肝纤维化病史,而 B 超发生肝脏肿物,第一步检查为 AFP。若 AFP 升高,且无睾丸肿瘤,则可确认肝癌的诊断。若 AFP 为阴性,则需寻找其他原因,并开始进一步影像学检查。由于影像学检查除外良性肝病的敏感性和特异性均较高,只有在诊断有很大疑问时才进行活检。亚洲肿瘤学峰会推荐动态 CT 或动态 MRI 典型的肝癌表现即可诊断肝癌,不需进行肝活检。在肝纤维化和慢性肝病时,AFP 水平高于 400μg/L 亦可诊断肝癌。AASLD 的诊断标准主要依赖影像学检查,不再推荐 AFP 用于肝癌的诊断。日本的诊断标准综合考虑肝病史(乙肝相关肝病、丙肝相关肝病、肝纤维化,符合任何一项)、肿瘤标

志物(至少一项阳性:AFP≥200μg/ml 并随时间有上升趋势;PIVKA – Ⅱ≥40 mAU/ml 并随时间有上升趋势;AFP – L3 >15%)和典型影像学表现。如果有典型影像学表现,伴或不伴有肝病史和肿瘤标志物阳性,可以证实为肝癌;若影像学不典型,存在肿瘤标志物升高,伴或不伴肝病史,则高度怀疑肝癌,需进行动态 CT/MRI 检查。EASL – EORTC 的指南中,诊断主要依靠影像学检查,少数情况下需活检,不再推荐使用肿瘤标志物检测。

卫生部医政司 2011 年原发性肝癌诊疗规范的诊断标准分为病理学诊断标准和临床诊断标准。病理学诊断标准要求肝脏占位病灶或者肝外转移灶活检或手术切除组织标本,经病理组织学和(或)细胞学检查诊断为 HCC,此为金标准。临床诊断标准取决于三大因素。

即慢性肝病背景、影像学检查以及血清 AFP 水平。要求当同时满足以下条件中的(1) + (2)a 两项或者(1) + (2)b + (3)三项时,可以确立 HCC 的临床诊断。

(1)具有肝硬化以及 HBV 和(或)HCV 感染[HBV 和(或)HCV 抗原阳性]的证据。

(2)典型的 HCC 影像学特征:同期多排 CT 扫描和(或)动态对比增强 MRI 检查显示肝脏占位在动脉期快速不均质血管强化(arterial hypervascularity),而静脉期或延迟期快速洗脱(venous or delayed phase washout)。

a. 如果肝脏占位直径≥2cm,CT 和 MRI 两项影像学检查中有一项显示肝脏占位具有上述肝癌的特征,即可诊断 HCC;

b. 如果肝脏占位直径为 1 ~ 2cm,则需要 CT 和 MRI 两项影像学检查都显示肝脏占位具有上述肝癌的特征,方可诊断 HCC,以加强诊断的特异性。

(3)血清 AFP≥400μg/L 持续 1 个月或≥200μg/L 持续 2 个月,并能排除其他原因引起的 AFP 升高,包括妊娠、生殖系胚胎源性肿瘤、活动性肝病及继发性肝癌等。

(三)预后判断

肝细胞癌患者中 AFP 水平升高与预后相关,通常表明肿瘤恶性程度增高。与 AFP 正常患者相比,AFP 升高患者的预后更差。治疗前 AFP 水平与肿瘤大小相关。AFP 上升速度亦与预后相关。

AFP 阳性与预后不良相关,并且在部分研究中是独立的预后因素。日本的一项研究对 309 例肝癌患者进行了治疗前 AFP 水平的检测,将 AFP 水平分为 3 个组:<20μg/L、20 ~ 399μg/L 和≥400μg/L,结果表明 3 组的中位生存期分别为 6 个月、7 个月和 3 个月,第 3 组的生存期明显更短。但在多因素分析中,仅有 HBsAg 阳性和肝双叶受累是独立的不良预后因素。AFP 升高与肿瘤大、双叶

受累、巨块或弥漫型和门静脉瘤栓等不良因素相关。意大利的一项多中心研究纳入了 1158 例患者,将患者分为 AFP≤20μg/L、21~399μg/L 和≥400μg/L,结果显示 AFP 水平升高与肿瘤大小、病灶多少、分期、Edonson 评分等因素相关,并且与总生存相关。有研究表明,病程中 AFP>10000μg/L 的患者,或在一周内 AFP 升高幅度超过 10000μg/L 的患者,预后较其他患者显著更差,中位生存为 7.6 个月。AFP 明显升高的患者,即使经手术治疗,预后仍然很差。苏格兰肝脏胰腺胆道处理临床网络(Scottish Hepatopancreatobiliary Managed Clinical Network)主张,若 AFP>12000μg/L,则不再适合进行肝脏移植。

在 TNM 分期和 Okuda 分期的基础上,学者们开发了一系列的预后判断系统,以提高预后判断的准确性,其中一部分将 AFP 水平作为预后因素之一。例如,香港中文大学对 926 例患者进行分析中提出了香港中文大学肝细胞癌预后指数。这一预后评分系统在 TNM 分期的基础上增加了以下指标:总胆红素、腹水、碱性磷酸酶、AFP(界值为 35μg/L),以及诊断时无症状。根据此评分,低风险组、中风险组和高风险组 1 年生存率分别为 47.9%、17.5% 和 4.8%。意大利学者提出的预后系统包括 Child-Pugh 分级、形态学特征、门静脉瘤栓和血清 AFP(界值为 400μg/L)。但并非所有的预后系统中都将 AFP 包括在内。

Cho 等针对肝癌术后患者建立的预后系统同样包括了血清 AFP 水平。日本一项全国性调查同样表明对于术后患者,AFP 水平是独立的预后因素。

因此,推荐使用治疗前 AFP 水平,并结合其他预后因素,判断肝细胞癌患者的预后。

(四)疗效监测

对于术前 AFP 升高的患者,AFP 的动态监测已得到广泛接受。完全切除的患者,AFP 水平下降的半衰期约为 4 天。不完全切除的患者半衰期更长,而预后更差。AFP 不能恢复正常则意味着有残存病灶或肝脏已有严重损伤。例如,在 Johnson 的研究中,对化疗无效或手术后复发的患者,AFP 水平随时间呈指数性上升,倍增时间中位为 41 天,并与生存相关。AFP 水平和升高较症状早出现 18 个月。但 AFP 完全正常并不排除存在残存病灶的可能。

AFP 的动态变化亦可监测化疗后患者的疗效。治疗后 AFP 持续下降的患者,生存期长于 AFP 缓慢上升的患者。年代较早的研究采用的是疗效较差的化疗药物,AFP 水平仅有轻度或一过性下降。而采用强烈化疗方案后,超过 40% 的患者出现 AFP 水平下降一半以上。

在化疗患者中,AFP 的下降与 CT 上肿瘤缩小是一致的。对 5 项 2 期临床研究的回顾性分析表明,在接受全身治疗的患者中,与治疗后 AFP 变化 <50%

的患者(中位无进展生存期 5.6 个月)相比,治疗后 AFP 下降 >50% 的患者 PFS 更长(中位 16.9 个月,$P = 0.029$),而 AFP 上升 >50% 的患者 PFS 更短(2.3 个月,$P = 0.038$)。AFP 升高 >50% 的患者生存期较变化 <50% 的患者更短,中位生存期分别为 6.3 个月和 11.0 个月($P = 0.004$)。并且 AFP 在治疗过程中的变化与影像学缓解存在显著相关性。这说明治疗过程中 AFP 的动态变化可以作为临床转归的替代指标。Chan 的一项 3 期临床研究的数据也证实了这一结论。此研究将 AFP 水平下降超过 20% 定义为 AFP 缓解。在 117 例患者中,47 例患者出现 AFP 缓解。AFP 缓解者的生存期较未缓解者更长(分别为 13.5 个月和 5.6 个月,$P < 0.01$),并且 AFP 缓解与影像学缓解高度相关($P < 0.01$)。多因素分析显示 AFP 缓解与生存显著相关(风险比 0.413,95% CI 0.273 ~ 0.626,$P < 0.01$)。在影像学 SD 的患者中,常常发现 AFP 缓解的患者,并且此类患者有生存期更长的趋势。

对于放疗的患者,AFP 水平的变化也能反映疗效。并且放疗后的患者会残存纤维化,而影响了影像学对于肿瘤大小变化的判断,此时 AFP 水平的动态监测尤为重要。

2012 年的一项 Meta 分析同样显示了 AFP 变化与疗效指标的相关性。此 Meta 分析纳入了 12 项临床研究,其中 6 项研究共 464 例患者接受了全身治疗,而 6 项研究共 510 例患者局部区域性治疗。结果表明 AFP 缓解对于 OS 的风险比为 0.55 (95% CI 0.47 ~ 0.65),对于 PFS 的风险比为 0.50 (95% CI 0.38 ~ 0.65)。对于接受全身治疗的患者,OS 的风险为 0.64 (95% CI 0.53 ~ 0.77);而对于接受局部区域性治疗的患者,OS 的风险比为 0.39 (95% CI 0.29 ~ 0.53)。当 AFP 缓解定义为下降超过 50% 的研究中,风险比为 0.67 (95% CI 0.55 ~ 0.83),高于将 AFP 定义为下降超过 20% 的研究,后者的 HR 为 0.41 (95% CI 0.32 ~ 0.53)。43.1% (155/360) 的 AFP 缓解患者出现影像学缓解,而 AFP 未缓解的患者影像学缓解率仅有 11.5% (36/313)。

因此,推荐对于治疗前血清 AFP 升高的患者,进行 AFP 的动态检测,以监测治疗疗效、病情发展和肿瘤复发。一般采用每 3 ~ 6 个月复查一次,直至 2 年,以后每 6 ~ 12 个月复查一次。

(杨 晟)

参考文献

1. 赫捷，陈万清. 2012 中国肿瘤登记年报. 北京：军事医学科学出版社，2012.

2. Durand F, Regimbeau JM, Belghiti J, et al. Assessment of the benefits and risks of percutaneous biopsy before surgical resection of hepatocellular carcinoma. J Hepatol, 2001, 35(2): 254 – 258.

3. Silva MA, Hegab B, Hyde C, et al. Needle track seeding following biopsy of liver lesions in the diagnosis of hepatocellular cancer: a systematic review and meta – analysis. Gut, 2008, 57 (11): 1592 – 1596.

4. McMahon BJ, Alberts SR, Wainwright RB, et al. Hepatitis B – related sequelae. Prospective study in 1400 hepatitis B surface antigen – positive Alaska native carriers. Arch Intern Med, 1990, 150(5): 1051 – 1054.

5. McMahon BJ, Bulkow L, Harpster A, et al. Screening for hepatocellular carcinoma in Alaska natives infected with chronic hepatitis B: a 16 – year population – based study. Hepatology, 2000, 32(4 Pt 1): 842 – 846.

6. Liaw YF, Tai DI, Chu CM, et al. Early detection of hepatocellular carcinoma in patients with chronic type B hepatitis. A prospective study. Gastroenterology, 1986, 90(2): 263 – 267.

7. Tanaka S, Kitamura T, Nakanishi K, et al. Effectiveness of periodic checkup by ultrasonography for the early diagnosis of hepatocellular carcinoma. Cancer, 1990, 66(10): 2210 – 2214.

8. Solmi L, Primerano AM, Gandolfi L. Ultrasound follow – up of patients at risk for hepatocellular carcinoma: results of a prospective study on 360 cases. Am J Gastroenterol, 1996, 91(6): 1189 – 1194.

9. Yuen MF, Cheng CC, Lauder IJ, et al. Early detection of hepatocellular carcinoma increases the chance of treatment: Hong Kong experience. Hepatology, 2000, 31(2): 330 – 335.

10. Yuen MF, Lai CL. Screening for hepatocellular carcinoma: survival benefit and cost – effectiveness. Ann Oncol, 2003, 14(10): 1463 – 1467.

11. Wong LL, Limm WM, Severino R, et al. Improved survival with screening for hepatocellular carcinoma. Liver Transpl, 2000, 6(3): 320 – 325.

12. Sangiovanni A, Del Ninno E, Fasani P, et al. Increased survival of cirrhotic patients with a hepatocellular carcinoma detected during surveillance. Gastroenterology, 2004, 126(4): 1005 – 1014.

13. Zhang BH, Yang BH, Tang ZY. Randomized controlled trial of screening for hepatocellular carcinoma. J Cancer Res Clin Oncol, 2004, 130(7): 417 – 422.

14. Chen JG, Parkin DM, Chen QG, et al. Screening for liver cancer: results of a randomised controlled trial in Qidong, China. J Med Screen, 2003,10(4):204-209.

15. Thompson Coon J, Rogers G, Hewson P, et al. Surveillance of cirrhosis for hepatocellular carcinoma: systematic review and economic analysis. Health Technol Assess, 2007,11(34): 1-206.

16. Ryder SD. Guidelines for the diagnosis and treatment of hepatocellular carcinoma (HCC) in adults. Gut, 2003,52(suppl 3):iii1-iii8.

17. Poon D, Anderson BO, Chen L-T, et al. Management of hepatocellular carcinoma in Asia: consensus statement from the Asian Oncology Summit 2009. The Lancet Oncology, 2009,10 (11):1111-1118.

18. Kudo M, Izumi N, Kokudo N, et al. Management of hepatocellular carcinoma in japan: consensus-based clinical practice guidelines proposed by the japan society of hepatology (JSH) 2010 updated version. Digestive Diseases, 2011,29(3):339-364.

19. Omata M, Lesmana L, Tateishi R, et al. Asian pacific association for the study of the liver consensus recommendations on hepatocellular carcinoma. Hepatology International, 2010,4(2): 439-474.

20. Bruix J, Sherman M. American association for the study of liver D. management of hepatocellular carcinoma: an update. Hepatology, 2011,53(3):1020-1022.

21. European Association for the study of the L, European organisation for R, treatment of C. EASL - EORTC clinical practice guidelines: management of hepatocellular carcinoma. Journal of Hepatology, 2012,56(4):908-943.

22. Llovet JM, Burroughs A, Bruix J. Hepatocellular carcinoma. Lancet, 2003,362(9399): 1907-1917.

23. Fujiyama S, Izuno K, Yamasaki K, et al. Determination of optimum cutoff levels of plasma des-gamma-carboxy prothrombin and serum alpha-fetoprotein for the diagnosis of hepatocellular carcinoma using receiver operating characteristic curves. Tumour Biol, 1992,13(5-6): 316-323.

24. Chevret S, Trinchet JC, Mathieu D, et al. A new prognostic classification for predicting survival in patients with hepatocellular carcinoma. J Hepatol, 1999,31(1):133-141.

25. A new prognostic system for hepatocellular carcinoma: a retrospective study of 435 patients: the Cancer of the Liver Italian Program (CLIP) investigators. Hepatology, 1998,28(3): 751-755.

26. Tangkijvanich P, Anukulkarnkusol N, Suwangool P, et al. Clinical characteristics and prognosis of hepatocellular carcinoma: analysis based on serum alpha-fetoprotein levels. J Clin Gastroenterol, 2000,31(4):302-308.

27. Farinati F, Marino D, De Giorgio M, et al. Diagnostic and prognostic role of alpha-feto-

protein in hepatocellular carcinoma: both or neither? Am J Gastroenterol, 2006,101(3):524 – 532.

28. Leung TW, Tang AM, Zee B, et al. Construction of the Chinese university prognostic index for hepatocellular carcinoma and comparison with the TNM staging system, the Okuda staging system, and the cancer of the liver italian program staging system: a study based on 926 patients. Cancer, 2002,94(6):1760 – 1769.

29. Prospective validation of the CLIP score: a new prognostic system for patients with cirrhosis and hepatocellular carcinoma. Hepatology, 2000,31(4):840 – 845.

30. Cho CS, Gonen M, Shia J, et al. A novel prognostic nomogram is more accurate than conventional staging systems for predicting survival after resection of hepatocellular carcinoma. J Am Coll Surg, 2008,206(2):281 – 291.

31. Ikai I, Arii S, Kojiro M, et al. Reevaluation of prognostic factors for survival after liver resection in patients with hepatocellular carcinoma in a Japanese nationwide survey. Cancer, 2004, 101(4):796 – 802.

32. Johnson PJ, Williams R. Serum alpha – fetoprotein estimations and doubling time in hepatocellular carcinoma: influence of therapy and possible value in early detection. J Natl Cancer Inst, 1980,64(6):1329 – 1332.

33. McIntire KR, Vogel CL, Primack A, et al. Effect of surgical and chemotherapeutic treatment on alpha – fetoprotein levels in patients with hepatocellular carcinoma. Cancer, 1976,37(2): 677 – 683.

34. Leung TW, Patt YZ, Lau WY, et al. Complete pathological remission is possible with systemic combination chemotherapy for inoperable hepatocellular carcinoma. Clin Cancer Res, 1999,5(7):1676 – 1681.

35. Vora SR, Zheng H, Stadler ZK, et al. Serum alpha – fetoprotein response as a surrogate for clinical outcome in patients receiving systemic therapy for advanced hepatocellular carcinoma. Oncologist, 2009,14(7):717 – 725.

36. Chan SL, Mo FK, Johnson PJ, et al. New utility of an old marker: serial alpha – fetoprotein measurement in predicting radiologic response and survival of patients with hepatocellular carcinoma undergoing systemic chemotherapy. J Clin Oncol, 2009,27(3):446 – 452.

37. Nauta RJ, Heres EK, Thomas DS, et al. Intraoperative single – dose radiotherapy, Observations on staging and interstitial treatment of unresectable liver metastases. Arch Surg, 1987,122 (12):1392 – 1395.

38. Xu XS, Qu K, Liu C, et al. Highlights for alpha – fetoprotein in determining prognosis and treatment monitoring for hepatocellular carcinoma. World J Gastroenterol, 2012,18(48): 7242 – 7250.

第四节 胃癌的诊断思路

一、疾病概述

胃癌在世界范围内占恶性肿瘤发病率的第 4 位,死亡率的第 3 位。我国是世界范围内的胃癌高发区之一。胃癌占我国恶性肿瘤发病率的第 2 位,为 36/10 万;占死亡率的第 3 位,为 25/10 万。

胃癌的发病与饮食习惯相关。与胃癌发病相关的饮食因素包括熏制或腌制食物、黄曲霉毒素污染的食物、水果和蔬菜摄入少等。患者常见于社会经济状态差的人群。可能的职业因素包括煤矿工人、橡胶或石棉工人。恶性贫血、胃酸缺乏性萎缩性胃炎、胃溃疡和腺瘤性息肉的患者,胃癌的发病率增高。有家族史者发病率升高。也有研究表明,幽门螺杆菌感染者发生胃癌的比例升高。

胃癌的治疗采取多学科综合治疗,主要的治疗手段包括手术、放疗、细胞毒类药物治疗和分子靶向治疗。

二、临床线索

诊断胃癌的临床线索主要包括临床表现和高危因素等方面。

(一)临床表现

胃癌的症状均为非特异性,因此早期发现困难。常见的症状和体征包括:上腹部不适、食欲减退、体重减轻、疲乏、恶心、呕吐、黑便等。

其中胃癌弥漫浸润胃壁时较易出现早饱;持续性呕吐常见于胃窦癌引起幽门梗阻。可触及的腹部肿物、黄疸、腹水常提示病变广泛,不可根治。胃癌可引起横结肠瘘管形成或梗阻。肿瘤亦可引起弥漫性腹膜转移,并造成其他肠管梗阻。肿瘤可转移至卵巢、脐周淋巴结、左锁骨上淋巴结甚至左腋淋巴结。

(二)病史

应特别关注饮食习惯、职业、癌前疾病史和胃癌家族史。

三、诊断与鉴别诊断

胃癌的诊断需要结合详细病史、全面体检、实验室检查、影像学检查、病理学或细胞学。确诊依赖于病理学检查。

内镜检查:胃镜检查是诊断胃癌最重要的方法。胃镜可以通过肉眼观察进行形态学诊断,取材进行细胞学和组织学检查。超声内镜能较准确地探查胃壁浸润的深度和区域淋巴结转移。超声引导下细针穿刺活检能进一步检测区域性淋巴结转移。

钡餐是胃癌诊断的重要方法之一。患者痛苦较小,同时能够观察胃壁蠕动情况。对于较小的肿瘤,需进行双重对比造影检查。

CT、MRI 适用于完善胃癌的分期,为决定治疗计划提供依据。

病理学检查多数来自于胃部活检标本,当发生远处转移时,也可采用转移灶活检或穿刺标本。

肿瘤标志物在胃癌诊断中的作用见后述。

四、肿瘤标志物的临床应用

胃癌的肿瘤标志物包括 CEA、CA19 – 9 和 CA72 – 4 等。

(一)诊断

CEA 升高见于约 1/3 的胃癌患者,分期越晚,阳性率越高。当 CEA 配合 CA19 – 9 或 CA50 使用时,敏感性可提高。近年研究提示 M2 丙酮酸激酶对于胃肠道肿瘤的敏感性优于其他标志物,有待于进一步的研究。

目前常用肿瘤标志物用于早期胃癌的敏感性均不超过 35%,对于晚期胃癌的敏感性也不超过 70%,因此不能作为胃癌筛查、早期诊断和确诊的常规检测手段。

(二)预后判断

胃癌标志物水平在一定程度上与患者预后相关。Gaspar 分析了 82 例胃癌手术患者的血清 CEA、CA19 – 9 和 CA72 – 4 水平,单因素分析表明 3 项指标均与总生存相关,但多因素分析中,仅有 CA72 – 4 水平、年龄和肿瘤分期是独立的预后因素。Ishigami 检测了 549 例术前患者的 CEA 和 CA19 – 9 水平,结果显示 CEA 和 CA19 – 9 升高的患者较这两项指标正常的患者预后更差,多因素分析中 CEA > 10μg/L 是独立的预后因素。Kodera 检测了 663 例患者的 CEA 和 CA19 – 9 水平,多因素分析显示术前 CA19 – 9 水平是较术前 CEA 水平更好的预后因素。Lai 等检测了 196 例患者术前的 CA72 – 4、CEA、CA19 – 9、TPA 和 CA125 水平,单因素分析表明 CA72 – 4 水平与疾病复发相关,但多因素分析中仅有 TNM 分期是预测复发的独立因素。Nakane 分析了 865 例胃癌患者术前的 CEA 水平,多因素分析表明 CEA > 10μg/L 是独立的预后因素,此类患者生存期更短,即使对于分期相同的患者也是如此。目前同样缺乏充分的证据说明肿瘤标志物与肿瘤复发相关。

其他的胃癌标志物包括 AFP、TPA、CYFRA21 - 1、TPS、β - HCG 等,这些标志物的研究均相对较少,其地位也不如 CEA、CA19 - 9、CA72 - 4 等。

腹膜播散是胃癌患者常见的复发和死亡原因。腹腔灌洗液中查到肿瘤细胞可以确诊腹膜播散,但其敏感性较差。有研究表明,腹腔灌洗液中 CEA 浓度高于100ng/g 蛋白提示亚临床播散,此组患者出现腹膜复发和死亡的风险均更高。Wang 报道采用 RT - PCR 检测腹腔灌洗液中的 CEA mRNA,敏感性高于传统的细胞学检查和腹腔灌洗液 CEA 检查,并且也能预测腹膜复发。Seo 等用 RT - PCR 每 2 个月检测术后患者外周血中 CEA mRNA,发现其转为阳性可以早期提示肿瘤复发。

(三)术后监测

一些回顾性研究提示,术后进行 CEA、CA72 - 4 和 CA19 - 9 水平的动态监测常常能够在影像学检查之前发现胃癌复发,并且 CA72 - 4 可能最为敏感。日本的一项全国性前瞻性观察性研究纳入了 321 例行根治性手术的胃癌患者,在术前和术后每 3 个月检测一次 CEA 和 CA19 - 9,并同时进行影像学检查。结果表明 CEA 和 CA19 - 9 水平能先于影像学检查平均 3 个月发现胃癌复发,并且对于术前肿瘤标志物异常的患者更为重要。但尚不明确早期发现复发即进行干预,是否可改善转归。

(四)疗效监测

一些小宗研究提示胃癌肿瘤标志物的变化与化疗疗效具有相关性。但这一结论及其临床意义尚有待于进一步的研究来验证。

(杨 晟)

参考文献

1. 赫捷,陈万清. 2012 中国肿瘤登记年报. 北京:军事医学科学出版社,2012

2. Gaspar MJ, Arribas I, Coca MC, et al. Prognostic value of carcinoembryonic antigen, CA19 - 9 and CA72 - 4 in gastric carcinoma. Tumour Biol, 2001,22(5): 318 - 322.

3. Ishigami S, Natsugoe S, Hokita S, et al. Clinical importance of preoperative carcinoembryonic antigen and carbohydrate antigen 19 - 9 levels in gastric cancer. J Clin Gastroenterol, 2001, 32(1):41 - 44.

4. Kodera Y, Yamamura Y, Torii A, et al. The prognostic value of preoperative serum levels of CEA and CA19 - 9 in patients with gastric cancer. Am J Gastroenterol, 1996,91(1):49 - 53.

5. Lai IR, Lee WJ, Huang MT, et al. Comparison of serum CA72 - 4, CEA, TPA, CA19 - 9 and CA125 levels in gastric cancer patients and correlation with recurrence. Hepatogastroenterology, 2002,49(46):1157 - 1160.

6. Tocchi A, Costa G, Lepre L, et al. The role of serum and gastric juice levels of carcinoembryonic antigen, CA19 - 9 and CA72 - 4 in patients with gastric cancer. J Cancer Res Clin Oncol, 1998,124(8):450 - 455.

7. Asao T, Fukuda T, Yazawa S, et al. Carcinoembryonic antigen levels in peritoneal washings can predict peritoneal recurrence after curative resection of gastric cancer. Cancer, 1991,68(1):44 - 47.

8. Nishiyama M, Takashima I, Tanaka T, et al. Carcinoembryonic antigen levels in the peritoneal cavity: useful guide to peritoneal recurrence and prognosis for gastric cancer. World J Surg, 1995,19(1):133 - 137; discussion 137.

9. Wang JY, Lin SR, Lu CY, et al. Gastric cancer cell detection in peritoneal lavage: RT - PCR for carcinoembryonic antigen transcripts versus the combined cytology with peritoneal carcinoembryonic antigen levels. Cancer Lett, 2005,223(1):129 - 135.

10. Seo JH, Choi CW, Kim BS, et al. Follow - up study of peripheral blood carcinoembryonic antigen mRNA using reverse transcription - polymerase chain reaction as an early marker of clinical recurrence in patients with curatively resected gastric cancer. Am J Clin Oncol, 2005,28(1):24 - 29.

11. Guadagni F, Roselli M, Amato T, et al. CA 72 - 4 measurement of tumor - associated glycoprotein 72 (TAG - 72) as a serum marker in the management of gastric carcinoma. Cancer Res, 1992,52(5):1222 - 1227.

12. Joypaul B, Browning M, Newman E, et al. Comparison of serum CA 72 - 4 and CA19 - 9 levels in gastric cancer patients and correlation with recurrence. Am J Surg, 1995,169(6):595 - 599.

13. Safi F, Kuhns V, Beger HG. Comparison of CA 72 - 4, CA19 - 9 and CEA in the diagnosis and monitoring of gastric cancer. Int J Biol Markers, 1995,10(2):100 - 106.

14. Pectasides D, Mylonakis A, Kostopoulou M, et al. CEA, CA19 - 9, and CA - 50 in monitoring gastric carcinoma. Am J Clin Oncol, 1997,20(4):348 - 353.

15. Yamao T, Kai S, Kazami A, et al. Tumor markers CEA, CA19 - 9 and CA125 in monitoring of response to systemic chemotherapy in patients with advanced gastric cancer. Jpn J Clin Oncol, 1999,29(11):550 - 555.

第五节 食管癌的诊断思路

一、疾病概述

食管癌是发生在食管的恶性肿瘤,约占所有恶性肿瘤的 2%。世界范围内,食管癌的主要流行地区为发展中国家,发病有明显的地区差异。发病率最高的地区是亚洲的"食管癌带",包括伊朗高发区贡巴达区,并由伊朗北部延伸,通过中亚诸国,直至我国太行山区。非洲和南美部分国家,以及欧洲西部一些国家的发病率亦高。部分欧洲国家、北美和大洋洲为低发地区。我国是世界食管癌的高发区,发病约占全世界发病总数的 70%。食管癌是我国常见的恶性肿瘤之一,居我国恶性肿瘤发病的第 5 位,死亡率的第 6 位。我国的高发区包括太行山区(河南、河北和山西)、四川北部地区、江苏北部地区、大别山区(湖北、安徽交界)、粤闽交界沿海地区和新疆地区等。

食管癌好发年龄为 60~64 岁,我国食管癌平均死亡年龄为 63 岁。男性多于女性。

食管癌的好发因素包括:吸烟与饮酒,不良饮食习惯如腌制食品摄入过多(腌制食品含有亚硝胺、苯并芘等致癌物)、喜烫食、粗糙饮食、高盐饮食、热食、快食、新鲜水果和蔬菜摄入过少、蛋白质及维生素和微量元素摄入不足,HPV 和真菌感染,遗传因素等。

食管癌主要的病理类型为鳞癌和腺癌,其他类型较为少见,包括腺鳞癌、黏液表皮样癌、腺样囊性癌、小细胞癌、未分化癌等。欧美国家腺癌较多,而亚洲地区以鳞癌为多。

食管癌的治疗采取多学科综合治疗,主要的治疗手段包括手术、放疗和化疗。

二、临床线索

诊断食管癌的临床线索主要包括临床表现和高危因素两方面。

(一)临床表现

食管癌较早出现的症状包括进食哽噎感、胸骨后疼痛或咽下痛、食管内异物感等。继而出现进行性吞咽困难(这是食管癌最突出的症状)、吞咽食物时胸骨后或肩部疼痛、呕吐等。晚期出现的症状包括食管穿孔、锁骨上淋巴结转移、远处转移和恶病质等。

（二）病史

应特别关注居住地是否为高发区、是否有不良饮食习惯等。

三、诊断与鉴别诊断

食管癌的诊断需要结合详细病史、全面体检、实验室检查、影像学检查、病理学或细胞学。确诊依赖于病理学或细胞学检查。

食管癌的主要检查方法包括钡餐造影、CT 和食管内镜等。钡餐造影是较常用的无创方法，可以观察食管的轮廓、黏膜形态、蠕动和柔软度。食管癌时可见食管黏膜局限性增粗、局部管壁僵硬、充盈缺损或龛影等表现。CT 检查可显示食管壁的增厚，并显示有无淋巴结转移和远处脏器转移，以决定治疗手段的选择。MRI 和 PET－CT 有助于鉴别放化疗后肿瘤未控、复发和瘢痕组织。

食管内镜可以观察食管壁的形态，并通过超声探头显示肿瘤部位、浸润深度、周围结构关系、有无淋巴结，为评价肿瘤可切除性提供重要参考，尤其是可取病理学或细胞学标本以确诊。在原发灶病理难以取到时，若有转移灶（如转移淋巴结）可取活检，则转移灶病理学或细胞学结果也可作为确诊依据。

食管癌的鉴别诊断包括食管良性狭窄、贲门痉挛、食管憩室、食管其他肿瘤（如平滑肌瘤、食管肉瘤等）。综合临床表现、影像学特征和病理学可鉴别。

肿瘤标志物在食管癌辅助诊断和鉴别诊断中的作用见后述。

四、肿瘤标志物的临床应用

食管癌的肿瘤标志物包括 CYFRA21－1、SCC 和 CEA 等。食管癌肿瘤标志物的研究较少，大宗结果并不多见，并且已有的结果也不完全统一。因此，肿瘤标志物在食管癌的合理应用还需要更多研究来明确和完善。

（一）诊断

肿瘤标志物可用于食管癌诊断的参考。但现有的肿瘤标志物即使在联合使用时，敏感性也不够高。并且这些标志物升高也可见于其他类型肿瘤和良性疾病。因此，目前食管癌诊断的金标准仍是病理学或细胞学。

食管癌中研究较多的肿瘤标志物包括 CYFRA21－1、SCC 和 CEA 等。这些标志物均有成熟试剂盒可供临床应用。在一项包括 48 例食管癌患者的研究中，23 例存在 CYFRA21－1 升高，CYFRA21－1 的特异性、敏感性和准确性分别为 100%、47.9% 和 66.7%，其敏感性和准确性高于 SCC 或 CEA（$P < 0.05$）。另一项研究表明，CYFRA21－1 对食管癌的诊断敏感性为 43.9%，高于 SCC（26.8%）和 CEA（17.0%），该研究同时显示，CYFRA21－1 阳性率在晚期患者中更高。

Brockmann 等研究了 50 例食管恶性疾病、50 例健康人、50 例食管良性疾病和 50 例良性肺部疾病,发现 CYFRA21－1 界值取 1.4μg/L 时诊断食管癌的敏感性为 36%(鳞癌为 45.5%,腺癌为 17.6%),特异性为 97.3%。Ychou 等检测了 76 例食管鳞癌患者的血 CYFRA21－1 水平,结果显示 CYFRA21－1 的界值取 1.5μg/L 时,敏感性为 54%;界值取 3.6μg/L 时,敏感性为 26%。CYFRA21－1 和 SCC(界值取 1.5μg/L)比较,对于晚期食管鳞癌的特异性分别为 72% 和 50%,对于 T1/T2 病变的敏感性分别为 53% 和 73%。

联合使用多种肿瘤标志物可提高敏感性。例如,Ychou 等将 CYFRA21－1 和 SCC 联合使用,可将全组食管癌患者的敏感性提高到 64%,将晚期患者的敏感性提高至 89%。另一项研究包括 95 例食管癌患者和 32 例对照,CEA、CA 50 和 CA19－9 升高的比例分别为 39%、41% 和 13%。各指标中存在明显的互补性,三个指标同时检测时敏感性提高到 59%。

较新的标志物包括循环 p53 抗体、可溶性白介素 2 受体、循环精子蛋白 17 抗体、血清中期因子(midkine)等。这些标志在食管癌中的作用尚有待于进一步的研究。

有数据表明,循环 p53 抗体在食管癌中的阳性率明显高于健康人。在 Hagiwara 的研究中,28%(13/46)的食管癌患者为循环 p53 抗体阳性。43 例患者病理标本的免疫组化阳性,这部分患者的血清 p53 抗体阳性率为 43%。而同一组患者中 SCC 的阳性率仅为 13%,提示循环 p53 抗体在鳞癌患者中的敏感性高于 SCC。

可溶性白介素 2 受体对血液系统肿瘤是有用的生物标志。一项研究考察了其在食管鳞癌中的作用。研究发现 51 例食管鳞癌患者中血清可溶性白介素 2 受体的水平明显高于健康志愿者。多因素分析提示血清可溶性白介素 2 受体的水平与肿瘤大小、淋巴结转移等临床特征相关。

此外,有研究表明循环精子蛋白 17 抗体滴度在食管癌患者中显著高于健康人。

有研究表明,当采用 300pg/ml 作为血清中期因子的界值时,61% 的食管鳞癌为阳性。血清中期因子在浅表性食管癌患者中的表达明显高于良性食管疾病患者和健康人,并且阳性率显著高于 CEA、SCC 和 CYFRA21－1,提示其有希望作为早期食管癌的辅助诊断指标。

(二)预后判断

治疗前肿瘤标志物明显升高往往提示预后不良。Shimada 的研究表明,术前 SCC 水平是食管癌患者独立的预后因素。有报道术前 CYFRA21－1 水平与食管癌患者的术后无病生存和总生存相关。亦有研究表明,CYFRA21－1 水平与肿瘤分期、可切除性和可治愈性相关。研究提示,联合使用 CYFRA21 – 1 和 SCC,可预测食管鳞癌患者的生存。

Munck – Wikland 的研究表明,生存时间短于 6 个月的食管癌患者,其 CEA 升高的比例更高。

瑞典的一项研究表明,血清 p53 抗体阳性食管癌患者的预后更差。抗体阳性的患者 1 年生存率为 0,而阴性患者 1 年生存率为 36%。日本学者的研究也表明,血清 p53 抗体滴度高是独立的不良预后因素。

血清中期因子在食管癌预后判断中的应用亦有报道。例如,Shimada 的研究中,多因素分析表明中期因子高水平是独立的不良预后因素。

亦有研究提示,C 反应蛋白水平高预示化放疗后效果不佳,无病生存期短和总生存期短。

Yi 等检测了 84 例食管癌患者的 CYFRA21 – 1 和 CEA 水平,发现其可预测放化疗的敏感性。CYFRA21 – 1 与 CEA 基线水平低的患者,CR 率分别为 10% 和 4.2%,而 CYFRA21 – 1 与 CEA 基线水平高的患者,CR 率分别为 50% 和 48%。CYFRA21 – 1 高水平组和低水平组的缓解率分别为 60% 和 96%,CEA 高水平组和低水平组的缓解率分别为 58% 和 93%。

(三)术后监测和放化疗疗效监测

在经过有效治疗后,食管癌肿瘤标志物可出现下降;而当肿瘤进展或复发时,部分患者的肿瘤标志物可出现上升,并且常在临床表现和影像学进展前发生。Kawaguchi 的研究提示,约 70% 的术后患者在临床表现复发前出现 CYFRA21 – 1 的升高,提前的时间为 1～13 个月。另一项研究表明,对于食管癌术后患者,血 CYFRA21 – 1 水平升高在临床复发前 3.4 个月出现。

Munck – Wikland 在 53 例食管癌患者中监测了 CEA、CA19 – 9 和 CA 50 的变化,发现所有 3 项指标均能反映疾病的进展,而在 44% 的患者中肿瘤标志物的升高先于肿瘤进展的其他表现,并且远处转移与 CEA 水平升高相关。

CYFRA21 – 1 亦可用于监测放疗疗效。Wakatsuki 等观察了 51 例 Ⅰ～Ⅳ期食管癌患者接受放疗后 CYFRA21 – 1 水平的变化,发现在放疗结束时无复发者 CYFRA21 – 1 水平均低于 3.5μg/L,而局部区域性复发患者的水平高于此界值。

Cai 的研究表明,在放疗前、放疗中和放疗后,食管癌患者 p53 抗体的阳性率和水平都有显著差异,并且放疗有效患者的阳性率显著低于放疗无效患者。

此外,有限的临床资料表明,血精子蛋白 17 抗体滴度升高与肿瘤进展相关。

(杨　晟)

参 考 文 献

1. 赫捷,陈万清. 2012 中国肿瘤登记年报. 北京:军事医学科学出版社,2012.

2. Yamamoto K, Oka M, Hayashi H, et al. CYFRA21 - 1 is a useful marker for esophageal squamous cell carcinoma. Cancer, 1997,79(9):1647 - 1655.

3. Kawaguchi H, Ohno S, Miyazaki M, et al. CYFRA21 - 1 determination in patients with e-sophageal squamous cell carcinoma: clinical utility for detection of recurrences. Cancer, 2000,89 (7):1413 - 1417.

4. Brockmann JG, St Nottberg H, Glodny B, et al. CYFRA21 - 1 serum analysis in patients with esophageal cancer. Clin Cancer Res, 2000,6(11):4249 - 4252.

5. Ychou M, Khemissa - Akouz F, Kramar A, et al. A comparison of serum CYFRA21 - 1 and SCC AG in the diagnosis of squamous cell esophageal carcinoma. Bull Cancer, 2001,88(10): 1023 - 1027.

6. Munck - Wikland E, Kuylenstierna R, Wahren B, et al. Tumor markers carcinoembryonic antigen, CA50, and CA19 - 9 and squamous cell carcinoma of the esophagus. Pretreatment screen-ing. Cancer, 1988,62(11):2281 - 2286.

7. Cai HY, Wang XH, Tian Y, et al. Changes of serum p53 antibodies and clinical signifi-cance of radiotherapy for esophageal squamous cell carcinoma. World J Gastroenterol, 2008, 14(25):4082 - 4086.

8. Hagiwara N, Onda M, Miyashita M, et al. Detection of circulating anti - p53 antibodies in esophageal cancer patients. J Nippon Med Sch, 2000,67(2): 110 - 117.

9. Oka M, Hazama S, Takahashi M, et al. Relationship between serum levels of soluble inter-leukin - 2 receptor and various disease parameters in patients with squamous cell carcinoma of the esophagus. Hepatogastroenterology, 1999,46(28):2254 - 2259.

10. Gupta G, Sharma R, Chattopadhyay TK, et al. Clinical significance of sperm protein 17 expression and immunogenicity in esophageal cancer. International Journal of Cancer, 2007,120 (8):1739 - 1747.

11. Shimada H, Nabeya Y, Tagawa M, et al. Preoperative serum midkine concentration is a prognostic marker for esophageal squamous cell carcinoma. Cancer Science, 2003,94(7):628 - 632.

12. Shimada H, Nabeya Y, Okazumi S, et al. Increased serum midkine concentration as a possible tumor marker in patients with superficial esophageal cancer. Oncol Rep, 2003,10(2): 411 - 414.

13. Shimada H, Shiratori T, Takeda A, et al. Perioperative changes of serum p53 antibody ti-

ter is a predictor for survival in patients with esophageal squamous cell carcinoma. World J Surg, 2009,33(2):272 - 277.

14. Bergqvist AS, Bergqvist M, Brattstrom D, et al. Serum p53 autoantibodies as prognostic marker in patients with oesophageal carcinoma. Anticancer Res, 2001,21(6A):4141 - 4145.

15. Shimada H, Nabeya Y, Okazumi S, et al. Prognostic significance of serum p53 antibody in patients with esophageal squamous cell carcinoma. Surgery, 2002,132(1):41 - 47.

16. Guillem P, Triboulet JP. Elevated serum levels of C - reactive protein are indicative of a poor prognosis in patients with esophageal cancer. Dis Esophagus, 2005,18(3):146 - 150.

17. Munck - Wikland E, Kuylenstierna R, Lindholm J, et al. Carcinoembryonic antigen, CA19 - 9 and CA 50 in monitoring human squamous cell carcinoma of the esophagus. Anticancer Res, 1990,10(3):703 - 708.

18. Wakatsuki M, Suzuki Y, Nakamoto S, et al. Clinical usefulness of CYFRA21 - 1 for esophageal squamous cell carcinoma in radiation therapy. J Gastroenterol Hepatol, 2007,22(5): 715 - 719.

第六节 乳腺癌的诊断思路

一、疾病概述

乳腺癌是女性最常见的恶性肿瘤之一。在西方国家,乳腺癌约占女性肿瘤的 1/4。乳腺癌发病率居我国恶性肿瘤的第 6 位,女性恶性肿瘤的第 1 位,占女性恶性肿瘤的 16.8%。乳腺癌死亡率居我国恶性肿瘤的第 7 位,女性恶性肿瘤的第 5 位,占女性恶性肿瘤的 7.5%。

乳腺癌的发生与以下因素有关:家族史、生殖因素(月经初潮年龄小、停经年龄大、月经周期较短、未育、高产次、未哺乳等)、性激素(绝经后妇女体内雌激素水平低、雄激素水平高等)、营养饮食(脂肪与高热量饮食等)、电离辐射、某些药物等。

乳腺癌的主要治疗手段包括手术、放疗、化疗、内分泌治疗和靶向治疗。

二、临床线索

诊断乳腺癌的临床线索主要包括临床表现和高危因素等方面。

(一)临床表现

乳腺癌的临床表现包括乳房肿物、乳头改变(溢液、回缩、乳头湿疹样改变)、乳房皮肤和轮廓变化(酒窝征、橘皮征、卫星结节、铠甲胸、皮肤溃疡等)、乳房疼痛、区域淋巴结肿大和远处转移等。远处转移部位包括骨、肺、胸膜、肝、局部复发等。

(二)高危因素

乳腺癌的高危因素见疾病概述部分。在询问病史时,需特别关注家族史、月经生育史。临床上常用 Gail 模型来评估乳腺癌发生的风险。这一模型包括以下因素:年龄、种族、月经初潮年龄、首次生育年龄、既往乳腺活检次数、因非典型增生活检、家庭成员患乳腺癌。

(三)乳腺癌的筛查

乳腺癌是能够通过筛查早期发现的肿瘤,乳腺癌筛查可以降低其死亡率。因此,对于成年女性,尤其是具有高危因素的女性,不需要出现临床表现就可进行筛查。筛查方法包括乳腺 X 线摄影、临床体检、乳房的自我检查等。美国癌症学会(ACS)、美国预防服务工作组、美国国家综合癌症网络均制定了乳腺癌筛查的指南,主要包括不同频度的自我检查、临床体检和乳腺 X 线检查。中国抗癌协会乳腺癌筛查指南推荐:对于一般人群,40~49 岁妇女每年 1 次 X 线检查,50~69 岁每 1~2 年一次乳腺 X 线检查,70 岁或以上每 2 年一次 X 线检查,以上 X 线检查与临床体检联合,对致密型乳腺推荐与 B 超联合检查;对于高危人群,建议提前进行筛查(40 岁前),筛查间期推荐每半年一次,筛查手段除应用一般人群常用的临床体检、B 超、乳腺 X 线检查外,可以应用 MRI 等新的影像学手段。乳腺癌高危人群定义为:有明显的乳腺癌遗传倾向者;既往有乳腺导管或小叶中重度不典型增生或小叶原位癌患者;既往行胸部放疗的淋巴瘤患者。

三、诊断与鉴别诊断

乳腺癌的诊断需要结合详细病史、全面体检、实验室检查、影像学检查、病理学或细胞学。其中病理学和细胞学检查是决定性的检查。

乳腺癌需要与乳腺炎症、增生性疾病、良性肿瘤和乳腺其他恶性肿瘤相鉴别,如纤维腺瘤、乳腺结核、纤维囊性增生病、脂肪坏死、乳腺肉瘤等。这些病变在病史、体征、影像学上都存在自身的特点,肿瘤标志物检测也有助于鉴别这些疾病。在进行病理学和细胞学检查之前,病史和体格检查已能提供不少有价值的信息,需要着重关注的方面包括:年龄,病程进展快慢,疼痛是否存在及其特征,肿块的数目,位置,边界,是否有粘连,乳头溢液是否存在及其性质,腋淋巴结肿大是否存在,以及有无发热、乏力或消瘦等全身表现。

（一）影像学检查

乳腺癌的影像学检查包括乳腺 X 线摄影、乳腺超声扫描、乳腺 MRI 成像、CT 扫描、PET 检查等。其中乳腺 X 线摄影是最重要的影像学检查手段，超声扫描是 X 线摄影的重要补充，常与前者联合使用。MRI 扫描主要适用于以下情况：致密型乳腺、有瘢痕的乳腺等 X 线片诊断困难的患者；已发现乳腺癌拟行保乳手术而需排除多中心乳腺癌的患者；小叶癌、导管内癌等 X 线片诊断较困难的乳腺癌组织学类型；腋窝淋巴结转移未发现原发病灶时；乳腺癌保乳手术及放疗后 X 线及超声扫描随诊未获满意结果者，以显示残余病灶。CT 扫描用于观察胸壁病变，检出乳腺尾部病变、腋窝及内乳肿大淋巴结，了解胸、腹部有无远处转移等。PET 检查的主要作用在于早期发现区域和远处转移，明确分期。

（二）细胞学和病理学检查

取得乳腺癌细胞学与病理学标本的方法包括细针穿刺、粗针活检、切除活检等。对于手术患者，术后病理可以提供更加全面的信息。随着内分泌治疗和分子靶向治疗的发展，ER、PR 和 HER－2 检测已经成为乳腺癌病理的标准检测项目。

肿瘤标志物在乳腺癌诊断与鉴别诊断中的作用见后述。

四、肿瘤标志物的临床应用

乳腺癌临床常用的肿瘤标志物包括 CA15－3、CEA 等，其中 CA15－3 的研究更为深入，临床应用也最为广泛。CA15－3 检测的是血中的脱落或可溶性 MUC－1 蛋白。

（一）诊断和术前检查

目前的乳腺癌标志物对早期乳腺癌的敏感性均较低，限制了其在诊断中的应用。例如，CA15－3 在早期乳腺癌中的水平与健康女性或良性乳腺疾病患者有重叠。CA15－3 升高在Ⅰ期、Ⅱ期、Ⅲ期和Ⅳ期乳腺癌患者中的比例分别为不超过 10%、20%、40% 和 75%。并且，乳腺癌血清标志物的特异性也不理想。高水平的 CA15－3 亦见于卵巢癌、胰腺癌、胃癌和肺癌。CA15－3 的轻度升高可见于一些良性疾病，如慢性活动性肝炎、肝纤维化、甲状腺功能低下和巨幼细胞贫血。同样，CEA 升高可见于胃肠道肿瘤、良性疾病（乳腺纤维瘤、肠炎、肝硬化、肝炎、肺部疾病、肠息肉）。长期吸烟者 CEA 亦会出现轻度升高。联合使用 CA15－3 和 CEA 并不能提高敏感性和特异性。因此，乳腺癌血清标志物只能作为诊断的辅助指标，确诊乳腺癌仍然依赖于病理学和细胞学检查。

乳腺癌标志物能在一定程度上反映疾病的范围。对于表面上病变局限的乳腺癌患者,如果术前 CA15 - 3 明显增高,如 >40kU/L,应考虑到远处转移的可能性,需做充分检查以排除远处转移。但 CA15 - 3 低水平不能排除远处转移。

(二)预后判断

关于术前 CA15 - 3 水平与患者转归的研究已经超过 10 项,积累数千例病例。多数研究得出了肯定的结果,表明术前 CA15 - 3 升高与无病生存期短或总生存期短相关。并且无论淋巴结为阳性或阴性,ER、PR 为阳性或阴性,CA15 - 3 水平均有预后判断价值。部分研究的多因素分析表明,CA15 - 3 水平是独立于肿瘤直径和腋淋巴结转移状态的预后因素。在 2 项研究中,CA15 - 3 对于淋巴结阴性的亚组也表现出与预后的相关性。

关于 CEA 在乳腺癌中预后判断中的研究较少,但一些研究也表明术后 CEA 水平与患者预后相关。在一项 1000 余例的研究中,术后 CEA 水平较术前下降超过 33% 的患者,其预后更差。并且在多因素分析中,此下降是独立于肿瘤大小、淋巴结转移状态和孕激素受体状态的预后因素,可预测患者的无病生存率和总生存率。

目前多数临床指南尚未推荐 CA15 - 3 检测作为早期乳腺癌预后判断的常规指标。但由于其简便易行,临床上可考虑将其作为其他检查手段的补充。

亦有研究表明手术后肿瘤标志物的动态监测也能提供预后信息。Tampellini 等报道在初次复发时 CA15 - 3 水平低于 30kU/L 者,生存期更长。另一项研究中,在临床发现肿瘤复发前,CA15 - 3 升高超过 30 天的患者比此间隔时间较短的患者预后更好。

(三)术后监测

多项研究表明,术后定期监测 CA15 - 3 可在出现临床症状或影像学检查异常之前平均 5 ~ 6 个月发现复发或转移。对 7 项研究的汇总分析表明,在 352 例患者中,67% 在复发前或复发时有 CA15 - 3 的升高。在 1320 例无复发依据的患者中,92% 的患者 CA15 - 3 水平在正常范围内。从肿瘤标志物升高至临床诊断复发的提前时间介于 2 个月至 9 个月之间。对于检测复发,乳腺癌标志物的敏感性不超过 50%。

尽管已经明确,术后定期监测肿瘤标志物可以更早提示肿瘤复发,但在临床实践中是否应常规开展这一监测取决于在临床确诊复发前提前开始抗肿瘤治疗是否可以延长无病生存期、总生存期或生活质量。目前此问题尚无定论。关于有临床意义的肿瘤标志物升高,目前尚无普遍接受或经临床验证的定义。一般认为,至少升高 25% 是有临床意义的。

术后监测是否能改善转归的大宗临床研究来自 1990 年的两项前瞻性随机研究,均超过 1200 例患者。结果表明,采用更密切的临床随诊、乳腺显像和传统检验方法并不改善患者的总生存。对 38 项研究的系统回顾结果相同。但目前,CT 等新技术得到广泛应用,肿瘤标志物取得了较大发展,乳腺癌的治疗手段也取得了重大进展。因此,既往研究的结论需要重新评价。目前数项初步研究认为基于 CA15 – 3、CEA 等肿瘤标志物水平提前进行治疗可改善患者转归。但这些研究均规模较小,不足以得出明确的结论。目前多数指南尚不推荐将肿瘤标志物作为乳腺癌患者的术后标准监测项目。但一些医师或患者可能愿意在术后进行 CA15 – 3 的系列检测,最终是否进行此检测需要医师和患者商议后决定。

(四)晚期患者的疗效监测

肿瘤标志物变化与晚期患者的疗效存在相关性。在 11 项研究中,化疗后肿瘤缩小的患者 66% 出现肿瘤标志物的下降,疾病稳定的患者中 73% 肿瘤标志物无明显变化,而 80% 肿瘤进展的患者出现肿瘤标志物的升高。这些研究中,多数将 CA15 – 3 水平变化 >25% 作为显著的变化。一项大型的单中心研究中,考察了含蒽环类方案一线治疗晚期乳腺癌患者时,CA15 – 3 水平与疗效的关系。开始治疗 6 个月时,肿瘤标志物保持低水平的患者、CA15 – 3 降低超过 25% 的患者、基线时 CA15 – 3 升高而治疗中无明显变化的患者和 CA15 – 3 水平升高的患者,其中位至进展时间分别为 15.3 个月、11.7 个月、9.6 个月和 8.6 个月;中位生存期分别为 42.3 个月、29.7 个月、28.5 个月和 24.8 个月。

有文献回顾了 CEA 水平变化与疗效的关系。在 18 项研究中,6 项仅报告了 CEA 高水平组的结果。汇总的数据表明,肿瘤缓解者中 82% 的患者 CEA 下降,肿瘤进展者中 74% 的患者 CEA 水平上升。在 12 项包括 CEA 水平未升高患者的研究中,肿瘤缓解的患者中有 61% 的患者 CEA 水平下降,而肿瘤进展者中有 65% 的患者 CEA 水平上升。

肿瘤标志物水平变化与客观缓解率的符合率仍不够理想。因此,肿瘤标志物不能单独用于晚期乳腺癌的疗效监测。但对于没有可评价病灶的乳腺癌患者,肿瘤标志物可以作为疗效监测的指标。这部分患者在乳腺癌中占 10% ~ 40%,如病灶接受过放疗以及有胸腔积液或溶骨性病灶的患者。临床有意义的升高尚无普遍接受或经临床验证的定义。一般认为,确定肿瘤进展,需要两次连续升高,每次升高超过 30%。例如,Soletormos 等提出判断明确升高需要同时考虑个体间的生物学变异和检测的不精确性,当 CA15 – 3 和 CEA 的检测不精确性分别为 11.2% 和 9.5% 时,经数学模型推算,欲使 $P \leq 0.05$,相邻两次

CA15 - 3 水平需相差 30%,而相邻两次 CEA 水平需相差 31%。

在转移性乳腺癌中 CEA 升高的概率为 50% ~ 60%,低于 CA15 - 3 升高的概率。但在少数患者中,CA15 - 3 正常而 CEA 升高。因此,对于转移性乳腺癌患者,可以在治疗前同时检测 CA15 - 3 和 CEA。如果 CA15 - 3 升高,则之后无须再监测 CEA;若 CA15 - 3 正常而 CEA 升高,则观察 CEA 的动态变化可以作为临床和影像学检查的补充。

值得注意的是,部分患者在治疗后会出现肿瘤标志物的一过性升高。CA15 - 3 的一过性升高一般在开始治疗后 6 ~ 12 周内下降,这可能是由于化疗引起的肿瘤溶解所致。在大宗的报道中,其发生率约为 5%,这部分患者肿瘤进展率较其他患者高。

(杨 晟)

参考文献

1. 赫捷,陈万清. 2012 中国肿瘤登记年报. 北京:军事医学科学出版社,2012.

2. Gail MH, Brinton LA, Byar DP, et al. Projecting individualized probabilities of developing breast cancer for white females who are being examined annually. J Natl Cancer Inst, 1989, 81(24):1879 - 1886.

3. Smith RA, Saslow D, Sawyer KA, et al. American cancer society guidelines for breast cancer screening: update 2003. CA Cancer J Clin, 2003,53(3):141 - 169.

4. Screening for Breast Cancer: U. S. Preventive services task force recommendation statement. Annals of Internal Medicine, 2009,151(10): 716 - 726.

5. 中国抗癌协会乳腺癌专业委员会. 中国抗癌协会乳腺癌诊治指南与规范(2011 版). 中国癌症杂志, 2011,21(5):367 - 417.

6. Clinical practice guidelines for the use of tumor markers in breast and colorectal cancer. Adopted on May 17, 1996 by the American Society of Clinical Oncology. J Clin Oncol, 1996, 14(10):2843 - 2877.

7. Hashimoto T, Matsubara F. Changes in the tumor marker concentration in female patients with hyper - , eu - , and hypothyroidism. Endocrinol Jpn, 1989,36(6): 873 - 879.

8. Symeonidis A, Kouraklis - Symeonidis A, Apostolopoulos D, et al. Increased serum CA15 - 3 levels in patients with megaloblastic anemia due to vitamin B_{12} deficiency. Oncology, 2004, 67(5 - 6):359 - 367.

9. Lumachi F, Brandes AA, Ermani M, et al. Sensitivity of serum tumor markers CEA and CA15 – 3 in breast cancer recurrences and correlation with different prognostic factors. Anticancer Res, 2000,20(6C):4751 – 4755.

10. Duffy MJ, Evoy D, McDermott EW. CA15 – 3: uses and limitation as a biomarker for breast cancer. Clin Chim Acta, 2010,411(23 – 24):1869 – 1874.

11. Duffy MJ. Serum tumor markers in breast cancer: are they of clinical value. Clin Chem, 2006,52(3):345 – 351.

12. Shering SG, Sherry F, McDermott EW, et al. Preoperative CA15 – 3 concentrations predict outcome of patients with breast carcinoma. Cancer, 1998,83(12): 2521 – 2527.

13. Duffy MJ, Duggan C, Keane R, et al. High preoperative CA15 – 3 concentrations predict adverse outcome in node – negative and node – positive breast cancer: study of 600 patients with histologically confirmed breast cancer. Clin Chem, 2004, 50(3): 559 – 563.

14. Ebeling FG, Stieber P, Untch M, et al. Serum CEA and CA15 – 3 as prognostic factors in primary breast cancer. Br J Cancer, 2002,86(8):1217 – 1222.

15. Kumpulainen EJ, Keskikuru RJ, Johansson RT. Serum tumor marker CA15 – 3 and stage are the two most powerful predictors of survival in primary breast cancer. Breast Cancer Res Treat, 2002,76(2):95 – 102.

16. Molina R, Jo J, Filella X, et al. c – ErbB2 oncoprotein, CEA, and CA15 – 3 in patients with breast cancer: prognostic value. Breast Cancer Res Treat, 1998,51(2):109 – 119.

17. Molina R, Filella X, Alicarte J, et al. Prospective evaluation of CEA and CA15 – 3 in patients with locoregional breast cancer. Anticancer Res, 2003,23(2A):1035 – 1041.

18. Tampellini M, Berruti A, Gerbino A, et al. Relationship between CA15 – 3 serum levels and disease extent in predicting overall survival of breast cancer patients with newly diagnosed metastatic disease. Br J Cancer, 1997,75(5):698 – 702.

19. De La Lande B, Hacene K, Floiras JL, et al. Prognostic value of CA15 – 3 kinetics for metastatic breast cancer. Int J Biol Markers, 2002,17(4):231 – 238.

20. Harris L, Fritsche H, Mennel R, et al. American Society of Clinical Oncology 2007 update of recommendations for the use of tumor markers in breast cancer. J Clin Oncol, 2007, 25(33):5287 – 5312.

21. Impact of follow – up testing on survival and health – related quality of life in breast cancer patients. A multicenter randomized controlled trial. The GIVIO Investigators. JAMA, 1994,271 (20):1587 – 1592.

22. Rosselli Del Turco M, Palli D, Cariddi A, et al. Intensive diagnostic follow – up after treatment of primary breast cancer. A randomized trial. National Research Council Project on Breast Cancer follow – up. JAMA, 1994,271(20):1593 – 1597.

23. Collins RF, Bekker HL, Dodwell DJ. Follow – up care of patients treated for breast canc-

er: a structured review. Cancer Treat Rev, 2004,30(1):19 - 35.

24. Jager W. The early detection of disseminated (metastasized) breast cancer by serial tumour marker measurements. Eur J Cancer Prev, 1993,2 Suppl 3:133 - 139.

25. Nicolini A, Anselmi L, Michelassi C, et al. Prolonged survival by "early" salvage treatment of breast cancer patients: a retrospective 6 - year study. Br J Cancer, 1997,76(8): 1106 - 1111.

26. Kovner F, Merimsky O, Hareuveni M, et al. Treatment of disease - negative but mucin - like carcinoma - associated antigen - positive breast cancer patients with tamoxifen: preliminary results of a prospective controlled randomized trial. Cancer Chemother Pharmacol, 1994,35(1): 80 - 83.

27. Tampellini M, Berruti A, Bitossi R, et al. Prognostic significance of changes in CA15 - 3 serum levels during chemotherapy in metastatic breast cancer patients. Breast Cancer Res Treat, 2006,98(3):241 - 248.

28. Cheung KL, Graves CR, Robertson JF. Tumour marker measurements in the diagnosis and monitoring of breast cancer. Cancer Treat Rev, 2000,26(2): 91 - 102.

29. Soletormos G, Schioler V, Nielsen D, et al. Interpretation of results for tumor markers on the basis of analytical imprecision and biological variation. Clin Chem, 1993, 39 (10): 2077 - 2083.

30. Yasasever V, Dincer M, Camlica H, et al. Utility of CA15 - 3 and CEA in monitoring breast cancer patients with bone metastases: special emphasis on "spiking" phenomena. Clin Biochem, 1997,30(1):53 - 56.

31. Kiang DT, Greenberg LJ, Kennedy BJ. Tumor marker kinetics in the monitoring of breast cancer. Cancer, 1990,65(2):193 - 199.

32. Kim HS, Park YH, Park MJ, et al. Clinical significance of a serum CA15 - 3 surge and the usefulness of CA15 - 3 kinetics in monitoring chemotherapy response in patients with metastatic breast cancer. Breast Cancer Res Treat, 2009,118(1): 89 - 97.

第七节　卵巢癌的诊断思路

一、疾病概述

卵巢肿瘤包括来源于上皮、生殖细胞或性索间质的多种肿瘤。上皮来源的肿瘤通常发生于绝经期女性,生殖细胞肿瘤的发病年龄较轻,而性索间质肿瘤可以发生于任何年龄。约90%的卵巢肿瘤为上皮来源。

在欧美国家,卵巢癌居妇科肿瘤致死率的首位。女性在一生中患卵巢癌的概率为 1.7%,而具有家族易感性的患者发病率高达 10% ~40%。

卵巢癌在我国的发病率为 7.95/10 万,死亡率为 3.44/10 万。

散发性卵巢癌的中位诊断年龄约为 60 岁,家族性卵巢癌的发病年龄较轻,为 40 ~50 岁。未经产妇女的发病风险更高,而发病风险低的人群包括:生育者、曾哺乳者、经输卵管结扎术者,以及口服避孕药者。

卵巢癌的治疗采取多学科综合治疗,主要的治疗手段包括手术、放疗和化疗。

二、临床线索

诊断卵巢癌的临床线索主要包括临床表现和高危因素等方面。

(一)临床表现

多数上皮性卵巢肿瘤患者在疾病扩散至上腹部前并无症状,因此上皮性卵巢癌的患者约 70% 为晚期。上皮性卵巢癌的常见症状包括腹部不适、腹胀、早饱。这些症状为非特异性。此时体检常发现腹腔积液和盆腔肿块。

(二)病史

应特别关注生育史、哺乳史和家族史。

三、诊断与鉴别诊断

卵巢癌的诊断需要结合详细病史、全面体检、实验室检查、影像学检查、病理学或细胞学。确诊依赖于病理学检查。

经阴道超声是卵巢癌重要的诊断方法,较 CT 更为敏感。卵巢恶性肿瘤的典型表现是复合性肿物,即实性成分和囊性成分同时存在。当发现囊实性肿块时,常需要手术以进一步评价;而应尽量避免经皮穿刺,因为穿刺可能造成盆腔内播散。彩色超声可以观察肿块的血流,有助于鉴别良、恶性。

有时 CT 和 MRI 可以帮助确定腹膜转移情况,但对于拟诊卵巢癌的患者,这些检查不能代替手术探查。PET - CT 检查有助于鉴别良、恶性和完善分期,但不能代替病理检查。胸片检查可以发现胸腔积液,上皮性卵巢癌患者诊断时约有 10% 出现胸腔积液。

肿瘤标志物在卵巢癌诊断中的作用见后述。

四、肿瘤标志物的临床应用

卵巢癌的肿瘤标志物包括 CA125、CEA 和 TPA 等,其中以 CA125 最为重要。

（一）诊断

肿瘤标志物可以作为卵巢癌的辅助诊断手段，但确诊此病仍依赖于病理学。

CA125 的界值为 35kU/L，这是根据健康人 CA125 水平的 99% 可信限决定的。对于卵巢癌患者，80% 的患者 CA125 水平高于 35kU/L，临床 I 期患者的升高比例为 50% ~60%，II 期者为 90%，，而 III/IV 期者超过 90%。

CA125 亦可见于良性妇科疾病，如盆腔炎症、子宫内膜异位症或妊娠，以及其他恶性疾病，如乳腺癌、肺癌和胃肠道肿瘤。良性疾病中 5% 可出现 CA125 升高，非妇科肿瘤中有 28% 升高。CA19 - 9 升高见于黏液性卵巢癌，可以作为 CA125 的补充。

（二）筛查和早期发现

要使卵巢癌的筛查现实可行，需要相当高的特异性。例如对于 50 岁以上女性，若发病率为 40/10 万，当阳性预测值为 10% 时，特异性要达到 99.7%。提高特异性的措施包括：序贯或同时使用 CA125 和 B 超，动态监测 CA125 水平，或将 CA125 与其他标志物相结合。英国卵巢癌筛查协作研究（UK Collaborative Trial of Ovarian Cancer Screening）将 50 岁以上绝经期女性分为 3 组，即不筛查，先用 CA125 筛查，将经阴道 B 超作为二线筛查方法，或仅用经阴道 B 超筛查。初步结果表明，先用 CA125 再用经阴道 B 超筛查的特异性更佳。美国的前列腺癌、肺癌、结直肠癌和卵巢癌试验表明，同时使用 CA125 和经阴道 B 超，较日常随诊，并不降低卵巢癌的死亡率，并且还因假阳性造成不良后果。

由于敏感性和特异性仍不够高，目前不推荐使用 CA125 作为单一指标来筛查卵巢癌。

对于女性盆腔良、恶性肿物的鉴别，尤其是对于绝经期后卵巢肿块的鉴别，CA125 可以作为一项辅助检查手段。在绝经期前的女性，良性病变也可伴随 CA125 升高，造成混杂因素。Scottish Intercollegiate Guidelines Network（SIGN）使用恶性风险指数（risk of malignancy index, RMI）来指导盆腔肿块的处理。将 CA125 水平乘以月经状态评分（绝经期前为 1 分，绝经期为 3 分）再乘以超声评分（根据超声表现评价为 0 分、1 分或 3 分），就得到 RMI。对于 RMI 超过 200 或 250 的患者，应到妇科肿瘤专家处就诊。此项评分的敏感性为 71% ~78%，特异性为 75% ~94%。但新近的研究表明，在有经验医师进行经阴道 B 超检查的情况下，CA125 检测的意义有限。一项对照研究显示，单次 CA125 检测联合经阴道 B 超，较单纯经阴道 B 超，对良、恶性附件肿物的术前鉴别并无益处。

（三）治疗监测

CA125 的动态监测对于化疗疗效监测有一定意义。即使对于触诊不能触及的肿块或影像学未能探及的肿瘤,CA125 的变化也与疗效相关。一项单中心研究表明,对于接受二线化疗的卵巢癌患者,与 RECIST 标准相比,血 CA125 变化是更强的预测总生存的指标。

但 CA125 不升高的情况下,肿瘤亦可能出现进展。因此,CA125 检测不能取代体格检查和影像学检查。

有研究表明,术后 CA125 水平有助于预测二次探查术时发现肿瘤的概率。减瘤术和化疗后 CA125 水平高于 35kU/L 提示存在残存肿瘤,准确性 >95%,这些患者需要进一步化疗。在术前 CA125 升高的患者,术后应定期监测 CA125 水平。

（四）预后判断

血 CA125 水平与卵巢癌预后相关。术前 CA125 水平较高者,死亡风险更高。

对英国 11 个中心 200 余例患者的分析表明,CA125 水平是晚期卵巢癌 12 个月进展率最重要的预测因素。CA125 半衰期也与患者预后相关。对 71 例晚期卵巢癌患者的回顾性分析显示,CA125 半衰期 <14 天的患者,完全缓解率较其他患者高 3.3 倍,而死亡风险降低 3.1 倍。法国的多中心研究表明,对于晚期卵巢癌患者,化疗前 CA125 水平、CA125 半衰期、CA125 最低值和降至 CA125 最低值的时间,在单因素分析中均可预测 DFS 和 OS。而在多因素分析中,CA125 半衰期、残存肿瘤、CA125 最低值和分期是预测 DFS 最强的因素;这 4 个因素和年龄是预测 OS 的独立因素。

（杨　晟）

参考文献

1.赫捷,陈万清. 2012 中国肿瘤登记年报. 北京:军事医学科学出版社,2012.

2.Jacobs I, Bast RC. The CA125 tumour－associated antigen:a review of the literature. Hum Reprod, 1989,4(1):1－12.

3.Munkarah A, Chatterjee M, Tainsky MA. Update on ovarian cancer screening. Curr Opin Obstet Gynecol, 2007,19(1):22－26.

4. Bast RC, Yu YH. CA125: the past and the future. Int J Biol Markers, 1998,13(4): 179 – 187.

5. Bast RC, Urban N, Shridhar V, et al. Early detection of ovarian cancer: promise and reality. Cancer Treat Res, 2002,107:61 – 97.

6. Menon U, Gentry – Maharaj A, Hallett R, et al. Sensitivity and specificity of multimodal and ultrasound screening for ovarian cancer, and stage distribution of detected cancers: results of the prevalence screen of the UK Collaborative Trial of Ovarian Cancer Screening (UKCTOCS). Lancet Oncol, 2009, 10(4): 327 – 340.

7. Buys SS, Partridge E, Black A, et al. Effect of screening on ovarian cancer mortality: the Prostate, Lung, Colorectal and Ovarian (PLCO) Cancer Screening Randomized Controlled Trial. JAMA, 2011,305(22):2295 – 2303.

8. Tholander B, Taube A, Lindgren A, et al. Pretreatment serum levels of CA – 125, carcinoembryonic antigen, tissue polypeptide antigen, and placental alkaline phosphatase, in patients with ovarian carcinoma, borderline tumors, or benign adnexal masses: relevance for differential diagnosis. Gynecol Oncol, 1990,39(1):16 – 25.

9. Valentin L, Jurkovic D, Van Calster B, et al. Adding a single CA125 measurement to ultrasound imaging performed by an experienced examiner does not improve preoperative discrimination between benign and malignant adnexal masses. Ultrasound Obstet Gynecol, 2009, 34(3): 345 – 354.

10. Gronlund B, Hogdall C, Hilden J, et al. Should CA – 125 response criteria be preferred to response evaluation criteria in solid tumors (RECIST) for prognostication during second – line chemotherapy of ovarian carcinoma. J Clin Oncol, 2004,22(20):4051 – 4058.

11. Fritsche HA, Bast RC. CA125 in ovarian cancer: advances and controversy. Clin Chem, 1998,44(7):1379 – 1380.

12. Cooper BC, Sood AK, Davis CS, et al. Preoperative CA125 levels: an independent prognostic factor for epithelial ovarian cancer. Obstet Gynecol, 2002,100(1):59 – 64.

13. Fayers PM, Rustin G, Wood R, et al. The prognostic value of serum CA125 in patients with advanced ovarian carcinoma: an analysis of 573 patients by the Medical Research Council Working Party on Gynaecological Cancer. Int J Gynecol Cancer, 1993,3(5):285 – 292.

14. Gadducci A, Cosio S, Fanucchi A, et al. The predictive and prognostic value of serum CA125 half – life during paclitaxel/platinum – based chemotherapy in patients with advanced ovarian carcinoma. Gynecol Oncol, 2004,93(1): 131 – 136.

15. Riedinger JM, Wafflart J, Ricolleau G, et al. CA125 half – life and CA125 nadir during induction chemotherapy are independent predictors of epithelial ovarian cancer outcome: results of a French multicentric study. Ann Oncol, 2006,17(8):1234 – 1238.

第八节　胰腺癌的诊断思路

一、疾病概述

胰腺癌是恶性程度最高的肿瘤之一,5 年无病生存率仅为 1% ~2% ,5 年总生存率仅为 3% ~4% 。其发病率与死亡率几乎相等。世界范围内,胰腺癌居发病率的第 12 位,死亡率的第 8 位。胰腺癌居我国恶性肿瘤发病率的第 7 位,死亡率的第 6 位。我国胰腺癌的发病率为 7.28/10 万,死亡率为 6.61/10 万。

胰腺癌多见于男性。世界范围内,欧美发病率较高,而非洲、亚洲的发病率较低。

胰腺癌的危险因素包括慢性胰腺炎、吸烟、肥胖、职业暴露、高热量饮食、高饱和脂肪酸饮食、高胆固醇饮食、低纤维饮食,以及遗传因素等。

胰腺癌的治疗采取多学科综合治疗,主要的治疗手段包括手术、放疗、细胞毒类药物治疗和分子靶向治疗。手术仍然是唯一的可治愈性手段。

二、临床线索

诊断胰腺癌的临床线索主要包括临床表现和高危因素等方面。

(一) 临床表现

胰腺癌的常见表现包括黄疸、乏食、体重减轻和腹痛。尽管认为"无痛性黄疸"是胰腺癌的典型表现,但事实上多数患者伴有轻中度腹痛。较少见的表现包括呕吐、腹痛肿物、可触及的胆囊肿大、脾大、背痛、凝血功能异常等。背痛常表明腹膜后神经受浸润。

(二) 病史

应特别关注吸烟史、饮食习惯、胰腺疾病史等。

三、诊断与鉴别诊断

胰腺癌的诊断需要结合详细病史、全面体检、实验室检查、影像学检查、病理学或细胞学。确诊依赖于病理学或细胞学检查。

影像学检查主要包括腹部 CT、腹部 B 超、经内镜超声和内镜逆行胰胆管造影(ERCP)等。增强螺旋 CT 是应用最广泛的方法,可以观察肿物的大小、部位、形态和局部侵犯的范围,有无淋巴结转移、血管侵犯和肝转移等,对于判断胰腺癌的可切除性很有帮助。B超主要优势在于价廉,无放射性,可多轴面观察。可以观察原发肿瘤,尤其是胰头癌,也可判断手术可切除性。局限性为视野小,受胃肠气体、体型等影响,有时难以观察胰腺,尤其是胰尾部。另外,检查者的经验可能影响检查结果的准确性。经内镜超声不受胃肠气体、体型的影响,能较好显示胰周血管和淋巴结,但不能显示肝脏和其他腹腔内转移情况,且为有创检查,尚未得到广泛应用。胰腺癌首先在胰管发生病变,ERCP诊断胰腺癌的准确性很高,敏感性为94%~98.7%,特异性为70%~95%。但由于95%以上的病例可通过B超和CT得到诊断,ERCP仅被用于B超、CT等常规影像学检查不能明确、而临床又怀疑为胰腺癌的患者,以及需要内镜下放置支架,或需要组织学诊断的患者,如临床研究的患者、晚期患者、需要新辅助治疗的患者。

取得病理学或细胞学标本的途径包括手术、ERCP、腹腔镜、腹腔积液或CT引导下穿刺活检。对于临床怀疑胰腺癌的患者,在手术前不需取得病理或细胞学结果。

肿瘤标志物在胰腺癌诊断中的作用见后述。

四、肿瘤标志物的临床应用

胰腺癌最广泛应用的肿瘤标志物是CA19-9。

(一)诊断

CA19-9用于胰腺癌的诊断已进行了大量回顾性和前瞻性研究。其中一项研究中纳入了90例胰腺癌患者,70例胰腺良性疾病患者,152例胆道癌患者,170例胆道良性疾病患者以及20000余名无症状对照者。无症状者的平均血清浓度为9.42kU/L;最准确鉴别胰腺癌与胰腺良性病变的界值为37kU/L,此时敏感性和特异性分别为77%和87%。其他研究的结果相似。

在有疑似胰腺癌症状的患者中,CA19-9的准确性更高,但仍不理想。1994年的Meta分析表明,当使用37kU/L为界值时,CA19-9对胰腺癌的平均敏感性为81%,平均特异性为91%。当使用更高的界值时,特异性会增高。如取界值为100kU/L,则特异性可达97%,而取1000kU/L时,特异性为100%。胰腺癌越晚期,则CA19-9的准确性越高。而对于<3cm的小肿瘤,敏感性低至55%。因此,对于发现可早期治愈的胰腺癌,CA19-9的意义有限。

CA19-9升高亦可见于胆道阻塞、胆囊炎、胆管炎、肝纤维化、急性或慢性胰腺炎。

因此,CA19-9在胰腺癌的诊断中只能处于辅助地位,作为影像学、病理学、细胞学的补充。CA19-9升高对于胰腺癌具有提示作用,发现CA19-9升高应考虑进一步的影像学检查以及有创性检查,如 ERCP、EUS FNA、腹腔镜、开腹探查等。

（二）筛查

胰腺癌的发病率较低,因此即使肿瘤标志物的准确性很高,在普通人群中进行筛查,假阳性将很高。例如在一项约 70000 例的试验在无症状人群中使用 CA19-9 进行筛查,阳性预测值仅为 0.9%。因此,在普通人群中进行胰腺癌筛查并不现实。

而在高危人群中的筛查也并不乐观。高危人群中发现的影像学异常很多是癌前病变,此时 CA19-9 常为阴性。并且,许多胰腺癌病例来源于微小的癌前病变,而在发展为浸润性癌之前,可能影像学和肿瘤标志物均无法发现较多的胰腺癌。肿瘤标志物将来可能在检测早期无症状浸润性胰腺癌中具有一定意义,但目前的证据有限。目前胰腺癌仍然缺乏有效的筛查手段,肿瘤标志物在胰腺癌筛查中的地位也需要未来的研究证实。

（三）预后判断

血清 CA19-9 水平与患者生存相关。例如,一项回顾性研究中,纳入了 104 例经放射治疗的胰腺癌患者,诊断时 CA19-9 的中位数为 680kU/L。诊断时 CA19-9 高于 680kU/L 的患者中位生存期明显差于 CA19-9 低于此值的患者,分别为 8 个月和 20 个月。而在 347 例接受手术的患者中,术后 CA19-9 水平恢复到正常的患者,其生存期明显长于其他患者：Ⅰ期患者中 CA19-9 水平恢复正常者与未恢复正常者分别为 33 个月和 11.3 个月,Ⅱ期患者中分别为 41 个月和 8.6 个月,Ⅲ期患者中分别为 28 个月和 10.8 个月。另一组采用吉西他滨化疗的患者中,治疗前的 CA19-9 水平是独立的生存预测因素。同一研究组的另一项研究中,多因素分别表明,仅有治疗前 CA19-9 水平和患者使用过厄洛替尼是独立的预后因素。另一项研究中,在单因素分析和多因素分析中均与生存显著相关的因素是淋巴结阳性和 CA19-9 水平是否升高。此组患者中 CA19-9 水平检测不出者有 86% 为Ⅲ/Ⅳ期患者,接受手术后 DFS 为 29 个月,5 年 DFS 率为 27%,而 OS 为 32 个月,5 年 OS 率为 20%。研究者提出对于 CA19-9 检测不出的患者,即使分期晚,也应进行积极治疗。

因此,可以考虑将 CA19-9 水平作为胰腺癌的预后因素之一,但其应用需要结合其他预后因素。

（四）疗效监测

治疗过程中 CA19-9 的动态观察对监测疗效也具有一定意义。在姑息性吉西他滨化疗的研究中,8 周后 CA19-9 水平较基线下降 >20% 者生存期更长,并且与生存期的相关性较 CT 评价结果更为密切,是更好的疗效替代指标。在病变进展患者中,CA19-9 水平无降低,而所有出现部分缓解或完全缓解的患者中,CA19-9 的水平均下降超过 20%。采用其他化疗方案的研究亦得到相似的结果,这些研究包括吉西他滨联合顺铂方案、氟尿嘧啶/表柔比星/顺铂方案等。在一项研究中,CA19-9 的动态监测对预测部分缓解的敏感性为 67%,对预测疾病进展的敏感性为 86%。另一项研究表明,CA19-9 的降低提示肿瘤进展不太可能,应继续治疗,而化疗中 CA19-9 升高表明患者预后较差,临床疗效差,继续化疗意义有限。

预测放疗的研究也得到了类似结果。一项术前放疗的研究中,放疗后 CA19-9 明显升高的患者,其疾病控制时间明显比其他患者短,提示 CA19-9 的动态监测可以早期预测转移,从而确定难以从后续积极治疗中获益的患者。但由于放疗具有剂量限制,且持续时间比化疗短,因而 CA19-9 用于放疗疗效监测的实用性不及化疗。

而对于化放疗的患者,一项研究中治疗后 CA19-9 的中位值为 293kU/L,治疗后 CA19-9 低于此值的中位生存期为 13.5 个月,而高于此值的中位生存期为 7.2 个月。在此项研究中,CA19-9 水平检测疾病复发的敏感性为 100%,特异性为 88%。

因此,可以考虑将 CA19-9 与影像学手段相结合,用于胰腺癌患者的疗效监测,尤其是在姑息性化疗的患者中。

(杨 晟)

参考文献

1. 赫捷,陈万清. 2012 中国肿瘤登记年报. 北京:军事医学科学出版社,2012.

2. Kim HJ, Kim MH, Myung SJ, et al. A new strategy for the application of CA19-9 in the differentiation of pancreaticobiliary cancer: analysis using a receiver operating characteristic curve. Am J Gastroenterol, 1999,94(7):1941-1946.

3. Steinberg W. The clinical utility of the CA19-9 tumor-associated antigen. Am J Gastroenterol, 1990,85(4):350-355.

4. Ritts RE, Nagorney DM, Jacobsen DJ, et al. Comparison of preoperative serum CA19-9 levels with results of diagnostic imaging modalities in patients undergoing laparotomy for suspected pancreatic or gallbladder disease. Pancreas, 1994,9(6):707-716.

5. Forsmark CE, Lambiase L, Vogel SB. Diagnosis of pancreatic cancer and prediction of unr-

esectability using the tumor – associated antigen CA19 – 9. Pancreas, 1994,9(6):731 – 734.

6. Kim JE, Lee KT, Lee JK, et al. Clinical usefulness of carbohydrate antigen 19 – 9 as a screening test for pancreatic cancer in an asymptomatic population. J Gastroenterol Hepatol, 2004, 19(2):182 – 186.

7. Katz A, Hanlon A, Lanciano R, et al. Prognostic value of CA19 – 9 levels in patients with carcinoma of the pancreas treated with radiotherapy. International Journal of Radiation Oncology Biology Physics, 1998,41(2): 393 – 396.

8. Safi F, Schlosser W, Falkenreck S, et al. CA19 – 9 serum course and prognosis of pancreatic cancer. Int J Pancreatol, 1996,20(3):155 – 161.

9. Sad ED, Machado MC, Wajsbrot D, et al. Pretreatment CA19 – 9 level as a prognostic factor in patients with advanced pancreatic cancer treated with gemcitabine. Int J Gastrointest Cancer, 2002,32(1):35 – 41.

10. Saad ED, Reis PT, Borghesi G, et al. Further evidence of the prognostic role of pretreatment levels of CA19 – 9 in advanced pancreatic cancer. Rev Assoc Med Bras, 2010,56(1): 22 – 26.

11. Berger A, Meszoely I, Ross E, et al. Undetectable preoperative levels of serum CA19 – 9 correlate with improved survival for patients with resectable pancreatic adenocarcinoma. Annals of Surgical Oncology, 2004,11(7): 644 – 649.

12. Ziske C, Schlie C, Gorschluter M, et al. Prognostic value of CA19 – 9 levels in patients with inoperable adenocarcinoma of the pancreas treated with gemcitabine. Br J Cancer, 2003,89 (8):1413 – 1417.

13. Halm U, Schumann T, Schiefke I, et al. Decrease of CA19 – 9 during chemotherapy with gemcitabine predicts survival time in patients with advanced pancreatic cancer. Br J Cancer, 2000, 82(5):1013 – 1016.

14. StemmLer J, Stieber P, Szymala AM, et al. Are Serial CA19 – 9 kinetics helpful in predicting survival in patients with advanced or metastatic pancreatic cancer treated with gemcitabine and cisplatin. Onkologie, 2003,26(5):462 – 467.

15. Gogas H, Lofts FJ, Evans TR, et al. Are serial measurements of CA19 – 9 useful in predicting response to chemotherapy in patients with inoperable adenocarcinoma of the pancreas. Br J Cancer, 1998,77(2):325 – 328.

16. Ohara K, Tatsuzaki H, Molotkova NG, et al. Utility of serum CA19 – 9 monitoring in preoperative radiotherapy for pancreatic cancer. Hepatogastroenterology, 2001,48(39):859 – 863.

17. Micke O, Bruns F, Kurowski R, et al. Predictive value of carbohydrate antigen 19 – 9 in pancreatic cancer treated with radiochemotherapy. Int J Radiat Oncol Biol Phys, 2003,57(1): 90 – 97.